中央司法警官学院特色专业系列教材

戒毒人员心理矫治技术

Psychological Correction Techniques for Drug Addicts

姜祖桢 主 编

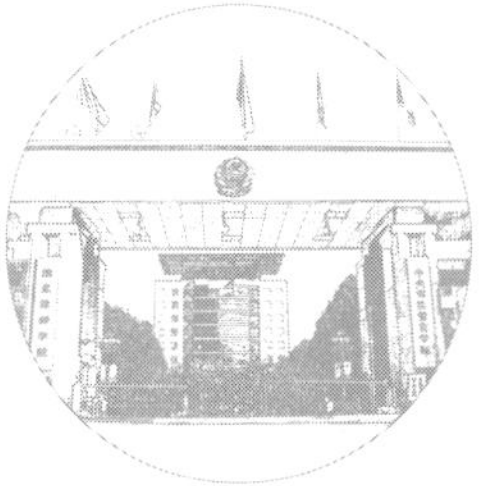

法律出版社
LAW PRESS·CHINA
北 京

图书在版编目(CIP)数据

戒毒人员心理矫治技术 / 姜祖桢主编. -- 北京 : 法律出版社, 2023
ISBN 978-7-5197-7576-6

Ⅰ. ①戒… Ⅱ. ①姜… Ⅲ. ①戒毒-心理健康-健康教育 Ⅳ. ①R163.4

中国国家版本馆 CIP 数据核字(2023)第025730号

戒毒人员心理矫治技术
JIEDU RENYUAN XINLI JIAOZHI JISHU

姜祖桢 主编

责任编辑 慕雪丹
装帧设计 汪奇峰 臧晓飞

出版发行 法律出版社
编辑统筹 法商出版分社
责任校对 赵明霞
责任印制 胡晓雅
经　　销 新华书店

开本 710毫米×1000毫米 1/16
印张 29.5 **字数** 516千
版本 2023年4月第1版
印次 2023年4月第1次印刷
印刷 唐山玺诚印务有限公司

地址:北京市丰台区莲花池西里7号(100073)
网址:www.lawpress.com.cn
投稿邮箱:info@lawpress.com.cn
举报盗版邮箱:jbwq@lawpress.com.cn
销售电话:010-83938349
客服电话:010-83938350
咨询电话:010-63939796

书号:ISBN 978-7-5197-7576-6
定价:68.00元

编辑委员会

主　编：姜祖桢

撰稿人：（以撰写章节先后为序）

姜祖桢　任建通　王春光　宋秋英

庞春红　郦晓宁　徐晓锋　夏嫣雨

王立勋　尹　露　柳　毅　邓　炜

张志娟　刘旭刚　马立骥

前　言

自20世纪中期以来，毒品作为人类社会的一大公害，在全球范围内持续泛滥，治理毒品问题已成为国际社会共同面临的一个难题。进入21世纪以后，受多种因素影响，我国毒品违法犯罪日益猖獗，禁毒形势日趋严峻复杂，毒品违法犯罪治理任重道远。

2007年12月29日，第十届全国人民代表大会常务委员会第三十一次会议通过了《禁毒法》，2011年6月22日，国务院第160次常务会议通过了《戒毒条例》（2018年9月18日修订）。公安部、司法部、国家禁毒办、卫计委等部门或单独或联合制定了一系列禁毒戒毒部门规章、法律文件。2014年7月6日，中共中央、国务院印发了《关于加强禁毒工作的意见》，把禁毒工作纳入国家安全战略以及平安中国、法治中国建设之中。2018年6月25日，习近平总书记对禁毒工作作出重要指示："要加强党的领导，充分发挥政治优势和制度优势，完善治理体系，压实工作责任，广泛发动群众，走中国特色的毒品问题治理之路，坚决打赢新时代禁毒人民战争。"2020年6月23日，习近平总书记再次指出，"各级党委和政府要坚持以人民为中心的发展思想，以对国家、对民族、对人民、对历史高度负责的态度，坚持厉行禁毒方针，打好禁毒人民战争，完善毒品治理体系，深化禁毒国际合作，推动禁毒工作不断取得新成效，为维护社会和谐稳定、保障人民安居乐业作出新的更大贡献"。

戒毒工作是禁毒系统工程的重要组成部分，强制隔离戒毒是一项具有中国法治特色的戒毒措施。提高强制隔离戒毒工作质量，减少或预防戒毒人员复吸，对于提升禁毒工程的成效具有非常重要的作用。2014年4月，习近平总书记在听取司法部工作汇报时作出重要指示，明确指出，"戒毒工作是新时期司法行政工作的重点之一"，要"不断提高戒毒工作水平"。

吸毒成瘾是一种慢性复发性脑疾病，吸毒成瘾不仅是一种躯体疾病，更是一种心理疾病。实践证明,心理矫治对于戒除强制隔离戒毒人员的心理依赖、治疗各种心理问题与心理障碍,具有其他手段无法替代的重要作用。

为适应我国戒毒工作的顺利开展,培养政治立场坚定、业务能力过硬的高素质戒毒人民警察,中央司法警官学院顺应时代需求,积极推进禁毒学专业(戒毒学方向)建设。中央司法警官学院矫正教育系组织编写了禁毒学专业(戒毒学方向)系列教材,编者既有从事戒毒领域教学科研的专家、学者,也有长期工作在戒毒工作一线的实务专家。

《戒毒人员心理矫治技术》一书由姜祖桢教授担任主编,主编提出编写提纲后,经集体讨论修订完善。最后由主编统稿、定稿。

撰稿人及分工如下(以撰写章节先后为序):

姜祖桢(中央司法警官学院教授,第一章、第六章);

任建通(中央司法警官学院副教授,第二章);

王春光(中央司法警官学院教师,第三章、第四章);

宋秋英(中央司法警官学院副教授,第五章);

庞春红(中央司法警官学院教授,第七章);

郦晓宁(中央司法警官学院副教授,第八章);

徐晓锋(中央司法警官学院教授,第九章);

夏嫣雨(安徽信息工程学院教师,第十章第一节);

王立勋(山西省长治市大辛庄强制隔离戒毒所心理矫治中心主任,第十章第二、三节);

尹露(北京市戒毒管理局戒毒教育处二级主任科员,第十一章);

柳毅(江苏省苏州市强制隔离戒毒所心理矫治中心主任,第十二章);

邓炜(重庆市西山坪强制隔离戒毒所心理矫治中心主任,第十三章)

张志娟(北京市天康戒毒康复所矫治中心主任,第十四章);

刘旭刚(中央司法警官学院副教授,第十五章);

马立骥(浙江省司法警官职业学院教授,第十六章、第十七章)。

由于编写成员水平与时间有限,本书难免有错漏舛误之处,诚请专家学者和实务工作者予以批评指正,以便将来修订时采撷纳言。同时,在撰写过程中,编者参阅、借鉴、引用了大量国内专家、学者以及实务工作者的学术成果,在此表示真诚的感谢！尽管努力做到对所引用内容予以注明，但仍存在对个别引用未予以明示、部分表述有错讹之处，在此一并致歉！

《戒毒人员心理矫治技术》编写组

2022年6月18日

目　　录

第一章　导论　1

第一节　戒毒人员心理矫治概述　1

第二节　戒毒人员心理矫治的心理学理论　9

第三节　戒毒人员心理矫治原则　16

第四节　戒毒人员心理矫治的作用　20

第二章　戒毒人员心理矫治的组织与实施　23

第一节　戒毒场所心理矫治中心的组织构架　23

第二节　戒毒场所心理矫治中心的工作内容　31

第三节　戒毒场所心理矫治中心的工作流程　42

第三章　戒毒人员心理与行为特征　49

第一节　戒毒人员的认知特征　49

第二节　戒毒人员的情绪特征　57

第三节　戒毒人员的行为特征　61

第四节　戒毒人员的人格特征　64

第五节　戒毒人员的渴求特征　72

第四章　毒品成瘾的形成机理与复吸预防　77

第一节　毒品成瘾的形成机理　77

第二节　复吸的基本理论　87

第三节　复吸影响因素及预防的一般策略　97

第五章　戒毒人员心理健康教育 106
第一节　戒毒人员心理健康教育概述 106
第二节　戒毒人员心理健康教育内容 117
第三节　戒毒人员心理健康教育方法 125

第六章　戒毒人员心理咨询技术 133
第一节　戒毒人员心理咨询概述 133
第二节　戒毒人员心理咨询的基本原则 138
第三节　戒毒人员心理咨询的内容与形式 141
第四节　戒毒人员心理咨询技术 148
第五节　戒毒人员阻抗的处理 165

第七章　戒毒人员人本主义疗法 173
第一节　人本主义疗法的基本理论 173
第二节　戒毒人员人本主义疗法的实施 180
第三节　戒毒人员人本治疗需要注意的问题 189

第八章　戒毒人员认知行为疗法 193
第一节　认知行为疗法的基本理论 193
第二节　戒毒人员认知行为疗法的实施 202
第三节　戒毒人员认知行为疗法需要注意的问题 218

第九章　戒毒人员情绪调节方法 224
第一节　情绪调节的基本理论 224
第二节　戒毒人员情绪调节疗法的实施 232
第三节　戒毒人员情绪调节需要注意的问题 245

第十章　戒毒人员动机晤谈疗法 251
第一节　动机晤谈疗法的基本理论 251
第二节　戒毒人员动机晤谈疗法的实施 257
第三节　戒毒人员动机晤谈需要注意的问题 265

第十一章　戒毒人员正念防复吸疗法　275
第一节　戒毒人员正念防复吸疗法的基本理论　275
第二节　戒毒人员正念防复吸疗法的具体实施　281
第三节　戒毒人员正念防复吸疗法的注意事项　295

第十二章　戒毒人员内观疗法　300
第一节　内观疗法的基本理论　300
第二节　戒毒人员内观疗法的实施　309
第三节　戒毒人员内观治疗需要注意的问题　318

第十三章　戒毒人员箱庭疗法　326
第一节　箱庭疗法的基本理论　326
第二节　戒毒人员箱庭疗法的实施　338
第三节　戒毒人员箱庭治疗需要注意的问题　349

第十四章　戒毒人员表达性艺术治疗　352
第一节　表达性艺术治疗的基本理论　352
第二节　戒毒人员表达性艺术治疗的实施　356
第三节　戒毒人员表达性艺术治疗的注意事项　370

第十五章　戒毒人员家庭治疗方法　374
第一节　戒毒人员家庭疗法的基本理论　374
第二节　戒毒人员家庭疗法的实施　380
第三节　戒毒人员家庭治疗需要注意的问题　399

第十六章　戒毒人员心理危机干预　403
第一节　戒毒人员心理危机干预概述　403
第二节　戒毒人员心理危机的评估　410
第三节　戒毒人员心理危机干预的主要方法　417
第四节　戒毒人员自杀的干预策略　421

第十七章　戒毒人员心理矫治效果评估 432
第一节　戒毒人员心理矫治效果评估概述 432
第二节　戒毒人员心理矫治效果评估的方法 438
第三节　戒毒人员心理矫治效果评估应用 454

第一章　导　　论

本章摘要

戒毒人员心理矫治是戒毒工作不可或缺的一项内容，是矫治戒毒人员心理问题、心理障碍、消除毒瘾心理依赖的重要手段。通过本章学习，了解和识记戒毒人员心理矫治的概念、特点、任务与目标，理解戒毒人员心理矫治工作的依据，熟悉戒毒人员心理矫治工作的原则与作用。

重点问题

本章重点内容有：戒毒人员心理矫治的含义及特点，戒毒人员心理矫治的基本理论，戒毒人员心理矫治必须遵循的基本原则，戒毒场所心理矫治工作的重要作用。

第一节　戒毒人员心理矫治概述

心理矫治是解决心理矫治对象心理问题、消除心理障碍，促使其心理健康发展的一个重要手段。戒毒人员心理矫治理论与方法适用于自愿戒毒人员、社区戒毒人员、强制隔离戒毒人员、社区康复人员，本书的研究对象主要是强制隔离戒毒人员。2018 年 5 月，司法部印发《关于建立全国统一的司法行政戒毒工作基本模式的意见》，提出建立“以分期分区为基础、以专业中心为支撑、以科学戒治为核心、以衔接帮扶为延伸”的全国统一的司法行政戒毒工作基本模式。在五大专业中心中，心理矫治中心承担着开展心理脱瘾与心理康复的重要职责和使命。

一、戒毒人员心理矫治的含义及特点

（一）戒毒人员心理矫治的含义

戒毒人员心理矫治，是指心理矫治工作者运用心理科学的原理与方法，通过心理健康教育、心理咨询和心理治疗等手段，矫治戒毒人员不良心理及心理障碍，使之树立戒毒动机与戒毒信心、抵御复吸诱惑，顺利回归社会的活动。

戒毒人员心理矫治的含义主要有以下几个方面：

1. 戒毒人员心理矫治是一项由心理矫治工作者在强制隔离戒毒所（以下简称戒毒场所）内对戒毒人员开展的专业性活动；

2. 戒毒人员心理矫治工作主要是运用心理科学的原理与方法，而不是教育学理论和医学方法等；

3. 戒毒人员心理矫治的工作内容主要有心理健康教育、心理咨询与心理治疗、心理危机预防与干预，以及心理矫治效果与复吸风险评估等内容；

4. 戒毒人员心理矫治的目的是消除戒毒人员的心理依赖，矫治其不良心理和行为习惯，改善其人格状况，促使其心理和社会功能的康复，顺利回归社会。

（二）戒毒人员心理矫治的特点

戒毒人员心理矫治的特点是由强制隔离戒毒工作性质决定的，其特点主要表现在心理矫治工作者、戒毒人员心理问题以及心理矫治内容和方法等方面。

1. 心理矫治工作者的特点

戒毒人员心理矫治工作主要是由戒毒场所具有心理咨询师（以下简称咨询师）资质的人民警察承担，他们兼具人民警察和心理咨询师的双重身份。这种双重身份实际上不利于戒毒人员心理矫治工作的开展，一方面，咨询师这种双重身份容易出现角色冲突，甚至职责矛盾的现象；另一方面，存在戒毒人员对咨询师的身份难以认同，甚至不信任的问题，如果咨询师不能妥善处理这些问题，势必会影响戒毒人员心理矫治的效果。

2. 戒毒人员心理问题的特点

戒毒人员是一类具有严重心理问题和毒瘾的人。他们的吸毒行为及心理依赖的产生与形成，除了主体因素和社会因素外，还有毒品机理的因素。戒毒人员“病人、违法者和受害者”的三重属性，表明他们除去一般人的常态心理外，还具有违法心理和脑疾病患者的特殊心理问题,如顽固的心理渴求、强烈的觅药行为,以及依赖、焦虑、抑郁、幻觉、妄想、冲动、攻击性等精神症状,这些是常人和一般违法犯罪人员所不具有的心理特点。

3. 心理矫治内容和方法的特点

戒毒人员心理矫治的根本目标,是帮助戒毒人员戒断心理依赖,消除心理障碍,修复人格缺陷,提高社会适应能力,顺利回归家庭和社会。因此,戒毒人员与常人、一般违法人员的心理矫治的内容明显不同。除了环境适应、学习障碍、情绪情感、家庭关系和违法犯罪心理等一般性的心理问题外,戒毒人员的心理矫治更多的是戒除毒瘾,提高抗复吸能力,重新融入家庭和社会的问题。另外,戒毒人员心理矫治在方法和手段上也具有明显特征,如戒断动机晤谈法、正念防复吸法、拒毒训练法、VR 虚拟现实毒瘾测评与脱敏治疗等,也是戒毒人员心理矫治所特有的。

二、戒毒人员心理矫治的任务与目标

(一)戒毒人员心理矫治的任务

戒毒人员心理矫治的任务,是指戒毒场所的咨询师在心理矫治过程中,需要开展的工作或解决的问题。

1. 掌握心理矫治基础知识

咨询师应当掌握戒毒人员心理矫治的含义、特点与基础理论,心理矫治的内容与目标,戒毒人员心理矫治常用的理论与工作原则;心理矫治工作的组织与实施;戒毒人员心理与行为特征,毒品成瘾的形成机理与复吸预防等。

2. 戒毒人员心理健康教育

戒毒人员进行心理健康教育是心理矫治的基础工作之一。开展心理健康教育,能够使戒毒人员学会正确认识自己、剖析自己、接纳自己,从而自觉调整心理状态,积极面对戒毒生活,提高他们自我教育和接受改造的自觉性。

3. 戒毒人员心理评估

戒毒人员心理评估,是心理矫治工作的前提和基础,它是心理矫治工作者根据访谈、心理测验等资料,对被评估的戒毒人员个体或群体的心理特性做出科学的价值判断过程。通过评估能获得戒毒人员较为真实、准确、深层次的信息,为进一步开展咨询、治疗和突发事件的预测、预防提供依据。戒毒人员心理评估包括毒品成瘾程度评估、戒毒人员需求评估、戒毒人员心理健康状况评估、戒毒人员心理矫治习惯评估等。

4. 戒毒人员心理咨询

戒毒人员心理咨询,是咨询师运用心理学的知识和原理,帮助来访戒毒人员发现自己的问题及其根源,从而挖掘其自身潜力,改变原有的认知结构和行为模式,以提高适应戒毒生活和应付各种事件的能力。戒毒人员心理咨询的内容比较广泛,涉及戒毒人员的学习、适应、交往、家庭、心理健康等问题。通过心理咨询,还可以及时发现个别戒毒人员存在的心理危机,起到预防突发事件的作用。

5. 戒毒人员心理治疗

戒毒人员心理治疗,是咨询师在与戒毒人员之间建立一种职业关系的基础上,运用临床心理学和精神医学的理论和技术,矫治其各种心理障碍和异常行为,促使他们恢复心理健康的专业活动。心理治疗主要适用于那些适应不良的、患有各种心身疾病和形成不良癖好的戒毒人员。常用的心理矫治方法主要有:认知行为疗法、人本主义疗法、情绪调节疗法、动机晤谈疗法、正念防复吸疗法、内观疗法、箱庭疗法、表达性艺术疗法以及家庭治疗方法等。

6. 戒毒人员心理危机干预

戒毒人员心理危机干预,是指咨询师在发现戒毒人员存在的心理危机征兆与诊断预测的基础上,进行的心理诱导、危机调停和劝解等工作,以缓解心理冲突,平息焦虑,防止其演变为严重的精神疾病和突发事故的发生。戒毒场所中很多恶性案件都是由戒毒人员心理危机爆发而又未能及时发现、采取预防措施引起的。因此,及时发现并有效化解戒毒人员的心理危机,对防止戒毒场所恶性事故的发生具有重要意义。

(二)戒毒人员心理矫治的目标

戒毒人员心理矫治的目标,就是通过心理矫治活动所要达到的预想结果。戒毒人员心理矫治工作应当围绕矫治目标开展,戒毒人员心理矫治目标既有终极目标,又有戒治目标和发展目标。

1. 戒毒人员心理矫治的终极目标

心理矫治作为我国戒毒场所对戒毒人员开展教育矫治活动的一项重要内容,其目标的确立应当服从于整个戒毒工作的需要。因此,戒毒人员心理矫治的终极目的,必须与戒毒工作中的医疗、管理、教育等一致,即将戒毒人员矫治成为戒断毒瘾或延缓复吸、遵纪守法的社会公民。

明确心理矫治的终极目标是很有意义的,这样能够解决实际工作中的诸多困惑。比如,在具体心理矫治过程中,咨询师面对戒毒人员的价值观问题,常常感到困惑。有学者认为:"心理咨询虽然也有价值影响,但是,价值改造不是心理咨询的基本目的;心理咨询不规定、亦不干预来访者的价值内容。"[①]但对于戒毒场所的心理矫治而言,对戒毒人员的价值问题就不能采取"完全不干预"的态度,这是由戒毒人员心理矫治必须服从于"挽救人"的终极目标决定的。当然,心理矫治对价值的干预不像思想教育那样直接,它重在"功能干预"。即在涉及戒毒人员价值观问题时,以对价值进行功能分析为主要手段,帮助他们澄清其价值追求,让他们认识其价值观与吸毒行为的联系,领悟错误的价值观造成的严重后果,引导戒毒人员作出价值选择。

2. 戒毒人员心理矫治的具体目标

戒毒人员心理矫治的具体目标,也可称为矫治目标。它是帮助戒毒人员解除心理困惑,消除心理障碍与心理疾病,戒除心理依赖,促进自我成长与完善,最终顺利回归家庭和社会。简言之,心理矫治的具体目标就是促成"积极的变化",美国心理学家丹尼斯·库恩指出,心理治疗就是"指促进个性、行为或适应力向积极方向转化的心理学技术"。[②] 具体目标包括促进戒毒人员认知、情绪、行为和人格等诸多方面的改变。

(1)转变错误认知。戒毒人员的错误认知是他们步入吸毒歧途的原因之一。因此,在戒毒人员心理矫治活动中,首先要使戒毒人员正确认识吸毒行为与心理依赖的危害、原因与机理;其次要帮助戒毒人员改变不正确的观念和不恰当的认知结构,提高他们的认识能力,明确戒毒的重要意义。

(2)调整消极情绪。戒毒人员普遍存在因长期吸毒而出现的疑虑、紧张、焦虑、抑郁、悲观、绝望、冲动易怒等消极情绪。要顺利开展戒毒工作,就必须帮助戒毒人员宣泄消极情绪,平和心境,及时适应戒毒环境,形成良好的情绪反应模式,保持稳定、积极的情绪状态。

(3)改变不良行为。大部分戒毒人员存在不良行为习惯、自我控制缺陷,甚至

---

① 江光荣:《心理咨询与治疗》,安徽人民出版社 1995 年版,第 94 页。

② [美]Dennis Coon:《心理学导论——思想与行为的认识之路》,郑钢等译,中国轻工业出版社 2004 年版,第 695 页。

社会适应不良行为，他们不能恰当地控制自己的情绪和行为，经常会发生冲动性攻击行为，这些不良行为习惯是影响他们适应戒毒生活和顺利回归社会的重要因素。因此，必须帮助他们建立良好的行为模式和行为习惯，克服自控缺陷，学会建立和维持良好的人际关系的行为方式，改善社会行为，增强对社会生活的适应能力。

(4)矫治心理障碍。心理障碍是指心理过程和个性心理特征发生的异常变化。心理障碍是一个包含内容广泛的概念，既有一般的认知障碍、情绪障碍、神经官能症，不同程度的人格障碍、行为障碍，也有严重的精神疾病。实践表明，戒毒人员中存在不同程度的心理障碍，矫治戒毒人员的心理障碍，对于促进戒毒人员的心理健康，提高戒毒效果具有重要的作用。

(5)激发戒毒动机。动机决定行为。戒毒动机是戒毒人员改变吸毒行为的前提和基础，培养和激发戒毒人员的戒毒动机，从“要我戒”到“我要戒”，对于提高戒毒人员的积极性和主动性，克服戒毒过程中的困难，增强戒毒意志和抗挫折能力，具有十分重要的意义。

(6)提高防复吸能力。戒毒是一项十分艰巨的工作，实践证明，绝大多数戒毒人员回归社会后，会面临许多复吸诱惑，从而重蹈覆辙。戒毒人员心理矫治的一项重要内容就是抗复吸训练，提高戒毒人员抵御诱惑的心理技能，降低复吸的可能性。

(7)改善家庭关系。家庭是个体成员遮风避雨的港湾，然而，戒毒人员的吸毒行为造成了家庭钱财损失和情感伤害，一而再、再而三的复吸行为，使亲属对其失去了信心和信任，导致情感破裂。心理矫治能够帮助他们改善家庭关系，重建相互信任与理解的关系，有助于戒毒人员保持操守。

(8)建立社会支持系统。标签效应的存在，使得社会对戒毒人员抱有歧视的态度。同时，由于戒毒人员缺乏融入社会群体的技能，在其回归社会后，会在生活、就业等方面面临困难。心理矫治活动能够提升戒毒人员的交往能力，消除社会对戒毒人员的标签效应，重新建立社会支持网络系统，这是他们保持操守不可或缺的重要因素。

(9)养成健康的生活方式。戒毒人员在长期的吸毒生涯中形成了以毒品为中心的生活方式和朋友圈，生活无规律、昼伏夜出、孤僻懒散，习惯于出入酒吧、网吧、夜店、KTV等大众消费场所，生活在主流社会的边缘。如果不改变这种生活方式，成功戒毒就无从谈起。

(10)重塑健康人格。多数戒毒人员具有依赖型或冲动型人格障碍。依赖性药物的滥用不但可以改变个体的心理素质和精神状态，而且个体原有的心理特质与依赖的形成也密切相关①。他们判断能力差，缺乏自我控制；精神空虚，尊崇金钱至上、享乐主义，无责任感和羞耻感；无视法律和伦理道德，缺乏自省和道德自治，情感浅薄而冷酷无情；喜欢冒险或追求新颖刺激，决策往往从快乐原则出发，追求即时满足而放任吸毒后果。因此，要想从根源上戒除他们的心理依赖，就必须重塑其人格。

3. 戒毒人员心理矫治的发展目标

戒毒人员心理矫治的发展目标侧重于使戒毒人员开发潜能、学习新经验这样一些提升生存品质的努力方面。如人本主义疗法更为注重引导来访者进行自我探索，帮助来访者开发自我潜能，提升生存品质。戒毒人员心理矫治工作绝不能只满足于达到"戒治的目标"，更要致力于追求"发展目标"。这就要求在具体的心理矫治工作中，综合运用多种咨询、治疗的理论和方法，既要戒治戒毒人员的不良心理和错误行为，又要致力于促进他们的人格成长，挖掘其潜能，提升其生存品质，以利于他们更好地适应未来生活。

三、开展戒毒人员心理矫治工作的依据

（一）开展戒毒人员心理矫治工作的理论依据

心理学是研究人的心理现象及其活动规律的科学。戒毒人员心理矫治离不开心理学理论的指导。通过探究戒毒人员吸毒的主观心理原因及其心理活动的规律，分析他们成瘾后的认知特征、情绪情感特征、意志特征，掌握他们成瘾后的人格状况、心理依赖情况等，为进行心理矫治工作提供心理学依据。研究表明，多数吸毒人员在吸毒之前就有某些典型的人格缺陷，如敌意性、嬉戏性、冲动性、叛逆性、进攻性，不负责任、非积极进取、缺乏激情和逃避现实等特征，在遇到威胁和挫折时，便会以吸毒来减轻心理的困惑。吸毒后，个体就会体验到欣快、愉悦、兴奋、放松、温暖等心理效应。根据经典条件反射和操作性条件反射原理，吸毒人员在"毒品—快感"之间建立条件性联系，"欣快感""愉悦感"等正性效应强化了心理渴求。这类强烈的情绪体验会被瞬间强化，并被记忆长久保存，成为导致精神依赖的主要原因之一。一旦撤药就会出现戒断反应，撤药导致的生理戒断反应也

---

① 杨良主编：《药物依赖学——药物滥用控制与毒品成瘾治疗》，人民卫生出版社2015年版，第58页。

可以使机体产生强烈的负性情绪体验，如应激、抑郁、焦虑或疼痛等不适反应，从而使回避此类负性情绪的预期成为精神依赖的另一个主要原因。[①] 吸毒成瘾后，他们的心理和精神发生了更加严重的恶变。因此，戒毒人员心理矫治工作需要吸收和运用心理学和精神医学的研究成果和技术手段，对患有不同程度精神疾病的戒毒人员进行有针对性的心理矫治。

（二）开展戒毒人员心理矫治工作的法律依据

我国戒毒法律法规对戒毒人员心理矫治工作作出了明确规定，这为戒毒机关开展心理矫治工作提供了法律依据。《禁毒法》第43条第1款规定，戒毒场所应当根据戒毒人员吸食、注射毒品的种类及成瘾程度等，对戒毒人员进行有针对性的生理、心理治疗和身体康复训练。《戒毒条例》第29条明确规定，戒毒场所依法为戒毒人员提供科学规范的戒毒治疗、心理治疗、身体康复训练和卫生、道德、法制教育，开展职业技能培训。《公安机关强制隔离戒毒所管理办法》第50条、第58条分别对建立心理咨询室，采取多种形式对戒毒人员进行心理康复训练作出规定。《司法行政机关强制隔离戒毒工作规定》第34条规定，戒毒所应当根据戒毒人员吸食、注射毒品的种类、成瘾程度和戒断症状等进行有针对性的生理治疗、心理治疗和身体康复训练。

《强制隔离戒毒人员教育矫治纲要》中明确规定，戒毒场所要“组织戒毒人员学习心理健康基本知识，了解场所心理咨询工作的基本流程，帮助戒毒人员分析吸毒的心理根源，掌握调控情绪的方法，改变错误认知，学会正确归因，提高应对压力和挫折的能力，学会与人沟通，建立和谐的人际关系”。戒毒场所要掌握生理和心理康复的具体方法，传授增强戒毒意愿、修复个性缺陷、恢复正常社会情感、拒绝毒品的知识和方法，对戒毒人员进行情绪管理、意志力训练、个性修复、情感重建、人际交往、抗复吸训练、拓展训练等专题团体心理辅导，帮助戒毒人员增强抵抗诱惑的意志品质，客观认识个性缺陷与吸毒的关系，引导戒毒人员通过自我体验和自我反省，塑造积极人格，增强拒毒能力，强化戒毒效果。戒毒场所还要开展心理咨询、心理测评和心理危机干预等内容。另外，纲要明确要求戒毒场所应按照不低于0.6%的比例配备专职心理咨询师。

---

① 杨良主编：《药物依赖学——药物滥用控制与毒品成瘾治疗》，人民卫生出版社2015年版，第58页。

（三）开展戒毒人员心理矫治工作的实践依据

自《全国人民代表大会常务委员会关于禁毒的决定》实施以来，我国戒毒领域就对戒毒人员心理矫治工作进行了探索，特别是司法行政戒毒领域，心理矫治工作更是如火如荼地开展起来。

戒毒场所心理矫治实践工作主要表现在以下几个方面：

1. 开展戒毒人员的心理健康测评，建立戒毒人员的心理健康档案；
2. 开展心理健康教育与心理疏导，提高戒毒人员情绪调节和环境适应能力；
3. 开展心理咨询与心理治疗工作，矫治戒毒人员的心理障碍与心理疾病，修复人格缺陷；
4. 进行毒品成瘾程度测评，消除心理依赖；
5. 进行心理危机预测与干预工作。

《禁毒法》实施以来，戒毒场所遵循“以人为本、科学戒毒、综合矫治、关怀救助”的原则，充分运用心理矫治理论，开发了多种心理矫治手段与方法，如沙盘治疗、音乐治疗、脱敏训练、动机晤谈、VR成瘾程度测评及脱敏训练、正念防复发训练、家庭治疗、抗复吸训练、团体心理训练和同伴辅导等20余种心理治疗技术，取得了非常明显的戒治作用。据2020年《中国司法行政戒毒工作报告》，取得国家二级心理咨询的警察2700余名、三级资质的6700余名。各种心理矫治设备仪器以及场地等硬件也逐渐完善，这些都为戒毒人员心理矫治工作的开展提供了坚实的实践依据。

第二节　戒毒人员心理矫治的心理学理论

心理矫治的基础理论主要有以下几种，现做一简单介绍。

一、精神分析理论

精神分析学说是现代心理学中最有影响的理论之一，该理论由奥地利精神医学家弗洛伊德（S. Freud）于1896年创立。它是一种对立冲突的理论，描述了人的内部各种力量矛盾运动的心理学说。该理论认为对立冲突是人格发展和神经症形成的根本原因。

(一)心理水平理论

弗洛伊德认为,人的精神生活包括意识、前意识和无意识三种水平。

1. 意识是我们能够直接感知到的有关心理部分,它直接引发人们的行为,但它不是行为的原动力。这是人能够自知自觉的部分,人在清醒时对自身、环境的认识,能注意的心理过程都属于意识层次。

2. 前意识是指虽非目前意识到,但通过认真回忆、搜索时可以进入意识层面的经验的成分,它是意识和潜意识的中介环节。其中的观念可以说暂不属于意识,但随时能够变成意识。

3. 无意识,又称潜意识。它有两方面的含义:一是指人们对自己的一些行为的真正原因和动机不能意识到;二是指人们在清醒的下面还有潜在的心理活动在进行着,也就是指被压抑而不能通过回忆召唤到意识中的部分。后一种含义包括各种为人类社会伦理道德、宗教法律所不能容许的原始的、动物性的本能冲动,各种本能有关的欲望,以及童年期的大量经验。

人心理活动中的意识、无意识和前意识之间所保持的是一种动态的平衡。前意识与意识之间虽有界限却无不可逾越的鸿沟,前意识中的内容与意识中的内容之间的相互转换非常容易,而无意识部分的内容要进到意识中则非常困难。弗洛伊德认为,无意识的动机都是向上运动的、向外推的,而意识却施以相反的力量,是向下、向内紧压的,这就是压抑。压抑的功能是把主体的经历和回忆、各种欲望和冲动保存和隐藏起来,不让它们在意识中出现。但这些东西并未消失,而是一直潜伏着、活动着,在压抑的作用下存在于无意识之中。病态的压抑则可能导致心理疾病——以神经症的形式表现出来。

(二)人格结构理论

弗洛伊德认为,人格结构包括本我、自我和超我三部分。它们彼此影响,在不同的时期对人起支配作用。

1. 本我,是由与生俱来的本能(生本能和死本能)冲动组成的,是人格中最原始、最模糊、最难接近的部分。本我是贮藏心理能量的地方,是一切本能冲动后面的性力(libido)的贮藏库,它收容了一切被压抑的东西,并保存有遗传下来的种族的性质。它具有强大的非理性的心理能量,受"快乐原则"支配,一味寻求无条件的、即刻的满足。

2. 自我,是与真实的外界相接触的部分,是现实化了的本能。自我能进行现实性与逻辑性的思考,在需要不能满足时,就必须迁就现实的限制,根据现有的条件、环境的许可获得满足。在“现实原则”的指导下,力争既避免痛苦,又能获得满足。它在本我与超我之间起中介和防御作用,是管理、抑制和调整人格的执行者,其职责在于协调本我与周围环境之间的关系。

3. 超我,是从自我发展起来的代表人格中道德或正义的部分,它能进行自我批评和道德控制,是道德化了的自我。它是受社会文化、道德规范的教养逐渐形成的,反映着儿童从中生长起来的那个社会的道德要求和行为准则。其主要作用是判断行动的好与坏、对与错,按照社会道德标准监督自我的行动。它代表理想而非现实,努力追求完美而非快乐,它受“完善原则”支配。

弗洛伊德认为,本我、自我和超我之间不是静止的,而是不断地交互作用着。在健康人格中,三者是均衡协调的,本我提供必要的原动力,超我在监督、控制主体按社会道德标准行事,保证正常的人际关系与社会秩序,而自我既秉承超我的要求,又汲取本我的力量,从而适应现实,保持心理平衡。但是,三者通常是存在冲突的,严重者会导致心理疾病的产生。

(三)人格发展理论

人格发展理论,又称性心理发展理论。弗洛伊德认为人有两种本能:一种是使生命得以延续和不断发展的生本能,它又包括自我保存本能(自我本能)和种族保存本能(性本能);另一种是要使生命回复到无机状态的死本能。他认为以性欲为基础的种族保存的本能背后还有一种驱力叫作力比多,是人类一切心理和行为发生的主要基础。需要说明的是,性欲并不单纯指与生殖活动有关的狭义内容,而是包括与生命得以延续和发展有关的广泛内容,它是指来自身体的任何部位所产生的快感,只是这种快感在性质上带有性的色彩。

他认为人的性欲发展从婴儿期就已开始,从婴儿到青春期共划分为口欲期(0~1岁左右)、肛门期(1~3岁)、性器官期(3~6岁)、潜伏期(6~12岁)和青春期(12~18岁)五个阶段。在不同的阶段中性欲满足的对象也随之变化,每一阶段的性活动都可能影响人的人格特征,甚至成为日后发生心理疾病的根源。其中,儿童期的经历对一个人其后的心理发展是至关重要的。弗洛伊德认为前三期如过多地限制或放纵,性心理的发展过程就不能顺利进行,而停滞在某一发展阶段,就产生发展迟滞现象,即发生“固着”;或个体受到挫折后从高级的发展阶段倒退到某些低级阶段，即产生了退行，以儿童方式表现出来，就可能导致心理异常，成为各种神经症、精神病产生的根源。但是，自我不会听任这种事的发生，加上超我对自我的监督，要求自我对付幼儿性欲的冲动，因此，自我会产生焦虑，焦虑实质上是对自己本能冲动可能导致危险的惧怕，这就是导致心理的异常，成为神经症、精神病产生的根源。

二、认知行为治疗理论

（一）认知治疗理论

20 世纪 50 年代中期，认知心理学开始在西方兴起。1967 年美国心理学家奈瑟（U. Neisser）《认知心理学》一书的出版，标志着认知心理学的正式诞生。该理论认为，人的行为不仅取决于外部因素，也取决于认知因素，思维是人的情绪和行为产生的直接原因，人们在解决问题时往往受其影响。改变人的认知可显著影响一个人的情绪和行为，患者的认知过程在治疗中起着重要作用。一些心理学家先后提出了 S－O－R 和 S－C－R 公式，以及示范、思维中止，系统的思维后重建、系统的问题解决等技术，其目的都是应用认知技术和认知解释去改变行为。

认知治疗的主要代表人物是艾利斯（A. Ellis）和阿伦 · T. 贝克（Aaron T. Beck）。目前常用的认知治疗方法包括理性情绪疗法、贝克认知疗法、自我指导训练和解决问题治疗等。艾利斯的《心理治疗中的理性与情绪》一书介绍了理性情绪疗法的理论与方法。这是一种主动的、指导式的心理治疗方法，它的治疗方向是改变患者的不合理信念，注重观念体系对情绪和行为的影响，注重建立患者的人生信念和正确的价值观。因此，此法也叫“理性心理治疗”。贝克认为，认知过程是行为和情绪的中介，不适应行为和不良情绪可以从认知中找到原因。当认知中的曲解成分被揭示出来，正确合理地再认识，并进行有效的调整，在重建合理认知的基础上，不良情绪和不适应行为也就随之得到改善。

现代认知疗法在戒毒和行为训练方面取得了一些成效。认知治疗的价值在于改变戒毒人员对毒品、吸毒行为以及复吸原因的错误认知，帮助其树立正确的认知，强化戒毒动机，积极主动地投入戒毒过程中。

（二）行为治疗理论

行为疗法又称条件反射法，行为疗法的程序相对固定，可操作性强，可重复性强，更符合实证科学要求，且疗效显著，易于被患者所接受，它是现今世界上最重要的心理治疗方法之一。该理论创始于20世纪初，俄国心理学家巴甫洛夫是这一理论的奠基人，“行为治疗”一词最早是由斯金纳（Skinner）等人于1954年提出的。行为疗法的基本理论主要来自行为主义的学习理论，主要包括经典条件反射原理、操作条件反射原理和模仿学习原理，华生（Watson）是早期的代表人物，他认为人的一切行为和习惯，无论是适应性的还是非适应性的，都是通过学习获得的。

行为治疗的方法主要包括经典性行为疗法、操作性行为疗法、替代学习疗法和自我调节技术。

1. 经典性行为疗法

巴甫洛夫经典条件反射学说建立起来的行为疗法，可以消除异常的条件反射，建立正常的条件反射。应答性行为疗法由一组疗法构成，如暴露冲击疗法、厌恶疗法、消退疗法、发泄疗法、思维阻断法等。

2. 操作性行为疗法

操作性行为疗法的原理是斯金纳操作条件反射学说，用奖励强化所期望的行为，用惩罚消除不良行为。强化疗法有奖励强化疗法、惩罚强化疗法、系统脱敏法、行为塑造法等。

3. 替代学习疗法

它是以班杜拉的社会学习理论为依据，包括示范法、自信训练法、行为契约法、积极实践法等。

4. 自我调节技术

自我调节技术强调通过有意识、有步骤的控制体内活动、情绪体验以改变不良行为反应。众多的放松训练法都属于此类技术，如气功中的松静功、瑜伽、坐禅、静默法、渐进性放松训练、生物反馈疗法等。

三、人本主义理论

人本主义心理学产生于20世纪五六十年代，其主要代表为马斯洛的需要层次理论和罗杰斯的以人为中心的治疗理论，此外还有意义治疗、存在主义疗法、格式塔疗法等。人本主义理论反对行为主义环境决定论和精神分析生物还原论思想，主张研究人的本性、潜能、经验、价值、创造力及自我实现等，被称为心理学的第三大势力。

(一)马斯洛的需要层次理论

需要层次理论是美国心理学家亚伯拉罕·马斯洛(Abraham Harold Maslow)于1943年在《人类激励理论》论文中提出的。马斯洛把需要由低到高分为五个层次:(1)生理需要,是指维持生存及延续种族的需要;(2)安全需要,是指希求受保护与免遭威胁从而获得安全感的需要;(3)爱和归属需要,是指被人或群体接纳、爱护、关注、鼓励及支持的需要;(4)尊重需要,分为内部尊重和外部尊重,内部尊重就是人的自尊,外部尊重是指一个人希望有地位、有威信,受到别人的尊重、信赖和高度评价;(5)自我实现需要,是指实现个人理想、抱负,发挥个人的能力到最大程度。达到自我实现境界的人能够接受自己也接受他人,解决问题能力增强,自觉性提高,善于独立处事,完成与自己的能力相称的一切事情的需要。马斯洛认为,自我实现的需要是在努力实现自己的潜力,使自己越来越成为自己所期望的人物。为满足自我实现需要所采取的途径因人而异。

(二)罗杰斯的以人为中心的治疗

美国心理学家卡尔·罗杰斯(Carl Rogers)倡导的"以人为中心的治疗"(亦称"来访者中心治疗")是其代表性的人本主义心理疗法。在人本主义心理治疗中,罗杰斯的"以人为中心的治疗"成为重要内容。①

以人为中心的治疗是奠定在罗杰斯对人性观的哲学基础上的,他反对用行为主义的环境决定论和精神分析的无意识动机论说明意识。他认为:"人基本上是生活在他个人的和主观的世界之中的,即使他在科学领域、数学领域或其他相似的领域中,具有最客观的机能,这也是他的主观目的和主观选择的结果。"②人本主义疗法的主要观点有:(1)人有一种完善机能和自我实现倾向。相信人具有积极的成长力量,能够调整和控制自己,会评价自己的经验对自我实现的作用,不断用自我概念适应新的经验。(2)来访者主导治疗过程。人是理性的,能够自立,对自己负责,人有能力发现自己心理上的适应不良,可以通过改变自己寻求心理健康,有控制自己的能力,因而可以独立自主,促进自身成长。(3)人是建设性的、社会

---

① 叶浩生主编:《西方心理学的历史与体系》,人民教育出版社1998年版,第576页。

② Rogers, C. R., A Therapy, Personality, and Interpersonal Relationships, as Developed in the Client - Centred Framework. In S. Koch(ed.) Psychology: A Study of Science, New York, Mc Graw - Hill, 1959.

性的,值得信赖和可以合作的,能够对他人产生认同感,与人发展亲密的人际关系。人的许多变态行为和疾病的产生,主要是因为不适当的环境使人的潜能向歪曲的方向发展。在这些不适当的环境因素中,最重要的是人际关系。因此,治疗成功的关键是为病人提供一种良好的人际关系。(4)注重尊重、关怀、同情、宽容、理解、鼓励和支持。治疗者的态度和治疗气氛特别重要,同情式倾听是治疗的主要方法。(5)人本主义治疗的目标在于人性的实现和人格的改变。真诚一致、无条件积极关怀和设身处地的理解是实现这一目标必备的三个条件。

"以人为本"的戒毒工作原则,符合人本主义的核心精神。在戒毒工作中,咨询师运用人本主义理论激发戒毒人员的潜能,使他们的心理从低级需求上升到高级需求,进行心理功能的重建和积极心理特征的培养,对于提高戒毒效果是非常必要的。

四、积极心理学理论

积极心理学是一门从积极角度研究传统心理学的新兴科学。积极心理学作为一个研究领域的形成,以 Seligman 和 Csikzentmihalyi 于 2000 年 1 月发表的论文《积极心理学导论》为标志。积极心理学是心理学研究的一种新型的模式,它倡导心理学的积极取向,研究人类的积极心理品质、关注人类的健康幸福与和谐发展。积极心理学是相对于消极心理学而言的,消极心理学主要是以人类心理问题、心理疾病诊断与治疗为中心的,主要关注病态、幻觉、焦虑、狂躁等,而很少涉及健康、勇气和爱。积极心理学认为,心理学应该转换为研究人类优点的新型科学,必须实现从消极心理学到积极心理学模式的转换,研究人类的积极品质,关注人类的生存与发展。

积极心理学的目标是发现使个体、团体和社会良好发展的因素,并运用这些因素增进人类的健康、幸福,促进社会的繁荣。其主要内容包括:(1)积极的情绪和体验。该理论认为某些离散的积极情绪,包括高兴、兴趣、满足、自豪和爱,都有拓延人们瞬间的知—行的能力,并能构建和增强人的个人资源。(2)积极的人格特征。积极的个性特征中引起较多关注的是乐观。(3)积极的社会环境。基于群体层面的积极社会环境主要研究人类幸福的环境条件(家庭、学校、社会)以及影响天才发展,创造力的体现、培养和发挥等社会环境因素。

积极心理学理念已经融入戒毒人员心理健康教育、戒毒人员心理危机干预等戒毒工作中。国内已有相关研究证明,以积极心理学为理论基础的戒毒人员团体心理辅导,通过提高情绪调节与表达能力、建立自信、重塑生命意义等主题活动,能够调动戒毒人员的积极力量,引导他们积极合理的认知,增进积极体验并培养积极人格。

五、辩证行为疗法

辩证行为疗法是由美国华盛顿大学杰出的心理学家玛莎·莱恩汉(Linehan)博士创立的,他创立的这套疗法的独特性和优越性,是坚持以哲学辩证法为原则,帮助人们学习辩证的思维方法,提高全面客观看待事物的能力,减少情绪失调和行为异常的可能性。辩证行为疗法最初是专门用来治疗边缘型人格障碍的,随后被证明对一系列精神问题的治疗成效显著,特别是对以"不稳定的人际关系、不稳定的情绪以及冲动的行为"为特征的边缘人格障碍有非常显著的治疗效果。莱茵汉认识到传统方法的最大缺陷在于非常强调"改变",而在边缘型人格障碍患者身上几乎是无效且不可能的。

辩证行为疗法需要学习四个方面的技巧:(1)痛苦承受技巧,将帮助被治疗者通过建立良好的心理弹性更好地应对痛苦的事情,并且教被治疗者缓和消极环境因素影响的新方法;(2)正念技巧,将帮助被治疗者忽略过去的痛苦经历和未来可能发生的恐惧事情,从而更充分地体验当前的经历;(3)情绪调节技巧,帮助被治疗者更清楚地认识自己的感受,然后体察每一种情绪而不是被他们左右;(4)人际效能技巧,给被治疗者新的方式来表达自己的信念和需求,设定原则,协商解决问题的方法。

近年来,心理咨询师将辩证行为治疗引入戒毒人员的心理矫治工作,实践表明,戒毒人员具有不能容忍生活压力,存在自我接纳困难等特点,辩证行为治疗的核心在于教会戒毒人员容忍生活压力以及掌握自我接纳的技巧等,在戒毒人员心理矫治过程中取得了较好的效果。

第三节　戒毒人员心理矫治原则

原则,是指人说话或行事所依据和坚持的法则或标准。[①] 戒毒人员心理矫治

① 罗琦、周丽萍主编:《新编现代汉语词典》,吉林大学出版社2003年版,第1438页。

原则,是指在开展戒毒人员心理矫治工作中应当遵循的基本准则。只有坚持正确的心理矫治工作原则,才能保证戒毒人员心理矫治工作在正确的轨道上运行。戒毒人员心理矫治原则主要有合法性原则、伦理性原则、平等尊重原则、理解支持原则、有条件保密原则、综合性原则、实效性原则。这些原则既是戒毒人员心理矫治实践经验的科学总结,也是戒毒人员心理矫治机关制订矫治方案,选择矫治方法的指导思想和基本遵循。

一、合法性原则

合法性原则,是指戒毒人员心理矫治活动必须符合法律规定的精神,这是由戒毒工作的特性决定的。戒毒人员心理矫治活动是由具有心理咨询师资质的戒毒民警对戒毒人员进行的,是具有执法性质的戒毒机关组织开展的,因此,戒毒人员心理矫治活动必须符合法律规定,绝不能进行违反法律规定或者法律精神的心理矫治活动,即使出于善意也不得进行这样的心理矫治活动。例如,心理矫治中的负强化措施与戒毒人员的利益密切相关,在进行负强化时,很有可能发生违反法律规定或者法律精神的问题。

二、伦理性原则

伦理性原则,是指在心理矫治活动中要遵循普遍的道德准则,不对心理矫治对象造成任何形式的伤害。戒毒人员心理矫治活动不仅要符合法律的规定,还要符合道德的要求。根据道德性原则,在对戒毒人员开展心理矫治活动时,必须为戒毒人员的利益着想。虽然他们是违法者,但是在心理矫治过程中,我们应把他们视为平等的人,不要带有任何歧视态度。

戒毒人员心理矫治活动的根本宗旨,就是促进戒毒人员的身心健康,戒除毒瘾,提高他们的社会适应能力。因此,在戒毒人员心理矫治活动中,必须从实现这种宗旨出发,组织和开展心理矫治活动。要努力避免可能对戒毒人员造成的损害,最大限度地避免使用可能导致戒毒人员发生身心危险的措施或者技术。在不明确某种技术可能产生的危害后果时,要避免使用这类技术。在自己不能确切诊断戒毒人员存在的心理问题时,不能轻率地匆忙下结论,而应当利用更多的方法收集信息,花费更多的时间进行思考,或者请更有经验的咨询师一起进行会诊,在确切查明问题的基础上,开展相应的心理矫治活动。因此,咨询师在使用这类方法之前,应当重视让戒毒人员“知情后同意”的程序,即事先向戒毒人员讲清楚矫治方法可能带来的好处、在矫治过程中可能采取的措施和可能导致的体验（包括不适甚至痛苦的体验），取得戒毒人员的同意，并且不能侵犯戒毒人员的合法权利和人格尊严。为了稳妥起见，可以要求同意采用这种矫治方法的戒毒人员签署书面矫治协议，然后再开展心理矫治活动。

三、平等尊重原则

平等尊重是戒毒人员心理矫治必须强调的基本原则之一。在强制隔离环境下，咨询师与戒毒人员实际上形成了执法者与违法者、管理者与被管理者的关系。这种关系是建立在国家强制力的基础上的，关系的保持有利于场所安全稳定秩序的维护。但是，心理矫治却是建立在平等和尊重的原则基础上的，也只有在此原则基础之上开展心理矫治活动才能建立起正常的咨访关系，否则心理矫治就难以取得很好的效果。

在心理矫治工作中，心理咨询师的身份不是管理者，而是指导者和辅导者。平等体现的是咨询师与戒毒人员在人格上的平等，要让戒毒人员体会到人与人之间没有高低贵贱之分，这正是让他看到自己改好可能的第一步，要把戒毒人员当作独立的个体予以尊重，而不是颐指气使和盛气凌人。因此，在戒毒场所内做心理矫治工作，特别要求咨询师要有角色快速转换的能力，保持一种平等的姿态和相互尊重的习惯。这种姿态体现在心理矫治过程中的点滴细节之中，如说话的态度和语气、座位的位置、角度与相互关系等。

四、理解支持原则

理解支持原则，是指咨询师既要对戒毒人员存在的心理问题给予理解，又要在精神上给予支持。理解是接纳的前提，很好的接纳才能给予更有力的支持。戒毒人员往往是意识到自己在心理上存在某种问题，想要通过心理咨询得到帮助。他们对咨询师抱有很大的希望，同时也担心咨询师不能诚恳相待，不能理解他们的苦衷，因而初次来咨询的戒毒人员容易心存疑虑。因此，咨询师要热情诚恳地接待戒毒人员，向他们说明心理矫治的基本精神和原则，鼓励他们消除顾虑，畅所欲言。

理解和支持对建立相互信任的咨访关系至关重要，理解和支持可以使人心头的郁结得以消融，使孤立无援的人获得勇气和力量。虽然戒毒人员的心理问题各种各样，有些问题在常人看来可能是一些不可理解的怪癖，但作为咨询师对此应有正确的理解，应给予真诚的关怀与帮助。虽说理解和支持对于戒毒人员非常重要，但是理解和支持并不等于无原则地迁就，理解的是造成他问题的原因，支持的是他做人的尊严和帮助他建立独立的人格，而不是理解他们的错误思想和言行。

五、有条件保密原则

保密原则，是指保守戒毒人员谈话内容的秘密，尊重戒毒人员的隐私权。遵守保密原则是由心理矫治本身的特殊性决定的，如果不这样做，就会把心理矫治混同于一般的管教工作，失去它应有的魅力。保守秘密是对心理咨询与治疗从业者的职业道德要求，也是咨访双方建立相互信任关系的基础，又是戒毒人员进行自我保护的必要前提。没有保密，就意味着心理矫治失去了存在的基础。

贯彻保密原则是指在一般情况下，对戒毒人员在心理矫治过程中的谈话内容不向主管民警和各级领导汇报。即使是错误的言论，也不作为定案处理或考核评估的依据等。除了可能严重危及监管安全的情形之外，否则不得将心理矫治活动中了解到的信息随意转告他人。不得将戒毒人员心理矫治活动中发现的情况，当作在日常生活中闲谈的资料，不得当作茶余饭后的闲聊话题。保密原则还表现在发布研究成果时，不应当使用戒毒人员个人的真实姓名、案件其他当事人的真实姓名、戒毒人员家庭成员的真实姓名和戒毒人员的具体家庭住址。但鉴于戒毒执法工作的特殊性，戒毒人员心理矫治的保密原则是有条件的，在出现妨碍安全的特殊情况，如戒毒人员有自杀、脱逃、行凶等行为倾向时，就可以突破这一原则，及时与有关部门互通信息，并采取相应的防范措施，以确保安全，防止意外事件发生。

六、综合性原则

综合性原则，是指要利用多种技术和方法，与有关方面协作开展戒毒人员心理矫治活动的原则。戒毒人员心理矫治活动并不是万能的，也不是单一的心理矫治方法就能够奏效的。要有效地开展戒毒人员心理矫治活动，就必须贯彻综合性的原则。具体表现在以下几个方面：(1)专业人员和非专业人员相结合。戒毒人员心理矫治活动可以在不同的层次和水平上进行。由于专业人员数量有限，不可能开展所有的心理矫治活动。因此，要尽可能充分利用非专业人员，让他们承担心理矫治辅助工作。(2)多种心理矫治技术相结合。戒毒人员身份的复杂性，决定了戒毒人员的心理矫治是一个综合矫治的过程。一种心理矫治技术可能针对某类问题更为有效,但不可能矫治所有的问题。因此,有必要考虑将多种方法共同作用于戒毒人员的身心进行综合矫治,扬长避短,最大限度地发挥有关技术的综合效应,增强心理矫治的效果。(3)心理矫治与其他矫治手段相结合。毒品成瘾是多种因素交互作用的结果。心理矫治不是万能的,并不能解决戒毒人员所有的问题。咨询师要清醒地认识到心理矫治的长处和局限,明确只有将心理矫治与医疗戒治、教育矫正、执法管理和康复训练等其他矫治手段相结合,协同进行改造工作,才能达到真正改造戒毒人员的目的,这也符合戒毒工作"综合矫治"的原则。

七、实效性原则

实效性原则,是指戒毒人员心理矫治活动必须追求实际效果的原则。开展戒毒人员心理矫治活动的目的,是要对戒毒人员产生积极的影响,帮助解决戒毒人员存在的身心问题,促进戒毒人员产生真正的符合需要的变化。在全国统一的司法行政戒毒基本模式建设中,"心理矫治中心"作为五大专业中心之一,在戒毒人员戒除毒瘾、矫正不良心理和行为习惯等方面具有其他专业中心无法替代的作用。戒毒场所都非常重视心理矫治工作的开展,心理矫治工作也被列入教育戒治工作的考核指标。在这种背景下,一些单位为了"赶潮流"或者应付检查,很容易在这项工作中搞形式主义。因此,在戒毒人员心理矫治活动中,要避免搞形式主义,防止摆花架子,不做表面文章。同时,不能为了追求形式上的美观豪华而忽略了这类活动的实际价值和作用。

第四节　戒毒人员心理矫治的作用

戒毒人员作为慢性复发性脑疾病患者,他们的生理、神经和精神系统,以及人格和社会功能受到了严重损害,是心理问题和心理障碍的高发群体。对戒毒人员开展心理矫治必然成为戒毒场所不可或缺的核心工作。戒毒人员心理矫治工作的作用主要表现在以下几个方面。

一、能够促进戒毒场所的安全稳定

防止各类事故的发生,确保戒毒场所的安全与稳定,是戒毒机关的首要任务和实施教育戒治工作的必要前提。戒毒工作是一项系统性工程,实践证明,仅凭医疗、管理和教育等手段难以实现预防各类突发事故发生的目的。开展心理矫治工作,咨询师通过心理诊断、深度会谈和危险性评估等手段,可以使民警全面、准确、及时地了解和掌握戒毒人员的心理动向与潜在危险,做到及早预防、及时疏导、有效干预、快速控制和妥善处理,从而有效地减少和避免极端事件的发生,切实维护场所的安全和稳定,有效保护戒毒人员身体健康和生命安全。同时,平等尊重、信任支持的矫治关系,以及各种有的放矢的心理矫治方法,可以防止戒毒人员因不满情绪的积累而造成矛盾激化,为戒毒人员宣泄不良情绪提供了机会和渠道,避免了不良事故的发生。

二、能够促进戒毒工作质量的提高

戒毒人员心理矫治运用现代心理科学的原理和方法,为戒毒民警全面认识戒毒人员提供了切实可行的条件,也为戒毒人员挖掘吸毒及成瘾的深层次原因,提供了理论支撑。各种不同的心理矫治方法有效地弥补了医疗、管理和教育等手段的不足,突出了矫治工作的针对性,促进了戒毒整体工作质量的提高。

第一,心理矫治能够帮助戒毒人员学会用科学、理性、求实的思维方式思考问题,树立理性的思想信念,改变不良认知结构。第二,心理矫治重视双方建立平等与信赖的关系,能够培养戒毒人员的自尊心理,激发他们的戒毒动机。第三,心理矫治通过心理健康教育、心理咨询与治疗,使戒毒人员平息焦虑、消除沮丧等情绪,以平静且乐观的心态面对现实生活。第四,心理矫治工作可以矫治戒毒人员的人格缺陷,使他们的人格结构得到重塑,帮助他们提高抗复吸能力,从而成功戒毒。第五,社会支持系统的缺失是戒毒人员复吸的一个重要因素,良好的支持系统是戒毒人员应对压力、保持操守的重要保障。心理矫治能通过家庭治疗和社会成员的认知调整,帮助他们理性、客观地认识戒毒人员,认识吸毒成瘾及其戒治工作的规律,从而达到整合社会资源,增强社会支持的作用。第六,心理矫治能够针对戒毒人员不同的心理问题与成瘾程度,制订科学的个性化戒毒方案,有的放矢地开展心理矫治工作,增强心理矫治的针对性与精准性,从而进一步提高戒毒工作质量。第七,心理矫治效果评估和复习倾向性评估能够及时反映戒毒人员的戒治状况,使其明白自己存在的问题,明确戒治方向。

三、能够促进咨询师专业素质的提高

心理矫治工作是一项技术性、专业性很强的工作，这就要求咨询师具备一定的专业素质和职业能力。咨询师不仅要掌握心理学理论和心理矫治技能，而且要学会弄懂生理学、药物学、医学、教育学、法学、社会学等相关学科知识。特别是随着戒毒人员吸食毒品的多样性，社区戒毒社区康复工作的深入开展，要求咨询师能够应对新情况、新变化，进一步提高专业能力，丰富心理矫治手段，灵活运用心理矫治方法。另外，在加强自身专业技能的同时，咨询师必须拥有高度的社会责任感、超强的心理素质和优秀的个人品格。唯其如此，对戒毒人员的心理矫治工作才真正能够取得成效。因此，对戒毒人员心理矫治的过程也是咨询师心理素质得到培养和提高的过程。

■ 复习思考题

1. 简述戒毒人员心理矫治的概念及特点。
2. 简述戒毒人员心理矫治的目标。
3. 简述开展戒毒人员心理矫治工作的依据。
4. 简述戒毒人员心理矫治的常用理论。
5. 简述戒毒人员心理矫治工作的原则。
6. 简述戒毒人员心理矫治的作用。

■ 本章主要参考文献

1. 章恩友、姜祖桢主编:《矫治心理学》,教育科学出版社 2008 年版。
2. 许又新、吕秋云主编:《现代心理治疗手册》,北京医科大学·中国协和医科大学联合出版社 1997 年版。
3. 叶浩生主编:《心理学通史》,北京师范大学出版社 2006 年版。
4. 车文博:《人本主义心理学》,浙江教育出版社 2003 年版。
5. 中国就业培训技术指导中心、中国心理卫生协会组织编写:《心理咨询师》(基础知识)(2012 年修订版),民族出版社 2012 年版。

第二章　戒毒人员心理矫治的组织与实施

本章摘要

本章主要介绍了戒毒人员心理矫治中心的组织架构、工作内容、工作流程。通过本章学习，了解戒毒场所心理矫治中心的组织构架，心理咨询师队伍的构成，心理矫治中心的工作职责；领会心理矫治中心工作的保障机制；熟悉心理矫治中心的工作内容，掌握心理矫治中心的工作流程。

重点问题

本章重点是戒毒场所心理矫治中心工作的内容，开展心理矫治工作具体程序的流程和要求，戒毒场所心理矫治中心工作在基本模式四期中的衔接和流转。

第一节　戒毒场所心理矫治中心的组织构架

任何工作或活动的开展，都离不开组织机构的实施。司法部印发的《关于建立全国统一的司法行政戒毒工作基本模式的意见》（司发通〔2018〕3号）明确规定，建立以分期分区为基础、以专业中心为支撑、以科学戒治为核心、以衔接帮扶为延伸的全国统一的司法行政戒毒工作基本模式。心理矫治中心作为五大专业中心之一，其架构与运行情况直接影响了心理矫治工作的开展与成效。

一、戒毒场所心理矫治中心的组织构架

一般而言，戒毒场所心理矫治工作是指戒毒场所心理矫治专业人员和社会工作者运用心理学的原理、技术和方法，通过开展心理健康教育、心理测试、心理咨询、心理危机干预、团体辅导等一系列活动，了解戒毒人员的个性特征，帮助他们

调解不良情绪,改变错误认知,预防、改善和消除心理问题,促进心理健康的活动。因此,戒毒场所心理矫治中心是为了实现心理矫治工作的目标任务而设置的从事戒毒人员心理矫治工作的专业机构。通常表现为中心专业人员配备、职权与职责、工作与内容、目标、工作关系等要素的组合。心理矫治中心是戒毒人员戒除“心瘾”的专业机构,是咨询师开展心理矫治工作的载体,是组织协调戒毒场所心理矫治相关工作的机构,其本质特征表现为人本性与专业性的结合。

心理矫治是教育矫治工作的重要组成部分。根据《强制隔离戒毒人员教育矫治纲要》的规定,各省(自治区、直辖市)戒毒局以及戒毒所的主要负责人是教育矫治工作的第一责任人,对教育矫治工作负总责,分管领导对教育矫治工作负主要责任。

戒毒场所心理矫治中心的组织构架是:设置主任1名,副主任1~2名,按照不低于0.6%的比例配备专职心理咨询师,但最低不少于2人,为有需要的戒毒人员提供个体心理咨询服务。心理矫治中心的部门领导及专职心理咨询师应当由获得国家三级以上心理咨询师资格证或经过两项以上专项心理技术培训的民警担任。

二、戒毒场所心理咨询师队伍

戒毒场所心理咨询师是开展教育戒治工作的核心。吸毒成瘾更多地表现为生理和心理问题,因此,建设好戒毒场所心理咨询师队伍至关重要。戒毒场所咨询师是指根据戒毒工作的需要,以专业技术为支撑,以科学戒治为核心,以帮助戒毒人员戒断“心瘾”为目的的从事心理咨询、心理治疗和心理辅导民警的统称。

根据戒毒场所心理矫治实践和司法行政戒毒工作基本模式的要求,戒毒场所咨询师大致分为以下几类。

(一)心理督导师

心理督导师,也可以称为心理咨询督导师。戒毒场所的心理督导师是指运用心理咨询督导的理论和方法,协助咨询师提高专业技能和促进个人成长的专业人员,通俗地讲就是心理咨询师的“咨询师”。关于心理咨询督导(亦称心理督导)的定义,学界并没有达成共识,有许多不同的说法,其中比较权威的是美国心理咨询督导专家伯纳德和古德伊尔(Janiae M. Bernard & Rodney K. Goodyear)在《临床心理督导纲要》中的提法,即心理咨询督导是高资历的心理咨询与治疗人士为该领域的下级或者初级工作者所提供的一种具有评价性、长期性的，旨在促进心理咨询与治疗人员专业能力的提高并确保来访者健康利益的干预活动，评价性是心理咨询督导的核心特征。① 戒毒场所不同于一般的心理咨询场所，戒毒人员的心理问题要比普通人的心理问题更为特殊，因此，戒毒场所的心理督导师应该具有更高的标准。一方面，戒毒场所的心理督导师需要有专门的理论指导和方法操作，并不是心理咨询师经验丰富就自然能胜任督导工作；另一方面，戒毒场所心理督导的目的是促进心理咨询师的专业提升与个人成长。心理督导师扮演着“专家”的角色，注重督导的评价性，同时，还应关注被督导者的专业发展与个人成长，强调通过咨询的“再咨询”助益被督导者。

（二）心理治疗师

心理治疗师是从事心理健康服务的工作者，我国心理健康服务团队应包括精神科医师、护士、心理治疗师、心理咨询师、职业康复师、医务社会工作者等。心理治疗是治疗师对求助者各类心理与行为问题进行矫治的过程。② 戒毒场所心理治疗师是以一定的理论体系为指导，以良好的医患关系为桥梁，应用心理学的方法，影响或改变戒毒人员的感受、认识、情绪及行为，调整戒毒人员与环境之间的平衡，帮助解决心理问题或者心理障碍，促进其人格健康发展的专业人员。心理治疗师不能简单地等同于心理咨询师，两者的区别在于心理咨询是“帮助解决”，心理治疗是“矫治”，心理咨询是在协商与帮助过程中达到解决问题的目的，心理治疗则是按治疗方法进行调治和矫正，其目的是激发潜能并且调动被治者改善现状的动机，最终消除或缓解其心理问题或障碍，促进人格的成熟和发展。从操作上来说，相对于“心理咨询”，“心理治疗”是更加标准化、规范化的技术。③ 心理治疗包括精神分析治疗（psychoanalytic therapy）、行为治疗（behavior therapy）、认知治疗（cognitive therapy）、咨客中心疗法（client center therapy）、家庭治疗（family therapy）、森田治疗（Morita therapy）等疗法。

戒毒场所的心理治疗，其目的都是帮助戒毒人员解决心理问题及相关的行为

---

① ［美］伯纳德、［美］古德伊尔：《临床心理督导纲要》，王择青、刘稚颖译，中国轻工业出版社 2005 年版，第 10～15 页。

② 范青、陈涵、陈珏：《心理咨询与心理治疗》，载《上海医药》2014 年第 22 期。

③ 范青、陈涵、陈珏：《心理咨询与心理治疗》，载《上海医药》2014 年第 22 期。

问题。需要格外注意的是，在心理治疗的过程中，心理咨询师或治疗师的职责不是无限的，心理咨询或心理治疗的任务只是解决戒毒人员心理问题本身，不包括引发心理问题的具体事件，即不直接介入、不帮助戒毒人员解决任何生活中的具体问题。例如，面对已婚戒毒人员与配偶之间离婚的问题，心理治疗师可以帮助其解决由婚姻关系破裂而产生的抑郁、焦虑等心理问题，但不能直接让其解决再婚择偶的问题；戒毒人员面临的亲子关系，心理治疗师不能代替戒毒人员，以家长的身份承担管教孩子的责任。

（三）心理咨询师

心理咨询从广义上说就是心理咨询师帮助来访者解决心理问题的过程。所谓要解决的问题只能是心理问题，或者由此引发的一系列行为问题，而不包括除此之外的生活中遇到的具体问题。戒毒场所心理咨询师是运用心理学和相关知识，通过心理咨询的技术与方法，帮助戒毒人员解决心理问题的专业人员。戒毒场所心理咨询的对象一般分为三类：一是遇到与心理有关的现实问题但精神正常请求帮助的戒毒人员，如面临出所后不知如何择业的戒毒人员；二是精神正常而心理健康出现问题求助的戒毒人员，如因家庭变故（离婚、父母去世等）处于焦虑、恐惧的戒毒人员；三是因吸食毒品患有精神障碍的戒毒人员，但有可能因为外界的刺激导致精神障碍的进一步加重，通过心理咨询的介入和干预，帮助他们回归社会，减低复发可能。

戒毒场所心理咨询师（专职）是心理矫治中心的主力军，是戒毒场所心理矫治工作的实施者和推动者，他们要针对吸食传统毒品和新型毒品戒毒人员的不同心理特点，与社会专业机构合作开发专用测试量表，探索戒断“心瘾”的新方法、新手段，应具备心理学、社会学、社会工作、精神病学、教育学、管理学的专业知识。

（四）心理辅导员

戒毒场所心理辅导员一般是协助心理矫治中心专职心理咨询师进行戒毒人员心理咨询及心理健康教育等相关工作的戒毒人民警察。戒毒场所心理辅导员作为戒毒人员心理咨询和心理健康教育的重要主体，需要以积极的心态解读戒毒人员所面临的心理现象，研究积极的个人特质，塑造积极的心理品格；更需要以积极的正向行为探索专业化进程所面临的困惑，研究如何创造良好的内外环境促使人性中的积极层面发挥出来，提升心理辅导员工作的内生动力，推动戒毒场所心理咨询工作的有效开展。因此,戒毒场所心理辅导员应具备较强的洞察力,积极乐观的心态,乐于助人的人格特征,热爱心理咨询工作,有高度的责任感和职业道德等。心理辅导员参与心理矫治工作中,能够弥补心理咨询师不足的问题。心理辅导员与戒毒人员接触比较多,很容易发现戒毒人员在生活中面临的各种问题与困扰,可以及时、有针对性地为戒毒人员提供心理帮助。

在心理咨询和心理健康教育工作中,心理辅导员尽可能地发展其智能与个人潜在能力,尽可能地消除不利因素,培育优良品质。其主要工作包括两部分:一是治疗性的服务,主要是协助心理咨询师和心理治疗师对戒毒人员开展有针对性的心理咨询,解决他们心理上存在的问题;二是预防性和发展性的服务,主要帮助戒毒人员认识他们自身的优势或者潜在的能力,同时指导戒毒人员对未来可能面临的生活做好充分的心理准备,培养戒毒人员为他人服务的实际能力,以便更有效地促进他们适应社会。

三、戒毒场所心理矫治中心及主任的工作职责

戒毒场所心理矫治中心的主要职责是帮助戒毒人员戒断“心瘾”。戒毒场所心理矫治中心设置心理咨询室、心理测验室和心理治疗室,配备生理测验、生物反馈、毒瘾测试等专业设备,由专业的心理咨询师对戒毒人员开展心理健康教育、个案化心理矫治、团体心理辅导。对戒毒人员开展防复吸训练,传授拒毒技巧。要针对吸食传统毒品和新型毒品戒毒人员的不同心理特点,与社会专业机构合作开发评估工具、矫治项目等,探索戒断“心瘾”的新方法、新手段。

(一)戒毒场所心理矫治中心的主要职责

心理矫治中心的主要职责主要有以下内容:

1. 贯彻执行戒毒人员心理矫治工作制度、规划及计划,分级承担全所性的心理矫治工作。

2. 实施戒毒人员心理健康调查、测试和评估,建立和管理心理健康档案。

3. 开展重点戒毒人员的个体心理咨询,及时实施心理危机干预。

4. 开展戒毒人员专题团体心理辅导、心理健康知识讲座等,实施心理健康教育。

5. 承接对外合作和引入社会支持,开展心理矫治理论和技术研究。

6. 管理和维护心理矫治相关信息数据系统及设施设备。

7. 完成上级交办的其他工作。

(二)心理矫治中心主任的职责

1. 对戒毒人员心理健康教育工作进行规划,制订心理健康教育与咨询中心的工作计划,并监督实施。

2. 开展戒毒人员心理问题与心理健康教育的调查研究,为改进和加强戒毒场所心理健康教育、心理咨询工作提供信息服务、对策和建议。

3. 指导、督察中心开展工作,评估心理咨询中心心理健康教育与心理咨询的工作效果。

4. 协调中心与各部门的工作,负责与各大队咨询师的协调与沟通,建立健全心理健康教育网络体系,指导各大队心理健康教育与心理咨询工作。

5. 加强心理健康教育、心理咨询工作队伍建设;负责组织对心理健康教育专兼职心理咨询师与戒毒人员互助志愿者的培训工作。

6. 开展心理健康教育教学与研究工作,组织各种形式的业务交流活动。

7. 完成上级领导交办的与心理矫治有关的其他工作。

8. 在副主任的协助下,完成心理矫治中心的各项工作。

四、戒毒场所心理矫治中心的保障机制

戒毒场所心理矫治中心的保障机制,是指为顺利完成教育戒治任务,最大限度降低戒毒人员复吸率而提供物质和精神条件的机制。具体包括以下内容:

(一)加强组织保障

戒毒场所设立的心理矫治中心负责戒毒场所心理矫治工作的具体实施和技术指导。按照要求设置心理咨询室、团体心理辅导室、心理测验室和心理治疗室等矫治场所,配备生理测验、毒瘾测试等专业设备和相应数量的专职心理咨询师。

(二)构建协同培训机制

为了提升戒毒场所心理咨询师的专业理论、技巧和方法的熟练掌握与运用、个案问题的分析和解决能力,应构建协同培训机制、搭建协同培训平台。如心理矫治中心可以协同社区社会组织、专业社会机构、心理咨询机构,结合戒毒工作的心理矫治的实践,构建业务协同的培训机制,搭建目标协同—主体协同—内容协

同的“三位一体”培训协同平台，进一步释放社会资源集聚效应，共同做好心理咨询、心理治疗、心理辅导的相关培训，持续提升心理矫治的规范化、同质化水平，提高戒治质量。

戒毒场所内部完善纵向到底、横向到边的培训路径。纵向路径方面，组织模块化主题培训，以当前戒毒人员心理矫治面临的突出问题为主题开展培训；建立内部培训循环机制，发挥传帮带的作用，有经验的心理矫治工作人员全程跟踪指导新人，保证严格执行培训任务，对不合理的情况及时纠正。横向路径方面，可以和其他地区的戒毒场所合作，以戒毒人员不同阶段的特点、心理矫治的实践为基础，聚焦个体因素、家庭因素、社会因素形成共性问题，筛选焦点进行研讨。建立专家团体支持体系，加强与科研院所科研人员、大专院校专家学者的合作，建立合作创新基地，加强戒毒理论研究提升建立的培训机制。

（三）建立健全经费和人员保障机制

经费保障是开展心理矫治工作的前提和关键。戒毒场所心理矫治工作需要人员、设备、咨询室等条件，充足的经费能够促进心理矫治目标的顺利实现。建立心理矫治中心设施设备经费投入机制，确保设施设备能够满足心理矫治工作的需要。心理矫治的设施设备需要投入大量的经费，一旦经费不足就会影响戒治质量。按照司法部的要求，各地区可以根据具体情况，每年定额投入心理矫治工作，做到专款专用，保证经费的连续性投入。在人员保障方面，按规定配备专职心理咨询师，完善心理矫治人员结构，鼓励戒毒人民警察参与心理矫治工作，确保队伍建设的科学化、专业化。

（四）创新队伍激励机制

为调动民警开展戒治活动的积极性和主动性，戒毒场所要创新心理矫治队伍的激励机制。一是营造利于心理矫治人才成长的环境。戒毒场所应大力宣传心理矫治人才的重要作用，促进“以能为重”的价值观念的形成，提高对专业人才的认可度，提高咨询师的成就感。二是健全心理矫治人才的发展制度。实施心理矫治人才的多元奖励制度，开发多元化的奖励形式。对于做出突出贡献的咨询师，应考虑物质奖励和精神奖励相结合。大力开展各项职业技能竞赛，每年定期开展优秀心理咨询师评比和表彰活动，对表现突出的个人或团队颁发特定的荣誉称号，树立宣传典型、学习典型，营造学习氛围，评比结果与职级晋升、奖励等挂钩，形成长效激励机制。

(五)制定戒毒场所心理矫治中心规章制度

1. 戒毒场所心理矫治中心工作规定

制定心理矫治中心工作机构设置及人员配备、心理矫治中心及大(中)队心理矫治设施设备配备、心理矫治工作落实(心理测验、心理咨询、心理危机干预、心理健康宣传教育等)、心理矫治队伍专业化建设(包括专兼职心理咨询师配备、培训、专家库建设等)、心理矫治工作档案管理以及心理矫治工作奖惩机制落实等方面的相关规定。

2. 心理咨询室的使用规则

咨询师应做好各功能室的安全工作,自觉维护和保持各室卫生。咨询师下班时必须关好各室门窗,切断电器设备的电源。严禁在本室私接电源,否则造成的损失应由直接责任人承担,并追究相关责任。各功能室的设备未经允许,不得随意私用。要爱护各功能室的设备及物品,按设备的使用说明正确使用设备,保管好设备的相关附件和资料,如发现有故意破坏公物者,要追究相关责任。在使用功能室内的物品设备及翻阅书籍后应放回原位,并整理有序,未经允许不得随意借出和翻阅咨询室的资料及档案。

3. 心理咨询工作的保密制度

咨询师应尊重戒毒人员的个人隐私权,无论是在个体咨询中还是在团体咨询中都有责任采取必要的措施为戒毒人员保守秘密。咨询师应清楚地了解保密原则的应用及其限制。下列情况为保密原则的例外:(1)咨询师发现戒毒人员有伤害自身或伤害他人的危险时;(2)戒毒人员有致命的传染性疾病且可能危及他人时;(3)法律规定需要披露时。在心理咨询工作中,一旦发现戒毒人员有危害自身和他人的情况,必须启动危机干预方案,防止意外事件发生。如与其他咨询师进行磋商,应将有关保密信息的暴露程度限制在最低范围之内。

(六)配备戒毒场所心理矫治中心设施

为了更好地发挥心理矫治在戒毒场所的功能,提高心理矫治质量,应该完善各种设备设施。

1. 心理测验室。戒毒场所根据心理测验的工作需要设置心理测验室,配备相应的心理测量软件系统。

2. 个体心理咨询室。戒毒场所根据个体心理咨询的需要设置个体心理咨询室，配备舒适的软沙发、茶几、钟表、心理挂图、抽纸、盆栽、纸笔等。条件较好的所、大队应当建立个体心理咨询室。

3. 团体心理咨询室。戒毒场所至少设置2间团体心理咨询室，根据收容量适当增加团体心理咨询室。配备椅子、钟表、抱枕或靠垫若干，以及其他适合戒毒人员团体训练的器具。

4. 生物反馈训练室。设置生物反馈训练室，配备生物反馈等专业设备。

5. 音乐放松室。设置音乐放松室，配备音乐治疗的各种乐器，如沙锤、三角铁、金属琴、座椅、钟表等。

6. 沙盘游戏室。设置沙盘游戏室，配备团体沙盘和个体沙盘的沙盘、沙具、桌椅等。

7. 戒毒模拟训练室。设置戒毒模拟训练室，配备VR等相关设备、模拟软件、钟表等。

8. 其他功能室和设备。戒毒场所可以根据工作需要，设置情绪宣泄室、认知功能训练室等其他功能室，配备相应的设施设备。

心理矫治中心作为帮助戒毒人员戒除“心瘾”的专业机构，是戒毒场所开展心理矫治相关工作的载体。心理矫治中心的有效运转是实施科学戒治的重要手段，对场所安全隐患的排除具有极其重要的作用。因此，戒毒场所要加强心理矫治中心建设，包括咨询师的充实、经费的投入保障等。

第二节　戒毒场所心理矫治中心的工作内容

《司法部关于建立全国统一的司法行政戒毒工作基本模式的意见》提出，始终把对戒毒人员的教育戒治作为戒毒工作的中心任务，切实加强戒毒工作规范化建设，不断提高教育戒治科学化专业化水平。心理矫治工作作为教育戒治戒毒人员的重要组成部分，主要工作内容包括以下几个方面。

一、开展心理健康教育

戒毒场所心理健康教育，是指咨询师运用心理科学的方法，对戒毒人员的心理实施积极的影响，以促进其心理发展与适应，维护其心理健康的教育实践活动。

心理健康教育对维护场所安全稳定和帮助戒毒人员戒除毒瘾具有极其重要的作用。

（一）戒毒人员心理健康教育的意义

1. 心理健康教育是戒毒场所心理矫治工作的重要组成部分

戒毒场所的心理矫治工作包括心理健康教育、心理咨询、心理治疗等方面。心理健康教育具有预防性的功能。戒毒人员在进入戒毒场所之前，因毒品对人的生理和精神的伤害导致他们在精神、心理、生理上存在很多问题。其中，最为突出的就是心理问题。心理健康教育具有普适性，可以对在所的戒毒人员进行通识性教育，在出现一些轻微的心理问题时，戒毒人员可以通过自愈的方式及时解决问题，消除逃跑、自伤自残、自杀等危及场所安全的隐患。

2. 心理健康教育是降低复吸的重要手段

戒毒人员在戒毒场所接受戒毒期间可以在短期内克服生理的毒瘾，但心理上的毒瘾需要长期的矫治。特别是在戒毒人员回归社会后，在遇到困境或情绪不稳的情况时，极易出现复吸心理。通过心理健康教育帮助戒毒人员分析复吸的心理根源，掌握调控情绪的方法，在面对复吸的高危情境时能够作出正确的选择，从而降低复吸的可能性。

3. 心理健康教育是提高戒治质量的重要抓手

戒毒工作具有专业性强的特征，它涉及医疗、教育、心理矫治、身体康复等各个领域，也涉及教育学、社会学、医学、心理学、管理学等各个学科。不断提高戒治质量是戒毒工作的一个基本要求，也是实现戒毒工作持续健康发展的一个根本方法。围绕心理康复、适应社会构建一个科学化的心理健康教育，有利于帮助戒毒人员强化戒毒动机、纠正认知偏差、管理负性情绪，掌握防复吸的技能，最终实现科学戒治、有效戒治。

（二）戒毒人员心理健康教育的主要内容

1. 心理健康基本知识教育

主要有：什么是心理是健康；心理健康的标准是什么；影响心理健康的因素有哪些；戒毒人员常见的心理特点等。组织戒毒人员学习这些基本知识，有助于他们正确认识自我，全面客观评价自己，及时调整改变不良心理行为和生活习惯，保持身心健康。

2. 剖析吸毒与复吸的心理根源

吸毒行为是个体、毒品和生活环境因素综合作用的产物，这一原理同样也适用于对复吸原因的分析。好奇、逆反、逃避、信息不足等心理原因致使许多意志薄弱的人失去了正确的人生观、价值观和远大理想。帮助戒毒人员了解吸毒与复吸的心理根源，这样才能对症下药。

3. 提高心理素质

戒毒人员缺乏正确的认知方式及良好的心理素质，使他们不能进行有效的自我调控，对挫折和困难没有足够的心理和能力准备，在面对强制隔离戒毒期间的新情况、新问题时，感到无助，以致进一步加深了心理失衡及心理变异。针对这些问题，戒毒场所有针对性地开展心理健康教育，及时解决戒毒人员各类心理问题，帮助建立良好人际关系，提高应对压力和挫折的能力。

4. 情绪与情感控制教育

情绪与情感是个体以需要和愿望为中介的一种心理活动，是有机体对客观事物和对象的一种态度体验。开展情绪与情感控制教育，对戒毒人员如何掌控七情六欲，帮助其戒断毒瘾具有极其重要的作用。

5. 热爱生命教育

热爱生命教育是直面生命和人的生死问题的教育，其目标在于使戒毒人员认识到生命的宝贵，理解生命的意义以及生命与天、人、物、我之间的关系，懂得尊重生命、爱护生命、敬畏生命，远离毒品，学会积极的生存、健康的生活与独立的发展，获得心灵的和谐，从而实现生命的最大价值。

6. 回归心理调适教育

戒毒人员回归社会前的心理是复杂的，既向往重返社会、获得自由、与家人团聚等正常人的生活，又对回归社会感受到压力，担心回到社会后无业可就、受社会歧视等。对戒毒人员开展回归前的心理调适教育，疏导其复杂矛盾心理，对帮助其顺利回归社会有积极作用。

二、实施心理测验

（一）心理测量与心理测验的概念

心理测量，是指依据一定的心理学理论，使用一定的操作程序，给人的能力、人格及心理健康等心理特性和行为确定出一种数量化的价值。心理测量是通过科学、客观、标准的测量手段对人的特定素质进行测量、分析、评价。广义的心理测量不仅包括以心理测验为工具的测量，也包括采用观察法、访谈法、问卷法、实验法、心理物理法等方法进行的测量。

心理测验是根据一定的法则和心理学原理，使用一定的操作程序给人的认知、行为、情感的心理活动予以量化。心理测验是心理测量的工具，在心理咨询中能帮助当事人了解自己的情绪、行为模式和人格特点。心理测验是戒毒场所开展心理咨询经常使用的方法之一。

（二）戒毒场所常用的心理测验量表

1. 艾森克人格问卷（EPQ）
2. 90 项症状清单（SCL－90 症状自评量表）
3. 16 种人格因素测验（16PF）
4. 抑郁自评量表（SDS）
5. 焦虑自评量表（SAS）
6. 生活事件量表（LES）
7. 社会支持评定量表（SSRS）
8. 应对方式问卷（CSQ）
9. 汉密尔顿抑郁量表（HAMD）
10. 汉密尔顿焦虑量表（HAMA）
11. 简明精神病评定量表（BPRS）
12. 贝克－拉范森躁狂量表（BRMS）

（三）心理测验的类别划分

心理测验按照不同的标准可以划分为不同的种类：

1. 根据测验的对象分类，测验可分为认知测验和人格测验两大类，其中认知测验又称为能力测验，主要包括智力测验、能力倾向测验、教育测验及创造力测验。

2. 根据测验人数分类，测验又可以分为个别测验和团体测验两种。个别测验每次仅以一位被试为对象，通常是由一位主试与一位被试在面对面的情形下进行。此类测验的优点在于主试对被试的行为反应有较多的观察与控制机会，尤其对某些人（如幼儿及文盲）不能使用文字只能由主试记录其反应时，就一定要采用面对面的个别测验。团体测验是在同一时间内由一位主试，必要时可配几名助手对多数人施测。此类测验的优点主要在于可以在短时间内收集到大量资料，因此在教育上被广泛采用。

3. 根据测验材料分类，主要分为语言或文字测验、非文字测验或操作测验两大类。

此外，依据测验材料的严谨程度来分，有客观测验、投射测验两种类型；依据测验的命题形式来分，有选择反应测验、无结构反映测验两种类型；依据测验结果的解释模式来讲，有常模参照测验和标准参照测验之别；依据测验测查的程度又可分为筛选性测验和诊断性测验；依据测验的需求分为最高行为测验和典型行为测验。①

（四）戒毒场所实施心理测验中常遇到的问题

戒毒场所开展心理测验有许多独特性，如有的戒毒人员在进行心理测验时态度具有很大的随意性，乱回答、故意错误回答或者不回答问题（留空白）；有的戒毒人员因文化程度较低或者是文盲，无法理解测验内容；有的戒毒人员故意与咨询师作对，乱答题或者直接不答题；有的戒毒人员对心理测验缺乏科学的认识而持怀疑态度，不相信科学测验；还有的戒毒人员因为比较了解某些心理测验的内容而故意有选择地答题，等等。

（五）实施心理测验的注意事项

1. 明确测验的动机。测验的目的是了解戒毒人员的实际心理状况，发现问题，查找原因，并制定有效的干预措施，验证干预效果，并非只为了测验而测验。因而，测验者应当明确测验的目的，端正测验的动机，尊重戒毒人员的知情权，测验前与戒毒人员进行良好的沟通，取得戒毒人员的理解和配合。因此，测验前要充分做好思想工作，让戒毒人员明白心理测验的意义和作用，降低其防备心理和敌对心理。同一群体同一项目的测验结果在研究者之间可资源共享，避免反复测量，引起戒毒人员的不良情绪，导致结果的偏差。

2. 测验人员要具有专业的能力和水平。心理测验结果受测验人员、戒毒人员、测验环境等诸多因素影响，测验人员应严格遵守心理测验规定和心理测验人

① 转引自杨艺:《关于在研究生复试中引入心理测验的研究》，天津大学 2012 年博士学位论文，第 3 页。

员的道德准则,能够熟练地掌握心理评定工作并规范操作,能够适当评估测验环境,能够对测验者进行有效指导,客观公正地评估、分析和解释测验结果,这些都需要测验人员具有专业的知识。

3. 心理测验是辅助工具,它不是判断心理问题的唯一工具。对戒毒人员的心理测验只是了解戒毒人员心理状况的辅助工具,可以在一定程度上了解,但并不是所有的结果都是和戒毒人员的自身情况完全一致。测验人员对测验结果不可全信、不可完全依赖,为了确保测验的准确性,可以进行多次测验或者对比测验,即使这样也不能保证测验结果的精准性。因此,心理测验仅是了解心理状况的一种工具,不是唯一工具。

4. 要使用专业测验仪器或设备。专业的心理测验仪器可单人测验或多人同时测验,互不干扰,结果自动生成,准确快捷,避免人为计算的误差;应尽量减少纸质测验量表的使用,没有条件的单位,在缺少专业测验仪器时,可由专业人员在适当的环境下使用纸质量表进行测验,并严格按照数据统计程序对结果进行处理,尽可能减少测验误差。

5. 选择恰当的测验时机。测验的时机选择属于情境的问题,恰当的时机能够得出准确的结果。测验时间要选择恰当,受测者应在精力充沛、身体舒适、没有急事的时候接受测验。戒毒人员在愿意接受测验的时候得出的数据才符合真实情况,如果在他情绪失控或不稳定的时候测验,结果往往差异很大,错误的数据会影响心理矫治工作的效果。

6. 心理测验量表的选择要有针对性。心理测验量表是反映戒毒人员心理状况的外在形式,也是我们判断解决心理问题的依据。不能千篇一律地选择同一种量表进行测验,要根据不同类型、性别、兴趣、家庭情况等特征选择量表。

三、实施心理评估

(一)心理评估的概念

心理评估是以心理学的技术、方法和工具为主获得信息,对个体的心理状态、行为等心理现象作全面、系统和深入的客观描述、分类、鉴别与诊断的过程。

(二)戒毒人员心理评估的目的

戒毒人员心理评估的主要目的是:

1. 发现存在的或潜在的健康问题，维护场所安全稳定。

2. 作为心理矫治方法选择和沟通方式的依据。

3. 制订有针对性的矫治计划。

4. 对戒毒人员心理问题进行量化和分级。

（三）戒毒人员心理评估的原则

戒毒人员心理评估是咨询师对戒毒人员整体心理状况进行的一个综合性评价，根据评估结果，对存在心理问题的戒毒人员制定有效的心理干预措施。主要遵循标准化原则、客观性原则。

（四）戒毒人员心理评估的内容

结合戒毒人员特点和心理矫治工作实际，戒毒人员心理评估的内容包括：

1. 行为表现。行为表现往往是人内心的投射，分为言语行为和非言语行为。

2. 精神状况。评估戒毒人员的精神状况，主要包括心理正常、心理异常和精神障碍。

3. 社会功能。由于戒毒人员所处的环境较为特殊，社会功能有所局限，主要表现在和家人的交往、戒毒人员间的交往和管理民警的相处等方面。

（五）戒毒人员心理评估的重点

戒毒人员心理评估的内容很多，根据戒毒工作经验的总结，心理评估的重点包括：（1）社会关系修复评估；（2）心理健康状况评估；（3）有无现实危险评估；（4）心理异常状况评估；（5）戒毒动机评估；（6）高危情境中复吸可能性评估；（7）常见的如抑郁、焦虑、疑病、攻击性、暴力倾向等评估。

（六）戒毒人员心理评估的步骤

戒毒人员心理评估贯穿戒毒人员入所后的全过程。主要包括确定评估目标、搜集资料、资料解释和报告。

（七）戒毒人员心理评估的方法

心理评估根据评估程序可分为标准化评估和非标准化评估。标准化评估包括各种心理测验，如智力测验、人格测验、神经心理测量等；非标准化评估包括访谈、观察、认知评估、行为评估、环境评估、生理评估等。

四、开展心理咨询

（一）心理咨询的概念

广义的心理咨询是由心理咨询师运用心理学和相关知识，遵循心理学原则，通过各种技术和方法，帮助求助者解决心理问题的过程。所谓要解决的问题，只能是心理问题，或者由此引发的一系列行为问题，而不包括除此之外的生活中遇到的具体问题。狭义的心理咨询是由心理咨询师对来访者或求助者。

（二）心理咨询的特点

1. 心理咨询工作不是一般的助人行为。它是运用心理学的知识、理论和方法从心理上为咨询对象提供帮助的活动。咨询师要经过严格的专业训练并取得心理咨询师资格证或心理咨询培训合格证。心理咨询有其特定的目的和任务、特定的操作过程和手段，是一种有目的、有意识的职业行为。

2. 心理咨询强调一种特殊的人际关系。在咨询师和咨询对象之间必须有一定程度的相互信任和理解，咨询对象才愿意袒露自己的问题，接受咨询师的帮助。咨询师对咨询对象的态度是诚恳的，帮助和理解是真诚的，这是促使咨询对象发生变化的前提。但咨询师与咨询对象之间的关系又不同于社会生活中的朋友或其他人际关系。

3. 心理咨询解决的是咨询对象心理方面存在的问题，而不是帮助他们处理生活中的具体问题，也不是治疗精神类病症。

4. 咨询是一种学习和成长的过程。这种学习和成长主要表现为人格方面的成长，即心理成熟、增强自主性和自我完善等。不能正确对待自己和他人是产生心理困扰的重要根源，通过心理咨询使咨询对象学会正确对待自己和他人，从而减少内心世界出现的矛盾和冲突。

5. 在戒毒场所，有的戒毒人员存在心理问题不一定主动求助，在日常的管理、教育、生活中如发现戒毒人员有心理问题，咨询师就应该主动介入；当发现戒毒人员的某些具体问题虽然不是心理问题，但可能危及场所安全时，咨询师应主动帮助解决或立即反馈给管理民警解决。

五、实施心理危机干预

（一）心理危机干预的概念

心理危机干预是戒毒场所维护安全稳定的主要方法之一。所谓心理危机干预，是指对处于心理危机状态的个体给予关怀、支持及使用一定的心理咨询与治疗方法给予援助，使之恢复心理平衡，安全度过危机。

戒毒场所心理矫治中心应当对处于心理危机中的戒毒人员进行心理危机干预，帮助其缓解心理矛盾和冲突，恢复心理平衡，减少和避免极端事件和危及场所安全的事故发生。

（二）戒毒人员心理危机的特点

戒毒人员相对于其他普通人群而言，心理危机的发生常有以下特点。

1. 潜伏性

戒毒人员表面上有时是看不出有什么心理问题的，心理危机的产生有一个潜伏的过程，一般是由看似简单的轻微的心理问题通过日积月累形成的，在一定时期内表现不出来，在偶然的外部刺激下才会爆发出来。

2. 隐藏性

从戒毒人员心理特征上来看，戒毒人员心理危机具有很深的隐藏性，很多人不会显露在表面上，所以不能忽略一些小细节问题，要具有一双善于挖掘问题、发现问题、分析问题的慧眼。

3. 突发性

心理危机往往是在他人不经意中受到某种外部条件的刺激而突发的，通常是出人意料的，突如其来，防不胜防。

4. 紧急性

戒毒人员一般自控能力较差，冲动性强，心理危机一旦发生，往往通过极端方式摆脱内心的痛苦，严重的甚至会危及场所安全。

5. 复杂性

戒毒人员心理危机的产生通常不是某个单一的因素造成的，而是主观与客观、内部与外部多种因素共同作用的结果，复杂性强，干预难度大。

(三)戒毒人员心理危机的成因

1. 主观因素

戒毒人员被强制隔离戒毒后容易出现抑郁孤僻、自暴自弃等心理,这些心理极易导致轻生、自残、对自己完全否定,缺乏面对现实的勇气。

2. 客观因素

引发心理危机的客观因素主要包括人际关系失调、环境适应不良、家庭支持系统不完善等多种情况。

(四)戒毒人员心理危机干预步骤

戒毒人员心理危机干预步骤包括:(1)明确问题;(2)保证戒毒人员的安全;(3)提供支持;(4)诊察可资利用的应对方案;(5)制订计划;(6)获得承诺;(7)干预结束及随访。

(五)心理危机干预情况及效果记录

心理危机干预情况及效果记录包括:(1)引发戒毒人员心理危机干预的具体事件;(2)戒毒人员心理危机干预的实施方案;(3)对戒毒人员进行危机干预的效果分析报告。

六、开展防复吸训练

(一)开展防复吸训练的重要意义

戒毒人员经过强制隔离戒毒回归社会以后复吸率很高,有研究表明导致复吸的因素有几十种,但归结起来主要有生理因素、心理因素和社会因素。在诸多导致复吸的因素中,有毒友因素导致的复吸、毒品心理强化作用导致的复吸、社会歧视导致的复吸、就业困难导致的复吸等。怎样对戒毒人员进行防复吸训练、传授拒毒技巧与方法对戒毒人员具有重要的意义。所以开展防复吸训练是心理矫治中心的主要工作任务之一。

(二)防复吸训练的内容

1. 建立良好的戒治关系。主要目的是与戒毒人员建立良好的治疗关系,以顺利完成整个治疗。

2. 确认和检测高危情境。在专业人员的引导提示下，由戒毒人员本人将自己的吸毒高危情境进行列表，以确定具体的高危情境，并对该情境下的危险性进行量化评分。

3. 应对技能训练。针对各种特定的高危情境，运用恰当的应对行为，常用的方法包括控制刺激因素，减少暴露在高危情境下的机会。

4. 应对渴求。通过引导戒毒人员对渴求的探讨，指导戒毒人员学习如何应对心理渴求。

5. 重构认知。通常采用认知重构技术来应对偶吸后的归因和情景反应。将对偶吸作内在的、稳定的和普遍的归因方式重构为外在的、暂时的和特殊的归因方式。

6. 建立新的健康生活方式。如内观、正念、冥想、放松或运动，有助于改善旧有的生活方式，建立起适合自己的健康生活方式。

7. 建立家庭及社会支持系统。支持系统是与戒毒人员有亲密关系的人组成的一个小组，包括父母、配偶、朋友、同事和民警等。

预防复吸的过程可教会戒毒人员如何面对和应对真实的或潜在的复吸诱因，帮助戒毒人员理解导致复吸的各种心理过程。除了具体的行为练习外，还强调生活方式的改变以及建立社会支持系统网络。

七、心理矫治档案管理

戒毒场所在戒毒人员入所后应由心理矫治中心统一建立心理矫治档案。心理矫治档案由心理咨询师和心理辅导员负责填写，由大(中)队负责日常保管，并随戒毒人员调动流转，解戒后由心理矫治中心存档3年。

(一)戒毒人员的基本情况

戒毒人员的基本情况包括：戒毒人员的人口学资料基本信息、戒毒人员吸毒史、戒毒人员躯体健康状况、戒毒人员社会支持系统等。

(二)戒毒人员心理状况

戒毒人员心理状况包括：戒毒人员思维和感知能力、情绪情感状态、自我控制能力、自我认识能力、环境适应能力、人际关系能力以及性格特征和兴趣爱好等。

(三)心理测验情况记录

根据心理测验的时间、施测人员、测验对象、量表名称、测验结果分析等情况，详细制作心理测验情况记录表。

(四)转期心理健康状况评估报告

主要包括戒毒人员各期区的心理评估情况、戒毒人员心理咨询情况及效果评估、心理诊断结论。

(五)管理建议

1. 心理咨询师对存在危险安全隐患戒毒人员的管理建议和意见。
2. 对部分有特长或特殊人员的管理意见和建议。

(六)其他相关材料

戒毒场所心理矫治工作的内容有许多，远不止上述列举的内容。随着戒毒场所心理矫治工作的发展，一些有关心理矫治的新方法、新技术会不断产生，需要咨询师认真总结提炼，以期不断丰富和完善戒毒场所心理矫治工作的内容。

第三节　戒毒场所心理矫治中心的工作流程

心理矫治中心的工作流程是根据戒毒人员在各期段的流转，对其开展心理矫治的流向顺序。戒毒人员在生理脱毒期、教育适应期、康复巩固期以及回归指导期，需要根据不同的生理特点和心理特点对其进行科学的、有针对性的各种心理矫治，按照全国统一的司法行政戒毒工作基本模式的要求，根据每个期的不同目标任务，制定相应的心理矫治工作内容。

一、生理脱毒期的工作内容

生理脱毒期心理矫治工作的内容是配合戒毒医疗中心进行心理危机干预和急性脱毒临床心理护理。

生理脱毒期的工作内容：(1)咨询师要主动配合戒毒医疗中心进行心理危机

干预;(2)以患者为中心,以语言为中介,向戒毒人员介绍有关心理学、戒毒医学方面的知识,帮助戒毒人员减轻心理压力和精神痛苦。

二、教育适应期的工作内容

(一)教育适应期心理矫治中心工作的主要任务

戒毒人员完成生理脱毒并通过转区流转评估后,应当在教育适应区接受不少于1个月的入所适应性教育。这一时期主要任务的具体内容是:在继续缓解和消除其稽延性戒毒症状、恢复其生理机能的同时,对戒毒人员开展入所教育和行为养成教育,帮助戒毒人员尽快熟悉场所环境,顺利适应戒毒生活。开展认知教育,引导戒毒人员正确认识毒品危害,明确戒毒目标,进行入所心理测试,心理健康教育和心理危机干预。建立心理治疗档案、教育矫治档案和诊断评估档案。对教育适应期满的戒毒人员进行考核评估,合格者转入康复巩固区。

(二)教育适应期心理矫治的工作内容

1. 教育适应期心理矫治工作流程

(1)进行成瘾程度识别。① 目前主要有两种方法可以识别成瘾程度。

第一种是法律层面的识别。法律层面的识别主要依据是公安部、卫健委《吸毒成瘾认定办法》,把吸毒成瘾分为成瘾和严重成瘾。一是吸毒成瘾。《吸毒成瘾认定办法》第7条规定,吸毒人员同时具备以下情形的,公安机关认定其吸毒成瘾。①经血液、尿液和唾液等人体生物样本检测证明其体内含有毒品成分;②有证据证明其使用毒品行为;③有戒断症状或者有证据证明吸毒史,包括曾经因使用毒品被公安机关查处,曾经进行自愿戒毒、人体毛发样品检测出毒品成分等情形。戒断症状的具体情形,参照原卫生部制定的《阿片类药物依赖诊断治疗指导原则》、《苯丙胺类药物依赖诊断治疗指导原则》和《氯胺酮依赖诊断治疗指导原则》确定。二是吸毒成瘾严重。《吸毒成瘾认定办法》第8条规定,吸毒成瘾人员具有下列情形之一的,公安机关认定其吸毒成瘾严重。①曾经被责令社区戒毒,

---

① 关于成瘾程度的识别,是基层戒毒场所民警最需要的,也是最为欠缺的知识。所谓吸毒成瘾,是指吸毒人员因反复使用毒品而导致慢性复发性脑病,表现为不顾不良后果,强迫性寻求及使用毒品的行为,常伴有不同程度的个人健康及社会功能损害(公安部、国家卫健委《吸毒成瘾认定办法》)。关于成瘾的概念,理论界还有其他一些观点,鉴于基层民警的实操性,这里采用了官方的观点。

强制隔离戒毒(含《禁毒法》实施以前被强制戒毒或者劳教戒毒),社区康复或者参加过戒毒药物维持治疗,再次吸食,注射毒品的;②有证据证明其采取注射方式使用毒品或者至少三次使用累计涉及两类以上毒品的;③有证据证明其使用毒品后伴有聚众淫乱、自伤自残或者暴力侵犯他人人身、财产安全或妨害公共安全等行为的。从法律上把吸毒人员区分为成瘾和严重成瘾,对戒毒场所民警全面掌握管理对象的情况,维护场所安全稳定十分重要。

第二种是精神医学层面的识别。从精神医学上对毒品成瘾程度进行识别主要是依据美国精神病学会出版的《精神障碍诊断与统计手册》(DSM－V)和世界卫生组织出版的《疾病和有关健康问题的国际统计分类(第10版)》(ICD－10)。根据DSM－V与ICD－10,目前成瘾的诊断评估方法:一是行为失控。①摄入量比预计多,或者比计划时间长;②长期以来有减少或控制药物使用的愿望,曾经努力,但总是失败;③大量时间花费在获取,使用药物,或从药效恢复过来;④渴求,强烈的欲望,或急于想要使用成瘾物质。二是有害使用。①在人身安全有危险的情况下,仍然反复使用;②尽管认识到因为使用成瘾药物引起躯体或者心理有持续的或反复出现的问题,或使躯体或者心理问题变化,仍继续使用。三是社会功能损害。①频繁地使用成瘾物质导致不能胜任工作、学习、家庭生活中的重要责任;②尽管使用成瘾物质持续地或反复出现的社交或人际问题,或使这些问题恶化,仍持续使用;③由于使用成瘾物质,放弃或减少了重要的社交活动、职业活动、娱乐活动。四是耐受和戒断反应。①需要明显增加甲基苯丙胺服用量才能达到迷醉状态或想要的效果;或者继续使用同等剂量,效果会显著降低;②出现典型的戒断症状或使用该药物或近似物质,才能减轻或避免戒断症状。以上为成瘾程度诊断评估的初步方法,要把毒品成瘾程度区别为轻度成瘾、中度成瘾、重度成瘾,还需要按照DSM－V和ICD－10提供的详细标准进行诊断识别。

(2)心理健康状况评估。在戒毒人员教育适应期内组织心理测试并进行风险评估。对戒毒人员心理矫治效果进行阶段性评估。

(3)心理危机干预。心理危机干预,是指对处于心理危机状态的戒毒人员及时给予适当的心理援助,使之尽快摆脱困难。由于突然遭受严重灾难、重大生活事件或精神压力,戒毒人员很可能陷入痛苦、不安状态,严重时出现自伤、自残、自杀、攻击等过激行为。

(4)心理健康教育。开展心理健康教育,心理健康知识宣讲,帮助戒毒人员了解心理咨询的途径、方法,帮助戒毒人员增强入所适应性。

(5)建立心理档案。逐人建立戒毒人员心理档案,全面记录戒毒人员在所期间心理矫治开展情况,内容包括入所心理诊断评估、心理戒治方案、戒治训练各模块完成情况,以及训练达标评估等内容。对严重心理问题戒毒人员应当建立台账并及时预警。

(6)组织团体心理辅导。组织戒毒人员开展以探索自我、认识自我、做自己情绪的主人、沟通从心开始、合作与共赢、环境适应能力和压力管理能力等不同内容为主题的团体心理辅导,促使戒毒人员在团体互助中锻炼环境适应能力、调整自我认知、改善人际关系,在和谐的戒治氛围中改变消极心理,提高战胜困难的能力,为彻底戒毒奠定健康向上的人格基础。

2. 教育适应期的工作重点

本期的工作重点是心理健康教育。通过心理健康教育给戒毒人员普及心理健康及心理咨询的相关知识,纠正以往的错误认知,学会在遇到心理困惑时积极主动找咨询师解决问题。

3. 教育适应期的工作要求

教育适应期的工作要求:(1)对戒毒人员开展心理测验;(2)建立心理健康档案;(3)进行心理危机干预;(4)掌握戒毒人员的心理健康状况。

三、康复巩固期的工作内容

(一)康复巩固期心理矫治中心工作的主要任务

康复巩固期心理矫治工作的主要任务是以帮助戒毒人员戒除“心瘾”为主,由教育适应区转入的戒毒人员在康复巩固区接受教育戒治。这一时期主要任务的具体内容是:以教育矫治、心理矫治等戒治手段,帮助戒毒人员实现身心康复。开展心理健康教育、个案化心理矫治和团体心理辅导;开展拒毒能力和防复吸训练;开展身体机能的康复训练;对戒毒人员进行期满1年综合诊断评估。

(二)康复巩固期心理矫治的工作内容

1. 康复巩固期心理矫治工作流程

(1)心理健康评估。在戒毒人员康复巩固期内组织常规心理测试和动机水平测试,比照心理各项指征数据的变化情况,对戒毒人员心理矫治效果进行阶段性评估。

(2)心理健康教育。在开展心理常识教育的基础上,通过多种措施深入开展心理健康教育,分析讲解心瘾成因及应对方法,让戒毒人员了解和掌握各类心理问题产生的原因及应对方法。

(3)团体心理辅导。对共性心理问题,由心理矫治中心统一组织开展矫正、成长、拒毒等主题团体心理辅导活动。对处于非行动期且缺乏戒毒意愿的戒毒人员开展动机水平训练,对全部戒毒人员梳理复吸因素,开展系统的戒毒技能训练,重点是培养和提高戒毒技能,解决戒毒人员的戒毒认知、渴求控制、戒毒行动、社会支持问题。

(4)个体心理咨询。在强制隔离戒毒中部分戒毒人员往往会出现各种各样的心理问题,咨询师要根据戒毒人员的心理健康状况,综合运用心理矫治方法,制订切实有效的心理矫治方案,对戒毒人员因环境适应不良、人际关系不良、原生家庭等因素产生的深层心理问题开展有针对性的个体心理咨询。

(5)帮助戒除"心瘾"。戒毒难主要是戒除"心瘾"难,戒毒人员大部分时间在康复巩固期,咨询师针对毒瘾程度的不同,制订个性化的心理矫治方案,帮助其戒除"心瘾"。

(6)防复吸心理训练。在复吸的诸多因素中,心理因素是重要原因。诸如毒品的心理强化作用、意志力缺乏、没有戒毒动机导致复吸等,在康复巩固期咨询师组织戒毒人员开展防复吸心理训练,为戒毒人员回归社会保持操守打好基础。

2. 康复巩固期的工作要求

康复巩固期的工作要求有:(1)开展针对性的个体心理咨询;(2)开展防复吸心理训练;(3)培养戒毒动机;(4)帮助戒毒人员去除"心瘾"。

四、回归指导期的工作内容

(一)回归指导期心理矫治中心工作的主要任务

回归指导期心理矫治工作的主要任务是以构建家庭和社会支持系统为主。戒毒人员在期满前 1 个月或提请提前解除强制隔离戒毒后,由康复巩固区转入回归指导区,进行回归适应性教育。这一时期主要任务的具体内容是:开展综合性诊断评估,出具综合性诊断评估报告;开展形势政策教育,就业指导;鼓励被责令社区康复的人员到戒毒康复场所进行社区康复,帮助戒毒人员了解社区戒毒(康复)的机构和流程;出所前体检;为戒毒人员构建后续帮扶平台、构建家庭和社会支持系统,做好回归社会的后续衔接帮扶工作。

(二)回归指导期心理矫治的工作内容

1. 回归指导期心理矫治工作流程

(1)心理健康评估。开展回归指导期的心理测试,查阅戒毒人员心理档案,并根据当前表现,做出心理诊断评估报告。对最终未能解决的问题和后续照管中需要注意的事项进行说明,提出出所后保持操守的建议。

(2)心理健康教育。通过专题授课,巩固戒毒人员与家庭、社会的关系修复成果,进行防复吸心理教育,提高戒毒意识和心理适应能力,引导戒毒人员构建回归社会后战胜生活挫折的勇气和信心。

(3)团体心理辅导。组织戒毒人员强化戒毒技能训练,梳理戒毒资源,学习巩固戒治成果,促进戒毒技能向社会迁延,提高融入社会能力,避免复发。

2. 回归指导期的工作重点

本期的工作重点是展望未来、信心塑造,为更好地适应外面的环境做好各种准备。高尔基曾说过:“只有满怀自信的人,才能在任何地方都把自信沉浸在生活中,并实现自己的意志。”戒毒人员要满怀自信才能更好地适应外面的社会。

3. 回归指导期的工作要求

让戒毒人员有一个健康的心理回归社会,为适应社会环境做好准备。

心理矫治中心的工作流程是根据司法行政戒毒工作基本模式的要求,针对戒毒人员各期戒治任务的不同和戒治工作的重点,明确各期心理矫治工作的主要任务,目的是帮助咨询师有序地、具有针对性地开展心理矫治工作。

■ 复习思考题

1. 简述戒毒场所心理矫治中心工作的保障机制。
2. 简述戒毒场所心理矫治中心的工作内容。
3. 试论戒毒人员心理危机干预的步骤。
4. 简述戒毒场所心理矫治中心的主要任务。
5. 试论戒毒场所心理矫治中心工作在“四期”的有效衔接。

■ 本章主要参考文献

1. 司法部关于印发《强制隔离戒毒人员教育矫治纲要》(司发通〔2014〕75 号)。

2. 杨艺:《关于在研究生复试中引入心理测验的研究》,天津大学 2012 年博士学位论文。

3. 马立骥、胡钟鸣:《司法行政戒毒工作基本模式研究》,载《中国司法》2018 年第 3 期。

4. 马立骥、姜祖桢:《提升戒毒人员"戒毒免疫力"的方法研究》,载《中国监狱学刊》2021 年第 5 期。

5. [美]伯纳德、[美]古德伊尔:《临床心理督导纲要》,王择青、刘稚颖译,中国轻工业出版社 2005 年版。

6. 范青、陈涵、陈珏:《心理咨询与心理治疗》,载《上海医药》2014 年第 22 期。

7. 王芳:《高校心理危机干预中的伦理困境及突破路径》,载《心理月刊》2022 年第 4 期。

8. 徐晓锋:《戒毒人民警察视角下戒毒人员吸毒原因、心理矫治理论及技术研究》,载《中国监狱学刊》2021 年第 4 期。

9. 马立骥:《强制隔离戒毒人员心理矫治工作体系的构建》,载《犯罪与改造研究》2016 年第 2 期。

10. 潘柳燕、李德聪、韦春丽:《高校心理咨询督导模式研究》,载《南宁师范大学学报(哲学社会科学版)》2021 年第 6 期。

11. 马立骥:《强制隔离戒毒人员心理及矫治》,浙江大学出版社 2013 年版。

12. 马立骥、胡钟鸣:《构建以戒治戒毒人员不良心理为目标的"修心教育"心理矫治体系》,载《中国司法》2019 年第 4 期。

第三章　戒毒人员心理与行为特征

本章摘要

吸毒人员在成瘾后有异于普通人的心理行为特征表现，了解和把握这些心理行为特征表现对于开展心理矫治工作具有重要的价值和实践意义。通过本章学习，认识和把握戒毒人员的心理行为特征表现，学会分析戒毒人员在认知、情绪、行为、人格、渴求等方面的具体特征表现，对戒毒人员进行心理“画像”，匹配相应的心理矫治技术与方法，降低复吸风险和减少社会危害。

重点问题

本章重点是戒毒人员认知、情绪、行为、人格障碍、渴求等含义及特征表现。

第一节　戒毒人员的认知特征

研究表明，戒毒人员之所以沾染毒品，是源自戒毒人员个体内在自我与外在环境交互互动的过程，产生了偏差的认知导致了吸毒和复吸行为的发生。同时，影像学的研究结果显示，由于使用毒品在一定程度上造成戒毒人员脑部（特别是额叶）结构的改变，引起代谢和神经递质的异常，使戒毒人员认知功能造成损害，像注意加工障碍、决策障碍、成瘾记忆等。①

本节旨在分析戒毒人员在认知功能上的损害及特征表现，以便为了解和掌握其认知变化提供资料，也可为从认知心理干预的角度提供理论基础。

① 李晓彤等：《物质依赖者注意偏向的脑功能机制》，载《精神医学杂志》2017 年第 3 期。

一、戒毒人员的注意加工障碍

戒毒人员的注意加工障碍主要体现于注意偏向性与注意分配障碍两个方面。

(一)注意偏向性

1. 注意偏向性的定义

注意偏向性是注意选择的一种特殊形式,是指在同时呈现的两种或多种刺激中选择一种进行注意,而忽视其他刺激。研究表明,大多数毒品成瘾者都存在对毒品及相关线索刺激的注意偏向性,他们花在毒品及相关线索刺激上的注意资源和时间要显著高于非毒品刺激和中性刺激,无论是毒品相关词,还是毒品相关图片或视频等,都得到了一致性的结果。对毒品及相关线索的注意偏向会导致戒毒人员对毒品的渴求感增强,诱发戒毒人员的相关记忆与体验,从而促进觅药行为,导致戒毒人员复吸。

2. 戒毒人员注意偏向性的特点

戒毒人员不只在意识层面(阈上)上对毒品及相关线索存在注意偏向性,在下意识层面(阈下)上也同样存在注意偏向性,被称为前注意偏向性。有研究发现,即使成瘾相关刺激呈现的时间在知觉阈限以下,成瘾相关线索也会得到注意资源更多的分配,进而形成对成瘾相关线索的优先加工。① 药物成瘾个体在阈下状态下若对成瘾相关刺激进行选择,则说明戒毒人员对成瘾相关刺激存在无意识偏好,自动化觅药趋势。有研究指出,药物成瘾者对毒品及相关线索刺激的前注意偏向可能与边缘结构、中脑边缘的多巴胺系统有关。

(二)注意分配障碍

1. 戒毒人员注意分配障碍的表现

研究表明,毒品及相关线索会导致戒毒人员的注意分配功能进一步降低。比如,对海洛因戒毒人员而言,在毒品相关线索下,戒毒人员对海洛因的关注度远高于非海洛因相关线索,且其渴求度与其注意分配功能呈负相关,渴求度越高注意分配功能就越差。

---

① Field & Cox, Attentional Bias in Addictive Behaviors: A Review of its Development, Causes, and Consequences, Drug and Alcohol Dependence, Vol. 97:1, p. 1 – 20 (2008).

有研究采用客观指标对海洛因成瘾者的注意分配功能进行了研究。脑电数据的结果显示，对于复杂任务（如词汇再认任务）而言，海洛因戒断组的波幅显著高于正常对照组。这似乎表明，海洛因戒断组被试在完成复杂任务时，在认知加工的早期便投入了较多的心理资源来调控注意分配过程，以便能对复杂任务中的两种属性特征进行较快的平行加工作出反应。因此，实验的结果可能表明，海洛因成瘾戒断者在注意分配上需要花费更多的认知资源才能顺利完成实验任务，与正常控制组相比，表现为注意分配存在一定的障碍。①

2. 戒毒人员注意分配障碍的神经机制

戒毒人员存在注意分配障碍可能和相关脑区受药物影响致功能性损害有关。在成瘾性药物的影响下，异常的多巴胺水平会导致额叶神经回路表现异常，进而导致受额叶回路控制的注意分配功能受到损害（Aron et al.，2003）；再者，冰毒、海洛因等成瘾性药物会作用于吸毒人员的海马和杏仁核，使其产生与毒品相关的情绪记忆，从而影响其在毒品相关线索下的注意分配功能。

二、戒毒人员的决策特征

戒毒人员在毒品及相关线索面前，常常需要作出"是"或"否"的抉择，事实上他们面临的是一种行为决策。现实中，戒毒人员最后的选择通常都是那些会进一步导致消极后果的行为（如吸毒行为等），这就涉及戒毒人员决策障碍的问题。

戒毒人员的决策障碍主要涉及：对未来结果的异常加工或未来获益的显著折扣、对短期获益和长期获益的调节能力减退、基于概率的大小而作出不合适的选择、改变易得性选择框架来整合结果的能力削弱。② 其中，戒毒人员在决策障碍中的典型表现是偏好风险决策，即倾向于作出不利的选择，偏好短时的获益而不顾长期的损失。

戒毒人员风险决策的测评常用一些行为任务来开展，如延迟折扣任务（Delay Discounting Task，DDT）、爱荷华赌博任务（the Iowa Gambling Task，IGT）、剑桥赌博任务（the Cambridge Gamble Task，CGT）、气球模拟风险任务（Balloon Analogue

---

① 郑友芬：《毒品相关线索对海洛因成瘾者注意分配的影响》，西北师范大学2014年硕士学位论文，第34～37页。

② Paulus, Decision－Making Dysfunctions in Psychiatry—Altered Homeostatic Processing, Science, Vol. 318:5850, p. 602－606 (2007).

Risk Task,BART)等,[①]通过戒毒人员在行为任务上的反应情况评估其风险决策缺陷。

比如,利用赌博范式来研究海洛因成瘾患者的风险决策偏好。行为数据显示,海洛因成瘾人群相比较于健康人群,他们更倾向选择高风险选项,这说明海洛因依赖者更喜欢追求危险的事物,而不考虑它所带来的负面效应。此外,海洛因成瘾人群的风险决策时间快于健康对照组,且海洛因成瘾者高低风险决策时间均有显著差异,海洛因成瘾人群的快速决策表明,他们对风险的敏感性降低,对风险的认知能力降低。根据海洛因和正常人群在赌博任务中的表现,可以推论海洛因成瘾者不能利用任务中的反馈结果进行调节和指导他们的决策行为。

在对冰毒成瘾者的风险决策研究中,也发现了同样的结果。比如,利用延迟折扣任务对冰毒戒毒人员的研究发现,冰毒戒毒人员在行为任务中表现出的主观价值显著小于大学生对照组,获益情境中主观价值小意味着更偏向即时获益,损失情境中主观价值小意味着更偏向未来损失。因此,冰毒成瘾者无论是在获得一笔金钱时,还是在损失一笔金钱时都表现出明显的短视行为和对高风险的偏好表现。

三、戒毒人员成瘾记忆特征

成瘾记忆是在使用成瘾物质过程中逐渐形成的。它属于一种综合复杂的特殊记忆,既有可陈述的情景、情绪记忆,如奖赏记忆;也有难以描述的、在长期用药过程中形成的、属于程序记忆的用药习惯动作和程序,如静脉注射。成瘾记忆一旦形成,属于长时记忆,具有很强的稳固性、长期性和持久性,并且容易在成瘾相关线索诱发下激活,成为自动化和强迫性觅药行为的基础。因此,分析和探索成瘾记忆的类型和特征表现,可为从记忆干预的角度为戒毒心理矫治工作提供理论基础。

(一)成瘾记忆的形象性

成瘾记忆具有生动性、表象性等特点。对吸毒人员来说,毒品的形状、颜色、体积、味道以及毒友的音容笑貌、吸毒时的背景等,它们均以表象的形式保留在形

---

① Lejuez et al., *Evaluation of a behavioral measure of risk taking: The Balloon Analogue Risk Task (BART)*, Journal of Experimental Psychology: Applied, Vol. 8;2, p. 75 – 84 (2002).

象记忆里。即使戒毒人员脱离了吸毒的环境和毒友，但是当他们回忆过往的吸毒场景和经历时，会有栩栩如生、历历在目的感受，这些记忆的提取快速且清晰，比较容易激发出戒毒人员的渴求反应，促使其走向复吸的道路。

成瘾记忆的形象性特征，可让戒毒人员回忆自己的吸毒经历时如看电影一般，画面清晰、具有连续性，这就增加了戒毒人员复吸的风险，而且增加了成瘾记忆干预的难度。因此，如何破除戒毒人员成瘾的形象记忆，是一个值得深入探索的问题。

（二）成瘾记忆的情景性

成瘾记忆的情景性主要和吸毒人员亲身经历的，发生在一定的时间和地点的吸毒事件有关，具有稳固性、连续性的特点，提取相对容易，也比较容易唤醒戒毒人员对吸毒事件的回忆。这种带有情境性特征的记忆更多像一种自传体式的记忆，它是以个体经历的吸毒事件为参照，把一系列和吸毒有关的事件关联在一起，形成一个相对完整的记忆链条。

成瘾记忆的情景性可为戒毒人员回顾自己的吸毒史和戒毒史提供记忆资源。在我们深入系统地分析戒毒人员为什么吸毒，以及他们的复吸经历时，成瘾记忆的情景性特点可以发挥优势，帮助戒毒人员回忆自己的吸毒经历和复吸因素，他们往往对这些经历记忆清楚，可为戒毒研究人员提供第一手的资料，具有较好的研究价值。

（三）成瘾记忆的语义性

成瘾记忆的语义性主要体现在和吸毒相关的“行话”里，如吸食冰毒的行为，他们简称为“溜冰”或“吃肉”等，这些行话被赋予了特殊的含义，外人很难理解其义，具有较强的隐蔽性。但是，这些行话一旦被吸毒人员掌握，它们就能比较牢固地以特殊概念的形式储存在语义记忆系统里，一旦听到这些行话，他们就能够迅速地从语义系统里提取出其含义，并给出相应的回应。

成瘾记忆的语义性具有特殊性意义。一方面，这让吸毒行为看起来更隐蔽，更难被发现；另一方面，也会成为一种特殊的诱发刺激，如戒毒人员在某个场合一听到这些特殊语义的词语，其和吸毒相关的大脑区域被迅速激活，对吸毒行为变得主动而迫切，发生吸毒的风险也会变大。

（四）成瘾记忆的情感性

吸毒人员在使用毒品初期，伴随着毒品刺激会出现强烈的情绪体验，像兴奋、欣快、愉悦、放松等，这些强烈的情绪体验就以记忆的形式被储存下来，由于这些记忆带有强烈的情绪情感色彩，所以，就成为成瘾的情感性记忆。成瘾记忆的情感性具有难以忘记、持续时间长、体验深刻等特点，这些特点让成瘾记忆一旦形成，就比较难从记忆中消退，增加了记忆干预的难度。

成瘾记忆的情感性是正性还是负性属性，一直存在争议，不过，大多数研究认为成瘾的情感性记忆属于正性记忆，主要关联的是吸毒时的正性感受和体验。但是，对于成瘾程度严重，又多次受过强制戒毒的人员而言，成瘾的情感记忆应该更偏负性，一方面是因为他们在吸毒过程中所获得的正性体验越来越少，另一方面是因为多次被惩罚、失去自由的感受被更多地存储在记忆里，在这种情况下，成瘾记忆的负性感受可以成为其戒毒的动力之一。

（五）成瘾记忆的自动性

大多数毒品不是通过简单吞服的形式使用的，往往要借助特殊的吸毒工具和特别的吸毒程序来完成。吸毒人员经过反复的药物使用，用药动作、技能作为一种动作记忆保持在大脑中，并逐渐达到熟练状态。到了吸毒的中后期，吸毒人员进入和使用这种习惯动作和技术不需要意识控制和注意（符合动作记忆的程序性记忆性质），一旦需要，这种记忆可以被自动提取并用于认知动作技能的操作。[①]因此，成瘾记忆还具有下意识性、自动化提取的特点。表现在现实生活中：吸毒人员在相关环境、线索下（如遇见曾经一起使用毒品的朋友，来到以前的吸毒环境，看见毒品或看见别人使用毒品）如果情况允许，往往自己还没有意识到，就已经习惯性地使用毒品了。因此，这种用药行为难以控制，即使该行为会导致极其负面的结果，[②]也让吸毒人员停不下来去使用毒品。如何打破成瘾记忆的习惯化、自动化的特性，减缓其吸毒动作的出现，是一个需要进行探索研究的课题。

---

① Gabrieli, *Cognitive Neuroscience of Human Memory*, Annual Review of Psychology, Vol. 49 : 1, p. 87 – 115 (1998).

② Torregrossa, Corlett, & Taylor, *Aberrant learning and memory in addiction*, Neurobiology of Learning and Memory, Vol. 96 : 4, p. 609 – 623 (2011).

综上所述,成瘾记忆的五种特征增加了其复杂性,也使其成为渴求和复吸行为发生发展的基础,如何对成瘾记忆进行心理干预,消退或干扰其存在和发生作用,具有重要的实践意义。

四、戒毒人员的非理性信念特征

戒毒人员的非理性信念,是指围绕着毒品、吸毒和戒毒相关的不合理的、不符合实际情况的信念,是对自己、对他人、对周围环境及身边事物的绝对化要求和歪曲性的认知。它本质上是一种错误的认知和思维模式,直接影响了戒毒人员对毒品、戒毒动机、戒毒信念等的态度和行为,是需要进行校正的一种错误信念模式。①

戒毒人员的非理性信念也主要是由绝对化要求、糟糕至极、低挫折耐受、概括化四个部分构成的,但他们的非理性信念又和普通人的有所区别,主要体现于毒品及相关行为上。有研究表明,戒毒人员的非理性信念可能是毒品渴求的最大影响因素,其解释力超过了50%。可见,戒毒人员的非理性信念对复吸行为的影响是比较重要的,弄清楚戒毒人员的非理性信念特征表现就具有较大的现实意义。

(一)戒毒人员的绝对化要求

戒毒人员的绝对化要求也是以“必须”“应该”为表达形式的,主要体现在对毒品、吸毒及戒毒三个方面。在对毒品上,戒毒人员认为“毒品对自己绝对是有好处的”“冰毒不会上瘾”等;在吸毒上,戒毒人员认为“吸毒花自己的钱,不偷不抢,应该是被允许的行为”等;在戒毒上,戒毒人员认为“戒毒应该是自个的事儿,国家和他人不应该管自己”等。这些绝对化的要求,有一个共同点就是为毒品辩护,为自己的吸毒行为寻找借口和理由,从而也为自己的戒毒失败进行推脱。

(二)戒毒人员的“糟糕至极”想法

戒毒人员的“糟糕至极”认知偏差主要体现于吸毒和戒毒上,对戒毒人员戒毒自我效能感的削弱是极有破坏性的。具体表现为:在吸毒上,戒毒人员会认为“一

① 赵辉、张卓、杨波:《强制隔离戒毒人员冲动性和非理性信念的特点分析》,载《中国药物滥用防治杂志》2011年第4期。

日吸毒,终身戒毒,反正戒不掉,索性就一直吸下去”等;在戒毒上,戒毒人员则认为“一次戒毒失败,两次戒毒失败,多次戒毒失败,毒品是根本戒不掉的,戒毒只是无谓地挣扎”等。戒毒人员这些“糟糕至极”的想法在吸毒和戒毒过程中会经常出现,较大程度上影响了其戒毒动机和戒毒信心,容易让其产生“破罐子破摔”的想法,从而出现自暴自弃的行为。

(三)戒毒人员的低挫折耐受

戒毒人员的低挫折耐受对其吸毒行为影响最大,也间接影响了其戒毒行为。具体表现为:在对毒品的态度上,戒毒人员会认为“做什么事情都不成功,只有毒品才能带给自己成就感”;在吸毒行为上,戒毒人员认为“吸毒是摆脱挫败感、摆脱痛苦的最佳方式”等;在戒毒上,戒毒人员认为“戒毒是件太困难的事情,根本无法实现”等。戒毒人员的低挫折耐受很容易让其在遇到不顺、阻碍的时候轻言放弃,急于从吸毒中寻求慰藉,寻求逃避,而不是采取正确的、积极的应对方式解决问题和困难。

(四)戒毒人员的概括化

戒毒人员的概括化偏差主要体现于他们对自己的看法和评价上。具体表现为:在能力上,戒毒人员在吸毒时会认为“自己是无所不能的”等,而在戒断后,则又认为“自己是毫无能力的”等;在自我整体评价上,戒毒人员普遍认为“自己是完全失败的”等;在自我价值上,戒毒人员则认为“自己是没有任何价值的”等;此外,戒毒人员概括化驱使下,还容易出现另一种极端的认知偏差,即认为“自己对毒品是有控制力的,毒品想戒就能戒掉”等。戒毒人员往往从一件事,一个角度,一个行为上推论自己的能力和价值,这种以偏概全的做法只能让他们的自我评价极低,自我认同极差,自我和谐遭到严重破坏,又或者是在戒毒上盲目自大,进而影响到其吸毒和戒毒行为。

总之,戒毒场所民警要深入了解戒毒人员的认知特点,通过对每一名戒毒人员认知相关内容的分析,找准切入点,运用行之有效的个体和团体心理教育和矫治方法进行戒治,同时要积极做好戒毒人员脑功能受损导致认知功能损害的修复训练,真正使戒毒人员以合理的认知和态度对待毒品和戒毒,真正戒断毒品,回归正常的社会生活,做合格守法的社会公民。

第二节　戒毒人员的情绪特征

戒毒人员长期慢性使用毒品，受毒品毒性作用的影响，其情绪加工能力受到一定程度的破坏，从而出现多种情绪加工障碍，像情绪识别障碍、情绪感受障碍等，对戒毒人员的生活和戒毒操守保持均产生了不利的影响。对戒毒人员情绪加工障碍及特征的分析，可以从"热"（一般把认知加工系统称为"冷"系统，情绪情感加工系统称为"热"系统）的角度深入地认识和了解戒毒人员的心理行为特征，从而为从情绪干预的角度提供基础理论和指导。

戒毒人员的情绪加工障碍及特征表现主要体现在以下几个方面。

一、情绪觉察和识别能力下降

（一）药物成瘾者的情绪觉知和识别能力受损

药物成瘾者的情绪觉知能力受到了药物的损害，如实施愤怒攻击行为的男性冰毒成瘾者不认为自己失去了对愤怒情绪的控制，并且认为他们的暴力攻击行为是正当合理的；还有研究用卡通漫画故事的形式，发现冰毒成瘾者对漫画人物的共情能力显著差于正常被试。研究表明，可卡因成瘾者在戒断早期也表现出难以确定和难以理解自身情绪的症状。[①]

（二）药物成瘾者存在情绪识别异常

药物成瘾者的情绪识别异常主要体现在情绪识别的准确性和速度两方面。

1. 在准确性方面，研究发现酒精依赖者的情绪识别障碍主要表现为难以准确地区分生气和厌恶的表情。[②]，阿片类药物依赖者和戒断者都不能准确地识别四种基本表情（快乐、生气、悲伤和厌恶），但他们的准确性要高于酒精依赖者。

---

① Gratz et al., Factors Associated with Co – occurring Borderline Personality Disorder Among Inner – city Substance Users: the Roles of Childhood Maltreatment, Negative Affect Intensity/Reactivity, and Emotion Dysregulation, Comprehensive Psychiatry, Vol. 49:6, p. 603 – 615 (2008).

② Townshend & Duka, Mixed Emotions: Alcoholics' Impairments in the Recognition of Specific Emotional Facial Expressions, Neuropsychologia, Vol. 41:7, p. 773 – 782 (2003).

2. 在识别速度方面，Martin 等人(2006)的研究表明，阿片类药物依赖者对六种基本表情(快乐、生气、惊讶、恐惧、悲伤和厌恶)的识别速度比正常人慢，并且他们对快乐、惊讶和恐惧表情的识别速度明显慢于戒断者，然而戒断者对惊讶和悲伤的识别速度又慢于正常人。冰毒成瘾者情绪辨别能力受损也得到了其他研究的支持，如一项研究利用面部表情匹配任务发现，甲基苯丙胺成瘾者相对健康被试，对恐惧和愤怒面孔的辨别的准确性下降，同时反应时间也更长。

以上结果表明药物成瘾者不容易觉知和察觉自己的情绪体验，同时，也不容易识别他人的情绪反应，这说明其情绪觉察和识别能力的下降。

二、正性情绪体验下降

药物成瘾者戒断后正性情绪体验下降。在对 1016 名冰毒成瘾者的调查中发现，在戒断后的初期，甲基苯丙胺成瘾者几乎体验不到快乐等正性情绪，抑郁和焦虑成为他们主要的情绪体验，而对药物有正性情绪体验预期的个体在使用苯丙胺类药物后会有强烈的正性情绪体验。还有一项研究发现，海洛因戒断者对正性图片的反应程度接近于中性图片，与正常人对情绪图片的主观体验显著不同，对一般正性的图片(如婴儿的笑脸、优美的风景等)没有正性的情绪体验，这反映出海洛因成瘾者对正性情绪刺激主观情绪性体验减弱，但对药物相关图片却表现出了趋近行为。①

“没有什么值得高兴的事”是部分戒毒人员常说的话。他们在戒断后会在比较长时间由处于情绪低落的状态，给人精神不振的印象，实则是和其多巴胺等化学物质的内源性分泌不足有关。对这类的戒毒人员，要谨防其出现自伤自残，甚至是自杀的极端行为。

三、药物线索诱发的情绪反应

药物及相关线索可诱发戒毒人员正性的情绪反应。研究人员利用甲基苯丙胺相关图片对甲基苯丙胺戒断者的情绪反应性进行研究，发现甲基苯丙胺戒断者对药物相关线索存在显著的趋近情绪动机，并表现出了趋近的行为反应。我们自己的研究发现，甲基苯丙胺成瘾者对甲基苯丙胺相关词有较大的愉悦度的主观报

---

① 王春光等:《甲基苯丙胺成瘾者情绪加工障碍的机制及其临床干预方法的整合研究进展》，载《生物化学与生物物理进展》2017 年第 6 期。

告,并且在对甲基苯丙胺相关词的反应时间上有显著变慢的现象。

药物及相关线索可诱发戒毒人员矛盾的情绪反应。吸毒时间比较长、成瘾程度较重、受处罚次数较多的戒毒人员对药物及相关线索的情绪反应具有矛盾性,他们一方面在主观上认为毒品是不好的,让自己损失了很多东西;另一方面,他们在下意识层面上又对药物及相关线索出现渴求的表现。这种矛盾的情绪反应可能成为促使他们戒毒的契机,需要戒毒工作人员把握和利用。

四、情绪调节失调

情绪调节是指个体对自己具有什么样的情绪、情绪什么时候发生、如何进行情绪体验与表达,施加影响的过程,它是个体"使用策略去影响、体验和调节情绪,如抑制不良情绪,并对紧张情境进行认知重评"。① 情绪调节是指个体对自己的情绪进行监督、评估和修正的一种内外结合的心理过程,它是个体为实现自身的某种目标而进行的。

药物成瘾者存在情绪调节失调问题。比如,在对 97 名甲基苯丙胺滥用者的研究中发现,相对正常被试,甲基苯丙胺滥用者的突出问题是情绪调节能力变差,这可能是造成攻击等人际行为问题的原因,进一步的研究发现,杏仁核 D2 型多巴胺受体的异常可能是甲基苯丙胺滥用者情绪调节能力障碍的因素。在对有暴力攻击性的甲基苯丙胺成瘾者的研究中发现,甲基苯丙胺的滥用破坏了认知行为抑制能力,增加了情绪唤醒强度,这可能增加了暴力攻击行为的动机。

情绪调节能力弱的个体对自身的负性情绪无法进行很好的认识、掌控与调节,更容易依赖毒品来摆脱负性情绪,导致毒品成瘾。成瘾者经过戒毒后,情绪调节能力若没有得到改善,延续不良的调节模式,会更容易导致成瘾复发。因此,情绪调节能力也成为影响复吸的一个重要因素。② 对毒品成瘾者的情绪调节能力进行研究,在防止成瘾者复吸方面有非常重要的实践意义。

五、应激敏感性和负性情绪体验的增加

药物成瘾者对外部应激刺激的反应也更敏感,这也促进了负性情绪体验的增

---

① Richards and Gross, *Personality and Emotional Memory: How Regulating Emotion Impairs Memory for Emotional Events*, Journal of Research in Personality, Vol. 40:5, p. 631 - 651(2006).

② Speranza et al., Alexithymia, Depressive Experiences, and Dependency in Addictive Disorders, SUBSTANCE USE & MISUSE, Vol. 39:4, p. 551 - 579(2004).

加。对甲基苯丙胺成瘾者的临床观察发现,相比传统毒品成瘾者,在戒断后情绪异常不仅体现为抑郁样症状,还有暴躁、易怒、无法控制的挑衅及攻击性等不稳定的应激性反应,类似于精神病阳性症状的表现,并且这种精神病样症状在戒断后即使消失,也依然会被一些应激事件或复吸再次引发。甲基苯丙胺成瘾者的应激反应促进了负性情绪体验的增强,尤其是药物心理渴求所引起的疲倦、困惑、焦虑,抑郁和敌意等负性情绪体验。

研究还发现,与正常人相比海洛因戒断者对负性情绪的反应更为敏感,[①]与积极情绪刺激相比,海洛因成瘾者对负性情绪刺激的反应更为强烈。并且成瘾者对负性图片的反应程度显著高于对中性图片,而对负性情绪刺激主观情绪性体验的敏感性增强。

六、冰毒戒毒人员最显著的情绪问题:愤怒和攻击性

冰毒的使用、戒断与暴力攻击行为紧密相关。在一项针对 106 名冰毒使用者的研究发现,38% 的男性和 30% 的女性实施的暴力行为与甲基苯丙胺的使用有关。另外,在一项针对 350 名冰毒使用者的研究中发现,56% 的冰毒使用者出现过暴力攻击行为。不仅冰毒的使用与暴力攻击行为有关,而且在戒断后冰毒成瘾者也具有较强的暴力攻击性。由此可见,暴力攻击行为是冰毒使用及戒断后存在的典型特征,而暴力攻击行为一般都离不开愤怒情绪的驱动,所以冰毒成瘾者的特异性的情绪症状可能是愤怒情绪的体验和调节障碍,但长期慢性戒断后的情绪特点,仍需进一步的研究。

冰毒成瘾者情绪加工障碍的主要表现是对愤怒情绪的调节和情绪体验障碍。如上所述,冰毒成瘾者对愉悦等正性情绪的体验下降、而对焦虑等负性情绪的体验和反应性增加,体现了冰毒成瘾者存在情绪加工障碍。而愤怒情绪作为负性效价的情绪,受冰毒成瘾者情绪加工障碍的影响可能会引发其对愤怒情绪的过度体验和反应敏感性。正是由于冰毒成瘾者在药物使用和戒断后都表现出了明显的愤怒攻击行为,因此愤怒情绪的调节和体验障碍可能是冰毒成瘾者的情绪加工障

---

① Gerra et al. , Dysregulated Responses to Emotions Among Abstinent Heroin Users: Correlation with Childhood Neglect and Addiction Severity, Progress in Neuro – Psychopharmacology and Biological Psychiatry, Vol. 48 :3, p. 220 – 228 (2014).

碍的主要表现形式。[①] 冰毒成瘾者情绪体验障碍主要表现在对威胁性的社会刺激有相对增加的唤醒体验，但是对愤怒情绪刺激的情绪体验却未见报道，这是在未来的研究中值得关注的问题。

总之，戒毒人员在情绪加工障碍上的特征表现，是其成瘾与复吸行为的重要影响因素，也为其情绪干预矫治提供了靶点，有利于促进戒毒人员的心理康复和降低复吸的风险性。

第三节 戒毒人员的行为特征

长期滥用毒品会使吸毒人员和行为抑制相关的脑区功能性受损，像背外侧前额叶、腹内侧前额叶、眶额叶、前扣带回等区域，导致戒毒人员行为控制能力的下降，冲动性行为就是这一结果导致的。除了冲动行为之外，戒毒人员还会表现出其他的异常行为，像攻击行为、冒险行为、即时奖励的获取行为、欺骗行为等。这些异常行为表现，在一定程度上同其吸毒、复吸行为紧密相关，破坏了其操守保持行为，不得不引起我们的重视。

本节主要聚焦于戒毒人员的行为表现特征。众所周知，行为表现是我们生活中司空见惯的现象，它同认知、情绪、意志等一起构成个体心理的重要组成部分，但是，个体的认知、情绪、意志等心理内容大多还得要在行为上落实体现，所以，行为是对内部心理活动的实施过程。戒毒人员长期受毒品毒性作用，在行为上会出现一些异于正常人的表现，了解他们行为的特征表现，刻画他们和吸毒、复吸相关的行为特征，对于揭示其行为障碍、澄清行为矫治的靶点具有重要的意义，也有利于我们在开展行为矫治的过程中实施有针对性的、科学的矫治策略，从而更加有效地帮助戒毒人员戒除毒品。

一、攻击行为

戒毒人员在戒毒期的攻击行为有一定的特殊性，分为向内攻击和向外攻击行为两种表现。向内攻击行为表现为自伤自残，甚至是自杀的极端行为，如国内一项针对强制戒毒的 79 例自伤自残行为的调查，发现采取吞食异物（钥匙、碎玻璃、

---

① 杨玲、王霞、赵鑫：《药物成瘾个体的情绪调节缺陷》，载《中国药物依赖性杂志》2014 年第 4 期。

回形针、打火机等)方式的有 61 例(77.2%),其他(割脉、撞墙、上吊等)方式的有 18 例(22.8%),这 18 例割脉、撞墙、上吊等极端行为的戒毒人员均因发现及时,未造成严重后果。戒毒人员出现自伤自残行为的动机大多数是逃避强制戒毒,企图通过自伤自残的方式"撞"出去;少部分是因为家庭变故,婚姻出现问题等而走向极端①。

向外攻击行为表现为同戒毒工作人员和戒毒人员之间发生冲突,出现言语或肢体攻击的行为。戒毒人员在戒毒期间一般处于相对封闭的环境,再加上强制性的限制约束,他们更易激惹、易愤怒、易冲动攻击,容易在戒毒人员之间和戒毒工作人员之间发生矛盾冲突,从而上升为言语攻击或肢体攻击。尤其是吸食冰毒等新型毒品的人员,他们更容易出现愤怒等负性情绪,更容易和人发生摩擦冲突,同时成为攻击行为和被攻击行为的对象。

二、欺骗行为

戒毒人员在戒毒期间欺骗行为的典型表现是伪装出积极的戒毒行为。部分戒毒人员为了实现个人目的,如提前解除戒毒期,在戒毒期间获取特殊处遇等,会在表面伪装出积极戒毒的行为表现,欺骗戒毒工作人员,获取自己想要的利益或处遇。由于这部分戒毒人员的"积极戒毒行为"的出发点并不是发自内心地想戒掉毒品,所以,他们的欺骗行为一旦成功实施,像可以提前解除强制戒毒期等,那么,在他们回到自由而充满毒品线索的环境中,很可能会比较快地重新使用毒品,再次走上复吸之路。

三、敌意行为

戒毒人员的敌意行为在戒毒期主要体现于对戒毒机构管理、教育等制度规则约束的不满,在行为上往往体现为"软对抗"。比如,采取说"反话"、阴阳怪气、被动参与教育戒治活动等,这种敌意性大多是源自被强制戒毒的抵触,他们不少人会认为"吸一口,就被强制两年"的处罚有点重,所以,就把这种不满心态和情绪以敌意的方式发泄到戒毒管理机构和其工作人员身上,"对抗"戒毒机构的管理和教育工作。一般来说,在戒毒阶段敌意性比较强的人员,他们往往是缺少戒毒动机

---

① 吴健平、陈添球:《79 例吸毒者强制戒毒期间自伤自残行为的原因及对策》,载《中国药物滥用防治杂志》2007 年第 2 期。

的,出去后也容易比较快地出现复吸行为。

四、低自我控制行为

戒毒人员在戒毒期间,随着戒断时间的延长,相对戒断的初期,他们的自我控制能力得到了一定的改善,但仍然恢复不到正常人的水平。主要表现为:面对其他戒毒人员谈论吸毒有关的话题时,会不自觉地参与到讨论中,引发渴求的一些行为表现;还有一些戒毒人员由于长期吸食毒品,思维和意识受到一定影响,在戒断毒品后的很长一段时间仍存在稽延性戒断症状,从而对毒品产生强烈渴求,导致他们在适应戒毒生活过程中,出现一些自我不能控制的行为,在戒毒场所一般不能较好地遵守所里的各项规章制度。戒毒人员在戒毒阶段自我控制行为的表现,为其开展戒治工作设置了障碍,戒毒工作人员往往要花费大量的时间和精力去处理他们的行为问题,占用和浪费了较多的戒治资源,也影响了戒治质量。

五、自动化与强迫觅药行为

随着成瘾程度的加深,吸毒人员会出现自动化与强迫觅药行为。自动化觅药行为,是指不需要意识加工的参与而引发的寻求毒品的行为;强迫觅药行为,是指吸毒人员不得不、难以抵制抗衡地寻求药物的行为。一般来说,自动化觅药行为发生在强迫觅药行为之前一个阶段,如果吸毒人员到了强迫觅药行为阶段,就说明成瘾程度已经非常严重了,据统计,大概有20%的毒品成瘾人员会发展到这一阶段。[①] 所以,对吸毒人员而言,准确识别自己所处的成瘾阶段就比较重要,可以防止进入强迫觅药行为的严重阶段。

就复吸行为来说,戒毒人员对毒品及相关线索作出的反应、决策,是由意识控制层面与无意识层面两部分决策机制决定的,且意识层面之外的内隐动机起了重要的作用。在复吸行为进入决策阶段时,一些具有影响力的认知可以被自发地激活。当戒毒人员暴露在毒品及相关线索之下时,感觉器官(视觉、嗅觉等)感受到信号之后,不需要通过意识对线索进行认知加工,而是立即激活对毒品的强烈认知,做出趋近反应。就像饥饿的人看到刚出炉的馒头立刻流口水并不自觉靠近一样,这种本能的趋近是无法通过意识来控制的。复吸行为的罪魁祸首就是这种本

---

① Janak, *Brain Circuits of Compulsive drug Addiction Identified*, Nature: International Weekly Journal of Science, Vol. 564:7736, p. 349 – 350(2018).

能无意识的趋近，这种趋近反应也是成瘾性的主要行为指标。现实中，有复吸的人员谈及自己的复吸经历时，曾说过一个细节：毒友的一个“眼神”让我什么都明白了，人不由自主地跟着他去走。可见，一个眼神、一个手势、一个表情等，都能成为诱发戒毒人员出现自动化觅药反应的刺激物，驱使戒毒人员不假思索地进行吸食毒品的行为。

神经科学研究表明，强迫觅药行为的发生机制是从腹侧纹状体转移到背侧纹状体，这一脑区区域的变化，反映了对行为的支配从自动化反应转向强迫性反应。[①] 戒毒人员的强迫性觅药行为常体现为到了某个固定时间点或时间段就必须要使用毒品，否则，就会出现严重的戒断反应，伴随生不如死的感受，为了急于摆脱戒断反应和负性感受，戒毒人员会强制性驱使自己再次使用毒品，在这个阶段，吸毒行为仅仅是为了摆脱戒断反应和负性感受，吸毒人员基本上是不会从吸毒行为中体验到任何快感的。因此，这一阶段也是吸毒成瘾最为严重的阶段，吸毒人员再想仅靠意识、意志戒掉毒品，基本是不可能的。

总之，戒毒人员的行为特征在戒毒阶段具有攻击性、欺骗性、敌意性、低自我控制性、自动性与强迫性等表现，这些行为特征表现也成为其吸毒和复吸行为的重要因素，加速了其成瘾程度的进展。根据戒毒人员不同的行为特征表现，制定相应的矫治策略，减少和消除不良行为特征的发生，对于防止复吸行为，减少毒品对自身和社会的危害性具有重要的意义。

第四节　戒毒人员的人格特征

人格是一个人思维和行事表现出的相对稳定的独特风格。人格是心理行为的基础，很大程度上决定了人如何面对外界的刺激并对其做出相应的反应。戒毒人员作为成瘾的个体，在人格特质上又有不同于正常个体的表现，这些特殊的表现对其吸毒、复吸行为也产生了重要影响。因此，探索和分析戒毒人员的人格特质表现，从心理矫治的角度分析其人格特质的影响，从而提升戒毒人员心理矫治工作的质量，是有现实作用的。本节主要从人格的角度分析戒毒人

---

① Nora D. Volkow, Ting – Kai Li: *Drug Addiction: The Neurobiology of Behaviour Gone Awry*, Nature Reviews Neuroscience, Vol. 5:20, p. 963 – 970(2004).

员的心理行为特征表现,力求揭示戒毒人员人格"面具"下的心理行为表现,做好戒毒人员人格"画像"。

一、成瘾人格之争

戒毒实践中,我们也发现一个现象:有的戒毒人员使用毒品一两次,就出现了成瘾行为;而有的戒毒人员使用了比较长的时间,却没发展到成瘾的程度。这一现象,提出一个问题:到底存在不存在成瘾人格?是不是有些人更容易成瘾?有些人一直也发展不到成瘾的地步?

Kerr(1996)认为成瘾人格这个概念必须从两个方面去界定:一个是存在某种特定的人格类型、结构或特质导致人更加容易成瘾,即"成瘾人格"必须是有预测性的;另一个是某种特定的人格类型或特征是只出现在成瘾者身上的,即"成瘾人格"必须具有区分性或独特性。对于某些人格特质必然与成瘾相关,研究者并没有争议,认为成瘾和一些人格特质存在高关联性;但对于预测性人格特质,研究者存在不同的意见。①

虽然早期研究中做了许多对成瘾人格的探索,研究者们用人格测验对成瘾者进行测试,并得出许多与成瘾有关的人格特质,似乎证明成瘾人格确实是存在的。比如,国外有研究对17岁与24岁的两组人进行追踪研究,发现成年之前的人格差异对成年之后的饮酒成瘾是有预测作用的;还有研究通过对1000多名学生进行1年的追踪,发现感觉寻求特质和个体的药物滥用情况紧密相关,且不同的药物使用状态(有节制的使用者、初试者和成瘾者)的感觉寻求得分也有明显的不同,成瘾者的感觉寻求得分最高。但随着研究的深入,越来越多的研究者并不认同简单地将那些人格特质当作"成瘾人格"存在的证据。的确有一些特定的人格特质与成瘾有相关关系,但并不能确定是成瘾行为导致形成特定的人格特质还是特定人格特质导致形成成瘾行为,两者谁是因,谁是果,并无定论。此外,"成瘾人格"这种贴标签式的说法太过消极,容易贴标签,造成先天"成瘾论",给成瘾者的治疗带来负面的影响,且人格的可变性本身就存在争议,因而对于成瘾人格的存在性,更多的研究者持怀疑态度。

虽然对成瘾人格的探索并没有得到研究者们最想要的结果,但是人格与成瘾的相关关系是确实存在的。因而,即使没能找到某种独一无二的只存在于成瘾者

① 温娟、訾非:《成瘾人格研究的回顾及展望》,载《心理研究》2014年第6期。

身上的特质,但是在把这些"成瘾者共性特质"组合起来之后,这样的组合就可以看成是成瘾者独特的人格特征群组。这就促使研究者们更专注于对某一特定成瘾类型的特点和机制的研究,以得到更全面的关于某种特定成瘾人格的特点,探索人格作用于成瘾的机制,为从人格因素的角度干预和预防吸毒和复吸行为提供更加科学的证据,而"成瘾人格"这一极具标签性的术语也可能会被其他描述更恰当的术语取代。

二、与成瘾行为紧密相关的人格特质

虽然对不同成瘾类型共同人格因素的探索很多,但是并没有为成瘾人格的独立存在性提供直接的证据,可是在这一系列研究中的确发现了几种比较有共性的与成瘾密切相关的人格因素。第一个因素是感觉寻求;第二个因素是强迫;第三个因素是反社会人格,尤其是早年的反社会行为表现;第四个因素是冲动性。对于不同成瘾类型所具有的共同的人格因素的探讨为人格与成瘾关系的研究和干预开拓了更广阔的研究思路。

(一)感觉寻求特质

1.感觉寻求特质的定义

感觉寻求是一种寻求变化、奇异和复杂的感觉或体验的人格特质。感觉寻求倾向较显著的人,希望使自己时刻保持较高水平的唤醒状态,并为此寻求不断变换的新异体验。当类似或相同的刺激重复出现时,这种人立刻会感到厌烦,反应速度也会大为减慢,为了保持一定程度的唤醒水平状态,他们会不惜采取冒险行为来达到目的,吸毒行为是选择之一。

2.感觉寻求特质的特点

事实上,在所有影响吸毒人员毒品使用的人格特质中,感觉寻求首当其冲。高感觉寻求者借助药物对神经的刺激来改变唤醒状态(无论这种刺激对身体是否有害),而毒品的使用可以满足吸毒人员高水平的唤醒状态。与低感觉寻求者相比,高感觉寻求者具有低估行为冒险性和忽略行为后果性的特征,这也促使他们愿意尝试非法药物。

另外,感觉寻求倾向可能作用于药物成瘾的不同发展阶段。

(1)觅药阶段。感觉寻求特质中的抑制下降、刺激和冒险性寻求是促使青少年尝试使用药物的主要因素。

(2)治疗阶段。感觉寻求特质也与治疗保持率有关:由于高感觉寻求者对参与这种特殊的治疗经历很好奇,在治疗早期他们的保持率更高些,而在治疗后期的高中断率则是由于他们对这种治疗过程逐渐厌倦,这也提示我们对高感觉寻求特质者的治疗方案不能趋于单一化,用丰富的治疗方式可以提升他们的治疗保持率。①

(3)复吸预防阶段。由于毒品本身的刺激性质和作用促使吸毒人员持续不断地使用毒品来维持唤醒状态,故感觉寻求特质能够较好地预测复吸行为,采取措施及时预防复吸行为的发生。

3. 高感觉寻求特质促进毒品使用

高感觉寻求者要不断地寻求新体验和刺激,但一种毒品长时间使用会出现耐受性,所以他们往往是多毒品滥用者,通过变换不同种类的毒品,来获取不同的感受体验。而且,感觉寻求还与“烈性”毒品使用的相关性较其他人格特质更显著,是使用和体验毒品的可靠预测工具,可用来搜寻、确认具有成瘾倾向的人员。

(二)强迫特质

强迫特质是以反复侵入性的强迫思维和重复性的强迫行为为主要症状表现的一种人格障碍。强迫特质的强迫思维往往是某种内在焦虑的外在表现,强迫行为只为了缓解内心的焦虑。强迫特质的典型表现是刻板固执,墨守成规,缺乏应变能力等特点,同时由于个体内心深处存在的不安全感而导致的怀疑和过分谨慎。此外,因为要求十全十美,但又缺乏信心导致反复核对,过分焦虑,有注意行为细节的表现。

强迫特质与成瘾行为紧密相关。有研究表明,高强迫特质的个体抑制行为能力显著差于正常人,会表现出运动亢进、过度兴奋不安、无法抑制反应,这使他们在面对毒品及相关线索时,无法控制自己的行为反应,从而比较快地采取使用毒品的行为;高强迫特质的个体还存在计划、决策能力、注意力分散、冲动方面的问题,可能会影响戒毒目标设定和目标导向行为,使他们难以围绕戒毒目标而实施戒毒行为;高强迫特质个体缺乏洞察力和社会认知,情感淡漠,与人交往技能欠缺,社会支持系统匮乏,这也影响了其戒毒行为的维持。

---

① 高晓华、杨伊生:《感觉寻求与几种行为关系的述评》,载《内蒙古师范大学学报(哲学社会科学版)》2007 年第 S1 期。

药物成瘾行为发展到后期，会出现强迫性觅药和用药行为，这一结果的发生除了前额叶和纹状体结构和功能发生改变之外，成瘾者的强迫特质也起到了重要的作用。

（三）反社会人格特质

1. 反社会人格的定义

反社会人格亦称“悖德型人格”“社会病态人格”。它是人格障碍的一种，除了具有人格障碍的特征外，其最明显的特质是个体时常做出违反社会规范的行为。反社会人格特质的表现有很多研究，Cleckley 在他的著作中将反社会人格者的特征归纳为所谓的 16 条“Cleckley 标准”。①

2. 反社会人格特质的维度

Costa 和 McRae 认为，反社会人格特质具有以下维度表现。

（1）高神经质。缺乏对健康或社会适应方面潜在问题的适度关心；情绪稳定性差，情感空虚。

（2）低外倾性。社交孤立、人际疏离、缺乏支持系统；情感单调；对生活缺乏热情和乐趣；即使有资格也不愿坚持自己的观点或担任领导角色，社交抑制且害羞胆怯。

（3）低开放性。难以适应社会或个人的改变；对不同观点和生活方式的容忍度或理解力较低；情感空白，不能理解与口头表达自己的感觉；述情障碍；兴趣范围狭窄；对艺术和美缺乏敏感性；过分服从权威。

（4）低宜人性。愤世嫉俗、思想偏执；不信任他人，即便是朋友或家人；喜争吵；易打架；掠夺性和控制性的人际关系；撒谎；粗鲁、不关心从而疏远朋友，缺乏社会支持；忽视社会规则，导致违法问题；夸张、不切实际的自我感觉，骄傲自大。

（5）低尽责性。成绩落后，不能发挥智慧潜能和艺术天赋；学业成绩低于其能力水平；对规则和责任的漠视会导致触犯法律；即使是治疗的需要也不能管束自己（如坚持节食或锻炼计划）；个人生活和职业生涯无目标。

3. 戒毒人员的成瘾行为与反社会人格特质的契合点

戒毒人员的成瘾行为与反社会人格特质有共同的契合点。

（1）高神经质与成瘾行为。高神经质表现为情绪不稳定，情感空虚，这既是成

① 刘邦惠、黄希庭：《国外反社会人格研究述评》，载《心理科学进展》2007 年第 2 期。

瘾行为的诱因,也是成瘾行为的后果,不少戒毒人员停止吸毒后,表示均出现过情感空虚的感受,为了避免这种感受,又不得不再次使用毒品。

(2)低外倾性、低开放性、低宜人性与成瘾行为。低外倾性、低开放性、低宜人性三者有一种共同的破坏性表现,即让戒毒人员与外界的正常交往和联系减少,社会支持系统薄弱,朋友圈单一,这就使他们结交的只是一些吸毒的朋友,从而在毒品获取和吸食上存有便捷性和易得性,比较容易发生吸毒复吸行为;此外,他们正常的社会支持系统缺失,即使他们有戒毒的想法和动力,由于获取外部支持的资源有限,获得社会和他人的理解和支持有限,故也比较容易重回到吸毒的老路上去。

(3)低尽责性与成瘾行为。他们对规则和责任的漠视会导致其屡屡触犯法律,为了吸一口毒置法律于不顾;个人缺少生活和职业生涯目标,又让其生活和精神空虚,为了填补空虚,又一次次使用毒品而难以停下来。①

(四)冲动人格特质

吸毒者最显著、最直观的行为表现是持续性地使用毒品,它不仅以强烈的毒品渴求为特征,而且更重要的是以缺乏对毒品摄入、毒品寻求及毒品获取等冲动性行为的有效控制为特征,冲动性特质在毒品使用相关的冲动性行为中起到了关键性的作用。冲动性特质,目前普遍认为是一种复杂多维的心理结构,总体表现为对环境做出有欠考虑、过快、过分冒险或不适应的行为。

冲动性特质可能涉及行为反应的抑制不足、奖励预期敏感和计划不足等,其表现形式可为:(1)明知道会产生消极的后果,但还是无法停止已有行为或念头;(2)往往选择即时且小的奖励忽视长期且大的回报;(3)缺乏深思熟虑,或不等所有信息呈现就快速做出反应;(4)寻求新奇感,倾向于从事冒险性的行为。②

冲动性特质是毒品成瘾的显著特征。高冲动性个体有欲望放纵、即刻满足自身的心理需要的倾向,故而在面对可能存在毒品环境的诱惑时不能抵制这种欲望。同时,高冲动性个体寻求新奇感,可以从吸毒过程中得到更大的满足。有研

① 李想:《新型毒品滥用与反社会人格—— 一个犯罪心理学的透视》,载《犯罪研究》2010 年第 5 期。

② Bari & Robbins, *Inhibition and Impulsivity Behavioral and Neural Basis of Response Control*, Progress in Neurobiology, Vol. 108:6, p. 44 – 79(2013).

究利用延迟折扣实验发现，相对于延迟奖赏，戒毒人员更倾向于选择即时奖赏，说明戒毒人员对于延迟奖赏的价值打更多的折扣，他们宁愿选择能够立即得到满足的较少奖赏，也不愿去等待长远的更大的奖励，表现出其决策行为的高冲动性特征，这也说明他们对毒品类奖赏刺激行为控制能力的下降。

三、戒毒人员的人格特征差异性

戒毒人员的人格特质明显区别于常人，表现为自我评价低、自我认识缺损、紧张易兴奋、情绪不稳定、依赖、执拗、世故、意志耐受力差、不负责任、孤僻、情感冷漠、自律性差、冒险、具有敌意攻击性等人格特征。这些人格特征的持续存在，容易造成戒毒人员的人格障碍，如国内多项研究均采用人格诊断问卷（Personality Diagnostic Questionnaire，PDQ）调查发现，戒毒人员存在各种类型的人格障碍。其中，以反社会型和边缘型人格障碍多见，表现为易与社会和他人发生冲突、不忠于职守、人际关系不协调、行为冲动等特点。①

（一）性别差异性

戒毒人员的人格特征存在性别差异性。既往研究表明，男性戒毒人员的个性特征相对于女性异常突出，表现为冲动、性急易怒、敌对性强、服从性差、不愿受约束，常表现出肢体性攻击。女性戒毒人员的人格特点可概括为：对情绪知觉敏感、稳定性差，思维的深刻性不够，感情用事，缺乏责任心与务实精神，坚持性差，缺乏独立性和自控性，不能较快地适应新环境，常表现出言语性攻击等。有研究表明，女性戒毒人员的人格障碍主要体现为偏执性人格缺陷，这一障碍的形成与女性戒毒人员以下情况有关：生活成长经历，以自我为中心的性格特点导致产生一些绝对化要求，以偏概全等错误认知观念不能正确对待自身问题，戒毒及处理与父母之间的浓厚感情导致心理失去平衡等。总之，这些个性特征表现及典型人格障碍的存在，一定程度上是戒毒人员焦虑、抑郁、自卑、依附、懒惰等心理行为问题的原因之一。

① 毕嘉珩：《戒毒人员人格特征、生活事件与成瘾的关系研究》，哈尔滨工程大学 2015 年硕士学位论文，第 5 ~ 19 页。

（二）吸食类型差异性

吸食毒品类型也会影响戒毒人员的人格特征表现。国内有研究对海洛因戒毒人员采用NEO人格问卷修订本(Revised Neuroticism Extraversion Openness - Personality Inventory,NEO - PI - R)调查研究,发现海洛因戒毒人员在顺同性和严谨性人格维度的得分显著低于正常对照组;在特质层面具有高愤怒敌意、脆弱性均分和低价值、信任、责任心、自律性、审慎性均分。对苯丙胺类成瘾人员的人格调查发现,该人群有说谎、装病倾向,表现出偏执型人格特征,具有攻击倾向,出现反社会行为的可能性较大。有学者对海洛因成瘾者和冰毒成瘾者的人格特征进行对比研究,发现海洛因成瘾者与冰毒成瘾者的人格特征存在多个维度的显著差异:海洛因成瘾者在独立性和紧张性方面显著高于冰毒成瘾者,但其乐群性、稳定性、恃强性、兴奋性、有恒性和敢为性则显著低于冰毒成瘾者。这说明海洛因成瘾者相对于冰毒成瘾者表现出更独来独往、敏感紧张、情绪相对稳定、不喜欢社交活动、不喜欢争强好胜、做事坚持性差等特点。①

（三）吸毒时间的差异性

戒毒人员的人格特征随着吸毒时间的变化而变化。研究表明,吸毒3年及以上的戒毒人员相比吸毒3年以下的人员在艾森克人格量表(Eysenck Personality Questionnaire,EPQ)中的P(精神质)、E(内外倾)维度上得分显著升高。这可能与长期吸毒身心机制被破坏;处在戒毒环境里感到束缚,缺乏家庭支持,心理扭曲有关。表现为不遵守戒毒机构的管理,情绪不稳定,对周围人与事物产生敌对情绪,招惹是非等。随着吸毒时间的增加,戒毒人员对惩罚也失去了敏感性,逐渐成为戒毒所等机构的"熟脸",但社会危害性却在逐渐增加。

总之,对戒毒人员是否存在成瘾人格并无定论,但是,一些研究发现了与成瘾行为紧密相关的一些人格特征,这就为了解戒毒人员这一特殊群体的人格特征及表现奠定了基础,也为戒毒人员人格缺陷的干预方向提供了思路。

---

① 刘畅:《戒毒人员的人格特点及其心理矫治》,载《中国临床康复》2006年第10期。

第五节 戒毒人员的渴求特征

戒毒工作中,我们发现有相当比例的戒毒人员深刻地了解毒品带给自己的危害,但还是“义无反顾”地反复使用毒品;还有一定比例的戒毒人员在戒毒期间对毒品深恶痛绝,也表示了“决绝”的戒毒决心,但是一旦回到之前吸毒的环境中,就很快重新走上复吸的道路。戒毒人员的复吸行为已成为困扰戒毒工作者的重要问题,防复吸是戒毒矫治工作的核心,对毒品的渴求(craving)在复吸过程中扮演了重要的角色,是导致戒毒人员戒断后复吸的首要因素。

戒毒人员的渴求,是指在戒毒期间仍对精神活性物质(如苯丙胺类)具有持久的,强烈的,甚至难以克制的需求欲望,以满足其所产生的正性主观体验(如欣快感等)或戒断/停用后所造成的负性主观体验(如戒断症状,负性情绪等),其核心特征是持续不断地对毒品的欲求想法和行为。了解和掌握戒毒人员渴求特征表现,对于识别其成瘾和复吸风险性具有重要的现实意义。

一、渴求的自动化反应性

wanting(想要)与 liking(喜欢)是成瘾渴求的两个核心成分,它们具有不同的心理结构和运行机制,在渴求中发挥着不同的独特作用。

成瘾渴求的 wanting 常被理解为对毒品刺激的趋近、获取与迫切使用的动机倾向,它又分为内隐与外显两个部分,内隐部分以诱因凸显和经典条件反射理论为基础,是在不需要意识参与下的毒品寻求动机激发反应;外显部分又被称为“认知期待”,是对既定目标(毒品)主观的期待和被吸引。

成瘾渴求的 liking 是对毒品正性的反应性,它既可能是诸如愉悦等正性的情绪体验,也可能是下意识地对毒品刺激的正性反应(偏好、喜好)。Nicolas Koranyi 等人(2017)采用实验的方式,区分确认了 wanting 和 liking 是两个独立的心理结构。

wanting 和 liking 呈自动化反应模式。诱因凸显理论认为,长期使用药物会使神经系统发生改变,主要表现为脑对药物及其相关线索更加敏感,神经系统的敏化会导致药物使用动机的敏化,从而极易诱发觅药行为的发生。该理论还认为,无论是 wanting 还是 liking,它们都可摆脱意识的参与,更多是一种自动化的反应,但是两者的反应有不同的模式和脑区活动性。

二、渴求的性别差异性

男性和女性的渴求程度存在差异性。国内一项对 302 名男性海洛因戒毒人员、79 名女性海洛因戒毒人员进行 6 个月的美沙酮替代治疗，结果发现接受治疗后男性戒毒人员渴求程度下降明显，而女性患者在治疗前后渴求程度无明显改变，说明性别是影响渴求的一个重要因素。有专家认为，渴求与性别的关系可能与多巴胺与女性激素的相互作用有关，女性在雌性激素的作用下，对毒品所带来的奖赏效应更加敏感，更容易形成成瘾或依赖，那么在戒断后也会表现出更强的渴求状态。①

也有专家认为渴求性别差异还可能与女性对渴求的辨别更加精确，更容易报告这种感觉有关。女性相对男性，更加关注自己在躯体和精神、情绪层面的感受，也愿意在测试报告中表达这些感受，这一特点可能也是造成渴求性别差异的一个原因。

三、渴求的吸毒年限差异性

吸毒年限越长，渴求程度越高。研究显示，吸毒时间的长短与渴求有显著相关关系，吸毒时间长的戒毒人员，脱毒后的渴求程度也较明显。吸毒年限对渴求影响大，提示可能吸毒年限越长，中脑皮质边缘多巴胺系统、谷氨酸系统功能紊乱越严重，戒断后诱发出的渴求反应也就越明显。

随着吸毒年限的增加，吸毒人员使用毒品的方式逐渐往注射的方向发展。吸毒人员使用毒品的方式最初一般是吞食或者烫吸，但随着药物耐受性的增加，注射的方式更容易"上头"，更快让吸毒人员体验到使用毒品的"感觉"。但是，一旦到了毒品注射的阶段，也说明吸毒人员的成瘾程度到了比较严重的地步，那么，停下来使用毒品后，戒毒人员的渴求感就会越强烈，也就越加难以摆脱毒品的依赖性。

四、戒毒人员渴求的独特表现——毒品梦

即使是在封闭隔绝的戒毒环境中，戒毒人员的渴求也不同程度地存在着。戒

① 梁建辉、刘锐克：《药物渴求对复吸行为的始动作用》，载《中国药物滥用防治杂志》2001 年第 4 期。

断期间的渴求最典型的体现是和毒品相关的梦。戒毒人员的毒品梦反映的是其对毒品持续渴求的信号。冰毒戒毒人员在戒断初期,做生动而不愉快的梦(噩梦)本身就是戒断症状之一,但随着戒断时间的延长,重复出现的毒品梦就成了戒毒人员夜晚梦的主要构成部分。从心理学上来讲,反复出现的梦往往对个体具有重要的价值和意义。戒毒人员的毒品梦则是其对毒品持续渴求的标记,虽然戒毒人员在戒毒所接触不到太多和毒品相关的线索,但是由于成瘾记忆的稳固性和长久性,成瘾记忆会以毒品梦的形式出现。比如,许多戒毒人员在梦里经常出现在外面使用毒品的场景(人物、地点、毒品及吸毒工具等),并有急于实施使用毒品的行为,这些梦实则在提醒戒毒人员对毒品仍然存在持续的渴求感。

收集和分析戒毒人员毒品梦的内容可以为评估戒毒人员毒品渴求程度和变化提供有用的信息,从而为降低戒毒人员的复吸行为提供提前干预。C Colace(2014)曾报道过一个毒品梦的案例:一名48岁的男性海洛因吸毒人员(G先生),在频繁使用2年的海洛因后,开始了10年的戒毒操守,但突然有一天晚上,他在梦里看到一些朋友在吸毒,自己也参与其中,但刚开始吸,自己就从梦里醒来了。他醒来后,才意识到自己对海洛因仍然存在较强的渴求感,依然存在较大的复吸风险,所以又重新开始寻求专业的帮助。

因此,戒毒人员毒品梦的内容以及出现的频次,一定程度上可以反映其对毒品的渴求程度及变化情况,对其复吸风险的预测也能提供一定的参考,也为有针对性地干预提供有用的信息。

总之,戒毒人员在wanting与liking的共同作用下,受性别、吸毒年限、注射方式等因素的影响,其渴求水平即使在物理隔绝的戒毒环境中也持续存在,并且以毒品梦的形式外化呈现。未来的戒治临床实践中,可综合运用多种技术,如正念技术、认知行为干预技术、内隐评估与干预技术,从意识和意识下两个层面同时对其渴求状态进行干预,才能有效地降低戒毒人员的渴求程度和复吸风险。

■ 复习思考题

1. 简述戒毒人员的心理行为特征。
2. 简述戒毒人员认知特征的表现。
3. 简述戒毒人员成瘾记忆特征的表现。
4. 简述戒毒人员非理性信念的表现特点。
5. 试论戒毒人员情绪加工障碍及特征表现。

6. 简述戒毒人员行为特征的表现。

7. 试论与成瘾行为紧密相关的人格特质。

8. 简述戒毒人员人格特质的差异性表现。

9. 简述戒毒人员渴求特征的表现。

■ 本章主要参考文献

1. 李晓彤等:《物质依赖者注意偏向的脑功能机制》,载《精神医学杂志》2017 年第 3 期。

2. Field & Cox, *Attentional Bias in Addictive Behaviors: A Review of its Development, Causes, and Consequences*, Drug and Alcohol Dependence, Vol. 97:1, p. 1 – 20 (2008).

3. 郑友芬:《毒品相关线索对海洛因成瘾者注意分配的影响》,西北师范大学 2014 年硕士学位论文。

4. Speranza et al., Alexithymia, Depressive Experiences, and Dependency in Addictive Disorders, SUBSTANCE USE & MISUSE, Vol. 39:4, p. 551 – 579(2004).

5. Gerra et al., Dysregulated Responses to Emotions Among Abstinent Heroin Users: Correlation with Childhood Neglect and Addiction Severity, Progress in Neuro – Psychopharmacology and Biological Psychiatry, Vol. 48:3, p. 220 – 228(2014).

6. 杨玲、王霞、赵鑫:《药物成瘾个体的情绪调节缺陷》,载《中国药物依赖性杂志》2014 年第 4 期。

7. 吴健平、陈添球:《79 例吸毒者强制戒毒期间自伤自残行为的原因及对策》,载《中国药物滥用防治杂志》2007 年第 2 期。

8. Janak, Brain Circuits of Compulsive drug Addiction Identified, Nature: International Weekly Journal of Science, Vol. 564:7736, p. 349 – 350(2018).

9. Nora D. Volkow, Ting – Kai Li: Drug Addiction: the Neurobiology of Behaviour Gone Awry, Nature Reviews Neuroscience, Vol. 5:20, p. 963 – 970(2004).

10. 温娟、訾非:《成瘾人格研究的回顾及展望》,载《心理研究》2014 年第 6 期。

11. 高晓华、杨伊生:《感觉寻求与几种行为关系的述评》,载《内蒙古师范大学学报(哲学社会科学版)》2007 年第 S1 期。

12. 刘邦惠、黄希庭:《国外反社会人格研究述评》,载《心理科学进展》2007 年第 2 期。

13. 李想:《新型毒品滥用与反社会人格—— 一个犯罪心理学的透视》,载《犯罪研究》2010 年第 5 期。

14. Bari & Robbins, *Inhibition and Impulsivity Behavioral and Neural Basis of Response Control*, Progress in Neurobiology, Vol. 108:6, p. 44 – 79(2013).

15. 毕嘉珩:《戒毒人员人格特征、生活事件与成瘾的关系研究》,哈尔滨工程大学 2015 年硕士学位论文。
16. 刘畅:《戒毒人员的人格特点及其心理矫治》,载《中国临床康复》2006 年第 10 期。
17. 梁建辉、刘锐克:《药物渴求对复吸行为的始动作用》,载《中国药物滥用防治杂志》2001 年第 4 期。

第四章　毒品成瘾的形成机理与复吸预防

本章摘要

毒品成瘾与复吸问题是戒毒的核心问题。通过本章学习，了解和掌握毒品成瘾的形成机理和复吸影响因素与基础理论，掌握预防复吸的一般性策略，既可为毒品成瘾和复吸的干预和预防工作奠定基础，也能够为深入认识成瘾和复吸的本质提供理论基础。

重点问题

本章的重点是毒品成瘾的形成机理，不同的理论模型对成瘾的解释，不同学科、不同领域对复吸行为的认识，把握影响复吸的主要因素及预防复吸的一般性策略。

第一节　毒品成瘾的形成机理

毒品滥用与成瘾的影响因素有很多，像生理、心理、行为、家庭、社会等，这些因素在毒品成瘾过程中发挥着不同的作用。分析毒品成瘾的形成原因与因素，可为深入了解毒品成瘾的原理和规律奠定基础，也能够为毒品成瘾的干预和预防工作提供理论指导。本节拟从生理、心理、家庭、社会等角度对毒品成瘾进行阐述，以尽可能从不同层面揭示毒品成瘾的本质。

一、药物奖赏效应与成瘾

（一）药物奖赏效应的认识

神经生理学认为，药物滥用与成瘾是成瘾性药物与机体相互作用所产生的一种特定的病理生理和病理心理变化,表现为一种适应性病态平衡状态。这种平衡状态实际上是一种依赖外源性物质维持的大脑功能和结构发生病理变化的慢性过程,表现为中枢神经元发生了神经生化和神经组织的代偿性变化,这种变化最终导致中枢神经系统处于一种不同于正常本质的病态平衡状态,促使这种病态平衡状态出现的动力是药物的奖赏效应。

人类对奖赏效应的生理和心理认识始于20世纪50年代。1954年,美国心理学家Oids和Milner在对实验鼠进行中脑网状系统睡眠控制区电刺激试验时,意外地发现当电极无意插入鼠脑中隔时,脑内某些区域表现出异于平常的本能反应,这种本能反应异常强大,致使进行电刺激的小鼠以每小时500~5000次的速率疯狂般地自我踏压杠杆,连续自行刺激。这种刺激比食物、水等本能需要的物质更富吸引力。更令人惊讶的是,实验动物对自我电刺激脑部所产生的奖赏并不满足,始终不间断地压杆以获得快感。据此,oids和Milner认为动物脑内可能存在一种"愉悦中枢"(pleasure center)或"强化区域"(reinforcement area),只要刺激该区域就可产生一种"奖赏效应"。① 强烈的奖赏效应和缺乏满足感是直接激活脑部奖赏系统的两大特征。

(二)药物滥用与药物奖赏效应

药物滥用与成瘾所致的奖赏效应,是指在使用依赖性药物时所产生的正性情绪、认知变化和行为反应,如极度放松、情绪愉悦、精神欣快、思维活跃、乐观自信、兴奋激亢、安详惬意、心境满足等。所以,药物成瘾奖赏效应属正性强化作用。正性强化作用作为激活个体用药行为的催化剂,可使成瘾性药物表现出强大的"情绪情感扩张力"和"心理驱动力",其刺激使用药个体可能在首次用药时就产生依赖和成瘾。所以,药物滥用与成瘾是奖赏效应的正性强化作用的结果。也就是说,奖赏产生强化,强化导致滥用成瘾(依赖)。研究证实,所有致成瘾性精神活性物质都具有奖赏效应,即中枢正性强化作用。

(三)共性认识

所有成瘾性精神活性物质产生奖赏效应的原理,均可直接或间接升高多巴胺系统区域突触间神经回路的多巴胺递质水平而触发奖赏环路(腹侧被盖区—中脑

---

① 周雨青、刘星、马兰:《药物成瘾的神经生物学机制研究》,载《生命科学》2014年第6期。

边缘多巴胺系统—额叶)，产生正性强化作用，为了追求持续的奖赏体验，吸毒人员会不断地使用毒品，促使心理和生理依赖及耐受性的形成。因此，多数学者认为奖赏机制可能是药物滥用和成瘾机制形成的基础性原因。

二、快感—戒断反应拮抗过程模型与成瘾

(一)快感—戒断反应拮抗过程模型

Solomon(1977)提出的拮抗过程模型(the opponent process model)比较直观地对药物成瘾过程进行了解释。该模型认为，初期用药是因为药物可导致快感，而药物的重复摄入会改变体内的平衡状态，神经适应性导致对药物的耐受性和依赖性，以至于停止用药就会出现不愉快的戒断症状。[①] 根据这一观点，个体之所以强迫性用药是为了避免不愉快的戒断症状。虽然基于快乐主义假设的成瘾观点有许多不同的表达形式，但是都有一个共同的命题，即最初使用成瘾性药物只是简单地为了追求快乐感的“增高”，而成瘾以后则是为了寻求戒断症状的“降低”。

根据拮抗过程模型，由一定剂量的药物引起的快感激活了大脑奖赏回路这一过程，它反过来又引发负性的或对抗性的过程。通常情况下，对抗过程有助于恢复体内平衡并使大脑恢复到正常状态。当快感过程达到巅峰时，快感体验逐渐消退，负性感受逐渐增加。以后随着成瘾程度的加重，对抗过程逐渐占据主导地位，从而加剧了用药剂量的增加和神经耐受性的提高。这时，即使很小剂量的药物也能激活对抗过程，并不断引发戒断反应。

(二)快感—戒断反应拮抗过程模型导致成瘾的机制

从神经生理的机制来说，快感过程是由中脑边缘系统的多巴胺向伏隔核和杏仁核投射的激活所引起的，伏隔核和杏仁核正是负责调节药物“急性强化效应”的区域。随着重复用药和成瘾程度的加深，导致多巴胺系统耐受性的提高，如果降低其调节水平，减弱对药物的强化状态，突然停止用药，会引发多巴胺和五羟色胺神经递质降低到正常水平之下，从而引起诸如烦躁不安和焦虑等戒断症状，即对抗状态。因此，最初以达到正性状态为目的的用药者逐渐进入负性状态，即成瘾

---

① Solomon R. L. Addiction: An Opponent Process Theory of Acquired Motivation: the Affective Dynamics of Addiction. In Psychopathology Experimental Models. JD Maser, San Francisco: Freeman, 1977: 66–103.

状态。

拮抗过程模型试图用正负性状态对成瘾过程作出系统的解释。它的特点是简单直观，容易理解，而且似乎符合大众的认识。但是，近年来随着研究的深入，拮抗过程模型遇到了两方面的挑战。一是模型忽视了动机因素在成瘾过程中的作用。除了情绪状态外，用药者的动机也发挥着重要作用，如为了寻求归属感，吸毒人员会以毒品为途径，在某个“小团体”中获得认可，这种动机状态在药物滥用过程中也起着助力的作用。二是模型难以解释一部分已经脱毒的成瘾者的复吸行为。根据拮抗过程模型，成瘾者在长时间的药物戒断之后，戒断症状就会减弱，因此就失去了复吸的生理心理基础。但事实上，相当一部分经过多次脱毒治疗并已消除戒除症状的冰毒或海洛因成瘾者，最后都成为“复吸人员”。这是快感—戒断反应理论无法解决的难题。

三、异常学习模型与成瘾

近年来，基于对条件性学习理论与奖赏性学习的认识，研究者开始关注学习在成瘾形成过程中的作用。有研究发现，对奖赏误差的预期能有效地激活伏隔核相关回路的活动，药物滥用可以促进某些形式的学习，并提高神经系统的耐受性。因此，有研究者假定，成瘾是药物滥用导致异常学习能力提高的结果，[①]而且这些异常学习包含了几乎所有的学习类型，主要分为外显学习（陈述性或有意识学习）和内隐学习（程序性或无意识学习）两类。

异常学习模型的第一个观点认为，成瘾的实质在于用药者在认知上夸大或曲解了对药物快感的记忆。经过多次用药体验后，药物使用者在意识水平（外显学习）上可以清楚地陈述用药行为与其后果之间的因果关系，这是一种认知性药物效应，即行动—后果型（A—O）学习。用药者在意识中也清楚地知道环境中的特定线索与继发性奖赏之间存在着预期性关系，即外显的条件化学习。这一异常学习模式容易夸大或歪曲陈述性记忆或预期，导致用药者对药物的认知性预期变得特别活跃。

异常学习模型的第二个观点是把成瘾的本质视为内隐的刺激—反应型（S—R）学习，认为成瘾过程最初是对 A—O 关系（对药物快感的记忆）的外显学

① Wagner F A, Anthony J C. *From First Drug use to Drug Dependence: Developmental Periods of Risk for Dependence Upon Marijuana, Cocaine, and Alcohol*, Neuropsychopharmacology, 2002, 26(4): 479 – 488.

习，并受基于认知的预期所控制，后来逐渐转变为内隐的自动化 S—R 习惯，成为强迫性行为。[①] 换言之，成瘾过程是外显学习向内隐学习的过渡，是逐渐自动化的过程。对于吸毒人员来说，长时间滥用毒品，和毒品相关的很多信息，像毒友、吸毒环境、烟具、注射器、矿泉水瓶等条件刺激都可以引起对吸毒的欣快感的回忆，使成瘾者在无意识中在药物奖赏刺激与中性刺激之间建立联结，使其成为药物奖赏的线索，引发吸毒者内隐的自动化觅药反应。

异常学习模型是基于条件作用理论而建立的，能较好地解释药物刺激与成瘾行为的关系。但是，该模型无论在理论上还是实践中都无法解释药物成瘾行为的强迫性本质，具有一定的局限性。因此，异常学习与强迫性药物寻求行为之间无必然联系，成瘾过程也不能被简单地归结为异常学习。

四、诱因—易感化模型与成瘾

基于拮抗模型与异常学习模型对成瘾解释的局限性，诱因—易感化模型整合了有关动物成瘾研究的最新成果，提出了一种对成瘾行为的新的解释。该模型的核心观点是，长期吸食成瘾性药物会改变与伏隔核相关的脑系统的功能，而伏隔核是负责调节诱因性动机（incentive motivation）和诱因凸显性（incentive salience）功能的组织。因此，成瘾性药物长期刺激这些神经回路会使其逐渐对药物的作用以及与药物相关的中性刺激变得异常敏感，即神经易感化（neural senitization）；神经易感化导致成瘾者在心理上内隐性地通过诱因凸显来表征药物与药物相关线索的特性，并引起对用药的病理性“欲望”，从而导致强迫性的药物寻求、药物摄入和复吸行为。[②]

这一模型认为，诱因—易感化是成瘾过程和复吸行为的核心所在。这一模型整合了成瘾过程中的情绪、动机、诱因、学习等多领域的研究成果，并以丰富的神经心理学和神经药理学的研究作为依据，代表着成瘾过程理论研究中的最新进展。

（一）易感化的定义及其类型

易感化，是指相关神经系统由重复性药物摄入而导致的药物效应提高的特

---

① Everitt B J, Dickinson A, Robbins T W. *The Neuropsychological Basis of Addictive Behavious*, Brain Research Reviews, 2001, 36(2－3): 129－138.

② 朱海燕等：《药物成瘾过程的心理——神经理论模型》，载《心理科学》2004 年第 3 期。

性。在重复性药物摄入的情况下，调节药物效应的神经系统可能以不同的方式调节不同的药物效应，并对重复性用药产生神经适应性。主要有两类药物效应会导致神经系统的易感化：一是心理运动性激活效应；二是诱因性动机效应，两者都受伏隔核这一相关回路的调节。

1. 心理运动性激活效应

心理运动激活效应，是指吸食成瘾性药物提高了成瘾者对该药物的唤醒、注意和运动行为，从而增加了其针对该药物的朝向、探究和趋近行为的强度和频率。许多成瘾性药物都很容易导致神经行为的易感化，如苯丙胺、可卡因、鸦片、海洛因、酒精和尼古丁等。易感化的最重要的特征是其持续性，研究显示在药物使用停止以后，动物的心理运动易感化还会持续几个月甚至几年。

还有一点值得注意的是，一旦易感化过程形成，多数成瘾者还可能存在共存易感化，即对一种药物的易感化也可引起对其他药物甚至中性刺激（如压力）的易感化。共存易感化的存在加剧了成瘾形成的进程及程度，也给戒断带来了困难。

2. 诱因性动机效应

神经系统的易感化提高了成瘾者对药物奖赏的"预期"，药物成为引发药物寻求和用药的最直接而强烈的诱因。Robinson 和 Berridge（2003）把神经系统易感化对药物寻求动机的激发作用称为诱因性动机效应，而把具有显著的诱因性动机激发功能的药物及相关线索称为诱因凸显性。诱因凸显性不仅提升了药物本身的渴望度，还可以使中性刺激转变为强大的诱因，能够吸引成瘾者的高度注意，使其表现出对药物及相关线索更"想要"的渴望。[①]

从神经心理机制上看，成瘾药物提高了伏隔核中多巴胺的神经传递，而且如果在 NAc 中注射微量药物，就会提高多巴胺的释放。以苯丙胺为例，在实验前，对 NAc 注射微量苯丙胺，结果证明微量苯丙胺虽然不能提高欣快感或对糖的喜欢度，但却能显著提高对糖的"欲望"。换言之，伏隔核内的苯丙胺不能提升"喜欢"，但能放大"欲望"，从而证明成瘾者不是因为喜欢药物而用药，而是受易感化的驱动内隐性地"想"用药，较好地解释了药物成瘾的过程更多是受"欲求"支配的。

---

① Robinson T E, Berridge K C. *Incentive - Sensitization and Drug "Wanting"*, Psychopharmacology, 2004, 171(3): 352 - 353.

（二）易感化对成瘾者认知能力与行为控制力的影响

易感化所致的诱因凸显性对认知和行为能力的影响主要体现于两个方面：一是非理性用药，二是行为控制力的损害。

1. 非理性用药

诱因凸显性不仅导致了病理性的药物寻求，还改变了成瘾者的认知抑制能力，典型表现为对非理智的用药行为的影响。一方面，即使个体在认知上知道药物并不会带来多少快感，由诱因凸显性引发的内隐“欲望”也会克服理智而去用药。在成瘾者身上，对药物的“欲望”和对药物的“喜欢”是完全分离的，这样就会出现无意识的（内隐的）目标导向的药物寻求行为。另一方面，药物线索一旦引发对药物的“欲望”，成瘾者会丧失理智，不顾一切地寻求药物。在面临药物线索时，即使个体有戒断用药的理性和决心，也会越过理性而重复用药。

2. 行为控制力的损害

诱因凸显性还损害了成瘾者的行为控制力。从神经心理学的角度来看，前额皮层对行为控制能力起着关键性作用，长期使用成瘾性药物会导致前额皮层系统功能和结构的持久性改变，从而使成瘾者丧失正常的思维决策、理性判断和行为控制能力。研究显示，苯丙胺和可卡因成瘾者前额皮层的结构和功能都异于正常人，甚至前额皮层的体积也会萎缩；过度摄入可卡因的老鼠前额皮层内锥体神经元树突结构出现异常；苯丙胺或海洛因使用者表现出冲动性选择困难；药物引起前额皮层活性的下降能促进皮层下多巴胺系统活动的提高。这些证据表明，前额皮层功能障碍不仅导致不良决策和判断，而且有可能进一步提高诱因—易感化水平，从而使成瘾者对药物使用做出失控的行为。①

总之，诱因—易感化模型把成瘾行为视为伏隔核这一相关回路的易感性所驱动的动机性反应，神经系统的病理性特性（易感化）引起成瘾者在认知上把药物的作用过分夸大或歪曲，形成诱因凸显性并导致了病理性用药欲望。环境中相关线索一旦与诱因凸显性结合，病理性欲望就会被特异性地指向这类线索，诱发强迫性药物寻求和成瘾行为。因此，成瘾行为的根本机制是在特定线索条件下，神经系统变得易感性，且具体体现在行为上。这一模型很好地解释了成瘾者药物寻求

---

① Wyvell C L, Berridge K C. *Incentive Sensitization by Previous Amphetamine Exposure: Increased Cue-triggered "Wanting" for Sucrose Reward*, Journal of Neuroscience, 2001, 21(19): 7831 – 7840.

和成瘾行为的心理机制及其脑机制，同时对情绪反应、学习和情境因素在成瘾过程中的作用给予足够的关注，是一个具有相当整合性的理论模型。但是，这一模型主要建立在动物实验的基础上，能否直接适用于药物成瘾人员，其解释力还需要在实际中进行验证。

五、家庭理论模型与成瘾

家庭理论模型认为，家庭关系和家庭结构不良是毒品成瘾的重要影响因子。家庭关系不良，家庭成员之间的情感支持匮乏，家庭成员之间的互动就处于失衡状态，就比较容易出现毒品滥用的家庭成员。同样，家庭结构有缺失，家庭成员的内心容易缺乏安全感，容易从成瘾物质中寻求慰藉，形成药物依赖性。

（一）家庭关系与毒品成瘾

1. 家庭关系不良与毒品滥用

稳定的家庭关系和父母正确的教养模式是青少年心理健康的基础和保障。家庭关系不良对青少年形成和持续成瘾行为产生重要影响。在调查中发现，物质滥用者的家庭中常常缺少稳定的家庭关系、家庭成员之间情感疏离、相互之间的支持差，在遭遇悲伤或不顺时更容易借助成瘾物质排解。研究表明，在药物依赖者的家庭中，父母花费在教育孩子上的时间要少于没有这些问题的家庭，这也是青少年滥用毒品的重要原因之一。另有研究发现，青少年遭遇身体虐待与自身药物滥用问题明显相关。从小遭受体罚的青少年，更容易形成使用成瘾药物的习惯性行为，与不受体罚的同龄人相比，他们更容易使用非法手段获取金钱并购买毒品，在使用毒品后容易发生社会越轨行为，并倾向于认为这些物质是无害的或者是不会成瘾的。

2. 家庭关系因素对成瘾的预测性

针对毒品成瘾的变量分析研究发现，以下家庭变量可预测个体是否发展为成瘾：家庭成员有吸毒行为、与父亲关系疏远、父母婚姻危机、家庭缺少凝聚力、早年反复搬家、母亲对子女监管不力或对子女的要求前后不一致。父母的世界观、人生观、价值观会通过平日的言传身教，对子女产生潜移默化的影响。如果父母吸毒，可能导致子女认同其价值观以及认同其对毒品使用的态度，并模仿他们的行为，这种涉毒环境及子女的模仿行为对于毒品滥用有极大的助力，从而比较容易发展到药物成瘾阶段。①

(二)家庭结构与毒品成瘾

家庭结构的缺陷与药物成瘾的形成紧密相关,尤其对于青少年。研究发现,在单亲家庭中的青少年更容易出现过分早熟、交往不良、对人冷漠、敌意和较早滥用成瘾物质(烟、酒等)。Stanton 提出,物质滥用的家庭理论在本质上指的是内稳态模式,如正常的家庭是一个平衡、亲近和相互独立的稳态系统,一旦某一成员受到威胁,便会采取异常行为(成瘾行为是其中之一),这些异常行为具有一定的受家庭成员的关注性,能够使家庭保持内稳态。

近年来,留守青少年的心理行为问题越来越引起社会关注。留守青少年,是指年龄处于 10~18 岁,因父母双方或一方外出打工而被留在户籍所在地,不能与父母共同生活,而是与祖父母生活在一起的未成年人。研究发现,留守青少年的家庭亲密度低,社会适应不良、社会支持不够,容易受不良同伴的影响,习惯于以消极的方式应对生活事件。留守青少年由于长期缺乏有效教育和监管,容易受到社会不良人员的影响,从而沉溺网络或精神活性物质。

六、社会因素模型与成瘾

社会因素模型认为,“社会因素对个人吸毒成瘾行为的影响”问题是吸毒成瘾行为的社会学需要解释的主要问题,即该模型关注社会是如何影响个人吸毒行为的发生和成瘾的。不同研究者围绕“社会因素对个人吸毒行为的影响”问题进行探讨,研究的观点较为集中和统一在“毒友圈”“亚文化”“社会环境”“社会支持”等社会因素上。

(一)毒友圈与毒品成瘾

1.“毒友圈”的普遍性

毒友圈在吸毒人群中普遍存在。国内有研究曾对 144 名吸毒人员做过调查,结果发现他们的毒友平均是 3.17 人,有固定的毒友圈子的 143 人(99.3%),圈子中毒友相处时间平均为 5.3 年,维持时间最短的为 0.9 年,毒友圈子维持最长的

---

① 李双其:《福建吸毒者吸毒原因调查报告——基于对 240 名吸毒者的全面调研》,载《中国刑事法杂志》2004 年第 1 期。

为21年,说明了毒友圈存在的普遍性、稳定性和持久性。

2."毒友圈"与吸毒行为

吸毒人员的成瘾行为与毒友圈紧密关联,约2/3的冰毒戒毒人员曾报告说自己的吸毒和复吸行为离不开毒友的劝诱或者暗示等影响。

毒友圈也会对吸毒人员产生吸引力和归属感。社会心理学的研究表明,具有相似态度和行为的人们相互之间具有吸引力。吸毒人员之间具有相同的吸毒经历和吸毒的行为,导致他们之间产生了相互吸引。另外,由于吸毒人员的身份标签,他们不太容易在社会上交到正常的朋友,遇到挫折或困难的时候,也倾向于到有相同经历的"毒友圈"中寻求安慰和归属感,由于毒友圈中毒品和吸毒工具的易获取性,所以,这类行为容易引发吸毒行为。

(二)亚文化与毒品成瘾

从"亚文化"视角解释吸毒行为,是近年来我国吸毒成瘾问题研究的概念框架和理论视角。有学者认为,吸毒人群初次"娱乐性吸毒"行为的原因是享乐主义的亚文化,在"娱乐至死"的亚文化价值观下尝试毒品;还有学者提出可以从亚文化接纳的角度来分析青少年吸毒的原因,如青少年吸毒的群体性诱因在于青少年熟识和联系紧密的群体环境中存在吸毒行为交往群体的诱导,在吸毒群体中,同伴压力的存在及其对特殊亚文化的认同是反复滥用毒品及成瘾的社会因素之一。[①]但是,由于现有研究者还没能获得吸毒人群的亚文化群体的相关翔实资料,因此,亚文化研究视角还缺乏对目标群体深入的互动模式的理论研究。

(三)社会环境与成瘾

很多研究者关注社会环境与毒品成瘾的关系问题。有研究认为,毒品容易获得、吸毒人群容易接触、政府和社会对戒毒者出所后的后续照管措施未能跟上,是复吸的社会环境原因。此外,一些学者进一步指出,吸毒网络的扩张及毒品黑市和高危地点的存在是毒品容易获得的原因,比如,在一些城乡接合部社会治理能力较弱,很容易为贩毒、吸毒人员提供交易与吸毒场所,成为毒品滋生的环境因素。

---

① 马立骥:《防复吸:戒毒人员如何跨越"危险情境"这道坎》,载《中国司法》2021年第8期。

（四）社会支持与成瘾

成瘾人员社会支持系统匮乏，也是吸毒成瘾的重要原因之一。有学者在对重庆吸毒人群的社会支持网研究中认为，吸毒人员的社会支持网规模很小，吸毒网络具有秘密性和牢固性。其相识关系提供毒品支持，朋友关系和亲戚关系提供情感和经济支持，但缺乏正常的社会支持系统，像戒断后正常的社交圈、工作机会等。吸毒人员正常的社会支持系统资源不足，导致其遇到困难时无法通过正常的途径寻求帮助，而是第一时间向吸毒网络求助，无形中增加了接触毒品的机会，也增大了成瘾的可能性。

总之，国内社会学者就吸毒成瘾行为进行了多层次、多视角的研究，为最终找到吸毒成瘾的社会根源奠定了基础，也从社会因素的角度解释成瘾行为提供了理论依据。

综上所述，本节从生理、心理、家庭、社会等角度对成瘾的机理与原因进行了阐述，为揭示成瘾的本质提供了不同的观点和视角，这些对成瘾行为的干预和预防工作奠定了良好的基础，有利于我们从不同的层面、不同的学科领域认识与理解成瘾的原理和机制。

第二节　复吸的基本理论

毒品成瘾是一个以精神心理障碍为主要特征的慢性高复发性复杂脑病。居高不下的复吸率是困扰药物依赖痊愈性治疗的最大症结，也是毒品成瘾成为当今世界治疗难度最大疾病之一的原因所在。所以，在开展科学有效的脱毒治疗基础上，将更多的矫治关注点放在脱毒后康复治疗与防复吸干预方面，已形成全球性高度的学术共识。

对复吸开展矫治干预工作，得要明确复吸的原因何在？根据复吸原因制订针对性的训练方案。不同的学科，对复吸的解释也不同，像社会学理论认为复吸是对社会规范和道德法律的越轨行为等。本节主要从不同学科理论的角度探索戒毒人员复吸的原因和机制，从而为戒毒矫治工作提供理论基础。

一、生理心理学理论对复吸的解释

生理心理学认为,生理心理因素对个体的复吸有着重要的影响,其中,有两个因素最为显著:一是戒断反应与稽延性戒断反应;二是渴求反应。

(一)戒断反应与稽延性戒断反应

1. 戒断反应与复吸行为

戒断反应是停止使用成瘾药物后出现的一系列躯体与精神症状。长期使用成瘾药物后,脑内的细胞和分子水平会产生一系列的重要改变,如神经元的一些受体、受体偶联蛋白或细胞内的一些信号转导分子都处在一个代谢活跃的水平,并维持与反复用药相适应的状态,这种状态被称为神经适应性改变。若此时停药,神经细胞工作的平衡性将会被打破,药物成瘾者就会出现戒断反应。常见的戒断反应涉及意识、认知、情绪、睡眠或运动等多种状态的改变,如出现幻觉、妄想、抑郁、焦虑、心境低落、易怒、易激惹、失眠、疲乏或多梦等精神症状,同时伴有恶心、腹泻、呕吐、疼痛、乏力、颤抖等躯体症状。不同的毒品类型所导致的戒断反应也存在差异性,但基本都会出现生理和精神症状的问题。戒毒人员为了摆脱这些负性的精神心理效应及躯体感受,会比较快地使用毒品,从而开启复吸行为。①

2. 稽延性戒断反应与复吸行为

稽延性戒断反应是指毒品成瘾者脱毒治疗后,急性戒断反应得以控制或消除,但仍不同程度地持续或间断出现以焦虑情绪、躯体不适、睡眠障碍三个主要临床特征为代表的症候群。从病理生理学和病理心理学角度看,稽延性戒断反应是导致毒品复吸的重要生物学因素之一。不同类型的毒品所产生的稽延性戒断反应存在较大差异性,海洛因等阿片类药物依赖所产生的稽延性戒断反应最为突出和典型,其他毒品如苯丙胺类、古柯类、大麻类等滥用药物临床戒断反应和稽延戒断反应均相对不明显或甚至不出现。

海洛因等阿片类药物依赖稽延性戒断反应的出现主要由于体内的内啡肽、NE、5 - HT、DA 功能未能完全恢复,加上毒品本身的纯度以及掺杂物对躯体和神经系统造成的损害在短期内未恢复,所以,即便经过临床脱毒,但在一定时间内仍

---

① 杨国栋、周文华:《阿片戒断综合征的研究思路与方法学》,载《中国药物滥用防治杂志》2000 年第 3 期。

会出现不适的症状反应，包括周身乏力、精神怠倦，食欲低下、情绪恶劣、感觉过敏、失眠、抑郁等临床表现；其持续时间不等，有的仅数周，有的可达数月甚至数年。海洛因等阿片类药物依赖稽延性戒断反应的长时间存在，在较大程度上促进了海洛因戒毒人员的复吸行为。[①] 但近些年来，随着对稽延性戒断反应治疗水平的提高，稽延性戒断反应对复吸的影响比例有所下降，特别是强制隔离戒毒 2 ~ 3 年的戒毒人员，基本上已无稽延性戒断反应存在，但其复吸率仍居高不下，说明毒品复吸原因的复杂性和多元性。

（二）渴求反应

渴求是毒品心理依赖性的核心表现。致依赖性药物和毒品通过中枢"奖赏环路"，产生强大的正性强化作用。这种正性强化作用使吸毒者经历了强烈而深刻的心理欣快体验，并以成瘾记忆的形式存储于大脑记忆系统中，这些记忆再次激发唤醒时则诱发渴求反应。Rober 等研究提出，滥用的成瘾药物所产生的"脑奖赏"强化效应，可导致用药者的渴求欲望延至多年，甚至终身。戒毒人群中广泛流行的所谓"一朝吸毒，十年戒毒，终生想毒"，就是对此效应的一种写照。

1. 渴求反应与复吸行为

渴求反应的外显标志就是毒品复吸行为。由于使用毒品给戒毒人员留下的特殊精神体验，使他们无法控制对这一精神感受的强烈渴求，"再吸最后一口""再用最后一次""再吸一次就戒毒"的欲望几乎是所有戒毒人员难以摆脱的念头；毒品造成的被戒毒人员称为"心瘾"的心理和精神依赖严重程度，是我们正常人难以想象和理解的。渴求反应一方面导致戒毒人员开始复吸，使用越来越多的毒品；另一方面，反复的复吸及毒品使用剂量的累积，反过来也会强化渴求，让戒毒人员的渴求反应越来越严重。[②]

2. 渴求所致复吸行为的变化过程

临床研究显示，渴求所致复吸是一个从轻到重的演进过程。由于滥用的毒品种类不同，毒品的质量和数量不同，吸毒的个体差异不同以及脱毒后中止吸毒的

---

① 刘金华：《海洛因依赖戒毒者复吸的生理、心理、社会因素的相关研究》，苏州大学 2008 年硕士学位论文。

② David Belin，*Aude Belin – Rauscent*，*Jennifer E Murray*，*Barry J Everitt*. *Addiction*：*Failure of Control over Maladaptive Incentive Habits*，Current Opinion in Neurobiology. 2013，4（23）：564 – 572.

时间不同,渴求的程度也不尽相同。在吸毒人员群体中,“渴求”是一个阶段性由最轻逐次递增并不断加重的连续过程。对于每个吸毒者而言,“渴求”的严重程度、发生频率、持续时间与脱离致依赖性药物的时间呈一定的阶段性负相关,即脱毒后的1个月内“渴求”的程度最重,发作频繁,每次发作的持续时间也最长。1个月后其严重程度、发作频率、持续时间开始逐渐减轻;3个月后减轻的程度比较明显;3~6个月低于1~3个月,6~12个月又有所降低;如果给予针对性治疗干预6~12个月,渴求程度一般可减轻至接近康复临界状态。

另外,渴求每次的产生具有一定的规律性,如坐过山车一般,开始表现十分强烈,如果能得到及时干预和接纳调控,渴求会随之降低,并随着干预的时间与自我接纳而逐渐淡化,复吸行为也会得以中止。

二、行为主义理论对复吸的解释

行为主义理论认为,无论是动物自身给药行为,还是药物成瘾者的复吸行为主要基于以下两点:一是正性强化;二是负性强化。同药物成瘾一样,正负性强化在药物成瘾人员的复吸行为中发挥着重要作用。正性强化对自身给药行为产生奖赏性效应,而负性强化的目的在于减轻或回避某种行为所带来的负性情感体验。

操作性行为理论认为,初吸是通过正、负性强化而习得吸毒行为;复吸是由于吸毒成瘾后,戒毒人员建立了毒品的易感行为刺激反应链,比如重返吸毒环境、重睹吸毒场面或重见吸毒工具、重闻毒品味道、重新听到吸毒话题,特别是重新回到自己原先所熟悉的吸毒环境中。

现实中,许多戒毒人员无论与毒品脱离了多久,一旦重现原先吸毒的情境,便会立即触景生情,产生强烈的用药冲动和程度不同的戒断反应,使大多数人很难自持而重蹈毒途。所以,戒毒人员进入“吸毒成瘾—戒除毒瘾—再次吸毒”的循环过程,可能是只戒除生理上的毒瘾,并未对已习得的易感行为反应模式进行戒除。而由 Marlatt 和 Gordon 提出的复吸认知行为模型则认为,复吸是因为当戒毒人员面临高度危险的情景时,如果戒毒者能够有效地进行反应,比如,把戒毒保持行为与自我肯定、长远发展联结起来,他的戒毒自我效能感就会提高,复吸的可能性就会降低;如果面对高危情景不能有效应对,把吸毒行为与快感体验等联结在一起,戒毒自我效能感就会降低,就会重新开始使用药物,导致再次的复吸。

三、人格理论对复吸的解释

（一）人格特点与复吸行为

人格决定了个体的行为方式和生活方式及态度倾向等，影响个体对心理社会压力源的认知评价、情绪产生、心身反应等。人格影响和决定了个体对外界挑战的适应与应对策略方式、能力与效应以及个体的人际关系，从而决定了获得和利用社会支持的质量。人格既可以作为疾病的特异性因素，在不同的疾病中发挥作用，也可以成为某种疾病发生发展的基础条件。人格特点不仅与药物成瘾的发生有关，也在很大程度上决定着戒毒人员的近期和远期戒毒保持行为，独立、坚韧、主动的人格特征有助于戒毒人员保持操守，远离毒品，拒绝毒友的诱惑，从而减少复吸行为。反之，依赖、犹豫、被动的人格特征很容易让戒毒人员失去底线，在毒品及毒友的诱惑下动摇戒毒决心，从而比较快地重新走上复吸之路。

（二）依附性人格的形成

事实上，吸毒人员在长期吸毒的过程中，人格被扭曲，正常的人生观、价值观、是非观、伦理道德观被破坏，逐渐形成对毒品的“依附性人格”，表现为缺乏对家庭、社会的关注和热情，缺乏对生活的责任和追求，思维变得狭隘和懒散，作为人的独立性、创造性和主动性普遍低于常人，只想通过吸食毒品来逃避现实。但是在短暂的逃避之后，陷入的是更深、更严重的空虚和痛苦，又重启对毒品的使用，反复长期的毒品滥用，反过来加重了其人格变异程度，对毒品的“依附性人格”也越来越得到强化，加大了戒毒矫治工作的难度。

即使经过一定时间的戒毒治疗，其人格扭曲和心理缺陷仍不能得到立即改善。表现出多疑、孤僻、自卑等病态人格；导致对生活失去兴趣，工作能力减退，思考能力下降，行为意向降低。同时，在戒毒期间刚刚形成的对毒品的抵御心理还相当脆弱，一旦在生活中受到某种精神打击（如歧视、嘲讽等），出现各种挫折（如事业、婚姻失败等），情绪极易波动，此时，一旦接触毒品，精神防线就即刻崩溃，陷入复吸的深渊。

总之，人格因素在戒毒人员吸毒及复吸行为中提供了基础性的发动作用，促使戒毒人员比较快地启动复吸及适应复吸后的变化；但反过来，戒毒人员的屡次复吸，也会改变其人格结构，逐渐形成“依附性人格”，推动戒毒人员在复吸之路上越走越远，他们人格的变异也给戒毒矫治工作设置了较大的障碍。

四、认知心理理论对复吸的解释

（一）认知心理加工与复吸

由于认知心理学的发展，有研究开始借助认知心理学的概念对复吸过程的认知加工作出新的解释。比如，通过引入药物成瘾者对与药物及其相关线索的优先加工的假设，来揭示药物成瘾及复吸行为的认知机制，该理论假设认为复吸机制最为显著的特征是药物成瘾者对其成瘾的药物及其相关线索存在一种显著性的注意偏向，这种注意偏向成为药物相关刺激引发成瘾者心理渴求感及复吸行为的关键性认知中介；它是通过调节药物刺激及成瘾者对这些刺激的初始反应即心理渴求感，同时调节着成瘾者后续的行为反应如药物寻求与复吸行为而起作用的。

基于认知与情绪信息加工领域的研究从另一个角度对复吸行为进行了解释，该研究认为复吸行为是对负性情绪信息过度加工所导致的。该研究认为，在大脑中存在“冷”“热”两个对立的神经系统，“冷”系统负责认知控制相关的功能，“热”系统和冲动、非理性等功能加工有关。通常情况下，冷系统与热系统处于平衡的状态，也使人的行为维持在理性与非理性相平衡的状态。但是受毒品的影响，大脑的“冷”“热”系统间的平衡性被打破，“热”系统逐渐占据主导性地位，戒毒人员在“热”系统支配下出现更多的冲动、非理性的决策和行为反应，复吸行为就是其中之一。①

（二）认知障碍与复吸

1. 戒毒人员主要的认知障碍表现

长期滥用毒品，会导致戒毒人员认知系统的功能性损害，这也进一步导致其认知偏差、认知扭曲等认知障碍。戒毒人员认知障碍的突出表现为吸毒的侥幸心理和补偿心理等，他们往往出于补偿心态在脱毒治疗后产生“再吸最后一次”“再来最后一口”“再打最后一针”等侥幸心理，其结果是不断重复的“最后一次”，而没有一次是真正的“最后”，这种认知障碍是造成复吸的最常见和最重要原因之一。

---

① Stéphane Potvin, Julie Pelletier, Stéphanie Grot, Catherine Hébert, Alasdair M. Barr, Tania Lecomte. *Cognitive Deficits in Individuals with Methamphetamine use Disorder: A Meta – Analysis*, Addictive Behaviors. 2018(80): 156 – 160.

2. 戒毒人员的自我效能感

（1）戒毒人员自我效能感影响复吸行为。戒毒人员的认知障碍还表现为戒毒自我效能感偏低，表现为戒毒动机缺失和戒毒信心不足。自我效能是由班杜拉（Bandura，1982）提出的，自我效能是指个体感觉能有效地控制自己生活的某些方面的能力。如果戒毒人员具有较高的戒毒自我效能感，就对自己能够成功戒毒的预期比较高，就具有较强的改变动机和信心。假如他们能在一次高危情境中完成一次有效应付，自我效能感就会提高，复吸的可能性就会降低；如果缺失成功的应付经历，那么他的戒毒自我效能感就会降低，就会感到无助，进而从偶尔用药以获得即刻的满足，发展成反复用药而导致完全的复吸。①

（2）戒毒人员自我效能感影响操守保持。戒毒人员的自我效能感、个体对于戒毒的决心以及内心关于操守的目标对是否复吸有很大影响。比如，一些戒毒人员在求治或被迫治疗时，内心所定的目标并不是彻底戒断，而是希望减少用量和（或）改善躯体状况，因此，治疗后的复吸率自然会高于那些确实有戒毒愿望且希望彻底摆脱的戒毒人员。临床发现，在治疗开始时，出于各种各样的原因（如滥用药物造成不良的社会后果及躯体并发症），许多人戒毒的决心（似乎）很大，动机很强烈。但若干时日之后，戒毒人员会渐渐忘却药物造成的不良后果，戒毒决心及动机逐渐淡化，而成瘾记忆中毒品所致的愉悦、欣快体验逐渐被唤醒，逐步会产生“再来一次”的想法及实施“吸一次”的行为。也就是说，戒毒人员的戒毒效能感总是处于波动状态，不断地权衡利弊得失，不断地与自己的信念作斗争。因此，如何维持他们的戒毒效能感，是广大戒毒工作人员努力的目标之一。

五、社会学理论对复吸的解释

社会科学主要侧重从家庭、社会适应、社会支持等角度对复吸行为进行解释，阐述外部环境因素对戒毒人员复吸的影响，从而为社会干预提供理论指导。

（一）家庭环境与复吸

家庭是个体生活的终端场所，是人生的避风港和安全岛。人在遭遇挫折时，首先想到的就是能够得到家庭的温暖、关爱、支持、鼓励、帮助和保护。但现实是

① 张英俊等：《羞耻对女性强戒人员复吸倾向的影响：自我效能感和心理弹性的作用》，载《中国临床心理学杂志》2020年第4期。

由于家庭出现了吸毒成员,使整个家庭乃至家族蒙受重大耻辱和伤害,吸毒又使家庭消耗了大量的金钱财物,家庭其他成员难免对其充满怨恨和怒责。在戒毒人员回归家庭后,家庭其他成员从感情上难以原谅和接受他们,既不愿倾听他的心声,也不相信他的言行,更不愿花费时间和精力帮助他们与毒品“抗争”;再加上各种原因造成的家庭结构和功能缺失、使家庭与吸毒成员在情感和本体上疏远;这些必然挫伤戒毒人员的自尊心、自信心和自救心,使其坠入求助无望、求归无纳、万念俱灰、甘心自堕之境,结果只能是自暴自弃,复吸自毁。

1. 家庭态度对复吸的影响

受毒品成瘾性的影响,吸毒成瘾者一次次戒治,一次次复吸,一次次重新循环。每一次复吸给家庭带来的不仅是家庭经济的崩溃,而且在精神和情感层面使家庭遭受难以接受的打击,导致家庭与吸毒成员关系恶化,家庭结构和功能破坏,成员间的共同生活氛围消失;特别是戒毒人员的家庭责任缺失,对子女和父母、配偶毫不关心,感情淡漠,也会导致整个家庭对吸毒者的戒毒努力丧失信心。

家庭在对待戒毒人员的戒毒态度上,容易从一个极端走向另一个极端,如从开始的满怀希望到后来的悲观失望,以悲愤怨恨的心态将吸毒成员完全排除在家庭之外。正如社会学家所惊呼的:“一个吸毒者不仅毁掉吸毒个体自身,它还将给一个家庭乃至整个家族带来毁灭性灾难。”社会和家庭对吸毒者几乎一面倒地不接受和不相容,导致离开戒毒治疗环境后,戒毒人员“有家难归,有亲难投,有苦难诉,有路难行”。最后只好又投“毒友难朋群”,再入“毒品罪恶坑”,复吸也就成为意料之中的事情。

2. 家庭结构缺失对复吸的影响

家庭结构的完善对回归的戒毒人员康复至关重要。如果家庭自身有许多问题,像家庭解体、成员复杂、结构不稳、经济困难、文化低下、教育缺失等,难以为戒毒人员回归家庭提供良性环境,如果家庭或家族还有其他吸毒成员,回到这种家庭如同回到吸毒群体一般,毒品复吸几乎是必然结果。良好的家庭可减少杜绝不良成员的滋生,创设正性向上的家庭环境,能使家庭在良性的道路上不偏离方向;反之,家庭的结构缺失不但滋生和孵化不良成员,而且对成员的负性变化起到催化作用,加快戒毒人员复吸的速度。

3. 家庭功能缺失对复吸的影响

家庭功能缺失是造成家庭吸毒成员复吸的重要原因之一。由于种种原因有相当一部分家庭缺乏毒品常识和戒毒知识,对戒毒治疗的复杂性和艰巨性认识不足。在吸毒人员戒治回归后，家庭缺乏应有的知识储备，只是简单地认为，吸毒就是思想觉悟不高、意志力低下、道德品质脆弱、无聊、精神空虚至极的结果；除了以怨恨的心态予以责骂、训斥、警告、威胁，甚至肢体冲突外，不能提供戒毒人员最需要的亲情关爱和理解支持，错失了家庭这个挽救吸毒个体最重要的平台之一的功能。当然这与基层政府、社区（村）没有及时采取措施完善家庭功能也有一定关系。

由于家庭在行为上没有实施具有实际内容的知识教育、情绪疏导、心理交流、亲情沟通；在生活上对回归的吸毒成员缺乏家庭关爱，在管理上缺乏理性的约束帮教；甚至有的家庭错误地认为，戒毒治疗和操守保持是戒毒机构或社会相关部门应该管的事，家庭只要配合送人就算尽到了责任。可以说，经过多年的吸毒，家庭是吸毒戒治者最后的重生希望之地，因为家庭是吸毒者最可依靠的长久康复操守场所，可以预见，失去了家庭支持，戒毒人员的希望就破灭了。戒毒人员逐渐被家庭和社会边缘化和遗弃是一个非常危险的局面，如果这个群体失去了家庭的后盾与支持，他们要想在现实社会环境中生存，就必须与其上游毒品供应源头牢牢捆绑，同时，竭尽手段发展下游吸毒新生群体，走上以贩养吸的道路，也将导致国家和社会吸毒群体的数量越来越大，这在任何一个社会中都是不可忽视的问题。

（二）社会适应不良行为模式与复吸

社会心理学理论认为，复吸行为是一个过度学习的不良行为模式。它由一系列适应不良的行为习惯组成，像追求即刻满足，沉溺于感觉寻求，不平衡的生活方式等。由于戒毒人员受早年的成年经历、家庭环境、习得性体验、优势强化条件（奖惩）、认知水平及生理因素等影响，个体没有学会正确的应对行为，当他们在生活中遭遇挫折或应激事件时，只能通过适应不良的方式来替代，复吸就是其中之一。通过复吸这种病态的行为，来缓解应激反应和减压，同时进一步习得和强化了适应不良的行为模式。

复吸这种习得性病态行为模式和吸毒朋辈群体直接相关。吸毒人群之间相互的情感内动因子对吸毒行为的影响十分明显。临床观察发现，几乎所有吸毒者相互之间似乎都存在一种天然的“非血缘亲近感”。两个互不相识的陌生吸毒者相遇，通过气味、外观等途径很快就能识别对方是吸毒者，顷刻之间就似乎毫无障碍地结成了“亲朋熟友”，这在普通人群中是十分难以见到的。除了他们之间存有的吸毒嗜好和共同经历外，似乎无法找到其他合理解释。心理和神经行为学研究提示，这可能是药物成瘾者中存在的一种特殊的“情感内动因子”，是由于吸毒者大脑某些区域的同频放电所致；这些因素能使成瘾者在茫茫人海中敏感地找到吸毒同类，在相遇的很短时间内迅速结成所谓的“吸毒行为共同体”。这是一个很普遍的现象，尽管现在还无法从理论上获得相关支持，但有临床数据分析显示，“毒友”之间互相影响所占比率可高达92.7%。许多戒毒人员称，自己一旦回到原先的同伙中或遇到同类吸毒者，一般情况下，很难抵御吸毒同伴的劝说和引诱，禁不住在“再来一口”或“再来最后一次”的劝诱下，重新滑回吸毒深渊。①

（三）社会支持和接纳与复吸

社会支持与接纳度对复吸行为也具有重要影响。当下，吸毒人群在任何国家都处于逐渐被家庭及社会边缘化的非主流群体，戒毒人员戒断治疗后回归社会时，由于其以往的吸毒行为给社会造成的恶劣影响，而广受他人的鄙视和厌恶。“大烟鬼”“瘾君子”成了这些人的显著标签和“代名词”，昔日的朋友、同学、同事甚至亲人挚友都避而远之或遇而嫌之；他们成了社会的“另类”，很难重新融入正常社会主流。这种社会性宽容和接纳的缺失，对戒毒群体是一个难以医治的“硬伤”，而结果只能是将他们推向社会的对立面。社会不接纳他们，家人不理解他们，工作单位天然地排斥他们，他们只有投向毒品，在很大意义上讲，这种社会功能缺失所埋下的隐患，犹如“暗雷”随时都可能会因各种不稳定因素的变化对社会产生破坏性作用。

此外，人本主义心理学告诉我们，人需要有个体归属感，如果这种归属感在正常的社会群体中得不到，他们就只有回到吸毒群体中去寻找，在吸毒群体中找到归属感的最快途径就是吸毒，而戒毒人员一旦复吸就等于吸毒群体又得以扩散和增长。因此，为了拯救迷途的吸毒病患者，一个负责任的社会，应该为其的回归构建人性化的支持体系，在接纳和救治其受损身心和重塑健康人格的关爱中，共建并共享和谐社会。

总之，影响复吸的因素有很多，像涵盖生理和心理在内的生理心理学因素、人格因素、家庭因素和社会因素等，都可对复吸作出不同层面的诠释。但是，这些因素在复吸中的作用并不是孤立的，而是相辅相成的，如生理心理因素是复吸行为

---

① James D. Livingston，Teresa Milne，Mei Lan Fang. The Effectiveness of Interventions for Reducing Stigma Related to Substance use Disorders：A Systematic Review. Addiction. 2012，1（107）：39－50.

的生物学基础，人格因素是复吸存在的先天基板，家庭社会因素是复吸发生的环境前提。而毒品的致欣快强化效应是复吸的核心内在原因，人格的缺陷与障碍起到了辅助性的内因作用；戒断反应与稽延性戒断反应等生理因素、家庭和社会影响是复吸的重要外因，复吸则是各种内外因素综合作用的复杂结果。因此，对复吸有一个理性、综合的科学认识，是解决复吸难题的重要基础与前提。

第三节　复吸影响因素及预防的一般策略

影响复吸的因素有很多，大致可分为内部与外部、意识与意识下、主观与客观等类型，这些影响因素对戒毒人员的复吸行为发挥着关键性作用。了解和分析影响复吸的因素，可以为提出针对性的干预和预防策略提供科学依据，有利于降低复吸风险和减少毒品危害性。另外，戒毒人员在复吸之前，还会经常有偶吸的现象发生，如何正确区分和对待偶吸行为，也是预防复吸发生的重要环节之一。

一、区分“偶吸”与“复吸”

戒毒人员在回归社会后，发生偶吸的情形几乎是不可避免的，即偶尔一两次地使用毒品的行为。偶吸行为在戒毒人群中普遍且正常，如果将偶吸视为如临大敌，则可能增加戒毒人员的应激反应，提升对毒品的心理渴求，从而真正演变为复吸行为，因此，在对待偶吸问题上，要和复吸有所区分，才能有效地避免从偶吸发展为复吸。

实践中通常采用认知重构技术来指导偶吸后的归因和情感反应。将对偶吸内在、稳定和普遍的归因方式重构为外在、暂时和特殊的归因方式。例如，偶吸类似于学习过程中的失误，可以将“偶吸”重构成“一次错误”，还有机会重新进行正确的学习，以此替代“完全失败”的归因。鼓励戒毒者将偶吸等同为“失误”，将“失误”和“失败”的体验区别开来。① 认知重构的内容包括：将偶吸反复归因为外在的、特殊的和可控制的因素（要将可控制的因素具体化，如可以通过主动回避来控制）；偶吸可以转化为不吸而不是复吸；只要戒毒者偶吸后不复吸，就能保持戒断状

① 赖苗军、周文华：《增强认知功能：治疗药物成瘾的新途径》，载《中国药物依赖性杂志》2015 年第 4 期。

态;无论偶吸发生与否,预防复吸的目标是唯一的,即预防下一次偶吸或复吸。

二、复吸影响因素

(一)内部与外部因素

1. 内部因素

导致戒毒人员复吸的最大的内部因素是"心瘾"。心瘾是吸毒成瘾者在戒毒过程中遇到的涉及与毒品有关的事件、压力、人际交往、身体状况、毒品及相关线索等情境后产生的想吸毒的欲望。"复吸"的原因很多,但最主要的是"心瘾"。戒毒人员在解除戒毒期后的前3个月是复吸的危险期,对毒品仍有强烈的渴求感,一旦回归社会获得自由,他们受抑制的"心瘾"很容易被唤醒。他们可能会这样想:"戒毒的这段时间太苦了,再吸最后一次就彻底断掉吧,就这么一次,以后就再也不吸了。"结果则是每吸一次就下一次决心,最终由偶吸变成复吸,出现"破堤"效应,致复吸成瘾,不能自拔。

"瘾"是指成瘾者的一种心理渴求状态,表现为强迫性行为与自我控制感的丧失。强迫性行为是一种很难受意志力控制的反复觅药行为,重复这种行为可以使紧张状态得到缓解;自我控制感的丧失使人可以在一种模糊的状态下进行这种强迫性行为,否则就会引起不良的情绪。对成瘾者而言,强迫性行为与自我控制感丧失相互影响,一方面,强迫性加剧了自我控制感的削弱,让成瘾者感觉不到自我控制能力的作用发挥;另一方面,自我控制感变差导致行为抑制能力降低,又反过来增强了强迫性行为的发生。两者相互影响、相辅相成的关系一起加重了成瘾者的"心瘾"感受,让戒毒人员在"心瘾"的作用下,出现强迫性觅药行为和较低的自我控制感,从而较快地走上复吸之路。

2. 外部因素

影响戒毒人员复吸的外部因素较多,主要指和复吸相关的外部环境,包括人物、地点、情景、行为和活动等。人物有:毒贩、吸毒朋友、狱友、伴侣等;地点有:酒吧、KTV、夜店、旅馆、澡堂、商场、公园、卧室、厕所等;情景有:会见毒友、团体聚会、发薪日、债主来电、上班前下班后、出游、性生活、重要日子、有值得庆祝的事等;行为和活动有:听某个音乐、约会、聚餐或跳舞、独自在家、和朋友一起消磨时间、争吵后、还债后等。

外部环境对复吸的影响,主要体现在两个方面:线索诱发和融入社会困难。

一是线索诱发复吸。戒毒人员回归社会后,不能及时与“毒友”彻底决裂,不能有效地摆脱原团伙的影响和控制,“彼此的友谊和共同的渴求”,使他们形成了彼此难以分离的纽带关系和强烈的群体意识,于是又回到原来的“朋友”中间,看到吸毒的工具触景生情,刺激他们想到毒品以及带来的欣快感,同时受到“毒友”的诱惑和压力,导致复吸。二是融入正常的社会困难导致复吸。一些人戒毒出所后,家庭不接纳、社会有歧视,就业不顺利、生活无着落,加上恶习未断根,苦活、累活又不愿意干,终日无所事事,很容易用吸毒来打发时间;有人甚至企图靠贩毒挣大钱来赢得尊严,结果因贩毒而复吸,发展成以贩养吸。

(二)内隐与外显因素

1. 外显因素

对毒品的态度是影响复吸行为的重要因素之一。奥尔伯特也曾经提出“态度是社会心理学中最重要、最关键的概念”。态度是指个体对特定对象以一定方式作出反应时所有的稳定的内部心理倾向,态度包含情感性、行为倾向性和认知性元素。戒毒人员如果对毒品充满着需要、趋近和对毒品的美好认识,就比较容易认同吸毒的态度,从而较快地出现复吸行为。所以,了解和把握戒毒人员的毒品态度具有重要的现实意义,戒毒人员对毒品的态度又分为内隐与外显两个层面。

现实中,多数戒毒人员在外显态度上自我报告对毒品是“厌恶的、能把控的、能戒掉的”,但这一态度却与依然存在的心理依赖,在一定的环境下又会吸食毒品这一现象是不相符合的。所以,戒毒人员的外显态度与行为反应是相背离的,因此,支配其出现复吸行为的应该不是外显态度,很可能就是内隐态度。

2. 内隐因素

20 世纪 90 年代中期,美国心理学家 Greenwald 与 Banaji 在分析了大量文献的基础上提出了内隐社会认知的概念,即过去经验的痕迹虽然不能被个体意识到或自我报告,但是这种先前经验对个体当前的某些行为仍然会产生潜在的影响。这一理论强调了无意识的作用,并进而提出了内隐态度的概念,即过去经验和已有态度积淀下来的一种无意识的痕迹,潜在地影响个体对社会客体对象的情感倾向、认识和行为反应。它往往是自动化的、不受控制的而且是无意识的评价。①

① 高屹:《海洛因戒断者对毒品的内隐态度和外显态度研究》,载《中国健康心理学杂志》2012 年第 2 期。

经调查,复吸人员在生理戒毒之后,会在无意识中依然存在吸毒时的美好感受,戒毒人员对毒品的态度更有可能是一种无意识的、内隐性的态度。这一态度是戒毒复吸人员无意识的、潜在的长期吸毒行为所演变的心理偏好,其最大特点是无意识、潜在的。戒毒人员在戒断期间,在下意识里对毒品仍持认同的、喜好的、趋近的态度,这一态度虽不能被其意识到或自我报告出来,但却在潜移默化地影响着戒毒人员的吸毒态度,支配着其对毒品的行为倾向性,这也是很多戒毒人员在戒断期间口头上表示肯定能戒掉毒品,但解除戒毒期后不久又走上复吸之路的重要原因。

(三)主观与客观因素

1. 主观因素

影响复吸的主观因素主要涉及错误认知、情绪状态、心境等。部分戒毒人员在戒断后,对毒品仍然存在错误认知,如"新型毒品没有成瘾性,自己想不吸就可以不吸""再吸最后一次就戒""吸毒是自己选择的生活方式,不妨碍别人,别人也管不着"等,在这些错误认知的影响下,戒毒人员出现毒品滥用的态度倾向,极容易在行为上重新沾染毒品。

情绪状态对戒毒人员的复吸行为也起着关键性的作用。有调查发现,戒毒人员在复吸时经常出现的负性情绪按频次由多到少依次为:焦虑、失望、生气、伤心、抑郁、压力。综合定量研究和定性研究结果分析,发现戒毒人员当中,压力、抑郁、焦虑等负性情绪普遍存在且高于平均值,而往往因为一些诸如感情破裂、生意亏本、家庭不和等负性事件导致其走上或再次走上吸毒的道路。[①] 除了负性情绪外,戒毒人员遇到特别开心的事,就想庆祝一下,人的情绪就会变得容易兴奋,对事物的判断力和控制力就会下降("喜悦冲昏了头脑"),此时比较容易在兴奋支配下用毒品来"助兴",从而由偶吸发展为复吸。

戒毒人员空虚无聊的心境也是影响其复吸行为的主观因素之一。刚回归社会的戒毒人员,往往在建立新的社交圈子上面临困难,较难融入正常的社会交往,生活易陷入孤独、无聊、空虚的状态。再加之戒毒人员的学历和文化程度有限,大多缺少一技之长,较难找到一份相对稳定的工作,也加剧了空虚无聊的状态,形成百无聊赖的心境,容易从毒品中寻找精神寄托或慰藉,从而陷入既往的"毒友圈"

① 赵洋:《负性情绪在诱发复吸中的作用及干预措施》,载《云南警官学院学报》2016 年第 6 期。

之中。

2. 客观因素

导致复吸的客观因素也有很多，比如，回到吸毒相关的熟悉环境、毒友诱惑、家人不理解等，这些因素也在一定程度上促进了戒毒人员的复吸行为。

（1）熟悉的环境。导致复吸的一大因素是重新回到吸毒相关的熟悉环境中。熟悉的情景、熟悉的人群、熟悉的声音、熟悉的暗语以及熟悉的味道等，都会使戒毒人员触景生情，诱发吸毒的冲动，把个人的誓言、家庭的责任、社会的义务等忘得一干二净，从而在熟悉的行为中重新走上复吸之路。

（2）毒友引诱。毒友引诱也是复吸发生的重要客观因素之一。戒毒人员回归社会后，都需要面临和应对一个关键性问题，即有效地拒绝毒贩和毒友，避免获取毒品，因为毒友对戒毒人员是一种线索刺激，会触发其对毒品的心瘾。但很多情况下，戒毒人员对毒友的引诱应对是失败的，难以扛住毒友各种花样的引诱行为，从而较快地和他们一起用上毒品。[①]

（3）家人因素。家人的不理解、不接纳对戒毒人员来说也是影响其复吸的重要客观因素之一。戒毒人员回归社会后，家人的排斥和不接纳，会让其觉得保持戒毒操守毫无意义，自己也毫无价值感，为了排解这种郁闷的情绪，他们会急于从毒品中寻求快乐，从而开启复吸之门。

三、复吸预防的一般策略

戒毒人员复吸的影响因素是综合性的，涉及个体、家庭与社会等不同的层面，所以，对戒毒人员的复吸干预和预防工作也要从多个层面进行，从而达到有效降低和预防复吸风险的目标。在戒毒人员戒断的不同阶段，复吸干预和预防的策略也有所不同，我们拟从分阶段的角度对戒毒人员的复吸干预和预防工作提出对策建议，大致可分为所内、回归社会和出所后三个不同的阶段。

（一）所内阶段：加强戒毒应对技能的训练

戒毒人员在所内阶段应加强其戒毒应对技能的训练。让戒毒人员充分利用强制隔离戒毒期间与毒品彻底物理隔绝的时机，教授戒毒人员学习和掌握至少一

① 王玮、肇恒伟：《戒毒人员复吸的原因及综合干预模式探析》，载《广西警官高等专科学校学报》2012年第4期。

种以上的戒毒应对技能,如应对高危情景的技能、处理情绪的技能、拒绝的技能、认知行为矫正技能、正念防复吸技能等,戒毒人员若能熟练地掌握和应用这些技能之一,在面对诱发线索或社会压力时,就能较好地去应对和处理,而不是第一时间想到用毒品解决问题。

以应对毒友引诱为例,戒毒人员要通过多次情景模拟练习培养坚决的拒绝态度和技巧。部分戒毒人员对于说"不"很难或内心很矛盾,不能坚决有力地拒绝。故建议先和戒毒学员一起反复做角色扮演的练习,自己先作为毒品提供者,学员作为戒毒人员,然后再将角色互换。拒绝别人的确不容易,尤其是在对所谓的"好友"。但是,要引导戒毒人员尊重自己的意愿,无论面对何种引诱与邀请,都要正确地表达拒绝,这是个技能。掌握了这一技能,离成功戒毒就近了一步,戒毒就是从多到少再到无的一个过程。①

(二)回归社会阶段:做好社会衔接工作

在戒毒人员回归社会阶段,要着力做好戒毒人员的社会衔接工作,让其掌握回归社会的必需技能,巩固之前学习的戒毒应对技能,营造良好的回归社会氛围,从而为其顺利回归社会、正确应对回归社会后可能遇到的各种复吸风险奠定良好基础。具体来说,要在戒毒人员离所前1~3个月内,着力抓好戒毒人员的社会适应性教育,教会戒毒人员脱离或改变原有生活环境,远离毒友,改善家庭关系,从事力所能及的工作,拥有正常的生活方式。

一是通过情景模拟法,使戒毒人员身临其境地体验回归社会后可能导致其复吸的高危情境,引导其找到适合自身情况的拒毒方法,并强化模拟训练,再次巩固和强化其拒毒定力。二是通过开办家属学校,引入专业机构,为戒毒人员亲属提供更多的戒毒指导,使戒毒人员能在解戒后得到亲属持续、适宜和有力的关怀帮助。三是要针对戒毒人员的个体特点,加强戒毒人员离所前的就业指导,帮助其建立符合实际的就业预期,做好戒毒人员的就业规划、求职培训和求职就业心理辅导等工作,确保戒毒人员出所后能够自觉自愿找工作而非想重新吸食毒品。②

---

① 王孝红:《预防戒毒者复吸的心理治疗》,载《中国临床康复》2005年第48期。

② 杨立红:《影响戒毒者复吸的主要因素及对策研究》,载《大理学院学报》2012年第7期。

（三）出所后阶段：建立社会康复支持系统

在戒毒期间，戒毒人员经常向我们反映，社会往往“戴着有色眼镜”，并不相信他们能真正戒毒。戒毒人员的这一遭遇，对其回归社会后的顺利戒毒是极其不利的，较容易在感受到社会排斥后而“破罐子破摔”，自暴自弃，很快又开始复吸行为。因此，对于回归社会后的戒毒人员，还应从建立社会康复支持系统的角度帮助戒毒人员适应社会，让其感受到社会的接纳和支持，从而增强其戒毒信心，巩固其戒毒信念。

1. 理解和关爱戒毒人员

社会应给予戒毒人员更多的理解、接纳、包容、支持和关爱，让戒毒人员感受到社会并没有抛弃他们，还在关注和支持他们，这种被关注的感受会提供强大的戒毒动力，让其有足够的力量去抵抗毒品的诱惑。

2. 构建完善的社会戒毒康复系统

建立完善的社会戒毒康复系统，包括生理戒毒、心理复原、社区追踪、介入辅导等，涉及医疗、法律服务、教育、家庭、综治，甚至宗教等领域的资源。建议戒毒工作者以个案管理者的角色，整合多元、专业的共治力量，展开全方位的介入辅导，强化社会支持系统，帮助他们有效地抵御诱惑，让其在复吸的边缘悬崖勒马、回头上岸。

3. 健全就业、社会保障和救助服务体系

着力健全回归社会就业扶持、社会保障和救助服务体系。政府部门禁毒办、戒毒社区等要与当地司法、公安、劳动、民政、工商、税务等多个部门联合起来，积极探索，搭建平台，构建统一领导、责任明确、分工协作的戒毒人员回归社会就业扶持、社会保障和救助服务机制。①

总之，在认识戒毒人员复吸问题上，首先要正确区分偶吸与复吸的关联，在复吸开启之前“斩断”复吸链条，为预防复吸打好前序工作。影响戒毒人员复吸的因素有很多，对这一问题的分析，要从不同的角度、不同的层面开展，力求深入认识引发复吸的原因和本质，从而为复吸干预和预防工作奠定基础。对复吸进行干预和预防的一般性策略，可以分阶段、分目标地开展，从个体、家庭、社会等不同层面提出对策建议，从而为复吸干预和预防工作提供理论依据。

---

① 马立骥：《防复吸：戒毒人员如何跨越“危险情境”这道坎》，载《中国司法》2021 年第 8 期。

复习思考题

1. 简述药物奖赏效应对毒品成瘾的作用。
2. 简述易感化的定义及类型。
3. 简述家庭和毒品成瘾的关系。
4. 试论影响毒品成瘾的社会因素。
5. 试论生理心理学理论对复吸的解释。
6. 简述认知对复吸的影响。
7. 试从社会学的视角简述复吸。
8. 简述“偶吸”与“复吸”的区别。
9. 试论影响复吸的主要因素。
10. 试述预防复吸的一般策略。

本章主要参考文献

1. 周雨青、刘星、马兰:《药物成瘾的神经生物学机制研究》,载《生命科学》2014 年第 6 期。
2. Solomon R. L. Addiction: an Opponent Process Theory of Acquired Motivation: the Affective Dynamics of Addiction. In Psychopathology Experimental Models. JD Maser, San Francisco: Freeman, 1977: 66 – 103.
3. Wagner F. A., Anthony J C. *From First drug use to drug Dependence: Developmental Periods of Risk for Dependence upon Marijuana, Cocaine, and Alcohol*, Neuropsychopharmacology, 2002, 26(4): 479 – 488.
4. Everitt B. J., Dickinson A, Robbins T W. *The Neuropsychological Basis of Addictive Behaviour*, Brain Research Reviews, 2001, 36(2 – 3): 129 – 138.
5. 朱海燕等:《药物成瘾过程的心理——神经理论模型》,载《心理科学》2004 年第 3 期。
6. Robinson T. E., Berridge K C. *Incentive – Sensitization and drug "Wanting"*, Psychopharmacology, 2004, 171(3): 352 – 353.
7. Wyvell C. L., Berridge K C. *Incentive Sensitization by Previous Amphetamine Exposure: Increased Cue – triggered "Wanting" for Sucrose Reward*, Journal of Neuroscience, 2001, 21(19): 7831 – 7840.
8. 李双其:《福建吸毒者吸毒原因调查报告——基于对 240 名吸毒者的全面调研》,载《中国刑事法杂志》2004 年第 1 期。
9. 马立骥:《防复吸:戒毒人员如何跨越“危险情境”这道坎》,载《中国司法》2021 年第 8 期。
10. 杨国栋、周文华:《阿片戒断综合征的研究思路与方法学》,载《中国药物滥用防治杂志》

2000 年第 3 期。

11. 刘金华:《海洛因依赖戒毒者复吸的生理、心理、社会因素的相关研究》,苏州大学 2008 年硕士学位论文。

12. David Belin, Aude Belin – Rauscent, Jennifer E Murray, Barry J Everitt. *Addiction: failure of control over maladaptive incentive habits*, Current Opinion in Neurobiology. 2013, 4 (23): 564 – 572.

13. Stéphane Potvin, Julie Pelletier, Stéphanie Grot, Catherine Hébert, Alasdair M. Barr, Tania Lecomte. *Cognitive deficits in individuals with methamphetamine use disorder: A Meta – Analysis*, Addictive Behaviors. 2018(80):156 – 160.

14. 张英俊等:《羞耻对女性强戒人员复吸倾向的影响:自我效能感和心理弹性的作用》,载《中国临床心理学杂志》2020 年第 4 期。

15. James D. Livingston, Teresa Milne, Mei Lan Fang. The Effectiveness of Interventions for Reducing Stigma Related to Substance use Disorders: A Systematic Review. Addiction. 2012, 1 (107):39 – 50.

16. 赖苗军、周文华:《增强认知功能:治疗药物成瘾的新途径》,载《中国药物依赖性杂志》2015 年第 4 期。

17. 高屹:《海洛因戒断者对毒品的内隐态度和外显态度研究》,载《中国健康心理学杂志》2012 年第 2 期。

18. 赵洋:《负性情绪在诱发复吸中的作用及干预措施》,载《云南警官学院学报》2016 年第 6 期。

19. 王玮、肇恒伟:《戒毒人员复吸的原因及综合干预模式探析》,载《广西警官高等专科学校学报》2012 年第 4 期。

20. 王孝红:《预防戒毒者复吸的心理治疗》,载《中国临床康复》2005 年第 48 期。

21. 杨立红:《影响戒毒者复吸的主要因素及对策研究》,载《大理学院学报》2012 年第 7 期。

第五章　戒毒人员心理健康教育

本章摘要

心理健康教育既是心理矫治工作的重要任务，又是教育矫正工作的关键环节。通过本章的学习，了解健康、心理健康、心理健康标准、心理健康教育以及戒毒人员心理健康教育的概念，理解四维健康的关系、心理健康的标准、戒毒人员心理健康教育的特点，系统掌握戒毒人员心理健康教育的目标、功能、内容，熟练运用课堂教学、专题活动、个别教育、环境陶冶等多种方法对戒毒人员开展心理健康教育工作。

重点问题

本章的重点是戒毒人员的心理健康标准，戒毒人员心理健康教育的目标、功能、内容与方法。

第一节　戒毒人员心理健康教育概述

在心理矫治工作中，心理咨询、心理治疗分别侧重治欲病、治已病，而心理健康教育侧重治未病。通常而言，戒毒人员在吸毒之前就存在不同程度的心理缺陷，在吸毒成瘾后体内活性精神物质所导致的精神障碍不断叠加已有的人格改变，抑郁、焦虑、恐惧、狂躁等诸多心理问题更是高发、易发，但他们本人往往无法正视和疏解这些不良情绪。俗话说，心病仍需心药医。在积极开展戒毒人员心理咨询、心理治疗的同时，心理健康教育也是一剂行之有效的良药。

一、心理健康的概念与标准

心理健康的概念是在健康概念演变的过程中逐渐形成、不断发展的。在传统观念中，人们习惯把有无疾病作为界定健康概念的依据，即有病为不健康、无病为健康。随着社会的发展、历史的进步，尤其在经由神灵主义医学模式、自然哲学医学模式、生物医学模式过渡到生物—心理—社会医学模式之后，现代健康观应运而生。20 世纪 30 年代，美国健康教育家鲍尔（W. W. Bauer）和霍尔（H. G. Hull）提出，“健康是人们在身体、心情和精神方面都自觉良好、精力充沛的一种状态”。[①] 1946 年 7 月 22 日通过、1948 年 4 月 7 日生效的《世界卫生组织章程》（*Constitution of the World Health Organization*）在序言中开宗明义地指出，“健康不是仅限定在免于疾病和虚弱，而是要有健全的生理、心理状态和良好的社会适应能力”。[②] 1989 年，世界卫生组织把道德修养纳入健康的范畴中，提出了四维健康观念，即“健康不仅仅是躯体没有疾病，而且还需要心理健康、社会适应能力良好和道德健康。只有具备了以上四个方面的良好状态，才是一个完全健康的人”。[③]

概言之，健康是指一个人在身体、精神和社会等方面都处于良好的状态。现代意义的健康作为一个综合概念，既涉及人的生物属性、心理属性，也兼顾人的社会属性、道德属性，是身体健康、心理健康、社会适应能力良好与道德健康等诸多方面的有机结合体。其中，身体健康又称为躯体健康、生理健康，是心理健康的物质基础、人生完全健康的重要前提；心理健康又称为精神健康，是身体健康的重要支柱、人生完全健康的必要条件；只有身心健康的人，才能更好地适应复杂的社会变化，持续地提高自身的道德修养。

（一）心理健康的概念

关于心理健康的概念，国内外学界进行了许多有益的探讨，可谓仁者见仁、智者见智。

英国《简明不列颠百科全书》把“心理健康”（mental health）解释为“个体心理在本身及环境条件许可范围内所能达到的最佳功能状态，但不是十全十美的状态”。[④] 1929 年，在美国召开的第三次全美儿童健康及保护会议上，与会学者认为，“心理健康是指个人在其适应过程中，能发挥其最高的知能而获得满足、感觉

---

① 贾伟廉主编：《健康教育学》，人民卫生出版社 1988 年版，第 2 页。

② World Health Organization, *Constitution of the World Health Organization*, Docplayer (October, 2006), https://docplayer.net/226342 - Constitution - of - the - world - health - organization - 1.html.

③ 孙麒麟、顾圣益主编：《体育与健康教程》（第 4 版），大连理工大学出版社 1995 年版，第 4 页。

④ 李国强、罗求实主编：《心理学与教育》，湘潭大学出版社 2014 年版，第 272 页。

愉快的心理状态,同时在其社会中,能谨慎其行为,并有敢于面对现实人生的能力”。[①] 1946 年,第三届国际心理卫生大会将“心理健康”界定为“在身体、智能以及情感上与他人的心理健康不相矛盾的范围内,将个人心境发展成最佳状态”。[②] 美国心理学家英格利希(H. B. English)认为:“心理健康是指一种持续的心理状态,当事者在那种状态下,能做良好的适应,具有生命的活力,而且能充分发挥其身心的潜能,这是一种积极的状态,不仅是免于心理疾病而已。”[③]日本学者松田岩男认为,“精神的健康(心理的健康)相当于英文 mental health”,意指“这样一种精神状态,即人对内部环境具有安定感,对外部环境能以社会上认可的形式进行适应”。[④] 我国学者苏富忠认为:“心理健康是自觉平衡统一的心理状态。”[⑤]刘艳指出,心理健康是“个体内部协调与外部适应相统一的良好状态”。[⑥] 刘华山认为:“心理健康指的是一种持续的心理状态。在这种状态下,个人具有生命的活力、积极的内心体验、良好的社会适应,能够有效地发挥个人的身心潜力与积极的社会功能。”[⑦]张大均、吴明霞在总结分析心理健康的 30 多种定义之后提出,“心理健康是一种高效、满意、持续的状态,是包括认知、情感和人格等内在心理活动与外部行为的和谐、协调状态。主体在这种状态下能适应当前和发展未来,能愉快而积极地学习、工作和生活,具有生命的活力,活动效率高、能充分发挥其身心潜能”。[⑧]《中国心理咨询大典》把“心理健康”阐释为“各类心理活动正常、关系协调、内容与现实一致和人格处在相对稳定的状态”。[⑨]

从上述心理健康的概念列举中可以看出,学者们在四个方面基本达成了共识:第一,普遍认为心理健康是一种心理状态;第二,基本认同心理健康是内外协调统一、持续良好的心理状态;第三,通常把良好的适应能力尤其是良好的社会适应能力视为心理健康的重要指征;第四,强调心理健康是一种没有心理疾病且积

---

① 周燕:《关于我国学生心理健康研究的几点思考》,载《教育研究与实验》1995 年第 1 期。

② 项红雨、姚本先:《学校心理健康教育概念阐释》,载《医学与哲学》2001 年第 11 期。

③ 鄢敬新:《心理健康自助宝典》,青岛出版社 2006 年版,第 3 页。

④ [日]松田岩男:《体育心理学参考教材》,吕其彦译,人民体育出版社 1985 年版,第 420 页。

⑤ 苏富忠:《论心理健康与心理病变》,载《四川心理科学》1999 年第 1 期。

⑥ 刘艳:《关于“心理健康”的概念辨析》,载《教育研究与实验》1996 年第 3 期。

⑦ 刘华山:《心理健康概念与标准的再认识》,载《心理科学》2001 年第 4 期。

⑧ 张大均、吴明霞:《社会变革时期青少年心理问题及对策研究的理性思考》,载《西南师范大学学报(人文社会科学版)》2004 年第 2 期。

⑨ 章志光、林秉贤、郑日昌主编:《中国心理咨询大典》(下册),天津科学技术出版社 2008 年版,第 978 页。

极向上发展的心理功能状态。

由此，我们把“心理健康”界定为：个体在各种环境中能够保持一种心理活动正常、人格相对稳定、人际关系协调、社会适应良好的心理效能状态。对于这一概念的界定，可以从两个方面加以系统理解和认识。第一，心理健康的最基本条件是个体没有心理疾病、心理障碍，但偶尔出现的焦虑、哀伤、自卑、过分自责等心理失常现象并非意味着心理不健康，更不等于已患心理疾病或出现心理障碍，只有当这些心理失常现象持久地存在且个体无法摆脱时，才会构成心理疾病；第二，心理健康作为一种持续积极发展的心理状态，不仅兼顾个体心理的内部协调与外部适应两个方面，而且可以通过自我调节和外界干预得到维护和改善。

（二）心理健康的标准

心理健康的标准是指衡量个体心理状态是否健康、心理功能是否正常的指标。心理健康标准作为心理健康概念的具体化，是心理健康量表制定、心理健康评估、心理健康教育目标以及内容体系构建的前提和基础。

1.心理健康标准的特性

通常而言，心理健康标准具有多维性、动态性、相对性和层次性。

（1）心理健康标准具有多维性。人的心理是一个复杂的系统，单独从某一个方面考察是远远不够的，需要从认知、情感、意志、行为等诸多维度设立指标来考察心理活动的稳定性、积极性和调节性，这样才能真正反映心理健康的水平。

（2）心理健康标准具有动态性。一方面，在不同的历史时期、不同的社会文化背景下，心理健康会有不同的表现形式和标准要求；另一方面，在不同的心理发展阶段，个体的心理健康水平是动态的，其心理健康的标准并非静态固化的，而是动态变化的。

（3）心理健康标准具有相对性。心理问题是指不同类型、不同程度的心理异常状态及相应产生的行为异常表现。正常心理状态与异常心理状态之间的差别是相对的，心理健康与否没有一个绝对的界限。心理状态的判断结果也容易受到评判者本身相关的因素影响，因此对心理健康的标准或要求不能绝对化。

（4）心理健康标准具有层次性。人的心理状态有良好、一般、轻度问题、严重问题之分，其发展是一个连续的过程，不能仅用一个层次的标准来评价，因此不同个体、不同人群的心理健康水平需要不同的评价指标。有的学者把心理健康标准分为三个层次：最低层次标准用于判断个体心理有病还是无病；中间层次标准用于判断个体心理功能是否健全、社会适应是否良好；最高层次标准用于判断个体心理效能高低，能否充分发挥自己的心理潜能，达到自我实现的理想状态。① 由于戒毒人员属于心理问题严重、心理疾病高发的人群，所以高层次的心理健康水平在其间相当少见，甚至有很多人达不到低层次的心理健康标准。此外，戒毒人员所处的戒毒场所环境有别于一般的社会环境，其对外界的反应也会有所不同，因此戒毒人员的心理健康标准不同于一般人的心理健康标准。

2. 心理健康标准的观点

心理健康不同于身体健康，很难有统一的、精确的、易于度量的标准。国内外学者从各自不同的社会文化背景、立场观点、研究方法出发，对心理健康标准进行了不同的归纳与分析。其中，具有代表性的观点主要有：

（1）第三届国际心理卫生大会的标准：第一，身体、智力、情绪十分协调；第二，适应环境，在人际关系中能彼此谦让；第三，有幸福感；第四，在职业工作中，能充分发挥自己的能力，过有效率的生活。②

（2）美国心理学家马斯洛与密特尔曼的心理健康标准：第一，有足够的自我安全感；第二，能充分了解自己，并对自己的能力作出恰当的评价；第三，生活目标切合实际；第四，不脱离周围的现实环境；第五，能保持人格的完整与和谐；第六，具备从经验中学习的能力；第七，能保持良好的人际关系；第八，能适度地表达和控制自己的情绪；第九，在符合团体要求的情况下，能适度地发挥自己的个性；第十，在不违背社会规范的前提下，能适度地满足个人的基本需要。③

（3）许又新教授的心理健康标准：第一，体验标准，是指以个人的主观体验和内心世界作为衡量心理健康的标准，主要包括良好的心情和恰当的自我评价；第二，操作标准，又称为“效率标准”，是指通过观察、实验和测验等方法考察心理活动的过程和效应，主要包括个人的心理效率（如知觉的准确性、思维的敏捷性）和个人的社会效率或社会功能（如工作及学习效率高低、人际关系和谐与否）；第三，发展标准，是指在过去、现在和将来的时间坐标上纵向观察、分析个体的心理健康发展状况。前两种标准着眼于横向考量一个人的心理状态，后一种标准则注重人

---

① 张灵聪、曾天德、王希华主编：《心理学》，厦门大学出版社 2007 年版，第 322 ~ 323 页。

② 余毅震主编：《医学心理学》，华中科技大学出版社 2020 年版，第 139 页。

③ 卢文学、姜红娟、罗尔曼：《新世纪青少年心理健康教育新概念》，西藏人民出版社 2001 年版，第 29 ~ 30 页。

的心理发展的趋向或轨迹。许又新强调，不能孤立地只考虑某一类标准，要把三类标准联系起来综合地加以考察和评定。①

（4）傅宏教授的心理健康标准。他根据不同的分类方法，并结合自己的实际工作经验，提出了心理健康的二维标准，即广义维度的心理健康标准和狭义维度的心理健康标准。其中，广义的心理健康标准包括七条：第一，正确认识自我及周围环境；第二，保持稳定乐观的情绪；第三，做事有计划性和目的性，有克服困难的能力；第四，有良好习惯，对不良行为有一定的控制能力；第五，有良好的环境适应能力和人际关系能力；第六，热爱生活，有许多方面的生活兴趣；第七，善待自己，悦纳自我。狭义的心理健康标准包括三条：第一，有正常的智力水平；第二，能够了解并接受自己，能与他人建立和谐的关系，善于调节和控制情绪；第三，有良好的环境适应能力。②

（5）蔡焯基、马欣、王择青与刘稚颖等人的心理健康标准：第一，认识自我，感受安全；第二，自我学习，生活自立；第三，情绪稳定，反应适度；第四，人际和谐，接纳他人；第五，适应环境，应对挫折。前三条属于个体层面，强调个人的感受与发展；后两条属于社会层面，强调社会的适应。③

根据国内外学者关于心理健康标准的研究成果，结合戒毒人员的特殊性，在衡量戒毒人员个体心理状态是否健康、心理功能是否正常时，需要考虑以下五项指标：第一，有正确的自我认知，思维方式理性正常；第二，能够调节和控制自己的情绪，情感表达恰如其分；第三，行为协调，言行表里一致，有完整的人格；第四，有一定的社交能力，与人交往适度，能理性地认识和处理人际关系；第五，正确认识和评价社会，能够适应戒毒场所环境，具有一定的耐受力和抗挫力。

二、戒毒人员心理健康教育的概念与特点

在戒毒场所中，心理健康教育既是心理矫治工作的重要任务，又是教育矫正工作的关键环节。尽管心理健康教育与心理咨询、心理治疗都是从心理学的应用原理出发，彼此之间有着密切联系，但在实践操作中各有侧重且自成体系。戒毒

① 许又新：《青年心理卫生十讲》，辽宁人民出版社1988年版，第3～18页。

② 傅宏主编：《心理健康与辅导》，河海大学出版社2005年版，第8～10页。

③ 蔡焯基、马辛、王择青、刘稚颖：《中国人心理健康标准制订研究》，载《中华健康管理学杂志》2012年第2期。

人员群体中存在不同程度的情绪情感异常、心理调适能力弱、心理健康水平低等问题。这些既是心理健康教育过程中的难点问题，也为心理健康教育提供了实践课题。

（一）戒毒人员心理健康教育的概念

心理健康教育又称为心理素质教育，简称为“心理教育”或“心育”。肖水源、李映兰认为：“心理健康教育是指专业工作者（心理、社会、教育和医护工作者）以提高人们心理健康水平为目标而开展的有计划、有组织、有专题、有设计的普及性教育活动。”①刘凡荣认为：“心理健康教育是指根据人心理活动的规律，在心理学、教育学、社会学、生理学、行为科学等学科理论的指导下，通过多种途径与方法，有目的、有计划地培养学生良好的心理素质，开发心理机能，增进其心理健康，进而促进其整体素质提高的教育活动。”②常建莲认为：“心理健康教育是指教育者运用心理学的理论知识，对受教育者开展有目的、有计划、有组织的教育影响活动，促使受教育者形成良好的个性，拥有积极的心态，保持心理健康，减少和预防心理疾病，从而促进人的全面发展。”③李红玉、王凤琴把“心理健康教育”阐释为“教育者运用心理科学的方法，对教育对象心理的各层面施加积极的影响，以促进其心理发展与适应、维护其心理健康的教育实践活动”。④

尽管上述对概念的界定莫衷一是、众说纷纭，但总体上都包含了三个方面的内容：第一，心理健康教育的实质，即教育者对教育对象的心理施加积极影响的教育活动；第二，心理健康教育的目的，即提高教育对象的心理健康水平、开发教育对象的心理潜能、完善教育对象的心理素质；第三，心理健康教育的手段，即运用心理学、教育学、心理咨询等理论和技术开展教育。因此，把“心理健康教育”界定为：教育者根据教育对象心理活动的特点和规律，运用心理学、教育学及其相关学科的理论与技术，帮助教育对象提高心理健康水平、开发心理潜能、完善心理素质的系列影响活动。

从20世纪90年代初开始，我国学者开始关注强制戒毒人员的心理健康问

---

① 肖水源、李映兰主编：《护理心理学》，湖南科学技术出版社2005年版，第102页。

② 刘凡荣：《绿色的呼唤：心理健康教育校本模式研究》，光明日报出版社2016年版，第2页。

③ 常建莲：《多维视角下的思想政治教育探索与实践研究》，西安交通大学出版社2017年版，第131页。

④ 李红玉、王凤琴主编：《护理心理学》，江苏凤凰科学技术出版社2019年版，第68页。

题，开展了一系列的相关研究，并取得了诸多成果。大量研究结果表明，“强制戒毒人员心理健康水平显著低于全国平均水平”，戒毒人员“容易产生抑郁、焦虑等情绪”且存在“广泛的心理障碍”“较严重的心理问题”。① 根据司法部在2018年发布的《关于建立全国统一的司法行政戒毒工作基本模式的意见》，应“由专业的心理咨询师对戒毒人员开展心理健康教育”。由此，把“戒毒人员心理健康教育”界定为：以心理咨询师为主的心理健康教育工作者根据戒毒人员心理活动的特点和规律，通过多种途径与方法，有目的、有计划地帮助戒毒人员改善不良情绪、克服心理障碍、恢复心理健康、增强社会适应能力的系统影响活动。

（二）戒毒人员心理健康教育的特点

戒毒人员心理健康教育与其他类型的心理健康教育相比，具有鲜明的法定性、复杂性和阶段性。

1. 工作的法定性

依法执教、依法施教是戒毒场所开展教育矫治工作的必然要求，教育矫治工作的所有过程和所有措施都必须依法实施。目前，我国戒毒场所教育矫治工作的法律依据主要包括《禁毒法》《戒毒条例》和公安部、司法部等有关部门制定的《公安机关强制隔离戒毒所管理办法》《司法行政机关强制隔离戒毒工作规定》《强制隔离戒毒人员教育矫治纲要》《强制隔离戒毒诊断评估办法》《司法行政机关强制隔离戒毒所教育矫治工作考核办法》等一系列带有法律性质的行政规章及其他规范性文件。

相关法律和规章制度的出台实现了包括戒毒人员心理健康教育在内的教育矫治工作有法可依、有章可循。例如，《司法行政机关强制隔离戒毒工作规定》指出，“强制隔离戒毒所应当建立戒毒人员心理健康档案，开展心理健康教育，提供心理咨询，对戒毒人员进行心理治疗”。《强制隔离戒毒人员教育矫治纲要》规定了心理健康教育的内容范畴、课时要求。《司法行政机关强制隔离戒毒所教育矫治工作考核办法》明确提出，“强制隔离戒毒所应当对戒毒人员进行全员、全过程心理健康测评，建立心理健康档案，进行心理健康教育，提供多样化心理咨询，开展团体心理辅导，及时进行心理危机干预，总结典型矫治个案。心理健康教育普及

---

① 张世娟、梅晓雪：《近20年来我国强制戒毒人员心理健康研究综述》，载《电子制作》2015年第6期。

率应当达到100%，心理健康测评率达到100%”。此外，全国人民代表大会常务委员会在2012年10月通过、2018年4月修正的《精神卫生法》专门提出，戒毒场所应当对戒毒人员“开展精神卫生知识宣传，关注其心理健康状况，必要时提供心理咨询和心理辅导”。

2. 任务的复杂性

教育是一种具有目的意向性的活动，即教育者和教育对象对于教育活动的目的与方向都有一个认识，且教育活动的效果决定于教育者和教育对象双方的目的意向。在普通人群心理健康教育领域，教育者和教育对象的目的意向是一致的。换言之，双方的意向是基本统一在共同的心理健康教育目标上。但在戒毒人员心理健康教育中，教育者的意向代表着党和政府对教育、感化、挽救戒毒人员的期望；而戒毒人员的意向则代表着他们自己的利益。这两种意向常常是相背离或相抵触的。这就决定了戒毒人员心理健康教育任务要比普通人群心理健康教育任务更为复杂而艰巨。

戒毒人员的心理问题相当复杂，通常具有自我认知差、易情绪化、意志薄弱、适应能力不良等特点，加之生活在封闭的场所环境中，活动空间较小，心理压力比普通人更大。教育者受国家和社会的委托，致力于把戒毒人员从歧途引向正道。因此，教育者既要对戒毒人员进行心理健康测评、建立心理健康档案，又要开展心理健康基本知识教育、自我意识教育、情绪情感教育、意志品质教育、人际交往教育、环境适应教育。对于特殊情况的戒毒人员，更要采取及时的心理咨询、心理辅导、心理矫治、行为矫正等方式，帮助他们克服心理障碍、消除心理疾病。教育者不仅要针对戒毒人员个体的心理健康问题、心理教育阻抗、成瘾严重性指数等方面，制订和实施具体的个别化教育方案，而且要详细地研判、分析他们在不同戒治阶段的心理健康教育需求，选择相应的教育内容、方法和措施。这种破立结合、先破后立的双重任务使戒毒人员心理健康教育更具复杂性、挑战性。

3. 活动的阶段性

根据世界卫生组织的相关规定，一个完整而又相对有效的戒毒治疗过程应该包括生理脱毒、身心康复和回归社会三个阶段。通常而言，在生理脱毒阶段，戒毒人员的情绪很不稳定，消极悲观、戒备对立等心理问题较为突出，尤其是戒毒人员在刚入所时极易产生悔恨、沮丧、焦虑、恐惧等不良情绪，再加上对戒毒场所工作缺乏客观了解，从而产生很多误解与偏见；在身心康复阶段，戒毒人员的情绪相对稳定、戒毒动机有所增强，但在多种诱因的影响下内心矛盾斗争依然存在，甚至在某种负面条件下可能出现激化；[①]在回归社会阶段，戒毒人员的心理活动仍然相当复杂，尤其是戒毒人员在出所前后更容易产生一系列思想波动，既有重新获得自由的喜悦心情、重新做人的向善心理，又有对回归社会后可能遇到难题的忧虑与不安，难免存在某些消极心理和认识偏差。[②] 戒毒人员在不同阶段的心理特点决定了其参与心理健康教育活动的阶段性。

《关于建立全国统一的司法行政戒毒工作基本模式的意见》提出，根据戒毒人员从入所到出所的戒治需求，合理划分生理脱毒、教育适应、康复巩固、回归指导四个不同戒毒期段的时间节点，并统一设置相应的区域，从而实现不同期段之间的区域分设。其中，特别强调在教育适应期段"开展认知教育，引导戒毒人员正确认识毒品危害，明确戒毒目标，进行入所心理测试、心理健康教育和心理危机干预"；在康复巩固期段"开展心理健康教育、个案化心理矫治和团体心理辅导"。

三、戒毒人员心理健康教育的目标与功能

开展心理健康教育不仅对于戒毒人员的心理咨询、心理矫治尤其是心理康复工作具有一定的促进作用，而且有利于戒毒人员树立心理健康意识，改变错误认知，学会正确归因，增强心理承受能力、调适能力以及社会生活的适应能力，形成积极向上的生活态度。

（一）戒毒人员心理健康教育的目标

心理健康教育目标是指教育者通过开展心理健康教育活动，促使教育对象的认知、情感、意志等心理机能所达到的预期与构想。心理健康教育目标作为心理健康教育的出发点和归宿，是设计心理健康教育内容、选择心理健康教育方法的根本依据。戒毒人员心理健康教育目标有总体目标和具体目标之分。前者是戒毒场所开展心理健康教育活动的普遍性目标，适用于所有戒毒人员；后者可以是不同戒毒人员的阶段目标，也可以是某类具体心理健康教育内容的课程目标。

1. 总体目标

依据《强制隔离戒毒人员教育矫治纲要》的相关规定，教育矫治工作目标是

① 林信洁编著：《戒毒人员心理健康指南》，电子科技大学出版社 2017 年版，第 52～53 页。

② 章恩友、姜祖桢主编：《矫治心理学》，教育科学出版社 2008 年版，第 203～204 页。

"通过综合运用各种教育矫治方法和手段，帮助戒毒人员认清毒品危害，树立法制观念，提升道德情操和文化素养，改善不良心理，掌握就业谋生技能，增强社会适应能力，戒除毒瘾，成功融入社会"。其中，与心理健康教育密切相关的目标主要包括改善不良心理、增强社会适应能力、戒除毒瘾、成功融入社会等。由此，戒毒人员心理健康教育的总体目标是改善不良情绪、克服心理障碍、恢复心理健康、增强社会适应能力。

2. 具体目标

(1)戒毒人员心理健康教育的阶段目标是：在生理脱毒期段，帮助戒毒人员明确自己的身份属性，放下思想包袱，消除心理疑虑，学会逐渐适应戒治生活；在教育适应期段，帮助戒毒人员理解心理健康基础知识，提升心理健康意识，改变错误认知，重塑自我认知，增强情感体验，学会控制情绪的方法，有效适应场所环境和戒治生活，逐步实现从"要我戒毒"向"我要戒毒"的思想转变；在康复巩固期段，帮助戒毒人员分析自己吸毒的心理根源，学习正确归因，掌握心理调控技能，强化人格塑造，提高心理健康水平，为有针对性的康复训练打下良好基础；在回归指导期段，帮助戒毒人员化解回归前出现的焦虑、畏惧、自卑等不良心理，提高应对压力和挫折的能力，掌握建立和谐人际关系的能力、学会修复家庭关系、增强社会适应能力，为恢复健康生活打下良好基础。

(2)戒毒人员心理健康教育的课程目标是：从"认识接纳自我""学会沟通交往""适应社会生活"三个维度，既帮助戒毒人员反思成瘾行为对心理的影响，准确评估自身的心理健康状况，在全面客观认识自我、积极接纳自我的基础上培养调控情绪与适应场所环境的能力，既注重"启发他们的自我戒毒意识"，[①]又引导他们了解心理咨询、心理矫治的基本流程，掌握心理调控技能，逐渐修复个性缺陷，提升沟通交往的能力，增强人际沟通的意识与技巧，还教给他们正确认识生活的压力和挫折，提高心理成长的意识与能力，尽快适应场所环境，为有针对性的心理康复训练打下良好基础。

(二)戒毒人员心理健康教育的功能

心理健康教育的功能是指心理健康教育活动对个体发展、群体发展所产生的

---

① 张友生主编：《走出迷茫——37 例成功戒毒典型个案实录》，暨南大学出版社 2018 年版，第 58 页。

各种影响和作用。从不同视角出发,对心理健康教育的功能就会有不同的理解。从作用的对象看,心理健康教育功能可分为个体功能和群体功能;从作用的呈现形式看,心理健康教育功能可分为显性功能和隐性功能;从作用的实现程度看,心理健康教育功能可分为应然功能和实然功能;从作用的效果看,心理健康教育功能可分为发展功能、预防功能和补救功能。戒毒人员心理健康教育作为一项遵循人性发展规律、适应社会发展需要、践行人道主义精神的工作,承担了其他戒毒教育矫正工作不可替代的任务,具有不可忽视的发展功能、预防功能和补救功能。

1. 发展功能

心理健康教育能够帮助戒毒人员提高自我接纳水平,形成良好的心理品质,促进人格健全发展,增强环境适应能力,为他们顺利回归社会打下坚实的基础。这是戒毒人员心理健康教育最重要的功能。

2. 预防功能

心理健康教育能够帮助戒毒人员及时察觉自身潜在的心理问题,并通过普及理性控制情绪与合理宣泄、坦诚交往与和谐相处等知识,使他们掌握应对心理危机的方法,提高自我调节能力,降低心理疾病发生的可能性和强度,达到“防患于未然”的效果。

3. 补救功能

心理健康教育能够帮助戒毒人员对自己作出客观评价,在某种程度上解决一些已经显现的心理问题,并通过提供个别咨询、团体辅导以及戒毒人员心理互助等多种形式,引导他们化解心理矛盾、减少心理冲突、排除心理困扰,达到“亡羊补牢”的效果。

第二节　戒毒人员心理健康教育内容

教育内容作为教育者与教育对象之间授受活动的客体,不仅在不同的社会背景、地域文化、历史时期、学习阶段有着不同的知识范畴和表现形式,而且因教育对象的不同而有所区别。由于戒毒人员在法律地位、身份属性、心理特点等方面不同于其他群体,所以他们的心理健康教育内容也有所差异。《强制隔离戒毒人员教育矫治纲要》规定了心理健康教育的内容范畴,即“组织戒毒人员学习心理健康基本知识,了解场所心理咨询工作的基本流程,帮助戒毒人员分析吸毒的心理根源,掌握调控情绪的方法,改变错误认知,学会正确归因,提高应对压力和挫折的能力,学会与人沟通,建立和谐的人际关系”。通常而言,戒毒人员心理健康教育内容主要包括但不限于:心理健康基本知识教育、自我意识教育、情绪情感教育、意志品质教育、人际交往教育、环境适应教育。

一、心理健康基本知识教育

心理健康基本知识教育是戒毒人员心理健康教育的首要内容。一般而言,戒毒人员对心理健康基础知识了解甚少,也不清楚场所心理咨询工作的基本流程,更不知道心理矫治工作的相关知识。

(一)心理健康基本知识教育的概念

心理健康基础知识是其他心理健康知识的根基。在戒毒场所中,心理健康基本知识教育是指教育者通过多种方法与途径,帮助戒毒人员系统学习心理健康基础知识,了解场所心理咨询工作流程以及心理矫治工作相关知识的教育活动。

(二)心理健康基本知识教育的作用

戒治毒瘾之所以困难重重,主要是由于戒毒人员心瘾难戒、心理健康水平堪忧。组织戒毒人员学习心理健康基本知识,有利于激发他们学习心理健康知识的兴趣,树立心理保健的意识,增强心理求助的动机,提高心理矫治的效果,从而营造“人人关注心理健康、健康心理关护人人”的良好氛围。

(三)心理健康基本知识教育的范畴

在心理健康基本知识教育中,戒毒人员需要学习的范畴主要包括以下三个方面:第一,心理健康基础知识,涉及心理健康的概念、特点、标准与意义,影响心理健康的因素,药物成瘾对心理健康的影响,吸毒和复吸的心理根源,吸毒人员常见的心理问题及其心理健康标准等;第二,场所心理咨询工作机制,涉及心理咨询的工作目标、种类、形式、基本流程等;第三,场所心理矫治工作机制,涉及心理矫治的工作理念、特点、机构、基本流程等。

二、自我意识教育

自我意识教育对于戒毒人员的人格完善至关重要,是戒毒人员心理健康教育的根本内容。戒毒人员常见的自我意识问题主要表现在以下五个方面:第一,对自己缺乏正确的认识,存在以偏概全的消极自我观念;第二,极度自卑、低自尊,或过于狂妄自大;第三,倔强固执,停留在以自我为中心的阶段;①第四,自我价值感明显低下,容易产生自我贬低的心理;②第五,普遍缺乏自我管理意识,自控能力很差。③ 戒毒人员不良的自我意识会直接阻碍其戒毒动机的形成和戒毒信心的建立,也会间接影响人际关系的良性发展。

(一)自我意识教育的概念

自我意识是指个体对自己的身心状况、自己与周围世界关系的认知、情感以及由此产生的意向。自我意识包括三个层次:第一,个体对自身生理状态的认识与评价;第二,个体对自身心理状态的认识与评价;第三,个体对自己与周围关系的认识与评价。在戒毒场所中,自我意识教育是指教育者通过多种方法与途径,帮助戒毒人员科学地认识自我、悦纳自我、激励自我、调适自我、管理自我,促进其良好自我概念的形成和自我意识的发展,形成自尊、自信、自重、自爱、自强、自制的健康人格的教育活动。

(二)自我意识教育的作用

戒毒人员的心理健康状况与其自我意识有着非常密切的联系。戒毒人员心理健康方面出现的许多问题,直接或间接地与其自我意识的状况有着千丝万缕的联系。戒毒人员通过接受自我意识教育,可以认清自己的身份属性、调整自己的意识偏差、体验自己的存在价值、学会悦纳自我、进行自我教育和自我重建,从而更好地面对戒治生活中遇到的各种挑战,在心理困惑中找准发展方向,顺利渡过难关。

(三)自我意识教育的范畴

正确的自我意识是心理健康、人格完善的前提和基础。从知、情、意的角度分析,自我意识的结构包括自我认知、自我体验和自我调控。其中,自我认知属于自

---

① 丁昌权主编:《戒毒人员心理健康教育》,北京师范大学出版社2016年版,第28页。

② 马立骥、孙升、程操:《戒毒人员心理调适与拒毒能力》,上海交通大学出版社2019年版,第144页。

③ 庞瑜、周强、陈扬等:《团体心理辅导对男性强制戒毒人员的自我接纳与应对方式的干预研究》,载《心理研究》2018年第3期。

我意识中“知”的范畴,主要包括自我感觉、自我概念、自我观察、自我分析和自我评价;自我体验属于自我意识中“情”的范畴,主要包括自尊心、自信心;自我调控属于自我意识中“意”的范畴,主要表现为个体对自己行为、活动和态度的调适、监控。[①] 据此,戒毒人员自我意识教育范畴主要包括三个方面:第一,自我认知教育,即引导戒毒人员对自己的生理状况、心理特征、能力水平、行为表现及自己与他人的关系进行正确的认识,尤其帮助他们认识到自己作为违法者、受害者和特殊病人的三重身份属性以及戒毒人员常见的自我意识表现,培育和发展他们积极健康的自我意识和良好的自我概念的教育活动;第二,自我接受教育,即帮助戒毒人员树立自尊心和自豪感,克服自卑感,学会正面思维,正确分析、评价自己的优点和缺点,认识自己的潜力与特长,了解自己的独特价值,最终达到愉快地接纳自己的教育活动;第三,自我调控教育,即帮助戒毒人员处理好积极自我与消极自我、现实自我与理想自我、主观自我与客观自我之间的关系,掌握内心对话的方法,确立现实的、有价值的自我重塑目标及合适的自我发展水平,同时引导他们主动控制自我,学会处理自我意识问题上的困扰,努力改善自我的教育活动。

三、情绪情感教育

情绪情感教育是戒毒人员心理健康教育的关键内容。戒毒人员的情绪、情感问题主要表现在以下三个方面:第一,紧张不安、焦虑、抑郁、烦闷、悲伤、疑惑、恐惧、悔恨等负性情绪明显,容易激动、愤怒,且反复性强;第二,情绪敏感,且突发性大;第三,情感冷漠甚至残忍,缺乏同情心、道德感和理智感,且持久性长。

(一)情绪情感教育的概念

情绪与情感是个体对客观事物是否满足自身需要的内心体验和反映。情绪通常与个体的生理需要相关联,具有情境性、暂时性、表面性和外显性等特点;情感通常与个体的精神需要、社会需要相关联,具有稳定性、持久性、深刻性和内隐性等特点。稳定的情感是在情绪基础上形成和发展起来的,并通过情绪表达出来,情绪变化往往反映内在的情感。因此,情绪是情感的外在表现,情感是情绪的内在本质。[②] 在戒毒场所中,情绪情感教育是指教育者通过多种方法与途径,帮助

---

① 李灵主编:《心理健康指导》,电子科技大学出版社 2007 年版,第 12 页。

② 郭素环、崔永勤、李凌云:《健康评估》,江苏大学出版社 2018 年版,第 173 页。

戒毒人员了解情绪情感对人的心理、行为的影响以及自身情绪变化的特点，学会调节和控制自己情绪情感的教育活动。

（二）情绪情感教育的作用

许多心理问题、心理障碍往往以不同的情绪作为外在表现、不同的情感作为内在支撑来影响、支配个体的行为。因此，只有增强个体对情绪与情感的正确认识与良好管理，才能使其保持健康、快乐的心理状态。开展情绪情感教育，有利于戒毒人员掌握合理调节和有效控制自己情绪、情感的方法与技巧，改善负性情绪，学会对有益于身心健康的事物产生积极的情绪体验，也有利于他们培养同情心、同理心，提升道德感和理智感，从而保持良好的心境和积极乐观的情感态度。

（三）情绪情感教育的范畴

在情绪情感教育中，戒毒人员需要学习的范畴主要包括三个方面：第一，情绪情感概述，涉及情绪与情感的概念、关系、分类；第二，戒毒人员常见的情绪、情感表现；第三，积极情绪情感的培养，涉及积极情绪对戒毒康复的重要性、调节和控制自己情绪情感的意义与方法、正确体察与理解他人的情绪情感。

四、意志品质教育

意志品质教育是戒毒人员心理健康教育的核心内容。戒毒人员的意志品质问题主要表现在以下四个方面：第一，屡戒屡吸，难以主动戒毒，自觉性低；第二，优柔寡断，戒毒决心不足，果断性差；第三，自暴自弃，缺乏戒治信心，坚韧性弱；第四，意志消沉，难抵毒品诱惑，自制力差。

（一）意志品质教育的概念

意志是指个体自觉地确定目标，并根据目标支配、调节自己的行为，克服困难去实现预定目标的心理过程。[①] 意志与认知、情感有密切关系。人对自己行为的自觉调节和控制，是通过自己的认知和情感实现的，而意志的坚强或薄弱又反过来对人的认知和情感产生巨大的影响。在戒毒场所中，意志品质教育是指教育者通过多种方法与途径，帮助戒毒人员培养坚强的意志，增强戒毒的自觉性、果断

① 林国君主编：《医学心理学》，西安交通大学出版社2015年版，第36页。

性、坚韧性和自制力的教育活动。

(二)意志品质教育的作用

作为人类特有的心理现象,意志是人的主观能动性最突出的表现,主要通过行动表现出来。意志对行动的支配、调节作用体现在两个方面:第一,抑制作用,即阻止和克制那些与预定目标相违背的愿望与行动;第二,激励作用,即推动人从事和维持那些为了达到预定目标所必需的行动。[①] 开展意志品质教育,不仅有利于戒毒人员抑制时刻想要放纵自己的念头,而且有利于他们自觉主动地配合戒毒民警的戒治工作,使之从"要我戒"转变到"我要戒",逐步实现戒除毒瘾的目的。

(三)意志品质教育的范畴

意志的品质特性就是意志在对人的行为驱动过程中所表现出的动力特性,它主要取决于主体的行为价值关系变化的动力特性,主要包括自觉性、果断性、坚韧性和自制力。[②] 在意志品质教育中,戒毒人员需要学习的范畴主要包括三个方面:第一,意志品质的概述,涉及意志的概念、意志与行为关系、意志品质特性等;第二,戒毒人员常见的意志品质表现;第三,意志品质的培养与训练,涉及自觉性的培养与训练、果断性的培养与训练、坚韧性的培养与训练、自制力的培养与训练等。

五、人际交往教育

人际交往教育是戒毒人员心理健康教育的主要内容。戒毒人员常见的人际交往障碍表现在以下四个方面:第一,人际交往认知的主观色彩过于浓郁,经常感觉周围有人议论自己、排斥自己;第二,人际交往态度冷漠,时常封闭自己,易与他人发生冲突;第三,人际交往性格障碍突出,人际关系中自私心理、自卑心理、羞怯心理、孤僻心理、嫉妒心理、猜疑心理、怨恨心理较为普遍;第四,人际交往能力低下,不善于人际沟通。

---

① 王爱兰主编:《心理学》,甘肃文化出版社 2002 年版,第 191 页。

② 赵守盈、潘运主编:《心理学》,暨南大学出版社 2012 年版,第 175 ~ 176 页。

（一）人际交往教育的概念

人际交往是指个体与周围人之间的一种心理和行为的沟通过程。[①] 身处社会中的每个人既有与他人交往的需求，也有与他人交往的必要。在马斯洛的需要层次理论中，位于第三个层次的社交需要又称为归属与爱的需要，是指个人渴望得到家庭、团体、朋友、同事的关怀爱护和理解，是对亲情、友情、爱情、信任、温暖的需要。美国社会心理学家舒茨（W. Schutz）从人际反应倾向的角度将人际交往的基本需要分为包容需要、支配需要和情感需要三个维度。[②] 在戒毒场所中，人际交往教育是指教育者通过多种方法与途径，指导戒毒人员的人际交往过程和人际交往活动，增进他们与戒毒民警、同戒人员、亲属朋友及其他社会力量的人际互动，满足人际交往需要，克服人际交往障碍的教育活动。

（二）人际交往教育的作用

能否与他人建立良好的人际关系是衡量一个人心理是否健康的重要标准。人际关系不良、人际交往障碍会引发许多心理问题。开展人际交往教育，不仅有利于戒毒人员提高人际感知能力、同感理解能力，及时觉察和化解自己与戒毒民警、同戒人员、亲属朋友及其他人之间的人际矛盾，而且有利于他们提高人际表露能力和有效交往能力，增强家庭责任感和社会责任感，进而修复家庭关系，建立完善的社会支持系统。

（三）人际交往教育的范畴

在人际交往教育中，戒毒人员需要学习的范畴主要包括五个方面：第一，人际交往的概述，涉及人际交往的含义、特点、分类、意义等；第二，戒毒人员常见的人际交往障碍；第三，良好人际交往的原则，即互相尊重原则、换位思考原则、宽容理解原则、以诚相待原则、自我价值保护原则等；第四，建立良好人际关系的方法，涉及健康的人际交往认知、真诚的人际交往态度、适度的人际交往方式、良好的个人社交礼仪等；第五，提高人际交往潜力的技巧，涉及善于结交良友、善于合理表达、善于倾听他人、善于处理矛盾等。

---

① 林秉贤主编：《心理咨询的技术与方法》，天津科学技术出版社2008年版，第279页。

② 林秉贤主编：《心理咨询的理论与测验》，天津科学技术出版社2009年版，第189页。

六、环境适应教育

环境适应教育是戒毒人员心理健康教育的核心内容。戒毒人员常见的环境适应不良主要表现在以下两个方面：第一，消极情绪型，包括愤怒、敌意、仇恨、报复等一系列可能侵害他人和环境的消极情绪以及自卑、孤独、空虚、抑郁、绝望、焦虑、失眠等一系列可能损害自己身心健康的消极情绪；第二，不良行为型，即将压抑的消极情绪转化为打架、毁物、攻击、自伤、自残、逃跑、诈病等不良行为。[①]

（一）环境适应教育的概念

环境适应是指个体在身心发生改变或环境改变时，为了缓解内外环境的压力、维持个体发展的持续性，能根据这些改变而做出的努力。[②] 个体对环境的适应并不是一个消极的、被动的过程，而应是一个积极的、主动的过程。在戒毒场所中，环境适应教育是指教育者通过多种方法与途径，帮助戒毒人员主动适应场所环境，以充分的心理准备和较强的适应能力积极迎接未来解戒生活的教育活动。

（二）环境适应教育的作用

“物竞天择、适者生存”是一条不以人的意志为转移的定律。英国生物学家达尔文（C. R. Darwin）从生物学角度阐述了适应环境对于物种的繁衍与进化的重要性，而“适应环境”早在 1946 年就被国际心理卫生组织列为心理健康的一项重要指标。开展环境适应教育，不仅有利于戒毒人员尽快调整自己的身心，转变个人角色意识，适应场所戒治环境，而且有利于他们不断调整和改变自己的观念、态度、习惯、行为，学会正确应对不良生活事件，增强自身接受社会监督和援助的意愿，为其回归社会、做守法公民创造良好的条件。

（三）环境适应教育的范畴

环境适应的过程作为个体满足内外需要的过程，主要包括社会环境、自我调节和个人发展三个要素。这三者相互作用、相互影响，共同形成个体对环境的适

① 丁昌权主编：《戒毒人员心理健康教育》，北京师范大学出版社 2016 年版，第 93 页。

② 江光荣、郑希付主编：《中国高中生心理健康素质调查》，北京师范大学出版社 2009 年版，第 225 页。

应结果。在环境适应教育中,戒毒人员需要学习的范畴主要包括三个方面:第一,认识环境,涉及场所戒治环境、解戒后社会环境、社会帮教协议签订流程等;第二,压力调节,涉及直面压力事件、换个视角看压力、压力应对策略等;第三,个体发展,涉及心理成长的目标与策略、获得帮助的路径与方法、抗挫力的培养与训练、环境适应能力自我提高的技术等。

第三节　戒毒人员心理健康教育方法

教育方法是指教育活动的实施途径,即教育者为了达成教育目标、完成教育任务而采取的具体措施、手段与方式。戒毒人员心理健康教育是一项复杂而艰巨的系统工程,其有效实施需要课堂教学、专题活动、个别教育、环境陶冶、社会帮教等多种方法的综合运用。

一、课堂教学

课堂教学作为心理健康教育的主渠道,是戒毒人员普遍接受心理健康指导、训练的重要保证。《强制隔离戒毒人员教育矫治纲要》在第三部分“教育矫治方法”中提出“发挥课堂教学功效”,并规定至少要开设 30 个课时数的心理健康课程。《司法行政机关强制隔离戒毒所教育矫治工作考核办法》在第 5 条中重申开设心理健康课程必要性的同时指出,心理健康教育课程“不得少于 30 课时”。

(一)课堂教学的概念

课堂教学是以班级为单位,以课堂为场所,教师的“教”与学生的“学”双边互动的教学方式。戒毒场所中,课堂教学是指教育者将戒毒人员按照所在大队、期区、文化程度等情况编成相对固定的班级,在规定的时间和地点,依据制订的教学计划,开展某门课程教学的组织形式。根据有关要求,分设教学班级时,人数不能超过 50 人,实行小班制,覆盖率要达到 100%,确保不遗漏;安排教学师资时,应当按照不低于戒毒场所收治人数 1% 的比例配备专职教师,并建立涵盖多学科的专兼职教师队伍;编制教学计划时,要具体明确,确保教学地点、人员、内容的落实;开展教学活动时,提倡启发式、引导式、互动式教学,采用案例讲解、课堂讨论等方式,充分调动戒毒人员的参与热情;利用教学手段时,鼓励通过现代化教学媒体尤其是网络、数字化点播等手段，直观、形象地展示教学内容，提高教学效果；组织教学评价时，既有针对戒毒人员的考试，及格率达到80%（含）以上，也要征求戒毒人员对教育者、教学内容、教学方法等方面的意见，不断改进教学工作。

（二）课堂教学的特点

课堂教学的主要目的在于使戒毒人员系统掌握所学课程的基础知识，并能够运用这些知识分析和解决实际问题。课堂教学主要具有以下四个方面的特点：第一，组织系统性，课堂教学是组织戒毒人员按照场所规定的课程表安排，集中系统学习知识、改善认知结构的教学方式；第二，内容普适性，课堂教学内容的选取侧重于戒毒人员群体的共同特点，力求适合大多数人的接受能力；第三，教育规范性，主要体现在戒毒场所内课堂教学的教育计划规范、教育师资规范、教育语言规范、教育过程规范和课堂纪律要求规范；第四，活动多样性，课堂教学活动包括讲授、讲解、讲述、演示、问答、对话、讨论、练习、指导等多种方式。

（三）课堂教学的方式

对于心理健康知识概念类的内容，教育者既可以通过讲授新知、讲解案例、讲述故事等方式，加深戒毒人员对心理健康的感性认识，也可以通过知识问答、分享讨论、头脑风暴、观点碰撞等方式，引导他们大胆表达自己内心的感受和经验，[①]还可以通过读书指导、观看视频、现身说法等方式，充分调动他们学习心理健康知识的兴趣与热情；对于心理健康技能训练类的内容，教育者既可以通过心理测试、心灵对话、分组辩论等方式，帮助戒毒人员了解自己的心理健康状态、心理问题所在，也可以通过心理游戏、角色扮演、情景模拟等方式，引导他们进行全面的自我分析、自我评价和自我反省，促使其实现从感性认识上升到理性认识，从片面主观的认识提升到全面客观的认识。

二、专题活动

专题活动作为课堂教学的有益补充，是戒毒人员接受心理健康教育的有效载体。心理健康教育专题活动是一种引发戒毒人员亲身体验或亲“心”体验的活动，

---

① 司法部戒毒管理局组编：《司法行政强制隔离戒毒教育矫正实务》，法律出版社2021年版，第99页。

重视他们内心的感悟与分享,使之达到自我教育、自我调节、自我重塑的效果。《强制隔离戒毒人员教育矫治纲要》在第三部分“教育矫治方法”中提出,戒毒场所应定期开展专题教育活动。

(一)专题活动的概念

在戒毒场所中,专题活动是指教育者为了促进戒毒人员的心理健康,在某个特定时机或阶段围绕某一专门主题而组织开展的集体教育活动。专题活动可以由戒毒场所单独设计实施,也可以由戒毒场所为主、联合其他有帮扶意愿的相关社会组织或个人共同策划实施,还可以邀请有关专家、学者、社会工作者、志愿人员以及戒毒成功人员协助开展。根据有关要求,戒毒场所专职教师应负责专题活动的定期开展;每半年至少举办三次包括专题活动在内的辅助教育活动,且参与每次活动的戒毒人员应达到在所戒毒人员的50%(含)以上。

(二)专题活动的特点

专题活动往往因人、因时、因事而设,在帮助戒毒人员缓解心理障碍、提高心理素质、顺利适应环境等方面起到了切实的作用。专题活动主要具有三个方面的特点:第一,主题鲜明性,专题活动侧重于在一段时间内围绕某一核心主题或中心问题开展专项教育;第二,教育渗透性,专题活动的过程往往对戒毒人员起到潜移默化的渗透作用、积极影响;第三,灵活机动性,专题活动可以在时间设定、地点设置、参与人员、内容选取、教育形式等方面进行相对灵活的安排。

(三)专题活动的方式

在心理健康教育工作中,根据戒毒人员的吸毒种类、成瘾程度、身心健康状况等不同类型以及所处的不同戒治期段,采取专题讲座、专题报告、专题演讲、专题论坛、专题座谈、专题阅读、专题展览、专题帮教、专题辅导、心理剧、知识竞赛、读书征文、作品评比等多种方式。以心理健康教育专题讲座为例,对初入所的戒毒人员侧重心理健康基本知识、心理应激与自我调控、抗挫心理与场所环境适应等方面的教育;[①]对戒治中期的戒毒人员着重进行自我意识、情绪情感、人际交往等方面的教育;对将要出所的戒毒人员注重意志品质、自我规划、理想与现实、适应

① 章恩友、姜祖桢主编:《矫治心理学》,教育科学出版社2008年版,第201页。

社会生活等方面的教育。

三、个别教育

个别教育作为心理健康教育的必要手段，是帮助戒毒人员解决自身心理问题、提高心理健康水平的主要途径。《司法行政机关强制隔离戒毒工作规定》第47条指出，戒毒场所应当对戒毒人员开展有针对性的个别教育。《强制隔离戒毒人员教育矫治纲要》在第三部分“教育矫治方法”中要求戒毒场所“提高个案化教育水平”“突出个别谈话方式”，尤其强调“对新入所和变更大(中)队的、因违法违纪受到处分的、外出探视前后或者家庭发生变故的、长时间无人探访或者家人不与其联系的、情绪和行为明显异常的、变更执行方式、所外就医、延长或临近解除强制隔离戒毒的，应当及时进行个别谈话”。《司法行政机关强制隔离戒毒所教育矫治工作考核办法》的第11条重申了“个别谈话教育”的实施要求，并明确要求对于“心理或行为明显异常的戒毒人员应当及时开展谈话疏导，并将谈话记录写入《谈话记录本》”。

(一)个别教育的概念

个别教育是因人施教原则在戒毒人员教育矫正工作中的重要体现。在戒毒场所中，个别教育是指教育者根据戒毒人员个体的年龄、性别、民族、生理、心理、戒断症状等差异性特点，采取有针对性的单独谈话、辅导、感化活动。个别教育是在尊重戒毒人员个性的基础上，真切关照每位戒毒人员的身心健康状况与戒治需求。根据有关要求，戒毒场所应当逐人制订个别化教育矫治方案，做好跟踪管理；大队民警每个月至少对每名戒毒人员进行1次个别谈话教育，其中重点人员或难矫治人员每周谈话不少于1次；及时总结个别教育矫治案例，年度总结个别教育矫治案例数量不低于在所戒毒人员的2%。

(二)个别教育的特点

对戒毒人员的个别教育不同于对普通社会成员的个别教育，是一种特殊形式的再社会化教育。个别教育主要具有四个方面的特点：第一，对象特殊性，个别教育旨在解决戒毒人员个体特殊且具体的问题，是课堂教学、专题活动等集体教育的深化和延伸；第二，内容针对性，个别教育主要针对戒毒人员不同的生理、心理、行为特点选择不同的教育内容，帮助他们解决面临的实际困难或问题，促进不同程度的发展和转变;[①]第三,情感沟通性,直接面对面的个别教育可以缩短教育者与戒毒人员之间的心灵距离,实现双方的情感交流与心理沟通;[②]第四,效果稳固性,个别教育效果的稳固性来自教育者的反复抓、抓反复,直到戒毒人员改善消极的心理状态、形成正确的认知结构和建立良好的行为习惯。

(三)个别教育的方式

个别教育是以解决戒毒人员个体特殊性问题为主的教育方法,主要包括个别谈话、个别感化、个别辅导、个别训练、个案矫治等多种方式。以心理健康教育个别谈话为例,对未成年戒毒人员,在充分考虑其身体发育尚未成熟,心理脆弱且易冲动等特点的基础上,可以通过说理法、谈心法帮助其提升情商水平、增强自制力,让他们学会在行动之前,先控制好自己的冲动情绪,用理智作出更恰当的行为决策;[③]对成年戒毒人员,其身心发育成熟,世界观和人生观基本定型,但往往存在严重的认知偏差、人格缺陷、心理障碍,可以通过触动法、点拨法帮助其转变错误认知、实现人格重塑、加强心理重建;对女性戒毒人员,在充分考虑其性格敏感、细腻,处理问题易情绪化的基础上,可以通过商讨法、劝诫法帮助其改善负性情绪,掌握合理调节和有效控制自己情绪情感的方法、技巧,力求动之以情、晓之以理、导之以行、戒之以规。[④]

四、环境陶冶

环境陶冶作为心理健康教育的有力支撑,对提高戒毒人员心理健康水平起着重要的作用。环境陶冶的基本原理是教育者利用环境对戒毒人员进行潜移默化的积极影响,达到环境育人的目的。因此,环境陶冶也称为“隐性教育”、“陶冶教育”或“环境教育”。[⑤]《强制隔离戒毒人员教育矫治纲要》在第三部分“教育矫治方法”中要求戒毒场所通过培育场所戒毒文化环境、构筑场所戒毒文化阵地、创新

① 司法部戒毒管理局组编:《司法行政强制隔离戒毒教育矫正实务》,法律出版社 2021 年版,第 207 页。

② 高莹主编:《矫正教育学》,教育科学出版社 2007 年版,第 195 页。

③ 司法部监狱管理局组织编写:《心理咨询师》,天津科学技术出版社 2008 年版,第 159 页。

④ 司法部戒毒管理局组编:《司法行政强制隔离戒毒教育矫正实务》,法律出版社 2021 年版,第 10 页。

⑤ 赵卫宽主编:《罪犯教育》(第 2 版),中国政法大学出版社 2016 年版,第 184 页。

场所戒毒文化活动的形式、打造场所戒毒文化精品等途径,充分发挥场所文化建设的环境育人作用。

(一)环境陶冶的概念

环境陶冶主要通过对周围教育环境的布置、净化来影响和感染教育对象。在戒毒场所中,环境陶冶是指有目的、有计划地设置和利用场所文化环境以及其他环境因素,使戒毒人员受到潜移默化、耳濡目染的影响、感化和熏陶。根据有关要求,戒毒场所应当将教育矫治规章制度和工作流程上墙,悬挂激励、引导、关怀和与禁毒戒毒内容相关的标识;建立所内广播、自办报刊、宣传栏;组织开展积极向上的文体活动、主题教育活动等辅助教育活动;戒毒场所半年至少举办 3 次全所范围的辅助教育活动,参与每次活动的戒毒人员应达到在所戒毒人员的 50%(含)以上。

(二)环境陶冶的特点

环境陶冶主要具有三个方面的特点:第一,时空广域性,场所特有的戒治环境主要以文化环境建设为重点,诸如教室、图书室、阅览室、禁毒展览室、文化活动室、职业技能培训室、电化教学设施、文艺体育设施、墙报、黑板报、宣传栏之类的隐性教育载体无时无刻不影响着戒毒人员,使其身心、思想、行为受到全方位的熏陶;第二,内容丰富性,场所环境陶冶包括物质性环境陶冶、精神性环境陶冶、制度性环境陶冶、行为性环境陶冶等诸多方面的内容;第三,活动趣味性,场所环境陶冶不仅包括开展戒毒人员喜闻乐见的文化宣传、文艺体育、书法、绘画、乐器演奏等活动,而且包括组织戒毒人员参加丰富多彩的读书评报、收听广播、观看影视、升挂国旗仪式等活动。

(三)环境陶冶的方式

环境陶冶通过组织场所宣传活动、开展文艺体育活动、举办艺术美育活动、布置场所戒治设施等多种方式,在戒毒人员的身心健康、情感陶冶和行为规范等方面发挥着重要的影响作用。以心理健康教育宣传活动为例,可以利用墙报、黑板报、图片展览、书画展览、局域网、演播室等传播媒介,开展“我想对你说”“心中的故事”“心理例会”,宣传基础心理卫生知识、简单易行的心理调节手段、心理承受和适应能力训练等内容;也可以创办《心理健康报》《心理指南》《心理导报》等内部报纸和杂志，设计“健康小贴士”、布置“健康园地”等，为调整戒毒人员戒治心态和解决心理困惑提供平台；还可以通过鼓励戒毒人员在专家的指导下自己摄制心理健康教育电视专题片、自己绘制心理健康知识图片等途径，激发他们学习心理健康知识的兴趣。

复习思考题

1. 简述戒毒人员的心理健康标准。
2. 简述戒毒人员心理健康教育的特点。
3. 简述戒毒人员心理健康教育的目标。
4. 试论戒毒人员心理健康教育的主要内容。
5. 试论戒毒人员心理健康教育的方法。

本章主要参考文献

1. 贾伟廉主编:《健康教育学》,人民卫生出版社 1988 年版。
2. 李国强、罗求实主编:《心理学与教育》,湘潭大学出版社 2014 年版。
3. 章志光、林秉贤、郑日昌主编:《中国心理咨询大典》(下册),天津科学技术出版社 2008 年版。
4. 张灵聪、曾天德、王希华主编:《心理学》,厦门大学出版社 2007 年版。
5. 余毅震主编:《医学心理学》,华中科技大学出版社 2020 年版。
6. 许又新:《青年心理卫生十讲》,辽宁人民出版社 1988 年版。
7. 傅宏主编:《心理健康与辅导》,河海大学出版社 2005 年版。
8. 马立骥、孙升、程操:《戒毒人员心理调适与拒毒能力》,上海交通大学出版社 2019 年版。
9. 肖水源、李映兰主编:《护理心理学》,湖南科学技术出版社 2005 年版。
10. 符丽芳主编:《学校心理健康教育简明教程》,陕西科学技术出版社 2008 年版。
11. 刘凡荣:《绿色的呼唤:心理健康教育校本模式研究》,光明日报出版社 2016 年版。
12. 林信洁编著:《戒毒人员心理健康指南》,电子科技大学出版社 2017 年版。
13. 章恩友、姜祖桢主编:《矫治心理学》,教育科学出版社 2008 年版。
14. 张友生主编:《走出迷茫——37 例成功戒毒典型个案实录》,暨南大学出版社 2018 年版。
15. 丁昌权主编:《戒毒人员心理健康教育》,北京师范大学出版社 2016 年版。
16. 郭素环、崔永勤、李凌云:《健康评估》,江苏大学出版社 2018 年版。
17. 赵守盈、潘运主编:《心理学》,暨南大学出版社 2012 年版。
18. 林秉贤主编:《心理咨询的理论与测验》,天津科学技术出版社 2009 年版。

19. 江光荣、郑希付主编:《中国高中生心理健康素质调查》,北京师范大学出版社 2009 年版。
20. 司法部戒毒管理局组编:《司法行政强制隔离戒毒教育矫正实务》,法律出版社 2021 年版。
21. 高莹主编:《矫正教育学》,教育科学出版社 2007 年版。
22. 司法部监狱管理局组织编写:《心理咨询师》,天津科学技术出版社 2008 年版。
23. 赵卫宽主编:《罪犯教育》(第 2 版),中国政法大学出版社 2016 年版。
24. 苏富忠:《论心理健康与心理病变》,载《四川心理科学》1999 年第 1 期。
25. 刘艳:《关于“心理健康”的概念辨析》,载《教育研究与实验》1996 年第 3 期。
26. 刘华山:《心理健康概念与标准的再认识》,载《心理科学》2001 年第 4 期。
27. 蔡焯基、马辛、王择青、刘稚颖:《中国人心理健康标准制订研究》,载《中华健康管理学杂志》2012 年第 2 期。
28. 张世娟、梅晓雪:《近 20 年来我国强制戒毒人员心理健康研究综述》,载《电子制作》2015 年第 6 期。
29. 庞瑜、周强、陈扬等:《团体心理辅导对男性强制戒毒人员的自我接纳与应对方式的干预研究》,载《心理研究》2018 年第 3 期。
30. World Health Organization, Constitution of the World Health Organization, Docplayer (October, 2006), https://docplayer.net/226342-Constitution-of-the-world-health-organization-1.html.

第六章　戒毒人员心理咨询技术

|本章摘要|

心理咨询是帮助戒毒人员发现自己的心理问题及其根源，挖掘其自身的潜力，使其自己解决自己的问题，即“助人自助”的过程。通过本章学习，认识和了解戒毒人员心理咨询的概念、特征，心理咨询与心理治疗的异同点；熟知戒毒人员心理咨询的内容及其主要形式，戒毒人员心理咨询应遵循的原则；掌握戒毒人员心理咨询的技术，以及如何处理戒毒人员心理咨询的阻抗问题等。

|重点问题|

本章的重点是戒毒人员心理咨询的特征，戒毒人员心理咨询应遵循的原则，戒毒人员心理咨询的技术，处理戒毒人员阻抗的方法。

第一节　戒毒人员心理咨询概述

一、心理咨询概述

（一）心理咨询的定义及特征

“咨询”一词最早载于《书·舜典》，“咨十有二牧”，“询于四岳”，“咨”即商量之意，“询”，即询问之意。“咨询”一词最早是由罗杰斯在20世纪40年代出版的《咨询与心理治疗》一书中提出的。

1. 心理咨询的概念

心理咨询到目前为止还没有一个被大家公认的定义。罗杰斯将心理咨询解释为，通过与个体持续的、直接的接触，向其提供心理帮助并力图促使其行为、态度发生变化的过程。英国学者约翰·麦克劳德等认为,心理咨询指的是任何个体试图通过探索、理解,或者解决一些现实中需要处理的个人问题所产生的互动。[①] 钱明怡教授认为,咨询是通过人际关系,运用心理学方法,帮助来访者自强自立的过程。[②] 博宏教授认为,心理咨询,是指受过专业训练的咨询者,运用心理学的方法,对在心理适应方面出现问题的来访者提供援助的过程。[③] 我们认为,心理咨询是指在良好的人际关系的氛围中,在咨询师的帮助、劝导下,使来访者找到心理问题产生的原因,摆脱心理困扰的因素与条件,达到增强心理素质,促进身心健康的过程。

2. 心理咨询的特征

(1)心理咨询解决的是咨询对象心理或精神方面存在的问题,而不是帮助他们处理生活中的具体问题。

(2)心理咨询不是一般的助人行为,它是运用心理学的知识、理论与方法从心理上为咨询对象提供帮助的活动。

(3)心理咨询强调良好的人际关系氛围,在咨询师和咨询对象之间必须有一定程度的相互理解和信任,咨询师必须是经过专业训练的职业人员。咨访关系不同于社会生活中的朋友或其他人际关系,双方均不谋求发展咨询以外的关系。

(4)心理咨询强调教育和成长模式,它是一种学习和成长的过程,这种学习和成长主要表现为人格或个性方面的成长。

(5)心理咨询是基于咨询对象心理需要的自愿行为。只有在前来咨询者感到心理不适,产生寻求咨询的需要时,咨询才有意义。

(二)心理咨询的性质

国际心理科学联合会编辑的《心理学百科全书》(1984 年)指出:“咨询心理学始终遵循着教育的而不是临床的、治疗的或医学的模式,咨询对象(不是患者)被认为是在应付日常生活中的压力和任务方面需要帮助的正常人。咨询心理学家的任务就是教会他们模仿某些策略和新的行为,从而能够最大限度地发挥其已经存在的能力,或者形成更为适当的应变能力。”[④]心理咨询是介于医疗与思想教育

① [英]约翰·麦克劳德、[英]朱莉娅·麦克劳德:《心理咨询技巧:心理咨询师和助人专业人员实践指南》(第 2 版),谢晓丹译,上海社会科学院出版社 2016 年版,第 2 页。

② 钱明怡编著:《心理咨询与心理治疗》(重排本),北京大学出版社 2016 年版,第 2 页。

③ 博宏主编:《咨询心理学高级教程》,安徽人民出版社 2008 年版,第 2 页。

④ 章恩友、姜祖桢主编:《矫治心理学》,教育科学出版社 2008 年版,第 243 页。

之间的一种职业性的帮助和顾问行为。它是贴近医疗和教育这两种行业之间的一种职业行为。心理咨询有心理治疗的作用,但它也不是真正意义上的治疗,咨询关系也不等于医患关系。心理咨询是由咨询双方共同商讨的过程,咨询师需要帮助来访者分析问题,查找问题产生的根源,提供解决问题的参考意见,但咨询师绝不能把自己的意见强加于人,是否采纳决定于来访者自己。心理咨询是一种职业性的帮助和顾问行为,是咨询双方在咨询范围内的一种彼此合作的职业关系,这种关系一般随咨询活动的结束而结束。

(三)心理咨询与心理治疗的异同点

心理咨询与心理治疗有许多相似之处,许多心理咨询门诊实际上也进行着心理治疗的工作,心理治疗师也经常做着心理咨询工作。对于二者之间的关系争议颇大,有人认为心理咨询与心理治疗是同义的,把心理咨询与心理治疗看成一个连续谱。有的则持不同见解,但在有何不同的方面又存在不同意见。

1. 心理咨询和心理治疗的相同点

心理咨询和心理治疗有很多相同之处,主要表现在以下几个方面。

(1)心理咨询与心理治疗都强调在良好的人际关系氛围中,运用心理学方法解决心理或精神方面的问题。心理咨询与心理治疗在医患关系、解决的问题及从业人员的要求等问题上都是一致的。

(2)心理咨询与心理治疗所遵循的理论和方法是一致的,心理治疗中的一些理论和方法,也经常应用于心理咨询之中。

(3)心理咨询与心理治疗所遵循的原则是一致的,如理解、尊重、保密、疏导,促进成长等基本原则,在这些心理工作中都必须遵循。

(4)二者进行工作的对象常常是相似的,而且在病与非病之间没有清楚的界限。例如,心理咨询师与心理治疗师可能都会面临来访者的婚姻问题。

2. 心理咨询和心理治疗的不同点

心理咨询和心理治疗在工作的对象、解决的问题的层次、方法等方面是有区别的。

(1)主要的工作对象有别。心理咨询面对的主要是在社会生活中产生心理问题的正常人,心理治疗的主要对象是一些有心理疾病的人。心理咨询是支持性、指导性的,接触到的问题多处在意识平面上,涉及意识层次上的问题;而心理治疗则是重建病人的人格,更多地涉及无意识。

(2)遵循的模式有别。心理咨询主要遵循教育与发展的模式,而心理治疗则遵循着医疗模式。

(3)工作任务的侧重点有别。心理咨询的任务是解决有限的、直接具体的问题,侧重点是预防心理疾病的发生;而心理治疗任务的侧重点是对已经发生的心理疾病,进行治疗、补救,目的在于使病人消除疾病,恢复正常,促其成长。

(4)从业人员的来源有别。心理咨询从业人员主要是心理学专业的工作者和社会工作者,而心理治疗的从业人员则主要来自医疗队伍。

(5)工作时间有别。心理咨询的时间大多较短,一般咨询一次到几次;而心理治疗所需时间较长,治疗由几次到几十次、上百次不等。

二、戒毒人员心理咨询的概念与要素

戒毒人员心理咨询,是指咨询师运用心理学理论和方法,帮助戒毒人员发现自己的问题及根源,从而挖掘其本身潜在的能力,来改变其原有的认知结构和不良行为模式,以提高他们对戒毒生活的适应性和应付各种不幸事件的能力,进而顺利回归社会的活动。

戒毒人员心理咨询作为一种特殊的活动,具有以下几个基本要素。

1. 戒毒人员心理咨询,解决的是戒毒人员心理或精神方面存在的问题,而不是帮助他们处理生活中的具体问题。

2. 戒毒人员心理咨询要运用心理学的理论和方法,不是简单的说教,它是运用心理学的知识、理论与方法从心理上为戒毒人员提供帮助的活动,咨询师必须是经过专业训练的职业人员。

3. 戒毒人员心理咨询强调建立良好的咨访关系。戒毒人员和咨询师之间必须建立相互理解和信任的关系,戒毒人员才会实话实说并接受咨询师的帮助。

4. 戒毒人员心理咨询的目的是帮助戒毒人员发现问题,通过激发潜力使他们自己解决问题。通过心理咨询,使戒毒人员学会正确认识吸毒及戒毒问题,正确对待自己,学会与他人和睦相处,学会正视现实并积极应对困难。

三、戒毒人员心理咨询的任务

(一)使戒毒人员正确认识自己的内、外世界

人的内部世界基本是由以往积累的经验构成,外部世界是由活生生的、不断

变化的现实构成。内部世界可以按人的意志来编排,而外部世界却是不随人的意志而改变的。这两类世界之间的差异本身就是矛盾的,当人们对这种矛盾缺乏明确认识,采取了错误应对方式的时候,就会产生困惑不解、烦躁不安,甚至对自己的生存价值产生怀疑,使自己固有的信仰发生动摇,这些是人们产生各类心理问题的前提。戒毒人员在这方面的问题非常明显,当咨询师企图通过改善戒毒人员的认知去帮助他的时候,首先是帮助他认清自己的内、外世界。特别是对那些缺少自知之明的戒毒人员来说,咨询师应该帮助他们认识到自己尚未解决的内部冲突,通过咨询使戒毒人员明白许多心理问题是他们自己造成的。

(二)纠正戒毒人员不合理的欲望和错误观念

很多戒毒人员确信自己的动机和需要是正确的、合理的,实际上他们的心理问题往往是由这种盲目自信造成的;还有些戒毒人员以为自己对事物的观察和理解是正确的,但是在他们与咨询师交换意见之后,他们才明白是他们的观念错了,正是他们的错误观念,将他们引入无法摆脱的困境。心理咨询的任务之一就是协助戒毒人员纠正自己的错误思维和观念,对于戒毒人员来说,帮助他们总结自己的经验教训,学会评估自己的思维、观念是否合理,这不仅能够解决他们当前的心理问题,而且能够使他们看清未来的方向,从而加速自我成长。

(三)使戒毒人员学会面对现实和应对现实

咨询师的重要任务之一,就是帮助戒毒人员回到现实中来。心理咨询师应当帮助戒毒人员学会面对现实,帮助他们提高应对现实问题的能力。某些戒毒人员由于不敢面对现实,或者在现实中遭遇了严重挫折,很可能走上逃避现实的道路,沉溺于过去的痛苦回忆,或者固执地坠入对未来的想象。咨询师应通过咨询让戒毒人员学会采用正确的方式应对现实,特别是回归社会后面临的各种问题。

(四)使戒毒人员增强自知之明

常言道“人贵有自知之明”。人认知最大的局限是把“自我的需求”作为“自我认知”的参照系,而不是站在自我之外,使用客观标准衡量自己。咨询师通过咨询活动,使戒毒人员使用客观的做人标准,通过反省自己,进而全面、客观、理性地认识自己,既不自视清高、盲目自大,也不自怨自艾。

（五）协助戒毒人员构建合理的行为模式

在咨询过程中，咨询师可以通过公开和直截了当的形式，如明确的建议和具体的指导，也可以通过含蓄的、间接的或暗示性的方式，如使用类比、列举他人成功的事例等，启发、鼓励和支持戒毒人员建构"新的有效行为"，改变困扰自己的不合理行为模式。

第二节　戒毒人员心理咨询的基本原则

心理咨询的原则是对咨询工作的基本要求，它对于心理咨询工作的成效具有重要意义。戒毒人员心理咨询工作应遵循以下基本原则。

一、理解支持的原则

在戒毒人员意识到自己在心理上存在某种问题和困扰，想通过专业人士的咨询得到帮助，从而主动求询时，他们对咨询师抱有很大的希望，同时可能存在某种担心和顾虑。担心咨询师不能真诚相待，不能理解他们的苦衷。因此，咨询师要热情诚恳地接待戒毒人员，向他们讲明心理咨询的基本精神和原则，让他们消除顾虑，畅所欲言。同时，戒毒人员大多有焦虑、忧郁、消极等不良情绪，他们对自己的问题感到痛苦和无助，对通过咨询能否得到改变而信心不足，因此，咨询师还必须给予他们必要的心理支持。具体来讲，咨询师应从以下几个方面入手：

1. 咨询师要有热情、自然的态度，这样有助于稳定来访戒毒人员的情绪，有利于形成和谐的交谈气氛，建立相互信任的咨访关系。

2. 来访的戒毒人员的心理问题是各种各样的，有些问题在常人看来是一种不可理解的怪僻，有的甚至让人反感和厌恶，咨询师对此应有正确的认识，要理解他们的问题，着眼点不是"他的行为是否正确"方面，而是"他为什么要这样做"方面。

3. 在戒毒人员心绪不宁或精神上感到痛苦的时候，最需要别人的支持与安慰，有时几句温暖人心的话，一些关心的表示，就可以使一个精神快要崩溃的人重新振作起来。当然，支持要注意实际性和技巧性，切忌空洞的安慰话。

二、有条件保密的原则

保密性原则是心理咨询中最主要的原则。它是鼓励戒毒人员畅所欲言的心理基础，同时是对戒毒人员人格及隐私权的最大尊重，是咨询工作取得成功的前提。保守秘密既是职业道德的要求，失密，则意味着心理咨询失去了存在的基础。贯彻这一原则，是指在一般情况下，对戒毒人员在咨询时的谈话内容不向主管民警汇报，对其错误言论，不作为定案处理的证据。心理咨询的保密范围包括来访戒毒人员的姓名及谈话内容。只有在他们确信咨询师会对他们的谈话内容保密时，也即建立了相互信任的咨访关系后，才能袒露自己未向任何人泄露过的内心隐私，也才是真正解决心理困扰的开始。

当然，保密原则不是无条件地完全保密，而是有条件地保密。“如果治疗者所得到的信息表明来访者有自杀或危及他人或社会安全的尝试或企图时，应立即采取必要的措施保护来访者的人身安全，防止意外的发生。”①由于戒毒人员的特殊性，他们比常人有更明显的自杀、脱逃、行凶等倾向，戒毒场所不能完全拘泥于保密原则的限制，可以突破此限制。

三、耐心倾听和细致询问的原则

耐心倾听和细致询问原则，是指咨询师既要耐心听取戒毒人员叙述自己的情况，同时还要通过细致询问以便准确了解其问题的实质。倾听是心理咨询中的重要步骤，只有认真倾听才能了解戒毒人员存在的心理问题并理解他们，帮助戒毒人员解除心理重负、放松紧张情绪。为此，咨询师应做到：

1. 咨询师在倾听时要有耐心，尽量不要打断对方的谈话，这既是对戒毒人员的尊重，也让对方有机会进行宣泄，要尽量从对方杂乱的谈话中找到关键线索，并帮他理出头绪。

2. 倾听时要专注，及时给予鼓励，在倾听过程中咨询师要有适当的应答，如首肯、简要地重复对方的话或进行适时的插问等，以表明自己的理解和专注，鼓励对方继续讲述。

3. 在未全面了解戒毒人员的情况之前，咨询师不要轻易地进行判断和评估，这是因为太早作出判断可能会有失误，还会中断或误导对方的讲述，影响资料收

---

① 钱明怡编著：《心理咨询与心理治疗》（重排本），北京大学出版社 2016 年版，第 16 页。

集的深度和准确性。

4. 在提问时，要具体、细致，有线索性，这是为了澄清问题，把握戒毒人员心理问题的实质，以进行有的放矢的支持和帮助，做到对症下药。

四、疏导抚慰和启发教育的原则

疏导抚慰和启发教育原则，是指咨询师对戒毒人员在情绪上进行疏导抚慰的同时，还应重视正面的启发和教育。因为戒毒人员有心理负担、情绪低沉，他们需要理解、同情、支持与安慰，因而在咨询过程中，咨询师要对他们在情绪上进行疏导和适当的抚慰与鼓励。具体要做到：

1. 咨询师要通过自己热情的态度，温暖的话语使戒毒人员感到关怀与力量，减轻他们的孤独感和无助感。

2. 咨询师要透过关心、抚慰、倾听与鼓励使戒毒人员的焦虑、忧郁和不满情绪得以宣泄。

3. 咨询师要善于发现戒毒人员心态中的积极因素，及时给予肯定，同时积极帮助他们解除心中的郁闷，帮助他们厘清思绪，找到症结之所在，树立他们自我改变的信心。

4. 重视正面的启发教育，帮助戒毒人员改变看问题的角度。戒毒人员的问题是多方面的，无论是一时的挫折，还是长期的不安，都可能造成他们消极厌世的心态或与周围环境对立的情绪。还有的戒毒人员存在不正确的价值观、人生观。对此，咨询师应给予积极的、正面的启发和教育，帮助他们调整看问题的角度和方法，建立新的认识结构，提高适应环境的能力。

五、促进成长原则

促进成长原则，是指咨询师对戒毒人员不能只进行外部指导或灌输，而应把咨询重点放在启发或促进其内部成长上。心理咨询应以咨访双方的真诚关系为基础，这种关系不是一种灌输的关系，而是一种启发和促进内部成长的关系，因为人有理解自己、不断趋向成熟，产生积极的、建设性变化的巨大潜能，心理咨询的任务在于启发和鼓励这种潜能发挥，并促进其成熟或成长，而不是包办代替的进行解释和指导。在心理咨询的过程中，咨询师不应该主观地指示戒毒人员一定要怎样做或不这样做，而是应与戒毒人员共同分析、讨论、设想多种方案，究竟采取哪一种方案去解决问题，则应由戒毒人员自己决定。

六、咨询与治疗相结合原则

咨询与治疗相结合原则，是指咨询师在了解戒毒人员心理障碍的性质，并向其说明产生这一障碍的原因和危害的同时，还应尽可能向他们提供积极克服心理障碍的建议和增强心理健康的方法，必要时开展针对性的心理治疗。心理咨询和心理治疗虽有区别，但在本质上是相通的。心理咨询中很难排除心理治疗的成分，心理治疗也离不开必要的咨询过程。在戒毒人员的心理咨询过程中，经过咨询双方推心置腹的深入交谈，咨询师可能会发现戒毒人员受到某些消极心理暗示而产生疑病、恐病心理，或对他人无根据的猜忌，由于消极厌世而产生轻生的欲念。因此，在咨询中咨询师不仅要帮助戒毒人员分析心理问题产生的原因，而且使其予以领悟，同时可采取必要的治疗措施，使咨询更加有效。

第三节　戒毒人员心理咨询的内容与形式

一、戒毒人员心理咨询的内容

戒毒人员理咨询的内容涉及在戒毒场所生活的方方面面，概括如下：

1. 戒毒政策和法律知识方面。包括戒毒法律规定，他们的权利和义务，毒品危害及成瘾机制，解除强戒后的出路等。

2. 戒毒生活方面。包括戒毒生活适应、人际关系的协调、对所规所记的认识、戒毒过程中学习、劳动和生活中的问题及困难等。

3. 家庭、社会关系方面。包括与家庭成员的关系、婚姻恋爱问题、子女抚养教育问题、灾祸的打击、继承权问题等。

4. 心理健康方面。包括自我意识、生活习惯、道德观念、情绪障碍、某些神经症和其他不健康心理等问题。

5. 回归社会方面。主要是帮助即将解除强戒的人员，做好由戒毒人员变为普通公民的身份转变的准备，提高其心理适应能力、心理应变能力和抗复吸能力，以便能尽快重新适应社会生活。

二、戒毒人员心理咨询的方法

心理咨询是一项涉及范围很广的职业，因此，作为咨询师来讲，不仅要具有心理学、精神医学、教育学等方面的知识，而且要掌握一些自然科学、社会科学方面的知识。同时，心理咨询还是一门专业性、技术性很强的工作，在戒毒人员咨询过程中常见的方法主要有以下几种：

1. 共情法。共情就是咨询师要设身处地地了解戒毒人员的内心世界，理解他的痛苦，而不是同情他们。

2. 聆听法。良好的心理咨询要建立在深层次的心理互动关系之上，一个愿诉，一个会听。"心理咨询就是出租耳朵"，咨询师切忌长篇大论、滔滔不绝地教育来访戒毒人员。

3. 移植法。咨询师要善于引导戒毒人员将咨询目标转移到能消除其心理痛苦的方面上去。

4. 认知法。咨询师要能够通过改变戒毒人员的认识标准，重新评价刺激的事件以消除心理痛苦。

5. 暗示法。咨询师通过语言或行为使戒毒人员认同你的观点，按你设定的目标努力。

6. 激励法。激励法就是激发戒毒人员追求某种既定目标的意愿强度的技术，它是在戒毒人员自尊、自信的基础上进行的。

7. 疏泄法。咨询师通过疏导让戒毒人员宣泄，排除体内毒素，以防悲痛、愤怒和抑郁长期存在而积郁成疾。

8. 突破法。每个戒毒人员都有自己的心理防御圈，通过咨询，找到戒毒人员的薄弱环节，自我矛盾的部位，建立新的防卫机制。

三、戒毒人员心理咨询的形式

心理咨询根据不同的标准可以分为不同的类型，戒毒人员心理咨询常见的分类主要有以下几种。

（一）按性质分类

1. 发展心理咨询

在戒毒人员成长的各个阶段都可能产生困惑和障碍。为突破阻碍戒毒成功的弱点，使戒毒人员适应新的生存环境，顺利回归社会所进行的心理咨询就是发展心理咨询。

2. 健康心理咨询

对戒毒人员因各类刺激引起焦虑、紧张、恐惧、抑郁等情绪问题，或者因各种挫折引起的行为问题，所进行的心理咨询就是健康心理咨询。

（二）按咨询规模分类

1. 个体咨询

戒毒人员个体咨询是咨询师对单个戒毒人员进行的心理咨询，着重帮助戒毒人员解决个人的心理问题。

2. 团体咨询

戒毒人员团体咨询是通过戒毒人员团体内的人际交互作用，促使个体在交往中观察、学习、体验、认识自我、接纳自我、调整和改善与他人的交往、学习新的态度与行为模式，以促进个人良好发展的助人过程。

（三）按咨询时程分类

1. 短程咨询

在相对短的时间内（1～3 周以内），就事论事地解决戒毒人员的一般心理问题。做好这类咨询，要求咨询师的思维要敏捷、果断，语言要准确、明快，有较长期的临床经验。

2. 中程心理咨询

在 1～3 个月内完成的咨询，可涉及戒毒人员较严重的心理问题，要求有完整的咨询计划，追求中期以上疗效。

3. 长期心理咨询

在遇到戒毒人员严重的或神经症性的心理问题时，可进行长期心理咨询，一般用时在 3 个月以上。长期心理咨询要求制订详细的咨询计划，追求中期以上疗效，并要求采取疗效巩固措施。

（四）按咨询形式分类

1. 门诊心理咨询

门诊心理咨询是咨询师与戒毒人员进行面对面咨询。这类咨询的特点是能及时进行各类检查、诊断，发现问题，作出妥善处理（如转诊、会诊等）。它是心理咨询中最主要且最有效的方法。

2. 电话心理咨询

电话心理咨询是利用电话给戒毒人员进行支持性咨询。早期多用于心理危机干预,防止心理危机所导致的恶性事件。戒毒场所咨询中心有专用的电话,工作人员 24 小时轮流值班,并设有流动的应急小组。

3. 宣传咨询

宣传咨询是通过报纸杂志、广播电视等宣传工具,对读者、听众提出的典型心理问题进行解答的一种咨询形式。宣传咨询只是普及心理健康知识及其他心理学知识的一种宣传形式,并非严格意义上的心理咨询,其科普性强而针对性差。对戒毒场所而言,在开展心理咨询工作的初期,可利用宣传咨询扩大心理咨询的影响,使戒毒人员能较快地接受这一新事物。

4. 情景咨询

情景咨询是从不同的咨询需要出发,设计几种生活场景,或从戒毒人员的心理问题中,编排有启发、疏导意义的心理剧,让戒毒人员表演,使他们触景生情,自我发问、自我启发,也可以是让戒毒人员宣泄心中的积郁、积怨、积恨,达到缓解心理压力,摆脱苦闷的心情,恢复心理平衡的一种咨询形式。

四、戒毒人员心理咨询的程序

心理咨询是一门科学,必须遵循一定的程序和步骤。心理咨询一般包括资料搜集阶段、分析诊断阶段、信息反馈阶段、目标确立与方案制订阶段、方案实施和改变阶段、心理咨询结束阶段、咨询效果评估阶段七个基本阶段。

(一)资料搜集阶段

1. 资料搜集的主要步骤和要求

临床资料是进行心理咨询工作的基本依据,无论进行哪种咨询,必须先搜集临床资料。此阶段的主要任务是,广泛和深入地收集与戒毒人员心理问题有关的资料,并与其建立初步的信任关系。此阶段的主要步骤和要求如下。

(1)戒毒人员到来时,咨询师应热情而自然地表示欢迎,请他们入座,并扼要地介绍心理咨询的性质和原则,特别是要讲明尊重隐私的保密性原则,要告诉他们在这里对自己的心理问题可以畅所欲言,对于他们心理上的困难,咨询师会尽力给予帮助。

(2)通过戒毒人员的自述,了解他们的基本情况和存在的心理问题,如果他们对有些情况不愿意透露，咨询师也不必追问，这样可以使他们切实打消顾虑。

(3)咨询师要注意倾听对方的谈话，不要随意打断其话头，扰乱对方的思路，但倾听并非完全被动。对那些思路混乱或不善于表达的戒毒人员，要及时化、条件化地给予引导，但忌连珠炮似的发问，更不宜轻率下断语。

一般情况下，初次咨询的戒毒人员可能常常只把表面的，不违反社会规范的问题讲出来，不谈具体、深入的本质问题，带有试探性质，这就要求咨询师不急不躁，耐心倾听，要从他们的诉说中发现问题，鼓励他们把心理的各种烦恼和矛盾都讲出来，并承诺保密。

2. 搜集资料的途径

(1)摄入性会谈与记录

(2)观察与记录；

(3)访谈与记录；

(4)心理测量、问卷调查；

(5)实验室记录。

3. 搜集资料的内容

(1)人口学资料；

(2)个人成长史；

(3)个人健康(含生理、心理、社会适应)史；

(4)家族健康(含生理、心理、社会适应)史；

(5)个人生活方式、个人受教育情况；

(6)对自己家庭及成员的看法；

(7)社会交往状况(与亲戚、朋友、同学、同事、邻里的关系)；

(8)目前生活、学习、戒治状况；

(9)自我心理评估(性格、爱好，对婚姻、家庭、社会、吸毒及戒毒的看法，对个人能力和生存价值的评估等)；

(10)近期生活中的遭遇；

(11)求助目的与愿望；

(12)戒毒人员的言谈、举止、情绪状态、理解能力等；

(13)有无精神症状、自知力如何；

(14)自身心理问题发生的时间、痛苦程度以及对工作与生活的影响；

(15)心理冲突的性质和强烈程度；

(16)与心理问题相应的测量、实验结果。

(二)分析诊断阶段

根据收集到的资料,结合心理学有关知识,对戒毒人员的问题进行分析和诊断,辨明来访者心理问题的类型、性质和严重程度等,以便确立咨询的目标,选择帮助的方法。

1. 按症状的表现确定其性质。要弄清戒毒人员的心理问题属于何种类型,是属于精神病症状还是一般的适应性问题。有些戒毒人员不属于或一般情况下不属于心理咨询的对象,如发作期的精神病戒毒人员,应让他们去做心理治疗。就某个特定的咨询师来说,并非所有适合咨询的来访者都适合自己,对不适合自己的就有必要进行转介。

2. 确定鉴别诊断的关键症状和特征。将已经定性的症状和在现象上与其相近、性质相类似的其他症状作出细致的区分,并作出明确判断。

3. 弄清戒毒人员心理问题的原因。戒毒人员心理问题的原因可能有多种,充分了解问题发生、发展的来龙去脉,了解他们的生活、家庭、社会支持等背景材料,了解他们的认知模式,以及应付困难与挫折的方式方法,以便寻找问题的主要原因。

4. 可结合心理测试,按现行的症状诊断标准进行鉴别诊断。当然,分析判断和了解问题这两个阶段都不是截然分开的,咨询师在了解情况的同时在进行分析和判断,只是到了信息收集的后期,判断的任务才居于主要位置。

(三)信息反馈阶段

此阶段的主要任务是咨询师将自己了解的戒毒人员的问题和判断反馈给他们,使他们能够作出进一步的决定,考虑是否继续咨询。在这一阶段,咨询师给予戒毒人员的信息反馈应尽可能清晰、简短、具体,不要使用过多的术语,以简短的语言说明咨询师对了解的戒毒人员的信息的分析与判断。对咨询师的信息反馈,戒毒人员也可以提出问题或作出补充,以便能够正确地作出判断。

(四)目标确立与方案制订阶段

1. 咨询目标确立

心理咨询目标包括最终目标、中期目标和短期目标。最终目标是指心理咨询最终达到的目标,其内容是使戒毒人员实现自我价值、完善人格;中期目标是解决戒毒人员目前的主要问题，使其健康成长；短期目标是解决戒毒人员当前的具体问题。通常，戒毒人员的咨询目标主要是指短期目标，它是每次心理咨询的具体目标。

2. 咨询方案制订

咨询方案是心理咨询实施的完整计划。方案的制订要按照心理问题的性质、采用的咨询方法、咨询的期限、咨询的步骤、计划中要达到的目的等具体情况来制订。咨询方案一般包括以下内容：(1)戒毒人员的概况(人口学资料、主诉、临床观察等)；(2)诊断和鉴别诊断；(3)与戒毒人员协商制定咨询协议；(4)确定使用的咨询、治疗方法；(5)确定咨询的步骤和阶段；(6)确定阶段性咨询预期目标及评估方法；(7)确定最终预期目标及评估方法；(8)确定预后；(9)确定咨询意外和失败的对策及措施。

(五)方案实施和改变阶段

此阶段的主要任务是咨询师应用心理学的方法和技术帮助戒毒人员解决问题。这是一个关键时期，它对心理咨询的效果起着极为重要的作用。该阶段常采用的方法有领悟、支持、解释和行为指导，对比较严重的心理障碍患者，则要采用更专业化的心理治疗技术。另外，还要进行阶段小结。在咨询一个阶段后就要进行小结，一段时间的咨询后，咨询师应和戒毒人员探讨前一阶段咨询过程中尚未达到的目标，还未解决的问题。对照咨询实施方案，看是否已经取得了阶段性的成效；如果没有达到预期的效果，原因是什么。在找到原因后，就采取相应的对策。同时，要正视并处理咨询中的反复现象。心理咨询是一个过程，其间来访戒毒人员会有反复是很正常的，咨询师和戒毒人员都应该有心理准备。对此，咨询师自己要有信心和耐心，不能表现出不耐烦、冷漠，不能横加批评、指责。咨询师还要让戒毒人员树立起信心。遇到反复现象，咨询师也要分析具体原因，清楚原因后，就可以有的放矢地采取措施。咨询经验告诉我们，越是出现反复或倒退的时候，越是有希望突破的时候。

(六)心理咨询结束阶段

咨询进行一段时间，逐步达到咨询目标以后，便可进入结束阶段。何时结束咨询，可以按照咨询方案商定的时间结束，也可以根据戒毒人员的感觉及要求、咨询师的经验来决定。一般来说，应该是在基本达到咨询目标后，双方都认为可以结束为宜。

此阶段的主要任务是对咨询情况进行总结，检查目标的实现情况，进一步巩固咨询取得的成绩。咨询结束前，咨询师要综合所有资料，结合咨询目标和实施方案，与戒毒人员进行全面的总结，帮助他们回顾整个会谈的基本情况，强调咨询要点，使戒毒人员对自己有一个更清醒的认识，进一步了解自己的问题的前因后果，明确今后努力的方向。同时还可以要求戒毒人员复述咨询中的要点，使他们开动脑筋，加深理解和印象。虽然在平时的咨询中，咨询师对戒毒人员及其问题进行了各种方式的辅导，但结束前的这种提纲挈领的总结仍是十分重要的。

（七）咨询效果评估阶段

心理咨询效果评定并不是到结束才做，在咨询的过程中就应该不断地总结效果，及时进行调整。但结束前的评定是对整个咨询过程成效的评价，更全面、更重要。咨询效果评定可以从以下几个维度进行：(1)戒毒人员对咨询效果的自我评估；(2)戒毒人员社会生活适应状况改变的客观现实；(3)戒毒人员的同戒以及民警对他们改善状况的评定；(4)戒毒人员咨询前后心理测量结果的比较；(5)咨询师的评定。需要说明的是，评价的内容应以咨询目标为主，只有目标内容的改善，才是咨询的直接成效。

第四节　戒毒人员心理咨询技术

一、建立良好咨访关系的技术

咨询关系是指心理咨询师与来访者之间的相互关系，建立良好的咨询关系是心理咨询的核心内容。罗杰斯曾经指出："许多用心良苦的咨询之所以未能成功，是因为在这些咨询过程中，未能建立起一种令人满意的咨询关系。"①咨询关系的建立受到咨询师与来访者的双重影响。来访者的咨询动机、期望程度、自我觉察水平、行为方式等在一定程度上左右着咨询关系，咨询师的态度对咨询关系的建立和发展具有更为重要的影响。正确的咨询态度是建立良好咨询关系的重要基础，尊重、热情、真诚、共情和积极关注等咨询态度对良好的咨访关系极为重要。

---

① See ROGER C. R. ,Counseling and psychotherapy,Boston Houghton Miffin Company,1942.

（一）尊重

尊重，意味着把来访者作为有思想感情、内心体验、生活追求和自主性的人去对待。尊重来访者不仅是咨询师职业道德的起码要求。尊重，应当体现为对来访者现状、价值观、人格和权益的接纳、关注和爱护。在戒毒人员心理咨询中，戒毒人员为了得到帮助，需要知道你是否能够理解他们的想法及感受，如何看待他们的现状及过去。尊重戒毒人员，其意义在于可以给戒毒人员创造一个安全、温暖的氛围，使其最大限度地表达自己。

尊重可以唤起对方的自尊心和自信心，起到开发潜能的作用。尊重具有明显的助人效果，是咨询成功的基础。恰当地表达尊重，需要理解以下几点：

1. 尊重意味着完整接纳。尊重意味着接纳一个人的优点和缺点，也意味着接纳一个价值观和自己不同甚至差距很大的戒毒人员，并与之平等交流。

2. 尊重意味着一视同仁。无论戒毒人员相貌美丑，成瘾程度轻重，个性和恶习如何，咨询师都应一视同仁，予以尊重，不能厚此薄彼。

3. 尊重意味着以礼待人。咨询师对戒毒人员应当不嘲笑、不动怒、不贬抑、不惩罚。

4. 尊重意味着信任对方。信任是尊重的基础，缺乏信任就很难有尊重。开始咨询时，戒毒人员在涉及某些敏感问题时会有所顾虑、掩饰或犹豫，咨询师应予以理解，并借助于尊重、温暖来消除顾虑。

5. 尊重意味着保护隐私。咨询师对于戒毒人员讲述的秘密、隐私，应予尊重、保护，不应随便外传。对于戒毒人员暂时不愿透露而与咨询密切相关的隐私，咨询师应耐心等待，不可强迫戒毒人员讲述。

（二）热情

尊重是以礼待人，平等交流，富有理性的色彩；而热情则充满了浓厚的感情色彩。仅有尊重而没有热情，咨访之间会显得有些公事公办。两者结合，才能情理交融，效果更佳。热情是一个优秀咨询师的必备素质。缺乏热情的咨询则会变成一种冷冰冰的工作，会使咨询效果大打折扣。热情体现在咨询的全过程，从来访者进门到离去，要让来访者感到自己受到了最友好的接待。

在戒毒人员心理咨询中，咨询师的热情可以体现在以下几个方面：

1. 戒毒人员初次来访时咨询师应当适当询问、表达关切，咨询师的热情、友好往往能有效地消除或减弱戒毒人员的不安心理，使其感到自己被接纳、受欢迎。

2. 咨询师应当注意倾听戒毒人员的叙述。咨询师应注意倾听戒毒人员的叙述，重视言语与非言语行为的表达，全神贯注地留心戒毒人员的一言一行。非言语行为往往比言语更能让戒毒人员感受到咨询师对自己是否热情。

3. 咨询师在咨询时应耐心、不厌其烦。戒毒人员由于某种原因，可能会出现表达上的不足，使咨询师难以把握。面对诸如此类的情况，咨询师应耐心细致，循循善诱，不厌其烦。

4. 咨询结束时，咨询师应送别戒毒人员，告知有关注意事项，感谢戒毒人员的密切配合，等等。

（三）真诚

真诚是指咨询师自身的和谐一致。真诚既是一个人良好的道德品质，也是人与人之间交往的首要原则，真诚在咨询中具有重要的意义，不仅使来访者感受到咨询师是一个活生生的真实的人，也是一个平凡的人，而且咨询师真诚地袒露自己使来访者感受到被接纳、被信任，有利于其更好地发现和认识真正的自己。在戒毒人员心理咨询中，真诚，一方面可以为戒毒人员提供一个安全自由的氛围，能使戒毒人员切实感到自己被接纳、被信任、被爱护，让他可以袒露自己的软弱、失败、过错、隐私等而无须顾忌；另一方面，咨询师的真诚坦白为戒毒人员提供了良好的榜样，戒毒人员可以因此受到鼓励，以真实的自我和咨询师交流，坦然地表露自己的喜怒哀乐，宣泄情感，也可能发现和认识真正的自己，并在咨询师的帮助下，进行相应的改变。然而，真诚的表露同样存在恰如其分的问题，如果运用不当，有时会起反作用。因此，咨询师在与戒毒人员进行真诚交流时应注意以下事项：

1. 咨询师要坦诚面对戒毒人员。确切地说，咨询师以“真正的自我”而非角色所要求的“我”出现在戒毒人员面前，而不是例行公事或刻意扮演专业角色去迎合或控制戒毒人员。咨询师表达真诚应遵循对戒毒人员负责，有助于戒毒人员成长的基本原则。真诚并不是什么都可以随意地说出来，那些有害于戒毒人员或有损于咨询关系的话，就不宜表达，比如“你的这种行为真令人厌恶！”“没人会喜欢你这种性格！”等。

2. 非防御的态度。咨询师应努力理解戒毒人员的消极体验，帮助他们深化对自我的探索，而不是忙于抵御这些消极的体验对自己的影响。

3. 真诚是自我暴露。咨询师可以适度地将自己的真实感受、经历、观念等与戒毒人员分享。恰当的自我暴露可以增强戒毒人员的自信心。但是,需要注意的是咨询师对戒毒人员的自我暴露要注意边界问题。在自我暴露前,一定要保持觉察,在心里多问几个为什么——“我为什么要自我暴露?是为了满足自己,还是为了让戒毒人员获益?自我暴露的目的和戒毒人员的治疗之间有何关联性的意义?”但真诚不是自我发泄。咨询师流露真情,表示真诚,其目的是帮助戒毒人员,而不是为了宣泄自己的感情或宣传自己的主张。

4. 真诚是自发性的交流。咨询师不应受某些规则和技术的限制,要自然地与戒毒人员进行言语交流。这种自然的言语表达和行为表现是建立在咨询师的自信心基础之上的;真诚应实事求是。有些咨询师为了维护形象,炫耀自己知识渊博或掩饰自己在某方面的欠缺,可能会不懂装懂,一旦被戒毒人员识破,就会失去戒毒人员的信赖,会给沟通增加困难。

(四)共情

共情是影响咨询进程和效果的最关键的咨询特质。“共情要求治疗者能够进入另一个人的精神世界,就如同那是你的精神世界一样,这样你才能更好地理解那个需要你帮助的人。”[①]正确的共情是一种能深入主观世界了解其感受的能力。共情的了解开始于全神贯注地倾听,共情是能体验他人的内心世界,就好像那是自己的内心世界一样。共情不等于平时我们说的了解,因了解是站在我们自己的参照标准下的理性理解;共情也不同于同情,因同情双方所处的地位不同,在并非平等关系下所产生的感受并不相同。共情是影响治疗进程和效果的重要因素之一。咨询师通过共情,帮助戒毒人员主动寻找内心的症结,加深自我理解,为后续将要进行的咨询解释做好准备。在心理矫治的过程中,缺乏共情会让戒毒人员感到失望,过度共情也可能会让他们受伤,甚至感到愤怒。所以,共情需要把握一个“度”。咨询师要做到正确共情需要具备两种能力:一是准确地感受戒毒人员的内心世界的能力;二是能向戒毒人员表达自己对他的理解的能力。也就是咨询师既要尊重戒毒人员作为独一无二的生命个体的独特感受,同时要找到共性的感受。在运用共情技术时,咨询师需要因人而异、因地制宜。

吉利兰(Gilliland)等人认为共情式理解就是要理解来访者言谈话语所反映的

① 钱明怡编著:《心理咨询与心理治疗》(重排本),北京大学出版社 2016 年版,第 25 页。

情感和认知信息。对来访者的理解可分为表层的理解和深层的理解。如下例：

来访者："那次考试之后我感觉非常坏，我没想到我考得那么差。"

咨询师(1)："你对这次考试感到很失望。"

咨询师(2)："对你这次考试的情况感到惊讶和失望。特别是因为你曾希望自己做得更好一些。"

在这里，咨询师(1)的反应只是重复了来访者的原话之意；而咨询师(2)的反应有助于启发来访者理解自己情感的更深一层次的含义。咨询师的后一种反应有助于启发来访者对其自我、自我概念及自我体验之间的关系进行深入的探索。在这里，咨询师(2)的反应相当于高级准确的共情式反应。

在戒毒人员心理咨询中，正确理解和使用共情，应当注意以下几点：

1. 咨询师要把自己放在戒毒人员的处境中，来尝试感受他的喜怒哀乐，对此感受越准确、越深入，共情的层次就越高。

2. 咨询师必要时要验证自己是否做到了共情。在咨询师不太肯定自己是否达到了共情时，可使用尝试性、探索性的语气来表达，请戒毒人员检验并做出修正。

3. 表达共情要因人而异。一位把述说作为目的的戒毒人员与一位把述说主要作为提供资料手段的戒毒人员相比，前者更需要共情。共情应适时适度，共情反应的程度应与戒毒人员的问题程度、感受程度相适应。

4. 表达共情要善于使用非言语行为。非言语行为包括目光、面部表情、身体姿势、动作变化等，有时运用非言语行为表达共情比言语表达更简便而有效，咨询中应重视把两者结合起来。

5. 表达共情要善于把握角色。咨询师要能进能出，出入自如，恰到好处，才能达到最佳境界。咨询师的共情是指体验戒毒人员的内心"如同"体验自己的内心，但永远不要变成"就是"，咨询师应能保持客观公正的立场，这是共情的真谛。

6. 表达共情应考虑到戒毒人员的特点和文化背景。如一般同性之间可以有某种身体接触，如咨询过程中咨询师握住戒毒人员的手，以表达共情，这在同性中可以采用，异性间则不允许。

咨询师缺乏共情容易使咨询过程出现困难，戒毒人员可能会感到失望或觉得受到伤害，影响戒毒人员的自我探索，影响咨询师对戒毒人员作出针对性的反应。

（五）积极关注

积极关注是一种共情态度，是指治疗者以积极的态度看待来访者。[①] 罗杰斯认为，治疗者无条件的积极关注、表里如一与恰当共情的表达构成了积极的个人成长与治愈的充分必要因素。[②] 对来访者的言语和行为的积极面予以关注，可以使来访者拥有正向价值观。积极关注涉及对人的基本认识和基本情感。每个人的身上都有潜力，都存在一种积极向上的成长动力，这一观点对于咨询师来说非常重要。在戒毒人员心理咨询中，积极关注不仅有助于建立咨询关系，促进沟通，而且本身就具有咨询效果。尤其对那些自卑感强的戒毒人员，咨询师的积极关注往往能帮助他们全面地认识自己和他人，看到自己的长处和优点，从而消除迷茫，对未来树立信心。

咨询师向戒毒人员表达无条件的积极关注时，需要注意以下几点：

1. 咨询时遵守约定时间，询问戒毒人员喜欢怎么称呼，并记住这个称呼。

2. 多鼓励积极面，因为人是需要鼓励和肯定的，特别是对不自信、不踏实、情绪低落的戒毒人员。鼓励要有针对性，应是戒毒人员所需要的，而且符合治疗目标，如戒毒人员在治疗中的良好表现、进步的地方等。进行积极关注时，要启发戒毒人员学会自己发现自己的长处和潜力，学会自我鼓励。

3. 允许戒毒人员以他们自然的方式自由谈论自己，咨询师需要接纳他们的真实努力和愿望。

4. 听到并记住戒毒人员叙述故事的具体内容。这通常包括使用重述、归纳及有时使用解释。

5. 对戒毒人员的情绪痛苦和心理冲突做出同情或共情反应。

6. 咨询师在治疗中保持高度的自我觉察，在表达尊重上注重身体关注和心理关注，善用倾听和回应行为。当戒毒人员体验到咨询师是以接纳的态度聆听他时，他就慢慢学会以接纳的态度聆听自己。当他们发现咨询师关心和看重他们（即使是那些被隐藏起来的或被视为消极的领域），他们也会开始看重自己。

在使用积极关注时，咨询师应当实事求是，避免盲目乐观或过分消极，关注戒

---

① 钱明怡编著：《心理咨询与心理治疗》（重排本），北京大学出版社 2016 年版，第 27 页。

② ［美］John Sommers – Flanagan、［美］Rita Sommers – Flanagan：《心理咨询面谈技术》（第 4 版），陈祉妍、江兰、黄峥译，中国轻工业出版社 2014 年版，第 11 页。

毒人员的潜力和价值，促进戒毒人员自我发现与开发潜能，促使心理健康的全面发展。

二、参与性技术

（一）倾听技术

1. 倾听的基本要求

倾听是心理咨询的第一步，是建立良好咨询关系的基本要求。罗杰斯认为，倾听是他所知道的能促进改变发生的最有力的力量之一。[①] 倾听既可以表达对来访者的尊重，也能使对方在比较宽松和信任的氛围下诉说自己的烦恼。倾听时咨询师要认真、有兴趣、设身处地地听，不表现出惊讶、厌恶、奇怪、激动或气愤等神态，而是予以无条件的尊重和接纳。

心理咨询最重要的是"听"，而不是咨询师"讲"，在大多数面谈情境中，非指导性的倾听是咨询师的首要任务，特别是在面谈开始阶段。[②] 在戒毒人员咨询的初期和中期，倾听不仅是为了了解情况，也是为了建立咨询关系，同时还具有助人效果。倾听不但要听懂戒毒人员通过言语、表情、动作所表达出来的内容，还要体会出戒毒人员在交谈中所省略的和没有表达出来的内容或隐含的意思，甚至是戒毒人员自己都不知道的潜意识。有时戒毒人员说的情况和实际情况并不一致，或者避重就轻，自觉或不自觉地回避本质性的问题；有时戒毒人员常常只谈些皮毛的问题或打"擦边球"，他们希望咨询师能察觉出问题，主动地向他们询问。

咨询师对戒毒人员讲述的内容要适当地表示理解，可以通过言语和非言语的方式对戒毒人员的倾诉做出反应，反应的目的既是向戒毒人员传达咨询师的倾听态度，鼓励戒毒人员叙述，同时是深入了解，澄清问题。咨询师可以使用某些简单的词、句子或动作鼓励戒毒人员把会谈继续下去，最常用、最简便的动作就是点头和微笑；还可以使用"是的""噢""说下去""我明白了""你再说得更详细些"等词语。这些词语向戒毒人员提供了这样一种信息，"我在听你说""我对你说的内容

---

① ［美］卡尔 · R. 罗杰斯、［美］霍华德 · 基尔申鲍姆、［美］瓦莱丽 · 兰德 · 亨德森编：《罗杰斯著作精粹》，刘毅、钟华译，中国人民大学出版社 2006 年版，第 138 页。

② ［美］John Sommers – Flanagan、［美］Rita Sommers – Flanagan：《心理咨询面谈技术》（第 4 版），陈祉妍、江兰、黄峥译，中国轻工业出版社 2014 年版，第 7 页。

很感兴趣”“请继续说下去”，等等。需要注意的是，应确保戒毒人员的叙述是在他自己的参考框架中，而不是为了迎合咨询师的兴趣。

2. 倾听时容易出现的错误

在戒毒人员心理咨询时，有些咨询师不重视倾听，不愿意倾听，容易犯以下的错误。

（1）急于下结论。有些咨询师在真正了解戒毒人员所述事情真相之前，便急于下结论，提供咨询意见。这样戒毒人员就会认为咨询师没有耐心听自己的述说，会因为讲话被打断而扫兴，从而影响咨询关系建立。咨询师由于倾听不够，对戒毒人员的个性、思维方式、情感特点等就缺乏了解，把握不准，从而影响工作的针对性和有效性等。

（2）轻视戒毒人员的问题。有些咨询师缺乏共情，认为戒毒人员的问题是小题大做、无事生非、自寻烦恼，因而流露出轻视、不耐烦的态度。虽然戒毒人员的问题在他人看来没有什么，但对于戒毒人员而言却是一个困扰他的难题。轻视戒毒人员的问题，从某种意义上说明咨询师还不了解心理问题的实质，也说明咨询师缺乏共情的特质。

（3）转移戒毒人员的话题。咨询师在了解情况，尤其是寻找问题的根源时，由于不善于透过现象看到本质，常常打断戒毒人员的叙述而转移话题，对方刚讲了一点就又提出了新的问题，搞得戒毒人员无所适从，不知道说什么好。

（4）作道德或正确性的评判。有些咨询师喜欢对戒毒人员的言行作正确与否或道德上的评判，如“你这种想法是不符合社会道德的”，“你这种价值观念是不正确的”等。咨询师不要轻易作出这样的评判，戒毒人员是来求助的，而不是来听批评、指责的。

（5）不适当地运用咨询技巧。有些咨询师询问过多或概述过多，这样占用时间太多，还会让戒毒人员觉得咨询师的领悟力不足。此外，还有咨询师出现不适当的情感反应。反复或程度过重的反应，如多次讲“你心里觉得受了很大的污辱”等，对戒毒人员会产生某种不良的心理暗示，强化他的某些不良情绪。

（二）询问技术

1. 开放式询问技术

开放式询问，通常使用“什么”“如何”“为什么”“能不能”“愿不愿意”等词来发问，让来访者就有关问题、思想、情感给予详细的说明。“什么”之类的询问往往能获得一些事实、资料，“如何”之类的询问往往牵涉某一件事的过程、次序或情绪性的事物，而“为什么”的询问则可引出一些对原因的探讨，有时用“愿不愿”“能不能”的询问句，可以促使来访者作自我剖析。可见，不同的询问用词可导致不同的结果。在对戒毒人员采用开放式询问时，应重视把它建立在良好的咨询关系基础上，离开了这一点，就可能使戒毒人员产生一种被询问、被窥探、被剖析的感觉，从而产生阻抗。有些询问尤其要注意问句的方式，询问的语气语调，不能轻浮，不能咄咄逼人或指责，尤其是涉及一些敏感的隐私问题。询问是咨询的需要，而不是为了满足好奇心或窥探隐私的欲望。

2. 封闭式询问技术

封闭式询问，通常使用“是不是”“对不对”“要不要”“有没有”等词，回答也是“是”“否”式的简单答案。在戒毒人员心理咨询中，这种询问常用来收集资料并加以条理化，澄清事实，获取重点，缩小讨论范围。当戒毒人员的叙述偏离正题时，用封闭式询问适当地中止其叙述。如果过多地使用封闭式询问，就会使戒毒人员陷入被动回答之中，其自我表达的愿望和积极性就会受到压制，使之沉默甚至有压抑感和被讯问一样的感觉。应使戒毒人员有机会充分地表达自己，而封闭性询问则剥夺了戒毒人员的这种机会。咨询中，把封闭性询问与开放性询问结合起来，效果会更好。

（三）鼓励和重复技术

鼓励，即直接地重复来访来的话，或仅以某些词语如“嗯”“继续”“还有吗”等，来强化来访者叙述的内容并鼓励其进一步讲下去。在戒毒人员心理咨询中，鼓励除了可以促进会谈继续外，还可以通过对戒毒人员所述内容的某一点、某一方面的选择性关注，引导戒毒人员的面谈朝着某一方向作进一步深入。不同的鼓励主题可以引导戒毒人员朝着不同的方向表达，达到不同的深度。因此，咨询师应把握戒毒人员所谈的内容，根据经验并结合需要有选择性地给予鼓励。咨询师虽然在听，但是一种主动、积极的、参与式的倾听。

（四）内容反应

内容反应，是指咨询师以简明的方式把来访者表达的主要言谈、思想加以综合整理，再反馈给来访者。在戒毒人员心理咨询中，咨询师要会选择戒毒人员表达的实质性内容，最好是引用戒毒人员言谈中最有代表性、最敏感的、最重要的词语,用自己的语言将其表达出来,实际上就是释义。释义能使戒毒人员有机会再次剖析自己的困扰,重新组合零散的事件和关系,有助于戒毒人员深化理解会谈的内容,使其更清晰地作出决定。

(五)情感反应

情绪往往是思想的外露,通过对来访者情绪的了解可以推测出他们的思想、态度等。情感反应针对的是来访者现在的而不是过去的情感。情感反应最大的作用就是捕捉来访者瞬间的感受。但有时这种针对瞬时感受的情感反应可能会对来访者冲击太大,反而不如以过去的经验作为情感反应的对象为宜。

在戒毒人员心理咨询中,戒毒人员的情绪性词语,是观察其对周围环境认知的很好线索。如"他真讨厌",这些词语往往表达了戒毒人员的心境,咨询师可由此了解到戒毒人员的思想、情感。需要注意的是,面谈中戒毒人员往往会出现混合情感或矛盾情绪,如"我一方面喜欢我的父母,另一方面又恨他们"。发现戒毒人员身上的这些混合情绪及其程度非常重要,有经验的咨询师往往善于寻找戒毒人员困扰中的矛盾情绪,从而予以突破。

(六)具体化

具体化,是指咨询师协助戒毒人员清楚、准确地了解他所表述的观点、所用的概念、所体验到的情感以及所经历的事件。在戒毒人员心理咨询中,不少戒毒人员所叙述的思想、情感、事件常常是模糊、混乱,甚至矛盾的,这些也是引起戒毒人员困扰的重要原因之一。咨询师借助具体化澄清戒毒人员所表达的那些模糊不清的观念及问题,把握真实情况,使戒毒人员弄清自己的所思所感。在戒毒人员出现以下情况时,咨询师可以采取相应的"具体化"对策。

1. 问题模糊。戒毒人员使用一些含糊的、笼统的词语谈论自己的感受时,如"我感到绝望"等,就会被自己所界定的这种情绪笼罩,陷入困扰之中。有时戒毒人员无法清楚地表达自己想要表达的思想、情感和事情经过,或者自己也搞不清事情是怎样的,这时咨询师就要设法使这种体验逐渐清晰起来。

2. 过分概括。戒毒人员采取以偏概全的思维方式,把对事的看法转化成对人的看法,把偶尔演变为经常,把过去扩大到现在和未来,这就需要咨询师予以澄清。比如,"你说室友对你不好,在哪些事情上对你不好?你能给我举些例子吗?"通过具体化分析,就会发现根源是过分概括化的思维影响对他人的看法,对人际关系产生不良评价，并进而影响到自己的情绪，产生抑郁、冷漠、不信任等心理。

3. 概念不清。如有个戒毒人员叙述自己得了神经衰弱，担心会损害健康，甚至发展为精神疾病。问他有何症状，他回答睡不着；问他需要多少时间才能睡着，还有没有其他症状，他回答半小时左右，此外就没有其他的症状了。他听说睡不着就是神经衰弱，可见神经衰弱是他自己推测的。这就需要向其解释神经衰弱的含义、症状、诊断标准，解除他的心理压力。

（七）即时化

即时化，就是帮助来访者注意"此时此地"（here and now）的情况，关注当前的问题和情况的做法。[①] 在戒毒人员心理咨询过程中，戒毒人员可能会花很多时间描述自己过去的经历，诉说这些经历产生和变化的情况，它们与当前存在问题的因果关系。同时，他们也有可能描述对未来的设想，包括对未来的失望、担忧甚至绝望等。这些过分关注过去和未来的做法，往往妨碍他们对当前问题的合理关注，也会影响他们对当前问题的详细诉说，使咨询师不能对当前存在的问题进行深入的了解，或者认识不准确。因此，咨询师要注意引导戒毒人员关注当前的问题，诉说"此时此地"的情况。

三、影响性技术

（一）面质

面质，又称质疑、对质、对峙、正视现实等，是指咨询师指出来访者存在的问题。戒毒人员在咨询中常见的问题主要有以下几种：

1. 言行不一致。戒毒人员咨询时的言语和平时的行为不一致，或咨询时的言行不一致，如"你说当你和妻子分手时你很痛苦，可你在谈论这件事时却面带喜色"。

2. 理想与现实不一致。戒毒人员希望的自己与现实的自己不一致，或戒毒人员希望达到的目标与现实能力的差异，如"你说你想当发明家，可依你现在的文化程度，可行吗"。

---

① 钱明怡编著：《心理咨询与心理治疗》（重排本），北京大学出版社 2016 年版，第 35 页。

3. 前后言语不一致。戒毒人员前后叙述的事实有出入,或戒毒人员前后表达的情感有矛盾,如“你刚才说你很喜欢你的妻子,现在你怎么又骂起她来了”。

4. 咨访意见不一致。咨询师对戒毒人员的评价与戒毒人员的自我评价不一样,如“你认为我们之间交谈很不协调,可我觉得我们配合得很不错”。

咨询中使用面质的目的是协助戒毒人员促进对自己的感受、信念、行为及所处境况的深入了解,激励戒毒人员放下自己有意无意的防卫心理、掩饰心理,理性面对自己、面对现实促进戒毒人员实现言语与行动的统一,理想自我与现实自我的一致;在于使戒毒人员了解自己所具有而又被自己掩盖的能力、优势,并加以利用。咨询需要面质,但使用时务必谨慎、适当。在使用面质技术时需要注意以下几点:

1. 要有事实根据。在事实不充分、不明显时,一般不宜采用面质。

2. 避免发泄不满。面质是为了澄清问题,促进戒毒人员成长,故应以戒毒人员利益为重,不可将面质变成咨询师发泄不满乃至攻击对方的工具。如“你一会儿说好,一会儿又说不好,到底是好还是不好? 说话怎么可以这样出尔反尔?”等,这样的面质是不妥当的。

3. 避免无情攻击。有些咨询师不是在诚恳、理解、关怀的基础上应用面质,而是把面质当作表现自己智慧与能力的机会,不考虑戒毒人员的感情,一味地、无情地使用面质,常使戒毒人员无法招架,陷入尴尬、痛苦的状态。比如,“你说你爱她,可你为什么在她有病,急需你关怀、照顾的时候,你反而在她的心上捅了一刀”。

4. 要以良好的咨询关系为基础。面质所涉及的问题对戒毒人员来说可能具有应激性,具有一定的威胁,有可能导致危机出现。故咨询师的共情、尊重、温暖、真诚等是非常重要的,因为良好的咨询关系会给戒毒人员以心理支持。

5. 可用尝试性面质。一般来说,咨询关系没建立好,应尽量避免面质。若不得不用,也应用一些尝试性的面质。如“我不知道我是否误会了你的意思,你上次似乎说你劳动挺轻松,可刚才你却说很累,不知哪一种情况更确切?”在开始时先说明自己可能误会了对方的意思,然后使用“似乎”这一不肯定的词语,这样的面质就为戒毒人员留有了余地。所以,咨询中使用面质是必要的,但要谨慎,面质要和支持结合起来。正如艾根(Egan,1973)所说,没有支持的面质会发生灾害,而没有面质的支持则是贫血的。

（二）解释

解释，即运用某一种理论描述来访者的思想、情感和行为的原因、实质等。解释是心理咨询师向来访者解释病理与症状的心理意义、向来访者指出隐藏在潜意识中的心理异常的症结、帮助来访者领悟和克服心理问题，使之学会以更成熟、更有效的方式处理和面对现实的过程。[①] 在戒毒人员心理咨询中，解释能使戒毒人员从一个新的、更全面的角度重新面对困扰、周围环境及自己，并借助于新的观念和思想加深了解自身的行为、思想和情感，产生领悟，提高认识，促进变化。

解释被认为是面谈技巧中最复杂的一种，它是在咨询师运用自己的理论和人生经验来为来访者提供一种认识自身问题，以及认识自己和周围关系的新思维、新理论、新方法。解释要因人而异，有些戒毒人员的文化水平较高、领悟能力较强，咨询师在解释时可以深入、全面；对于文化水平较低、理解能力不够强的戒毒人员，咨询师应尽量解释得通俗易懂，少用专业术语，多举例子，这样更容易为戒毒人员接受。需要注意的是，咨询师不能把解释强加给戒毒人员，如“你的问题就是这样，你不理解是因为你不懂”等。最有效的解释是与戒毒人员的思想基础、理论取向有某种程度的吻合。

（三）指导

指导，即咨询师直接地指示来访者做某件事、说某些话或以某种方式行动。指导是影响力最明显的一种技巧。有些咨询师不赞同用指导技巧，他们反对操纵和支配来访者，很少提问题，避免代替来访者作决定，在任何时候都让来访者自己确定讨论的问题，不提出需要矫正的问题，也不要求来访者进行推荐的活动。但多数咨询师主张使用指导技巧，认为它是最有助于影响来访者的方法。

在对戒毒人员使用指导性技巧时，咨询师应十分明确自己对戒毒人员指导些什么，让戒毒人员真正理解指导的内容。当然，咨询师不能以权威者的身份出现，若戒毒人员不理解、不接受，强迫戒毒人员执行，不但没有效果，反而还会引起他们的反感。

---

① 马莹主编：《心理咨询技术与方法》，人民卫生出版社 2009 年版，第 11 页。

（四）情感表达

情感表达是让戒毒人员明白咨询师的情绪、情感活动状况。咨询师的情感表达既可以针对戒毒人员，如“我觉得你很坦然”，也可以是针对自己的，如“我很抱歉没有听清你刚才说的话”。

在戒毒人员心理咨询中，咨询师正确地进行情感表达，既能体现对戒毒人员设身处地的反应，又能传达自己的感受，使戒毒人员感受到一个活生生的咨询师形象，了解咨询师的人生观。同时，咨询师的这种开放的情绪分担方式为戒毒人员作出了示范，易于促进戒毒人员的自我表达。

（五）内容表达

内容表达，是指咨询师向来访者传递信息、提出建议、提供忠告，给予保证、进行褒贬和反馈等。咨询过程中的各项技巧都离不开内容表达，都是通过内容表达发挥作用的。指导、解释、影响性概述、自我开放等都是内容表达。内容表达与内容反应不同，前者是咨询师表达自己的意见，后者则是咨询师对来访者叙述的反应。虽然内容反应中也含有咨询师所施加的影响，但比起内容表达来，则要显得隐蔽、间接、薄弱得多。

反馈是内容表达的一种，咨询师对戒毒人员的反馈能反映出咨询师对戒毒人员的看法。反馈既可使戒毒人员了解自己的状况，也可使咨询师从戒毒人员的言语和非言语反应中得知自己的反馈是否正确，从而相应地作出调整。提出忠告和建议也是内容表达的一种形式，使用忠告和建议时应注意措辞和语气的尊重、和缓，比如“我希望你……”“如果你能……或许就会更好”，切不可说“你必须……”之类，否则，戒毒人员会感觉不舒服而影响咨询关系。

（六）自我开放

自我开放亦称自我暴露、自我表露，指咨询师与来访者共同分享自己的情感、思想、经验。它是情感表达和内容表达的一种特殊组合。在戒毒人员心理咨询中，咨询师的自我开放与戒毒人员的自我开放同等重要，它可以使戒毒人员感到有人分担了他的困扰，从而促进咨询关系。

自我开放一般有两种形式，一种是咨询师把自己对戒毒人员的认识感受告诉戒毒人员。若感受是积极、赞扬性的，则为正面信息，如“对于你的坦率，我非常高兴”。正面信息能使戒毒人员感到愉悦和受到鼓励,得到正强化;若感受是消极的、批评性的,则为负面信息,如“你今天有些心不在焉,我觉得有些不愉快”。传达负面信息的自我开放时,应注意它可能会产生的负面效果,不能只顾自己表达情绪而忽视了体谅戒毒人员的心情。另一种自我开放是咨询师暴露与戒毒人员所谈内容有关的个人经验。例如,“你所说的到一个新环境有些不适应,我以前也有过这种体验”。这种自我开放的目的不在于谈论自己,而在于借自我开放表明自己理解并愿意分担戒毒人员的情绪,促进其更多地自我开放。自我开放需建立在一定的咨询关系上,有一定的会谈背景。若突如其来,可能会由于戒毒人员没有心理准备,效果反而不好。自我开放的内容、深度与广度都应与戒毒人员所涉及的主题有关。

(七)影响性概述

影响性概述,是指咨询师将自己所叙述的主题、意见等经过整理后,以简明扼要的形式表达出来。影响性概述可使来访者有机会重温咨询师所说的话,加深印象,亦可使咨询师有机会回顾讨论的内容,强调某些特殊内容,提出重点,为后续的交谈奠定基础。影响性概述与参与性概述不同,前者概述的是咨询师表达的观点,后者概述的是来访者叙述的内容。

在戒毒人员心理咨询中,影响性概述既可在面谈中间使用,也可在结束时使用。有时常和参与性概述一起使用。比如,用于面谈结束时,咨询师可以总结戒毒人员的主要问题、原因及影响等,然后总结咨访双方所做的工作,概述自己的主要观点。这样会使整个咨询过程脉络清楚,条理分明,有利于戒毒人员理解咨询的全过程。有时也可以让戒毒人员做影响性概述,咨询师可借此了解戒毒人员所理解的程度,咨询师在此基础上再进行概述或修正。

(八)非言语行为的运用

非言语行为能提供许多言语不能直接提供的信息,它在咨询双方交流信息、沟通感情和建立关系过程中有着重要作用。有关实验表明,在人们收集到的各种信息不一致时,其总体效果等于 7% 的言语联系加 38% 的声音联系加上 55% 的面部表情。[①] 由此可见,非言语行为传达的信息比言语还多,甚至包括来访者想要回

---

① 钱明怡编著:《心理咨询与心理治疗》(重排本),北京大学出版社 2006 年版,第 63 页。

避、隐藏、作假的内容。对咨询师而言,非言语行为也是表达共情、积极关注、尊重等的有效方式之一。例如,如果咨询师说我尊重你,然而眼睛却是东张西望,双手交叉胸前,翘着二郎腿,晃荡着椅子,这种神态、动作很难使来访者相信咨询师对他的关注。在戒毒人员心理咨询中,借助于戒毒人员的非言语行为,咨询师可以更全面地了解戒毒人员的心理活动,也可以更好地表达自己对戒毒人员的支持和理解,发现戒毒人员心理问题的根源。

1. 目光注视

在传递信息的所有部位中,眼睛是最重要的,它可以传递最细微的感情。对大多数来访者来说,咨询师的恰当的做法是在来访者说话时,咨询师与其保持较多的目光接触,而在咨询师自己说话时与来访者保持较少的目光接触。[①] 咨询中的目光使用很重要,咨询师是否善于利用目光参与听和讲,直接影响到咨询的效果。戒毒人员讲话时,若咨询师把目光随意移向一旁,戒毒人员会从这一特定动作中看出咨询师没认真倾听,便会产生不安、不被信任的想法。目光还可以表达不同的情感和意义,如表达安慰时,目光充满了关切;给予支持时,目光放射出力量;提供解释时,目光蕴含着智慧。

2. 面部表情

面部表情与人的情绪息息相关,一个人内心的喜怒哀乐无不通过面部表情透露出来。观察一个人的非言语行为首先而且主要是集中在面部表情上,目光注视也是面部表情的一部分。在理解面部表情时,需要注意的是,有些人体动作在某种情况下可能根本没意义,而在另一种情况下却十分有内容,但内容含义可能很不一样。如果仅仅研究皱眉或面部表情,就难以确切把握含义,要联系其他一系列的非言语行为所表达出来的含义。

3. 身体语言

咨询师和戒毒人员的身体、手势的运动和位置在相互沟通中起着重要作用。它们的变化往往能反映咨询状况的某种变化。身体语言具有丰富的含义,一般低头表示陈述句的结束,抬头表示问句的结束,而较大幅度的体态改变则表示思维过程或较长的表达的结束。如果体态的改变到了不再正视对方的程度,则表示不愿再交谈下去,想把注意力转移到其他对象上去。身体动作不仅表现出咨询师和

---

① ［美］John Sommers – Flanagan、［美］Rita Sommers – Flanagan:《心理咨询面谈技术》(第 4 版),陈祉妍、江兰、黄峥译,中国轻工业出版社 2014 年版,第 76 页。

戒毒人员此时此刻的思想、情感、行为，而且在一定程度上，体态还反映了一个人的心理状态。

4. 声音特质

咨访双方的声音亦是交流信息的重要窗口。声音有第二言语的功能，它对言语起着加强或削弱的作用。如果声音所传达的信息与言语所表达的信息一致，则能肯定、加强言语所传递的意思；反之则起削弱、否定的作用。因此，言不由衷的讲话，既可能被身体语言暴露，也可能被声音揭穿。在戒毒人员叙述某一件痛苦、忧伤的事情时，如咨询师说："我理解你的痛苦，我愿意为你分担。"虽然语言表达的是关怀，但声音却是淡漠的、冷冷的，戒毒人员可能更相信声音的含义而不是语言，因为语言比声音更容易作假。

声音通常包括音质、音量、音调和言语速度。人们借助于声音的轻重缓急自觉或不自觉地表达自己错综复杂的思想和感情。例如，音调的提高表明对所谈内容的强调，也表明某种情绪，如激动、兴奋，既可以是愤怒也可以是惊喜。而音调降低也可以是一种强调，以便引起听者的注意，也可以表示一种怀疑、回避，或者是因为涉及敏感、痛苦、伤心的事情。咨询师不仅要善于判别戒毒人员声音变化所表达的含义，还要善于运用声音的效果加强自己所表述内容的意义及情感。

5. 空间距离

咨访双方的空间距离也具有非言语行为的特征。包括人在内的所有动物都有自己的安全空间，以满足自己的独立、安全和隐私的需要。一般来说，在专用咨询室里，座位可能相对固定，咨访各方按位置就座即可。但座位的布置则应符合有助于咨询关系建立、彼此感到适宜的原则，距离以一米左右为宜。有些人喜欢面对面地交谈，觉得这样有更多的目光和面部表情交流，言语沟通比较直接；有些人则喜欢呈直角而坐，认为可以避免太多的目光接触。若在室外，双方的距离常因环境而异，若在比较空旷的场地，相互距离会大于在场所中的距离。不仅因地而异，双方距离也因人因时因事而异。比如，一般来说，若双方是同性别时，其间的距离会小于异性间的空间距离，而且两个女性间的距离会小于两个男性间的距离。

第五节　戒毒人员阻抗的处理

一、阻抗的概念与表现形式

（一）阻抗的概念

“阻抗”一词最早是由弗洛伊德提出的，他认为阻抗是来访者在自由联想过程中，对于那些使人产生焦虑的记忆与认识的压抑。他强调潜意识对于个体自由联想活动的能动作用，认为阻抗的意义在于增强个体的自我防御；而罗杰斯则将阻抗看作个体对于自我暴露及其情绪体验的抵抗，其目的在于不使个体的自我认识与自尊受到威胁。这一观点体现了个体的认知对于自我结构与发展的防护作用；一些行为主义心理学家则把阻抗理解为个体对于其行为矫正的不服从。所有这些理论均表明，阻抗对于心理咨询过程具有深刻的影响。阻抗，是指来访者在特定的情境中有意识或无意识地回避某些敏感话题，有意或无意地使治疗重心偏移的状态。阻抗的实质是来访者为保护自己的隐私而以隐喻、象征的方式表现出的无意识行为。[①] 阻抗本质上是人对于心理咨询过程中自我暴露与自我变化的抵抗。因此，它可表现为人们对某种焦虑情绪的回避，或对某种痛苦经历的否认。因此，人们只有积极地认识阻抗的表现形式，并加以有效地克服，才可增进咨询师与来访者之间的心理沟通，促使后者对其特定思想、行为方式的领悟。据此，克服阻抗是心理咨询的重要组成部分。如果对阻抗现象不加理会或处理不当，则心理咨询的进展与效果将会受到阻挠。

（二）阻抗的表现形式

阻抗的表现形式既可以是语言形式或非语言形式，也可以表现为个体对某种心理咨询要求的回避与抵制，或个体对心理咨询师或其他人的某种敌对或依赖，还可以流露于个体的特定认知、情感方式等。

1. 讲话程度上的阻抗

阻抗在个体讲话程度上的表现有三种：沉默、寡语和赘言，其中尤以沉默最为

---

① 马莹主编：《心理咨询技术与方法》，人民卫生出版社 2009 年版，第 10 页。

突出。

(1)沉默可表现为来访者拒绝回答咨询师提出的问题,或有长时间的停顿,它是来访者对心理咨询的最积极的、最主动的抵抗。

(2)少言寡语通常以短语、简句及口头禅等形式予以表现,它使咨询师同样产生困惑及挫折感,使其无法深入了解来访者的内心世界及对心理咨询的态度。少言寡语也常见于那些被迫咨询及对心理咨询充满戒心的来访者。

(3)赘言表现为来访者在心理咨询的过程中滔滔不绝地讲话,它多是无意识的,在积极回答咨询师提问的表象后面隐藏了某种潜在动机,如减少咨询师讲话的机会,回避某些核心问题,转移其注意力等。其目的在于回避那些来访者不愿接触的现实问题,以免除由此而产生的焦虑与其他痛苦体验。

2. 讲话内容上的阻抗

咨询中,来访者还经常通过其对会谈内容的某种直接、间接控制,来表现他对心理咨询及其个人行为变化的阻抗。其常见形式有情绪发泄、谈论小事和假提问题等。

(1)情绪发泄是指来访者对某些会谈议题的强烈情绪反应,表现为大哭大闹、泪流不止,或不自然地大笑,它旨在避开使来访者感到焦虑和精神痛苦的意念。

(2)谈论小事是指来访者对会谈中无关紧要的小事谈论不止,目的在于回避谈论核心问题,并转移咨询师的注意力,它往往是心理咨询中最轻微的,也是最不易发现的阻抗表现。

(3)假提问题是指来访者通过向咨询师提出表面上适宜,但实际上毫无意义的问题来回避谈论某一议题或加深某种印象,这些问题往往与心理咨询本身没有密切联系,也常使得咨询师无从回答。

3. 讲话方式上的阻抗

讲话方式上的阻抗是通过来访者言语交流中不同心理活动予以体现的。常见的有心理外归因、健忘、顺从、控制话题和最终暴露等。

(1)心理外归因,是指来访者将其某种心理冲突与矛盾的原因完全归结于外界作用的结果,而回避从其自身的角度加以认识。

(2)健忘,是指来访者在谈论感到焦虑和精神痛苦的议题时所表现出的健忘现象,它是个体被某种痛苦经历长期压抑的结果,故具有很大的任意性。

(3)顺从,是指来访者对咨询师讲的每一句话都表示绝对赞同和服从,使后者无法深入了解其内心世界。因此,它同样可以使咨询师感到无所适从。

(4)控制话题,是指来访者在会谈中,一味要求咨询师讲自己感兴趣的话题,而回避自己不愿谈论的话题,这样做也是为了减轻其因谈论不愿谈论的问题而产生的焦虑。

(5)最终暴露,是指来访者故意在咨询会谈的最后时刻才讲出某些重要事件,使咨询师感到措手不及,借以表达他对心理咨询的某种抵抗。

4. 咨询关系上的阻抗

它是指来访者通过故意破坏心理咨询的一般安排与规定实现其自我防御的目的。常见的表现主要是不服从心理咨询的安排,包括不按时赴约,或借故迟到、早退,不认真完成咨询师安排的作业等,这些行为均对咨询的顺利展开造成阻碍。

二、处理戒毒人员阻抗的基本原则

咨询师要在产生阻力时及时发现并进行处理。咨询师在应对阻力方面需要秉持以下基本原则。

(一)建立良好的咨访关系

通过建立良好的咨访关系,解除戒毒人员的戒备心理。咨询师一方面要了解阻力的产生原因和表现形式,以便在阻力真正出现时,能及时发现并进行处理;另一方面也不必"草木皆兵",使咨询气氛过于紧张。过分强调阻力的结果,可能会把戒毒人员当成咨询中的竞争对手。另外,咨询师即便发现了阻力所在,也不能认为戒毒人员是有意识地给咨询设置障碍。在戒毒人员表示不愿接受某些建议或方法时,也不能把这些情况都看作一种阻力。即使对方充满敌对情绪或不情愿,咨询师也要做到共情、关注与理解,给予充分的体谅,尽量创造良好的咨询气氛,解除戒毒人员的顾虑,使其能开诚布公地谈论自己的问题,这实际上已为会谈减少了一定的阻力。

(二)正确地进行诊断和分析

正确地进行诊断及分析有助于减少阻力。戒毒人员的问题多种多样,有时还有伪装性和隐匿性,戒毒人员最初所谈可能仅仅是表层的问题,咨询师若能及早把握其深层问题,将有助于咨询的顺利进行。有时戒毒人员的某些人格特征,如攻击性、暴躁或防御心理很强、退缩性等特点,不仅在日常的人际关系中表现充分,而且也会反映到会谈之中,如果咨询师能进行正确的分析和诊断,就能获得戒毒人员的信任,排除会谈的阻力。

(三)树立诚恳的助人态度

一旦确认存在阻力,为了帮助对方认识这个问题,咨询师可以把这种信息反馈给来访戒毒人员。这种信息反馈一定要从帮助对方的角度出发,与其共同探讨解决问题的办法。可以这样问"每当我提到你和丈夫的关系时,总没有得到正面的回答,你自己是怎么看这件事的",这样处理各种阻力问题,有助于减轻对方的紧张、焦虑情绪,使之以合作的态度共同探讨阻力问题。切不能认为对方故意制造事端,表现出气愤的态度。应对阻力的主要方法在于调动戒毒人员的积极性,了解阻力产生的原因,认清阻力产生的根源,使咨询取得进展。

另外,咨询师对于阻力不能看得过于严重,使咨询气氛过于紧张。咨询师要有自信心,以自己的知识和技能灵活处理阻力问题,即使有了失误,只要真诚面对自己和戒毒人员,也可以通过双方的努力顺利解决。

三、戒毒人员常见阻抗现象的处理策略

戒毒人员常见的阻抗现象主要有沉默和赘言。

(一)沉默现象的处理策略

咨询师要善于分辨沉默原因,从而采取针对性的解决办法。沉默作为咨询师反应的主要功能是鼓励来访者说话,它也用于使来访者对刚讨论过的内容进行思考或从中恢复。要注意的是,如果咨询师大量使用沉默而不说明沉默的目的,可能会有吓跑来访者的危险。[①] 有时沉默的感觉来自咨询师,所以咨询师首先要判断沉默是真实存在,还是咨询师的主观感觉。在戒毒人员心理咨询中,大部分的沉默是由戒毒人员引起的。

1. 戒毒人员沉默的主要类型

(1)怀疑型。咨询初期,由于戒毒人员还不完全信任咨询师,而不把某些信息说出来或尚在犹豫中,他们往往会表现出不安的神情,从而出现沉默的情况。

(2)茫然型。有些戒毒人员不知道该说什么好,什么是重要的叙述内容;有时

---

① [美]John Sommers - Flanagan、[美]Rita Sommers - Flanagan:《心理咨询面谈技术》(第 4 版),陈祉妍、江兰、黄峥译,中国轻工业出版社 2014 年版,第 89 页。

则是戒毒人员搞不清自己到底是什么问题，故也无法表达或表达不清；或者是想表达的东西很多，却不知从何说起，而一时陷入沉默的状态。

（3）情绪型。有时戒毒人员害怕出现某种情况，不愿谈及某些话题，此时的沉默表达了这样一种信息。

（4）思考型。此时戒毒人员正在反复体会咨询师说的话，或者他正在回忆某一件对咨询有重要意义的往事，也可能他正在体验某种情绪、感情，从而出现短时沉默的现象。

（5）内向型。这种沉默基于戒毒人员的个性原因，如比较内向、不善言谈，尤其在不熟悉的环境中和人面前就更是如此。这样的人，在咨询中容易表现出沉默，即使他有话也是三言两语。

（6）反抗型。有些戒毒人员不愿意或不很愿意接受咨询，是别人要他们来的，故用沉默表明自己的态度，伴随着沉默的是怀疑、随心所欲、很不耐烦，甚至是敌意等。

2. 戒毒人员沉默的处理策略

应对沉默，最重要的是重视良好咨询关系的建立，认真分析沉默的原因，并针对不同原因采取不同的策略。

（1）如果戒毒人员的沉默是由思考问题引起的，则咨询师可以等待，同时以微笑、目光、微微点头表示自己的关注、理解和鼓励；

（2）如果咨询师发现戒毒人员吞吞吐吐、欲言又止、犹豫不决时，应给予鼓励和必要的保证；

（3）如果由于个性原因导致的沉默，咨询师应耐心加以引导，多用倾听技巧，多作鼓励性反应，切不可急躁、不耐烦，否则，戒毒人员可能会更退缩、更沉默；

（4）如果沉默是由于戒毒人员本人不愿咨询引起的，那么咨询师在处理时就更应当注意方式方法。如果是戒毒人员对咨询存在偏见，通过咨询师真诚、耐心的解释，偏见会得以消除；如果戒毒人员的对抗情绪很严重，一般不再予以咨询。

沉默现象有可能是咨询过程中的一种危机，但也可能是一种契机。沉默传达了许多信息，咨询师对沉默现象应予高度重视，把握机会，仔细分析，往往会有所突破。

（二）戒毒人员赘言的处理方法

1. 戒毒人员赘言的主要类型

咨询中会遇到一些多话、健谈的戒毒人员。他们讲话滔滔不绝，讲得过多过杂,扯得太远,这样不仅浪费时间,还会干扰咨询的正常进行。出现赘言现象的原因主要有以下几种类型。

(1)宣泄型。戒毒人员只是为了宣泄一时的剧烈情绪,他们所需的只是咨询师认真、关切地倾听,叙述之后,一般都会心平气和下来。

(2)倾吐型。此类戒毒人员多有不快而又缺乏倾吐的对象,由于咨询师的热情、耐心、尊重,使其深受感动,倾吐的闸门一开,便一发不可收拾,把多年来积压的不满、烦恼、伤心通通倒了出来。

(3)瘾症型。此类戒毒人员讲话时眉飞色舞,表情丰富,抑扬顿挫,富有感染力,所述内容多有曲折的故事情节,但多有夸大色彩,并无多少急迫或困扰的问题,其目的主要是寻求注意和赞赏。

(4)表现型。他们滔滔不绝地发表意见,甚至对心理咨询及心理咨询师评头论足,很少谈论自己。他们咨询是为了发表意见,进行评论,他们喜欢表现自己。

(5)表白型。此类型者知道自己正面临某方面的问题,然而,他们一味地谈论别人的不是。他们来咨询,只是为了证明自己没问题,有问题也是别人的问题。

(6)掩饰型。有些戒毒人员一直在抢讲话的机会,为说话而说话,害怕咨询师的发问,他们害怕沉默给自己带来的压迫及可能会泄露自己内心的恐慌不安,他们的健谈是内心焦虑的反映。

(7)外向型。有些戒毒人员性格外向,活泼健谈,尤其在遇到一位比较喜欢的、注意倾听的咨询师时,则更是天南海北,无所不谈。

另外,戒毒人员的赘言是与咨询师有关的,主要有以下三种情况。一是有些咨询师喜欢戒毒人员简明扼要地说明情况,此类咨询师把自己放在主动的、指导者的位置上,因而对戒毒人员超出自己所希望的叙述,就感到不耐烦,视为赘言;二是有些咨询师认为问题一目了然,原因较简单,容易处理,就不希望戒毒人员讲得太多;三是有些咨询师喜欢短期咨询,由于时间短,次数少,目标明确,故不希望戒毒人员过多地叙述,而是希望紧扣主题,叙述重点突出,甚至最好是事先准备好叙述提纲或书面材料,以节省时间。

2. 戒毒人员赘言的处理策略

咨询师遇到戒毒人员赘言时,应看到它的两面性:一方面,可能会影响咨询的正常进行;另一方面,这也是充分认识戒毒人员的一个机会。对此,咨询师应根据咨询目标、咨询安排以及多话的类型,作相应的调整。

(1)对宣泄型、倾吐型的戒毒人员,应充分尊重他们的需要,耐心地倾听,给他们以安全感、理解和爱护，必要时给予指点，切不可粗暴地打断戒毒人员的讲话，显得不耐烦或不屑一顾。

（2）寻求注意型的戒毒人员，有可能有癔症的性格，他们的言谈举止富有戏剧性，这种人来访并不一定有什么大问题，如果要改变的话则是他们的人格。这种人来访的目的是寻求注意，那么咨询师给予注意就能满足他的要求。

（3）表白型的戒毒人员，他们往往缺乏自知，意识不到自己的过错，对此，咨询师一定要仔细听讲，切不可对其指责或评论，要帮助他们看到自己的错误，要善于运用他们的话、他们的思维方式，以其之矛攻其之盾，摆事实讲道理。

（4）掩饰型的戒毒人员，赘言一般不会出现在开场，而是在快涉及或已涉及某一敏感问题时出现，他们会有意或无意地谈论别的话题来转移、掩饰，其讲话速度会加快，忙不择词，句与句之间的停顿短促，似乎是怕人插话，针对这种情况，咨询师可以请戒毒人员慢慢讲，或者更直截了当请他回答敏感、掩饰的问题。

（5）与外向型的戒毒人员面谈，气氛比较融洽，但若不善于引导，则形同聊天，为此，咨询师要善于及时把会谈引入正题。

复习思考题

1. 简述心理咨询的概念与特征。
2. 简述心理咨询与心理治疗的异同点。
3. 简述戒毒人员心理咨询的任务。
4. 简述戒毒人员心理咨询的内容与形式。
5. 简述戒毒人员心理咨询的基本原则。
6. 简述戒毒人员心理咨询技术。
7. 简述戒毒人员阻抗的处理策略。

本章主要参考文献

1. 张日昇：《咨询心理学》，人民教育出版社 1999 年版。
2. 钱明怡编著：《心理咨询与心理治疗》（重排本），北京大学出版社 2016 年版。
3. 马莹主编：《心理咨询技术与方法》，人民卫生出版社 2009 年版。
4. 司法部戒毒管理局组编：《司法行政强制隔离戒毒人员心理矫治实务》，法律出版社 2021 年版。
5. 章恩友、姜祖桢主编：《矫治心理学》，教育科学出版社 2008 年版。

6. [美]John Sommers – Flanagan、[美]Rita Sommers – Flanagan:《心理咨询面谈技术》(第 4 版),陈祉妍、江兰、黄峥译,中国轻工业出版社 2014 年版。
7. [美]Judith S. Beck:《认知疗法基础与应用》(第 2 版),张怡、孙凌、王晨怡等译,中国轻工业出版社 2013 年版。
8. 李伟主编:《服刑人员心理矫治理论与实务教程》,对外经济贸易大学出版社 2012 年版。

第七章　戒毒人员人本主义疗法

本章摘要

人本主义心理治疗是心理咨询与治疗的重要流派之一，也是人本主义心理学理论的实践基础。通过本章学习，要了解人本主义心理学的主要观点，马斯洛需要层次理论；理解人本主义疗法的基本理论；掌握戒毒人员人本治疗的目标和实施步骤以及需要注意的问题等。

重点问题

本章的重点是戒毒人员人本治疗的目标和实施步骤，戒毒人员人本治疗需要注意的问题。

第一节　人本主义疗法的基本理论

人本主义心理学是20世纪50～60年代在美国兴起的一场心理学革新运动。影响较大的代表人物是马斯洛（A. Maslow）和罗杰斯（C. Rogers）。人本主义心理学家既反对行为主义只研究人的行为，不理解人的内在本性，摒弃对人的内部心理过程的研究，又批评精神分析只看到人的潜意识中的阴暗面，没有看到人性之中积极、美好的一面，不考察正常人的心理。人本主义心理学试图弥补已有心理学各流派的不足，建立一门不仅涉及心理本身，而且涉及人类诸多精神生活层面的全面的心理学理论。人本主义主张心理学应研究人的价值和潜能的发展，因此，被称为心理学的“第三势力”。

人本主义心理治疗是心理咨询与治疗的重要流派之一，也是人本主义心理学理论的实践基础。马斯洛把心理治疗领域称为一座“未被开采的金矿”，人本主义心理学家是第一个淘金者。可以说,人本主义治疗是科学人本主义形成和存在的实践王国,而人本主义心理学理论则主要是这一心理治疗实践的升华结果。①

一、人本主义心理学概述

(一)人本主义心理学的主要观点

人本主义心理学将人的本性与潜能、价值与尊严、创造力和自我实现上升到心理学研究对象的高度是心理学史上的一次创举。拒绝任何割裂整体的分析,呼吁从整体上理解人的动机和人格。强调人的正面的本质,深入挖掘人的潜力,促进人的全面发展。

人本主义心理学从现象学和存在主义中吸取其哲学的基础,提倡从人的主观意识本身出发,反对用行为主义的环境决定论和精神分析的无意识动机决定论来说明意识。人本主义心理学特别重视人的意识所具有的主动性和自由选择性。罗杰斯认为:"人基本上是生活在他个人和主观的世界之中的。"一个人的主观经验世界是他的直接现实,对于同一时刻的外部世界,每个人的感受是不一样的,这就是每个人独特的现象场,这是对人的主体性的弘扬。

一般来说,戒毒人员的心理在诸多方面呈现出负性、消极的特点,如他们在自尊、自我价值、自我效能感等方面都比常人要低。这些消极的心理特征往往是成功克服心瘾的最大敌人,并极有可能成为复吸的诱发因素。因此,在心理矫治过程中,咨询师要善于发现并欣赏戒毒人员身上的优点与长处,把戒毒人员看成独一无二的个体,这既是对他们独特性的充分尊重,更是对戒毒人员作为一个生命个体的人性关怀,心理咨询与治疗应该为恢复和提高人的价值和尊严做出贡献。

(二)马斯洛的需要层次理论

马斯洛的需要层次理论是对人类动机心理学的一大贡献。他认为人类行为的心理驱力是人的需要。人在争得需要满足的过程中能产生人性的内在幸福感和丰富感,给人以最大的喜悦,这种感受本身就是对人的最高奖赏。②

1. 需要层次理论的内容

把需要由低到高分为五个层次:

---

① 车文博:《人本主义心理学评价新探》,载《心理学探新》1999 年第 1 期。

② 李传银主编:《普通心理学》(第 2 版),科学出版社 2011 年版,第 16 页。

(1)生理的需要。它包括人对食物、水分、空气、睡眠、性的需要等。它们在人的所有需要中是最重要的,也是最有力量的。

(2)安全的需要。它表现为人们要求稳定、安全、受到保护、有秩序、能免除恐惧和焦虑等。

(3)归属与爱的需要。它表现为一个人要求与其他人建立联系,如结交朋友、追求爱情、参加一个团体并在其中获得某种地位等。

(4)尊重的需要。它包括自尊和希望受到别人的尊重。自尊需要的满足会使人相信自己的力量和价值,使其在生活中变得更有能力,更富有创造性。相反,缺乏自尊会使人感到自卑,没有足够的信心去处理面临的问题。

(5)自我实现的需要。它表现为人们追求实现自己的能力或潜能,并使之完善。①

2. 需要层次理论的主要贡献

(1)指出需要是调动人的主体积极性的内在动力,突出了满足需要在人的发展方面的重要性。

(2)看到了人与动物在需要问题上的区别,认为低层次需要是人和动物所共有的,高层次需要则为人所特有,基本克服了传统心理学人兽不分的弊端。

(3)把人的需要看成一个多层次、多水平的系统,探讨了人的需要的性质、结构、种类、发生和发展的规律。

(4)分析了人的各层次需要及其相互关系,特别强调了高层次需要的出现以低层次需要的基本满足为条件,但只有高层次的需要的追求和满足才使人更充实、更幸福。②

需要层次理论强调每个人的差异性,它所关注的更多是个人的情感、知觉、信念等。因此,在戒毒人员心理矫治工作中也要充分体现人本主义的这一精神。一般而言,相同的问题,在不同个体之间存在不同的原因、不同的影响以及差异性的作用,这就需要咨询师充分尊重戒毒人员的个别化,将戒毒人员的身心问题与其自身的成长经历、教育、所处环境等相结合,一把钥匙开一把锁,具体问题具体分析,运用不同的方法回应戒毒人员独特的需求。

---

① 彭聃龄主编:《普通心理学》(第5版),北京师范大学出版社2019年版,第336~337页。

② 车文博:《人本主义心理学评价新探》,载《心理学探新》1999年第1期。

二、人本主义疗法概述

在人本主义疗法中，使用最广、影响最大的是卡尔·罗杰斯提出的"以人为中心疗法"。早在1949年，他就提出过一个不同寻常的设想："假如我不去考虑表现我自己的聪明才智，那么，我觉得依靠来访者去完成这个治疗过程更好……来访者了解自己的问题，了解应向什么方向努力，了解什么问题最重要，了解自己隐藏着什么体验。"①他于1951年出版了《来访者中心治疗》一书，为该疗法奠定了理论基础。以人为中心疗法代表着人本主义疗法的主要趋向，旨在促进和协助来访者依靠自己的能力，解决问题。罗杰斯在开创以人为中心的治疗模式、创造团体治疗的新形式、建立良性互动的咨访关系、使用现代化治疗工具等方面均做出了重要的贡献。

（一）人本主义疗法的概念

人本主义疗法就是运用心理学知识帮助来访者深化自我的认识，以鼓励与关爱使来访者找到自我的价值并发现自我的需求，为实现自我的理想而努力改变自我的适应不良行为，矫正自身的心理问题的过程。人本主义疗法的主要着眼点不是来访者的病态或问题，而是人的积极健康的成长。坚信人具有内在的向上倾向和自我指导能力，重视人的整体性和人际关系，强调通过咨询师对来访者设身处地的理解、积极的关怀和真诚的交流等使其消除障碍进而恢复健康。

（二）人本主义疗法的基本理论

1. 对人的基本看法

（1）对人性的看法是积极乐观的。人性观是个体价值观的重要组成部分，咨询师对人性有什么样的看法，将直接影响到他对来访者的态度、对来访者问题的看法和将使用的咨询方法与技术。罗杰斯认为，人基本上是诚实的、善良的、可以信赖的，这些特性与生俱来。相信每个人都是理性的，能够自主自立和自我负责，每个人都有积极的人生趋向。而某些"恶"的特性则是由于防御的结果并非出自实现的本性。人本主义学者认为，现实生活中人性恶的一面是社会文化造成的。

（2）强调人的主观性。这是心理矫治过程中要注意的一个基本特性。人所得

① 钱铭怡编著：《心理咨询与治疗》（重排版），北京大学出版社2016年版，第159页。

到的感觉是他自身对真实世界感知、翻译的结果。一个人总是朝着自我选择的方向行进。因为他是能思考、能感觉、能体验的一个人,他总是要实现自己的需要。强调人的主观特性,为每个来访者保存了他们的主观世界存在的余地。

(3)人有自我实现的倾向。罗杰斯认为,人类有一种成长与发展的天性,心理咨询与治疗应趋向此种人类天性。自我实现的倾向被看作一种积极的倾向,它假定人具有引导、调整、控制自己的能力。人的心理问题及困扰是由于这种实现的倾向的阻滞造成的。因此,咨询或治疗的目的就是要排除这种障碍以重新确立良好的动机驱力。

在人本治疗中,一般不把来访者看作有心理疾病的人,而评估为"非病",因为大部分人并不愿意把自己称为寻求心理治疗的"来访者"。罗杰斯认为,将来访者称为病人,他就会倾向于像病人那样行动。在病态和健康之间并不存在断裂的鸿沟。在戒毒场所中,戒毒人员尽管被看作"病人"(多指生理或脑疾病),在心理矫治过程中,咨询师通常会淡化戒毒人员生活中的病理方面,而倾向于健康方面,更重视协助戒毒人员将他被压抑的潜能释放和发挥出来,相信他们具有理解自己、内在的建设性倾向和自我指导的能力,使他们的心理从低级需求上升到高级需求,进行自我塑造,完成心理功能的重建和积极心理特征的培养。

2. 有关自我概念的理论

人本主义疗法很重视人的自我概念,主要是指来访者如何看待自己。自我概念是人格形成、发展和改变的基础,是人格能够正常发展的重要标志。

(1)经验。经验是指来访者在某一时刻所具有的主观精神世界,其中既包括有意识的心理内容,也包括那些还没有意识到的心理内容。经验包括个体的认知和情感事件,它们能够被个体知觉到,或者具有被知觉的能力。经验被个体体验、知觉的状况对一个人自我的形成与发展、心理适应水平具有重要影响。

(2)自我概念。自我概念是指一个人对他自己的知觉和认识。自我概念包括对自己身份的界定,对自我能力的认识,以及对自己的人际关系及自己与环境关系的认识等,是自我知觉和自我评价的统一体。自我概念是通过个人与环境的相互作用形成的,它由大量的自我经验和体验堆积而成。例如,吸毒人员所得到的所谓"快感",就是通过他人的影响而扭曲了自我概念,认为在吸毒的圈子中可以得到肯定、认同、爱,认为吸毒是一件"快乐的事"。其所需要的满足感、尊重感、归属感等在吸毒过程中得到体验,因此他们多半分不清是喜欢毒品本身还是喜欢它带来的一系列体验。一个人的自我概念决定了一个人的行为,即他接受与处理经验的方式与态度等。

自我概念不同于自我。自我是指来访者真实的本体。自我概念是自我或自我结构的一个组成部分。其中,评价部分影响自我的价值感。高自我价值的人常常会更相信自己,有更稳定的人际关系,也会更好地发挥自己的潜能;而低自我价值的个体会经常地自我贬低,逃离或破坏人际关系,放弃自己的努力。

(3)价值的条件化。每个人都存在两种价值评价过程。一种是人先天具有的有机体的评价过程,另一种是价值的条件化过程。价值条件化建立在他人评价的基础上,而非建立在个体自身的有机体的评价基础上。

价值的条件化,是指个体为了满足得到他人积极评价的需要,将生活中重要他人的价值观念内化为自我观念的一部分,其行为受到内化的他人的价值规范支配和指导的过程。比如,一个儿童做了一些随心所欲的事情,如骂人、打架等,这使他很痛快,但遭到家长的严厉批评,这时这个儿童体验到一种负性消极的评价,因为父母不喜欢他这样做,于是,他可能产生不正确的、歪曲的言语评价,如"我觉得这种行为是不能令人满意的",而此时,正确的体验应该是:"在我做这种事时,我感到高兴而我的父母感到不满意。"那么,孩子在以后的行为中,就把父母对这种行为的不满作为一种价值条件。这种评价不能真实地反映个体的自我实现倾向,不能反映个体"自身内部"的需要。总之,孩子得到关怀和尊重的条件就是孩子的行为符合父母的价值标准,这就是价值条件。然而孩子得到的这种有条件的满足常常与他自身的体验相矛盾。当自己对某种行为感到满意而别人感到不满意时,自我概念和经验之间就会出现不一致、不协调的困境。①

价值条件化不仅把一个人怎样做人的评价内化了,而且当一个人没能做到他认为应该做到的事情时,把别人怎样看待他自己的外部评价也内化了。比如,"学习很重要,如果我没有考出好成绩,我就是一个失败者"。因此,价值条件的内化会降低人自身评价的作用,即产生了"自我压抑"的作用。

不同的人在价值条件作用内化的程度上是不一样的,这与其所处环境及他们对积极评价的需要程度有关。价值条件作用内化越高,则越难以接近自己真实的需要。对一部分人来讲,他们的自我概念是可以发展到能够准确地感知许多他们自身的经验与体验程度。然而,没有人能够达到完全去除价值条件作用内化的程

① 中国就业培训技术指导中心、中国心理卫生协会组织编写:《心理咨询师(二级)》,民族出版社2015年版,第107页。

度。有些个体可能将条件作用较多地内化到自我概念中而另一些个体则内化得较少。

3. 心理失调的实质及治疗

自我概念是理解人的心理失调状况产生的关键。

(1)心理失调的实质。自我概念与经验之间的不协调是心理失调产生的原因。罗杰斯认为,个体的经验或体验可能会产生四种结果:第一种结果是这些经验或体验可能被忽视了,就如同对坐着的感觉一样;第二种结果是这些经验或体验可以被个体准确地知觉到,并且由于它与个体的需要相符或由于它可强化自我概念,而被结合进自我概念之中;第三种结果是这些经验或体验可能会被歪曲,用于解决自我概念和经验、体验之间的矛盾;第四种结果是个体可能对其真实的经验或体验予以否认或根本就不接受这种信息。图 7－1 表明了适应程度较高的个体与适应程度较低的个体其经验与体验被否认、歪曲或准确感知的情况。

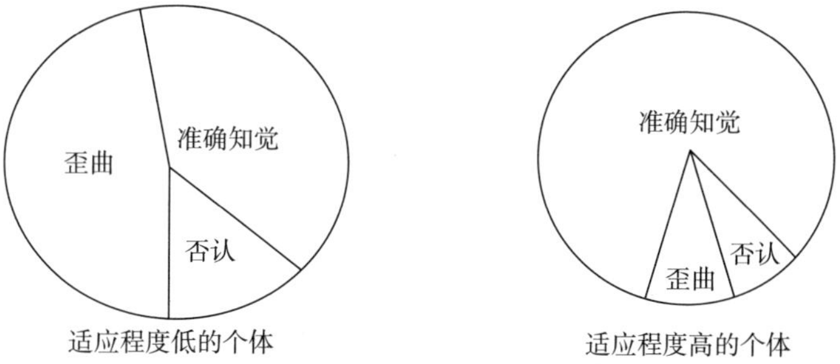

图 7－1　适应程度不同个体的自我概念的构成

适应程度低的个体,其自我概念是建立在价值的条件化作用基础之上的。当符合别人价值标准的经验不符合自己的愿望时,个体为了保持自我对环境的适应,可能为了符合别人的期望而否认和改变自己的价值,个体经验和体验被否认或歪曲,但这种改变并不符合自己的愿望。价值的条件化对个体来说具有使个体价值感下降的作用,这就使个体很少能有足够的勇气承认和面对自身的矛盾之处。因此,当一个人的自我概念与经验相冲突时,自我内部就发生了分裂,这个人就会感到紧张、不舒适。为了阻止这些使自己感到威胁的经验形成意识,他就要建立防御机制,来维持自身造成的假象。这时,人就越来越不能适应环境,并出现烦恼、焦虑和各种异常的行为。而适应程度高的个体,他很少出现价值的条件化的评价过程,因此能更为准确地感知自身的体验。

(2)心理治疗的实质。心理治疗的实质就是重建个体在自我概念与经验之间的和谐,或者说是达到个体人格的重建。

自我概念与自我经验的不一致,主要源于自我概念受到外部文化因素的影响。在影响人的诸多因素中,最重要的是人际关系。个人成长中的重要他人或社会规范,通过价值的条件化,形成了与自己原来真实经验不一致的自我概念,并由此产生出一套符合别人的需要,适应环境的一套生活方式、思想、行动和体验的方式,使人仿佛像戴着面具一样生活。在心理矫治过程中,咨询师要以戒毒人员为主导,要相信戒毒人员都有一种积极成长的取向,愿意使生命迈向成长,他不再歪曲和否认自己的某些经验,自我经验变得能与现实经验相协调,不再冲突,从而达到自我的和谐,人格的完善。正如罗杰斯所说:"好的人生,是一种过程,而不是一种状态,它是一个方向,而不是终点。"

近年来,全国各级司法行政戒毒机关坚持"以人为本、科学戒毒、综合矫治、关怀救助"的原则,坚持以提升教育戒治质量为中心,把提高戒断率、降低复吸率作为出发点和落脚点,坚持走教育戒治科学化、专业化的发展道路,形成了中国特色司法行政戒毒工作体系。《禁毒法》和《戒毒条例》已经阐明,吸毒人员既是违法者,又是受害者和病人。人本主义疗法是"以人为本"指导思想在戒毒人员心理矫治中的体现和基本要求。

第二节　戒毒人员人本主义疗法的实施

在心理矫治过程中,咨询师充分尊重、信任戒毒人员,通过与戒毒人员的良好互动,关注戒毒人员的态度、情绪情感等过程,注重戒毒人员内在的心路历程及其发展演变规律性的特点。

一、戒毒人员人本治疗目标

(一)戒毒人员人本治疗的总目标

戒毒人员人本治疗的总目标是完善戒毒人员的人格。咨询师帮助戒毒人员更为独立与整合,协助他们成长成为充分发挥作用的人,能够有效地解决当前和未来面临的困难,更好地适应环境。

罗杰斯认为,“充分发挥作用的人”的特点可以概括为:对自己的经验,包括感受、体验、知觉等较为开放,能够坦然地接受,防御性减少;自我结构变得与其经验相协调,并能不断变化以便同化新的经验;评价点由外变内,也即对经验的评价越来越立足于自身,而不再寻求他人的赞同或否认;信任自己,独立地为自己做决定、做选择;认识到生命是一个流动的过程,任何事情都是可变的,自己也是可变化的,而不是追求达到一种理想、满意而固定不变的状况;根据情境做出独特的、创造性的适应行为等。

戒毒人员人本治疗的总目标是同时发生的两个过程:首先,脱离虚假自我;其次,走向真实自我。

1. 脱离虚假自我

怎样才能去除戒毒人员的面具,脱离虚假自我? 首先,建立理解、接纳与可信任的治疗关系。在安全的氛围中,使戒毒人员减少心理防御,引导戒毒人员真实地探索自我,进而察觉阻碍成长的各种障碍,帮助戒毒人员摒弃自我掩饰和虚伪,逐渐卸掉他们戴着防卫性面具的虚假自我。其次,努力培育一种不墨守成规的生存方式。将他们从某些文化禁锢中解放出来,运用自己的头脑思考,消除只取悦他人的不健康需求。

2. 走向真实自我

戒毒人员人本治疗目标的另一个过程是走向其应该成为的自我。正在成为“充分发挥作用”的人从来不会“抵达”目标终点,而应该是一个不断实现的人。他们聚焦于过程而不是结果;他们能够准确感知现实,体验现实,对自己有较实际的看法和积极的评价,能够对自己和本身的感受以及对他人较为接纳,以“开放”的心态面对现实环境,能够时刻地活在当下;他们善于评估内在资源,以最充分地表达和发展他们作为人的潜能,同时以相互支持他人成长的方式来生活;他们自由地做出选择和自主行动,行为上表现得更为成熟、具社会化、适应能力强;他们信任自我和人性,能够平衡而真实地表达自己的情感等。

(二)戒毒人员人本治疗的阶段性目标

人本治疗中没有明确在某一阶段必须达到的目标,如一般咨询的阶段是第一次会面搜集资料,开始阶段建立关系,和当事人协商等。戒毒人员人本治疗的阶段性目标是离总目标越来越近,特点是用戒毒人员对待自己的感受的接纳程度来判断离最终目标的距离,可以用以下的观点来描述。

1. 戒毒人员通过言语或运动,在表达其感受时越来越自由。

2. 戒毒人员表达感受时越来越多地提到了自我,而不是他人。

3. 戒毒人员越来越能分辨出他的感受与知觉的客体,包括其所处环境,他人、自身、自我经验以及它们彼此之间的关系。

4. 他表达的感受越来越多地提及某个经验与自我概念的失调。

5. 他逐渐在意识中体验到这种失调的威胁,这是因为咨询师对戒毒人员不断地无条件地积极关注,既有对失调和焦虑的关注,也有对协调的关注,这种威胁体验才可能出现。

6. 在意识里戒毒人员完全体会到了过去被意识否定或歪曲的感受。

7. 戒毒人员的自我能被重新组合,用来吸收和包括以前被意识所歪曲或否定的那些经验。

8. 当进行这种自我结构重整时,自我概念越来越与他的经验一致;现在的自我包括了以前极具威胁性而不在意识中的那些经验。

9. 戒毒人员能够更多地体验到咨询师的无条件积极关注而没有威胁感。

10. 戒毒人员越来越感受到一种无条件的积极的自我关注。

11. 戒毒人员越来越体验到自己是评价的核心。

12. 戒毒人员越来越少从价值条件的角度对经验做出反应,而是越来越多地从有机体评价过程的角度做出反应。

上述任何一条都可以作为治疗在发挥作用的证据,了解到治疗过程中戒毒人员的变化,咨询师在治疗过程中就不会迷路,并且能够提高对自己治疗水平的信心。

二、戒毒人员人本治疗过程的阶段

罗杰斯在其工作的早期,曾就治疗过程提出过十二个步骤。[①] 他强调,这些步骤并非截然分开的,而是可以有机结合在一起。在对戒毒人员进行心理矫治的过程中,治疗过程可分为四个阶段进行。

(一)准备阶段

咨询师与戒毒人员建立良好咨访关系是心理治疗重要的基础和前提。准备

---

① 钱铭怡编著:《心理咨询与治疗》(重排版),北京大学出版社2016年版,第166~168页。

阶段的主要工作如下。

1. 咨询师和戒毒人员去掉“角色”做真诚的朋友。人本主义疗法从根本上讲是一种以关系为导向的方法，关系本身就给戒毒人员提供了一种人际支持。咨询师与戒毒人员一起结伴而行，共同探索、思考，使戒毒人员有力量、有勇气去面对人生的各种困境与挑战。

2. 戒毒人员前来求助。如果戒毒人员不承认自己需要帮助，没有改变自我的意愿，治疗就很难成功。不能采取强迫措施或忽视态度，也就是说，不能强迫某个戒毒人员必须接受心理矫治，也不能认为某个戒毒人员不需要矫治而拒绝其请求。

3. 咨询师向戒毒人员说明治疗的情况。咨询师告诉戒毒人员，对于他所提的问题，这里并没有解决的答案。咨询或治疗只是提供一个场所，帮助戒毒人员自己找到某种答案或自己解决问题。咨询师要使对方了解咨询或治疗的时间属于他自己，他可以自由支配，并商讨解决问题的方法。

4. 鼓励戒毒人员情感的自由表达。咨询师以友好、诚恳、接受戒毒人员的态度，促使戒毒人员宣泄自己的情感体验，即使他们表达的是消极的或含糊的情感，如敌意、焦虑、愧疚与疑虑等，均应耐心地倾听。咨询师要掌握会谈技巧，有效地促使对方表达自己的想法。

（二）探讨阶段

咨询师协助戒毒人员自我探索。这是很困难的，也是很微妙的一步。探讨阶段的主要工作如下。

1. 咨询师要能够接受、认识、澄清戒毒人员的消极情感。咨询师对戒毒人员的这种信息必须有所反应，这种反应不应是被动接受对方提供的信息做出表面反应，而应是深入戒毒人员的内心深处，分析对方暗含或影射的情感。无论对方所讲的内容如何，如敌意、纠结、矛盾或不适应等，咨询师都应接纳并加以处理，努力创造出一种气氛，使戒毒人员认识到这些消极情感也是自身的一部分。

2. 戒毒人员成长的萌动。在戒毒人员将消极情感充分表达、暴露出来之后，模糊的、试探性的、积极的情感便会不断萌发出来，成长由此开始。

3. 咨询师对戒毒人员的积极情感要加以接受和认识。咨询师只需不加评价地接受戒毒人员的积极情感，既不表扬也不赞许，只是让戒毒人员体会到，有这样一次机会让自己了解自己。戒毒人员既无须为其消极情感采取防御措施，也无须为其积极情感而自傲，在这种情况下，促使其自然达到领悟。

4. 戒毒人员开始接受真实的自我。由于价值的条件化，人们具有一个不正确的自我概念，因此常常会否认、歪曲若干情感和经验，这与人的真实的自我尚有距离。戒毒人员因处于良好的能被人理解与接受的气氛之中，有一种完全不同的心境，能够有机会重新考察自己，平静接纳自己的积极情绪和消极情绪，自我领悟，进而接受真实自我，这为戒毒人员在新的水平上达到心理整合奠定了基础。

（三）行动阶段

咨询师协助戒毒人员产生动力性态度与行动改变。在这个阶段，只有立足于戒毒人员自我理解和自身彻悟，自己战胜自己，看到自己和健康人格的差距，不可逆转的建设性人格改变最可能发生。行动阶段的主要工作如下。

1. 帮助戒毒人员澄清可能的决定及应采取的行动。在领悟过程中，必将涉及新的决定及要采取的行动。咨询师应协助戒毒人员澄清可能做出的选择。另外，对于戒毒人员此时常常会有的恐惧与缺乏勇气及不敢作出决定的表现应有足够的认识，咨询师不能勉强戒毒人员或给予某些劝告。

2. 疗效的产生。戒毒人员通过领悟，达到对问题的新的认识，这时某种积极的、尝试性的行动便会产生，这种效果可能是瞬间的事情，但仍然很有意义。这就需要咨询师在此基础上，将治疗工作转向帮助戒毒人员逐渐扩大领悟范围、发展更深层的领悟上。如果戒毒人员对自己能到达一种更完全、更准确的自我了解，则会具有更大的勇气面对自己的经验、体验并考察自己的行动，进一步扩大巩固疗效。

3. 戒毒人员的全面成长。戒毒人员不再惧怕选择，处于积极行动与成长的过程之中，并有较大的信心进行自我指导。此时咨询师与戒毒人员的关系加深，戒毒人员“全面成长”，常常主动提出问题与咨询师共同讨论。

（四）跟进阶段

戒毒人员不再需要咨询师的陪伴来完成自己的机能康复，感到无须再寻求咨询师的协助，治疗关系就此终止。跟进阶段的主要工作如下。

1. 咨询师的评估与支持。做好心理矫治效果的评估，如果心理矫治成功的话，戒毒人员会出现一些变化。比如，戒毒人员对他人及他以外的客观世界的接纳程度增强，能够较为全面、客观地看待外部世界，认识更具弹性，不再僵化与刻板;在逐渐去掉价值条件化后,戒毒人员不再生活在别人的世界中,而是更加自信和积极;对挫折的耐受力提高和容忍度增加,表现出更加稳重、成熟的行为;在人格测量上显示出人格的改变,自我概念与自我经验、体验更趋于一致,自我变得更加协调,发展出对自己更大的价值感等。

2. 接受治疗结束。戒毒人员通常会对占用了咨询师许多时间而表示歉意。咨询师采用同以前的步骤中相似的方法澄清这种感情,接受和认识治疗关系即将结束的事实。鼓励戒毒人员在治疗过程中发展出积极的有建设性的行为方式。

上述四个阶段是一个相互联系的有机过程,这个过程是循序渐进的、灵活的,每一个阶段都渗透着下一阶段的发展与变化,整个治疗的过程就是戒毒人员人格改变的过程。

三、戒毒人员人本主义疗法的基本技术

罗杰斯在治疗过程中常用的基本技术,主要包括建立有效治疗关系的技术、非指导的治疗方式等。

(一)建立有效治疗关系的技术

罗杰斯认为,治疗者的主观态度影响着治疗关系的质量,而治疗关系对来访者人格的改变所产生的影响远远大于治疗者所采用的治疗技术的作用。因此,咨询师与戒毒人员建立一种有效的治疗关系是促使戒毒人员产生积极改变的一个主要资源。

1. 真诚一致

咨询师在会谈中与来访者进行真诚交流应注意五个方面的问题:(1)从角色中解放出来。咨询师在生活中或治疗关系中都应当是真诚的,不必戴着自己专业角色的面具。(2)自发性的交流:咨询师自然地与来访者进行言语交流,不应受某些规则和技术的限制。(3)非防御的态度:咨询师应努力理解来访者的消极体验,帮助他们深化对自我的探索,而不是忙于抵御这些消极的体验对自己的影响。(4)一致性:主要指咨询师应言行一致,表里一致。(5)自我暴露。咨询师应以真诚的态度,通过言语和非言语行为表达其情感。

2. 无条件积极关怀

咨询师要想帮助来访者就必须尊重访者个人,允许他们以自己的方式自由地谈论自己,接纳他们的真实努力和愿望,相信他们具有自我指导的能力,支持他们

发展其独特的自我。准确地理解来访者的体验,突出其中积极的成分,真诚地表达对来访者的关注。只有这样,治疗关系才会日益深化。①

3. 设身处地的理解

咨询师借助来访者的言行,深入对方的内心世界去体验他的情感、思维等,让来访者感受到咨询师能够理解自己;咨询师借助于知识和经验,把握来访者的体验与他的经历和人格之间的联系,更好地理解问题的实质;咨询师运用咨询技巧,把自己的共情传达给对方,以影响对方并取得反馈。

(二)非指导的治疗方式

罗杰斯在《咨询与心理治疗》一书中提出了非指导的治疗方式。指导式的治疗和非指导的治疗,对于治疗的目的与看法是不同的。指导式的治疗强调为来访者选择治疗目标,指导来访者努力达到这一目标。重视社会的规范,认为有能力的人应该为能力较差的人进行指导。指导式治疗针对来访者的问题进行工作,如果症状消除或问题得到解决,治疗就算成功了。

非指导的治疗重视个体心理上的独立性和保持完整的心理状态的权利,强调来访者具有内在资源和能力,有权为他自己的生活做出选择。非指导的治疗关注的是来访者而不是来访者的问题,一旦来访者对自己与现实的关系有了充分的理解之后,他就能够选择适应环境的方法。由于来访者领悟力的提高和经验的增长,他将更有能力去应付将来可能出现的问题。这种治疗的着眼点在于促进来访者的成长,帮助来访者进行自我探索,促使其自我概念向着更接近自我的经验、体验的方向发展。

知识链接

罗杰斯与珍妮的咨询培训示范(节选)

下面是一段卡尔·罗杰斯在一次咨询培训当中的示范。该咨询很好地诠释了个人中心疗法的精髓。

卡尔:行,我准备好了。可是,我不知道你想跟我说点什么。当然,我俩都

① 钱铭怡编著:《心理咨询与治疗》(重排版),北京大学出版社2016年版,第170~171页。

已经打过招呼了，随你的便吧，无论你想谈什么，我都愿意仔细聆听。

珍妮：我有两个问题。第一个，对婚姻和子女的恐惧；第二个，我对个人年龄陡增的恐惧。面对未来，真难应付，我感到诚惶诚恐！

卡尔：那就是你的两大难题。我不知道，你想先谈哪一个呢？

珍妮：好吧，还是先谈我的年龄问题。我先开个头，你则从旁协助，我非常感激！

卡尔：那你先告诉我一下，你为什么怕老？你老了，又如何？

珍妮：我感到很恐惧啊！已经是35岁的人啰，很快就要40岁出头了！为什么这样怕，我也难以解释。左思右想，不能解脱，我好想逃之夭夭算了。

卡尔：看来，你真的怕得要命，那也够你受的了。

珍妮：是的，这叫我对自己失去了信心。（卡尔：唔，唔）那是一年半以前的事，啊！两年以前的事了。那时我突然感到，老天爷，我怎么会有种感觉呢？真是倒霉透了！

卡尔：直到一年半之前，你才有那种强烈的感受。（稍停）有没有什么特殊事故引发了你的不安呢？

（我初步的回应有两个用意，首先我要让她感觉到绝对的安全，来作自我表述；而我这方面则尽量了解她的感受，不提任何带有威胁性的问题。此外，我也没有指出任何具体方向，而且不作任何判断。我让这次访谈完全由她来掌握。珍妮已经开始说明她的问题，也感受到了自己恐惧的真实性。她已清楚地表态，如果有任何帮助，那将来自我这方面）

珍妮：真的，我也想不起来了！啊，我妈死得很早，那年她不过50岁。（卡尔：啊，啊）她还年轻，而且在很多方面显露才华。我想，这或许有点关系。我也不太清楚。

卡尔：你好像感到你妈妈的早逝，你也可能不久于人世了，（稍停）人生真是苦短啊。

（我的反应在说明，我已安然进入了她的内心世界，而且比她所描述的更深入了一层……为了理解她，我毫无个人成见。）

珍妮：回忆我妈的一生，她虽然有很多才能，但不幸她终究成了苦命人。这世界欠她太多了，我绝不想也落得跟她一样的命运，而事实上我也没有。我的生命相当丰富，有欢乐的日子，也有悲伤的岁月。我学到了很多，而且有很多等着我去学。但是,我实际上感受的,却已是我妈曾经感受过的。

卡尔:这好像有点戏剧性啊。你可能在恐惧地想,瞧,从前在我妈身上发生的,现在也发生在我身上了!(珍妮:正是)也许,我也会一事无成吧!

珍妮:(停了很久)你还有更多的问题要问吗?我想,那样可以帮助你认识我更多一点。我自己不能提问了,心里七上八下的,(卡尔:唔、唔)搞得我心乱如麻了。

卡尔:你心里七上八下的,所以不知从何(珍妮:说起),也不知道在哪里打住。我也不知道,你是要再谈谈你和你妈妈的关系,或者谈谈你的恐惧什么的?

(有时候,当事人久久不发一言可能效果更好,我安心等待看看下面的结果。首先见到的,当事人所表示的,她心想我是权威,我是医师,她要依我行事。从我的立场谈,我既不明确表示自己要依照一般医师的规章办事,更不想做个无知的医师。简单地讲,我不想以权威人士自居,换句话说,我要她明白我理解她心中的紊乱,但也不想作任何主动的提示。她呢,主动地完成了我的后半句话,这已表明,我们在一起寻求答案,也就是说,我俩已站在桌子的同一边了,并不像一般医生一样,医生坐在里边,而"病人"坐在外边。)

珍妮:我现在是,年纪越大,越想结婚,两者之间有无关系,我都一无所知。一方面,一想到结婚生子,我就感到恐怖至极;另一方面,我又感到自己快老了。

卡尔:这是对婚姻承诺的恐惧,也是对生儿育女责任的恐惧,这些事使你的恐惧感不断增大、扩大。

珍妮:正是。其实,对承诺我并无恐惧。举例来说,对工作、对朋友、对所做的事情,我都一无所惧,只是对婚姻,我真怕得要死。

卡尔:因此,不能说你是个不负责任的人(珍妮:当然不是),你对工作负责,你对朋友负责,只是对婚姻这件事,你怕得要死。

(一段长时间的无言导致了珍妮对婚姻的恐惧的自述。当事人不断地对自己感受的对象加以分析,加以区别……连当事人对自己的经验和与此经验的关系也加以分析了。在这里,珍妮很明显地承认我的主张——她不是对一切事情不负责,只是,对某种特定的事情怕负责而已。到此为止,在有关追寻认识自己这件事情上,我们绝对地成了伙伴,因此我们的讲述才显得彼此互通。)

……

在这次会谈之后,珍妮讲述了自己的体验。她说:"我真的感到奇怪,一方面我很紧张,另一方面我又感到很刺激。我想我已找到了答案,感谢卡尔博士。”如果没有第二天的交谈,这些话就可能当成客气话听了。在第二天早晨,珍妮来找卡尔·罗杰斯,并对他说:“我得承认,为了了解这个完整的人生,你必须找回我失落的那部分。对个人来说,这次访谈所给予的是一次脱胎换骨、震撼灵魂的经验。”访谈启动了她的心灵之旅,她仍旧继续着她的人生长征。

案例分析

对这次短暂的演示性的会谈,卡尔·罗杰斯做了以下几点提纲挈领的总结。

(1)凡是从她经验中找到的任何感受、任何想法、任何方向的改变以及任何行为的意义,我们都不要作任何判断的接纳。(2)深深地了解她的感受,同情地体会她个人的意念,而且提供她自我表述的机会。我已成功地进入她的内心深处,她已逐渐地表露了她的内心的隐情。(3)在寻找她自己时有一种伙伴同行的感觉。我相信,当事人都有自知之明,我不想做她的向导,即便在那段痛苦的崎岖之路,我也仅仅是个与之同行的伙伴。在理解上,我既不敢超前,也不能落后太远,否则她会感到孤独害怕。因此,有时候我会故意走慢一步,有时候我又会超前一步,以让我的直觉给她一些指引。(4)信任“生命体的智慧”会带领我们接近她问题的焦点。作为一名心理治疗师,我要求自己的当事人尽可能地按照自己的行径,按照自己的步骤,解决自己的困难。(5)要完完全全地帮助当事人体验到她的感觉。有时候,只需一次会谈就可以改变治疗师和当事人的关系,而且这一次会谈也足以说明治疗过程的许多方面。罗杰斯和珍妮的那次会谈就是实例。将这些特色指点出来,其用意在于告诉大家,以当事人为中心的治疗法能够导致一种微妙的过程,它具有一种生命体的活力。如果要求这种过程发生预期的效果,治疗师就必须心存理解、关爱他人,这是非常重要的条件。当然,最关键的还在于当事人的感受和经验。①

第三节　戒毒人员人本治疗需要注意的问题

人本主义疗法是在对传统治疗方法进行批判的基础上建立的,开创了新的视

① 雷秀雅主编:《心理咨询与治疗》(第2版),清华大学出版社2017年版,第131~135页。

野，为心理咨询与治疗理论与实践的发展、多样化做出了巨大贡献。坚持以人具有建设性和创造性的潜能为依据，强调发挥和实现这些潜能的重大意义，指出个人作为主体在社会生活中的主动作用。它关于心理治疗关系的理论，关于咨询师对来访者的共情、尊重、真诚的态度等已经变成了各种现代心理治疗方法的基本原理和技术。

一、人本主义疗法的贡献

（一）重视治疗关系的建立

把心理咨询与治疗工作的重点从“技术”转到“关系”，罗杰斯是这一实践的先行者，他关于治疗关系重要性的观点已经被来自各种不同学派的心理咨询师接受。目前各种理论都在强调“治疗关系”，但所侧重的方向各有不同，如精神分析治疗已把分析中的焦点问题从“内驱力”转向“关系”，即从来访者的人际关系入手去寻找产生心理困扰的根源和解决困扰的办法。罗杰斯认为真正产生治疗效果的因素是治疗关系的突变。在过去心理治疗效果的研究中，罗杰斯的这个观点得到反复实证，这些研究得到一个共同的结果：来访者对治疗关系性质的认识与临床治疗效果之间呈显著的正相关。

（二）对多元文化下的心理治疗贡献

罗杰斯的著作畅销 30 多个国家，被译成多种语言。事实上，此治疗方法已经被应用于将各种不同文化的人聚集在一起而发展出相互了解的关系，在许多欧洲国家的治疗、教育、跨文化沟通等各种领域都产生了重大的影响。

二、人本主义疗法的局限

（一）对其相关理论的批评

首先，渗透个人本位主义精神，过分强调自我实现和自我选择的作用，忽视社会发展、社会实现对个人自我实现的决定性意义，具有个人本位主义倾向；其次，过分强调人性自然因素的作用，忽视宏观社会环境和社会实践在形成和发展现实人性中的决定性意义。

（二）在多元文化治疗中的限制

人本主义疗法重视和推崇内控的价值观，然而某些族群则看重外控的价值观，他们可能将传统的期望作为指引，可能深受社会期望的影响，而不是由个人的喜好来决定。同样，当文化价值强调共同利益时，个人的发展常需让步，如果只考虑个人的成长而不顾及团体利益，往往会被认定为自私自利。人类族群之间有很大的差异，因此有很大的空间发展不同的治疗风格。①

三、戒毒人员人本治疗的注意事项

近年来，随着人本主义疗法的广泛应用，其治疗效果得到很多咨询师的认同。由于它的理论背景是西方的人本主义哲学，心理咨询与治疗的本土化问题就随之而来。探讨中国人的心理问题，要以在中国历史文化中成长起来的中国人的心理为起点和基础，只有顺应国情，才能构建属于我们国人自己的心理咨询与治疗理论。

在戒毒人员的人本治疗中，需要注意以下事项。

1. 咨询师要注意治疗方法的多元化。罗杰斯本人也希望别人把他的理论作为与咨询治疗过程如何发展相关的一种试探而不是教条，期望他的理论能够更加包容、开放与完善。这就要求咨询师在实际心理矫治工作中，找到这种方法与其他方法的契合点，以使矫治的效果更加巩固。

2. 咨询师要以积极的方式影响戒毒人员。一些咨询师由于过分强调"以人为中心"，而失去了自己的个性与独特性，降低了咨询师的能力价值，也因此失去了他们的人格特质对戒毒人员所产生的影响。这就要求咨询师找到一个方法向戒毒人员表达自己的反应，表现他们的独特风格，真正做到用生命陪伴生命，用生命影响生命。

3. 咨询师要注重自我成长。咨询有法，但无定法。所有技术上的突破与创新均来源于咨询师的不断精进。咨询师职业素养的提升、人格的成熟与完善、自我成长得越好，其人性观、咨询中的投入程度、关系中的影响力等个人特质越能发挥真正的影响力。

总之，从精神分析到行为主义再到人本主义，心理咨询和治疗视角的转变既是心理学不断发展和完善研究的需要，也是社会发展到一定阶段的必然产物。人本主义疗法对人性持有积极乐观的看法，在治疗中来访者是核心，重视他们的内在主观经验，注重人而不是人所呈现的问题；强调来访者自我负责、自我指导的能

---

① 马莹主编：《心理咨询技术与方法》（第2版），人民卫生出版社2016年版，第90～93页。

力，鼓励来访者通过自我探索、内省、发现和判断自我的价值、发挥自己的潜能，认识自己的问题并最终解决自己的问题，依靠自己的力量走向自我实现；治疗历程是关系导向，而非技术导向；重视咨询师的人格与态度等，这些都成为心理咨询与治疗学科的共同财富，具有积极且深远的影响力，不断推动心理咨询与治疗朝着以人为中心的人性化积极取向发展。

■ 复习思考题

1. 简述人本主义心理学的主要观点。
2. 简述马斯洛需要层次理论的内容，并加以评价。
3. 简述人本主义疗法的概念。
4. 论述人本主义疗法的基本理论。
5. 论述戒毒人员人本治疗的目标和实施步骤。
6. 简述戒毒人员人本治疗时需要注意的问题。

■ 本章主要参考文献

1. 钱铭怡编著：《心理咨询与治疗》（重排版），北京大学出版社 2016 年版。
2. 李传银主编：《普通心理学》（第 2 版），科学出版社 2011 年版。
3. 中国就业培训技术指导中心、中国心理卫生协会组织编写：《心理咨询师（二级）》，民族出版社 2015 年版。
4. 马莹主编：《心理咨询技术与方法》（第 2 版），人民卫生出版社 2016 年版。
5. 雷秀雅主编：《心理咨询与治疗》（第 2 版），清华大学出版社 2017 年版。
6. 彭聃龄主编：《普通心理学》（第 5 版），北京师范大学出版社 2019 年版。
7. 车文博：《人本主义心理学评价新探》，载《心理学探新》1999 年第 1 期。

第八章　戒毒人员认知行为疗法

本章摘要

认知行为疗法是一种结构化的、短程的、着眼于现在的心理治疗方法，是目前国际心理学界主流的心理咨询疗法。其中有代表性的是亚伦·贝克的认知行为疗法。通过本章学习，了解认知行为疗法的基本理论，领会认知行为疗法的相关技术，掌握戒毒人员认知行为疗法的操作步骤。

重点问题

本章的重点是认知行为疗法的认知“水平”，认知行为疗法实施的各阶段，认知行为疗法的认知概念化，认知行为疗法的操作步骤。

第一节　认知行为疗法的基本理论

认知行为疗法(cognitive behavior therapy，CBT)是一种通过改变思维或信念和行为的方法来改变不良认知，达到消除不良情绪和行为的短程心理治疗方法。因其循证基础、结构清晰、短程高效等特点，目前成为世界上流行最为广泛，使用最多的心理治疗方法之一。认知行为疗法包含认知和行为两个层面，其中认知层面的工作聚焦于对功能不良思维模式的改变，在行为层面，则重点在于帮助个体发展功能良好的行为。早期行为治疗和认知治疗在各自领域独立发展，后来两个流派被整合成为认知行为疗法。认知行为疗法对抑郁障碍、焦虑障碍、强迫障碍、人格障碍、应激障碍、进食障碍、精神病性障碍、双相障碍、失眠障碍、心身问题及各种成瘾问题等均具有成熟的治疗方案和明显的治疗效果。

一、认知行为疗法的基本原则

(一)认知主义原则

在实际生活中,人们对同一事件会产生不同的情绪,因此并不仅仅是事件决定情绪,还有其他因素。认知行为疗法认为“其他因素”就是认知,即人们如何理解事件。图 8 –1 明确阐明了这一观点。

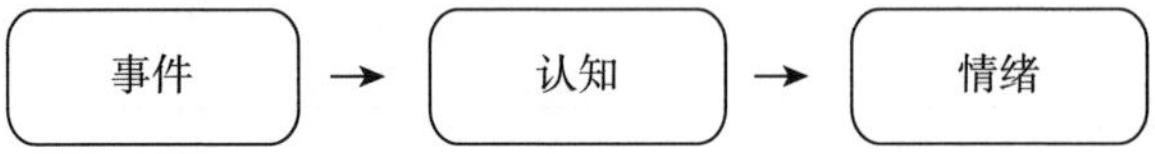

图 8 –1　基本的认知原则

例如,戒毒民警宣布对戒毒人员进行拒毒训练,听到这个消息,有的戒毒人员感到兴奋,有的戒毒人员感到无聊。这是因为感到兴奋的人可能希望掌握更多的拒毒方法,感到无聊的人可能觉得毒瘾戒不掉只是白浪费时间。

这个例子阐明了基本的认知原则,不同的认知导致不同的情绪。当然,这并不是标新立异。早在 1800 多年前,古希腊斯多葛派哲学家爱比克泰德(Epictetus)就曾说过:“人们之所以烦恼,并不是因为事物本身,而是因为他们基于事物的看法。”① 认知行为疗法延伸和详解了这种观点,通过帮助人们改变认知,从而改变感知世界的方式。

(二)行为主义原则

认知行为疗法从行为疗法中继承的相关内容是,行为在维持或改变心理状态中起决定性作用。回想上述的例子:如果戒毒人员的认知是第一种,他随后的行为可能是认真学习拒毒技巧。结果,在掌握了拒毒技巧后,对出所后的生活充满了希望。如果是第二种,那么在学习拒毒技巧时,他可能心不在焉,同时消极想法和情绪便可能持续存在。因此,认知行为疗法认为行为对思维和情绪会产生强有力的影响,尤其是,改变行为通常是改变思维和情绪的强有力的方式。

(三)“此时此刻”原则

关注当前的进程而不是过去,会更加富有成效。与某些疗法关注童年期事件

---

① [英]大卫 · 韦斯特布鲁克、[英]海伦 · 肯纳利、[英]琼 · 柯克:《认知行为疗法技术与应用》,方双虎等译,中国人民大学出版社 2014 年版,第 5 页。

不同,认知行为疗法聚焦于此时此刻的想法和行为如何造成当下的心理冲突,以及改变那些思维与行为模式是否会有帮助。尽管有时认知行为疗法也会关照个体早期生活中重要的习得经验,但无疑更加注重对当下那些更加可控的因素进行工作的疗愈力量。

(四)实证主义原则

认知行为疗法非常注重咨询效果的实证性数据,通过这些实证数据说明心理咨询的有效性。认知行为疗法在心理咨询的研究和实践中积累了大量实证性数据,使得认知行为疗法成为占据主流地位的心理咨询方法。

二、认知行为疗法的认知"水平"

认知行为疗法通常会区分不同种类或者"水平"的认知。不同的认知行为疗法的实践者对认知的分类有所不同,下面介绍常用的分类。

(一)自动思维

自动思维(automatic thoughts)是亚伦·贝克提出来的一个术语,它用于描述人在特定情境中所产生的想法,这个想法导致了情绪、行为或者生理反应。由于这样的想法是自动产生的,并不是人刻意思考的结果,因此被称为自动思维。[①]

例如,戒毒人员进行拒绝毒友邀请吃饭训练时,他心里便浮现一个想法:如果我不去和他一起吃饭,我就是不够意思,对不起他。想到这里,他便会产生忧虑和焦躁的情绪体验,以及血压升高、呼吸加快的生理反应。可见,自动思维是事件和情绪的中介。

自动思维是每时每刻都对情绪有直接影响的一种思维,因此,它是所有认知行为疗法的关键,有以下特性:

1. 自动思维自动产生,不需要任何努力;
2. 自动思维是对特定事件或情形的特殊思维模式,会随着时间和情境的改变而发生变化;
3. 自动思维被认为是真实可信的,尤其在情绪强烈的情况下;
4. 自动思维有文字和图像两种表现形式。

---

① 郭召良:《认知行为疗法入门》,人民邮电出版社 2020 年版,第 88 页。

通常情况下,认知行为疗法的咨询实践中,主要关注引发个体消极情绪和不良行为反应的想法。

(二)核心信念

核心信念(core beliefs)是认知信念中的最底层,是信念的核心,具体内容涉及三个主题,即对自我、对他人和对世界的一般性的、概括性的认识。核心信念决定个体如何看待自己、看待他人,如何与他人或世界互动,如何对待自己生活中所发生的一切事情。[①] 其特点有:

1. 大多数时间核心信念不会即刻进入意识层面,在许多情景中,需要通过观察一个人独特的思维与行为进行推断;

2. 核心信念会以普通而绝对的陈述形式表现出来,如"我是个笨蛋""他人不值得托付";

3. 核心信念是个体在成长初期逐步形成的。随着年龄的增长,在社会互动中,个体会巩固或者修正已经形成的关于自我和他人的概念,并逐步形成关于世界的核心信念,且个体深信已经形成的核心信念。

(三)中间信念

中间信念(intermediate belief)是介于自动思维和核心信念之间的认知观念层级。它是核心信念在具体心理领域的表现,是自动思维产生的心理基础。它是在成长过程中发展起来的,是应对某一新领域的心理策略。具体包含以下几个方面:

1. 中间信念在三层信念中起着承上启下的作用,它下接核心信念,是核心信念的具体表现;它又上承自动思维,决定着自动思维所产生的内容,如图 8 –2 所示。

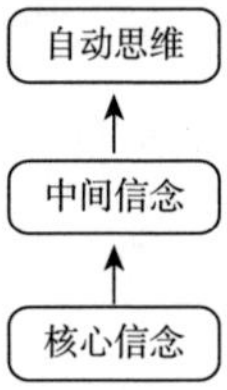

图 8 –2　认知水平图解

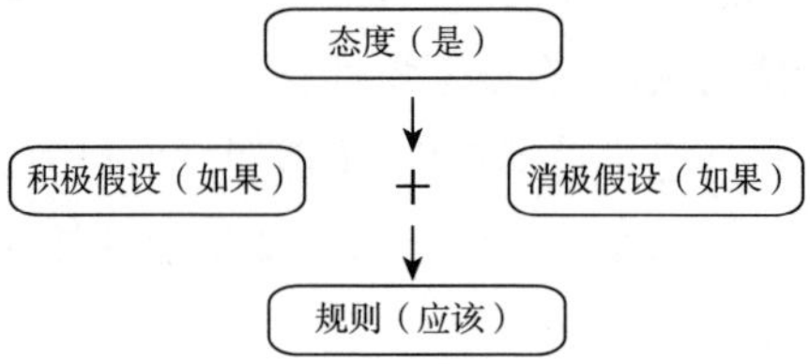

图 8 –3　中间信念结构

① 郭召良:《认知行为疗法入门》,人民邮电出版社 2020 年版,第 240 页。

2. 中间信念的本质是应对某个生活侧面的一套心理策略(心理机制)。

3. 根据贝克的观点,中间信念分为三个部分,分别是态度、假设和规则,如图8-3所示。态度指对某个对象的消极情绪,是个体在某个心理领域最为担忧的状况。通常陈述为"……是糟糕的/可怕的/危险的"。假设是个体认为出现某种状况就会导致某种结果的一种预期,介于态度和规则之间。积极假设是如果个体采取某种措施就可以避免消极结果的一种预期,消极假设是出现某种状况就会导致担忧结果的一种预期。通常以"如果……那么……"句型呈现。规则是个体对自己行为方式的具体要求,同时它是基于态度和假设的一个逻辑结果。通常以包含"应该/必须"的句型呈现。

三、认知歪曲的形式

认知行为疗法的主要着眼点放在来访者的不合理认知上,贝克认为被情绪困扰的人倾向于犯独有的逻辑错误。表8-1包含了四组认知歪曲:极端性思考、选择性注意、依赖直觉和自我责备。注意,组与组之间的具体描述并不互相排斥。

表8-1　一般的认知偏见①

1	极端性思考
二分思维	以"全或无"的眼光看待事物,而看不到在两个极端之间的那些可能性。事情是"要么好要么坏","要么成功要么失败"。通常,消极的方面占据上风。 例如:从没有任何事情做起来很顺。我不能相信任何人。我是一个彻底的失败者。
不切实际的期望/高标准	对自己和/或者其他人使用言过其实的评价标准。常用"应该"、"应当"和"必须"。 例如:除非这是最好的,否则什么也不是。我应该获得满分。错误是不能接受的。我必须取悦每一个人。
灾难性	最糟糕的预期,有时甚至开始于一个良好的开端。这可能发生得很迅速以至于似乎能立即得出最糟糕的结论。 例如:我犯错了,我的老板将会非常愤怒;我的合同将得不到延续;我失去了工作;我失去了家庭;我的妻子离我而去;我将贫穷和孤独

① [英]大卫·韦斯特布鲁克、[英]海伦·肯纳利、[英]琼·柯克:《认知行为疗法技术与应用》,方双虎等译,中国人民大学出版社2014年版,第150页。

续表

2	选择性注意
过度概括	看到个别负面事件就暗示着每一件事都是消极的。 例如:我面试失败了——我将找不到工作。我的人际关系太差——我找不到任何伙伴。她让我失望了——没人可以相信。
心理过滤	选取个别的负面特征加以仔细关注,而不能看到其他更多积极的方面。只关注其中一件糟糕的事情,而实际上其他方面都很成功。除了仔细考虑个别批评外忘记成就和赞赏。 例如:我考试的分数很低——这很糟糕——我真的不擅长任何事情。
否定值得肯定的地方	拒绝、贬低、不考虑一些积极事件,认为不重要。 例如:他只是说得好听。她可能试图从我这探听一些消息。这只是小小的成绩——其他人做得更好。
放大和缩小	夸大负面事件的重要性和低估正面事件的重要性。 例如:我把这件事搞得一团糟,我得到了连我的老板都梦寐以求的项目,但却没有好好把握它
3	依赖直觉
妄下结论	在缺少证据支撑的情况下作出解释。妄下结论的例子分两类。 1. 读心术:我就是知道他们看似友好却都在嘲笑我。 2. 算命:当我遇到他时,他会不喜欢我。
情绪化推理	假设感觉反映了事实。 例如:我感觉我好像无法应付,因此我先喝了几杯水。当我生气时我觉得很可怕,因此生气是一件不好的事情。我感觉自己没有吸引力,因此肯定是这样
4	自我责备
独揽责任	在一些(被视为)坏的事情发生时,承担责任。 例如:晚宴不顺利。这是我的错,因为我太紧张,还导致其他人感到不舒服。两名学生在我刚演讲时就离开了,可能是我的演讲太乏味了。
自责或自我批评	将自己看作坏事情的起因,无缘无故地批评自己。 例如:我感觉生病了,一定是我自己传染上的。我不能跟上工作的进度,一定是我又蠢又懒。
辱骂	给自己冠上难听、有损人格的名号。 例如:白痴!我是如此之笨。我是多么傻啊

四、认知行为疗法模型

认知行为疗法关注四个概念:情境、认知、情绪和行为。这四个概念的关系图示,就是认知行为疗法的模型。

(一)流程图模型

流程图模型也称链式模型,是最简单的认知疗法模型,即情境→认知→反应(情绪、行为、生理反应)模型(见图8-4)。

这个模型说明了情境是心理产生的背景或者诱因,心理活动的认知、情绪和行为三个因素中,则是先有认知,然后有情绪和行为。这个模型重点强调的是认知是情绪和行为产生的基础。

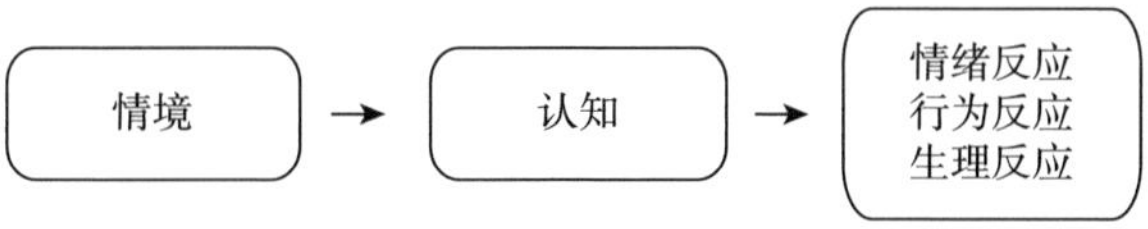

图8-4　认知疗法模型

认知疗法模型的基础上,把行为因素考虑进去后就变成认知行为疗法模型(见图8-5)。

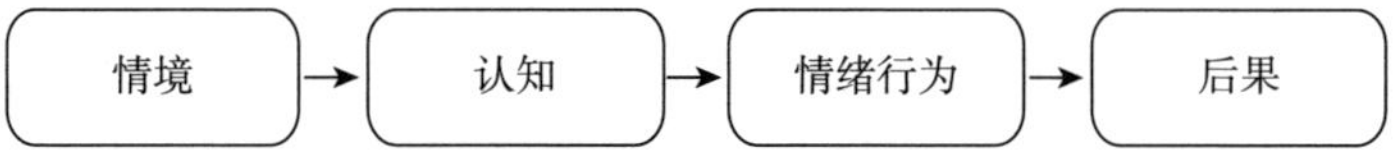

图8-5　认知行为疗法模型

与认知疗法模型相比,这个模型中多了一个概念"后果",就是情绪和行为的后果。在认知行为疗法中,除了探讨不同认知引发不同的情绪和行为外,也会探讨不同的情绪和行为引发不同的后果。因此,在这个模型中最终的后果由先后两个因素决定:首先是认知,其次是行为(含情绪)。[①]

(二)环路模型

环路模型即情境→认知→情绪→行为→情境(见图8-6),除了表示流程图模型表达的认知引发情绪的意思外,还表达了情绪引发行为和行为作用于环境。流程图模型中的"行为影响后果"这部分,在这里就变成了"行为作用于情境",结

① 郭召良:《认知行为疗法入门》,人民邮电出版社2020年版,第32页。

果就是情境的改变，于是又引发新一轮的认识行为活动循环。

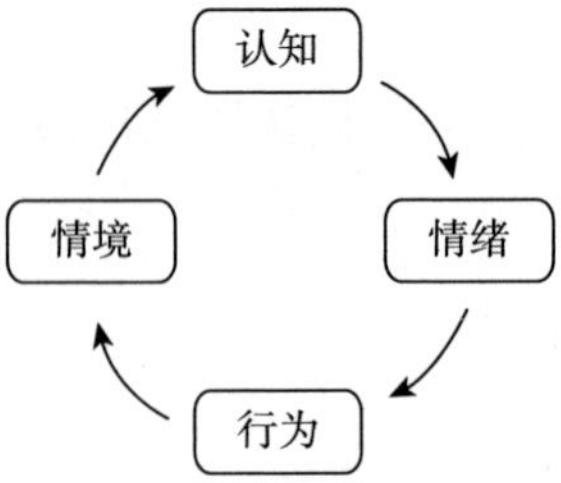

图 8－6　认知行为疗法环路模型

（三）T 字模型

贝克认知行为疗法的 T 字模型（见图 8－7）最重要的地方是 T 字形的一竖，这一竖解释了表层认知（自动思维）的来源，说明对于相同的情景，不同的人可以有不同的认知的原因。

T 字模型表明人的认知可以分为三个层次：自动思维、中间信念和核心概念。自动思维是具体情境中的具体认知，中间信念是具体某个心理领域（或侧面）的一些心理策略，核心信念则是有关自我、他人和世界的最一般、最概括性的认识，后者比前者更为抽象，这三个信念是由具体到抽象的关系。核心信念决定中间信念，中间信念决定自动思维，自动思维归根结底是由核心信念决定的，这三个信念又是决定与被决定的关系。

认知行为疗法给人的印象（特别是给精神分析学派的印象）是治标不治本的，其实认知行为疗法既治标也治本。从认知行为疗法 T 字模型来看，造成来访者心理问题的直接原因是自动思维，而决定自动思维的是核心信念。如果只解决自动思维当然只做到了治标，但如果我们解决了来访者存在的负性核心信念，就是治本了。

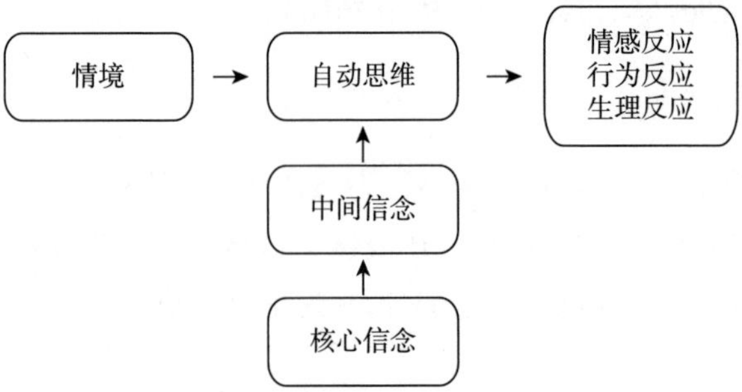

图 8－7　认知行为疗法 T 字模型

五、认知行为疗法的特点

认知行为疗法具有很多和其他疗法一样的共同特征,但重要方面也存在一些不同。也正是因为具有这些不同,才使认知行为疗法成为心理咨询之首,被广泛使用。

(一)聚焦问题,目标导向

聚焦问题即认知行为疗法关注来访者存在哪些问题。咨询师要从各个方面详尽了解来访者是否存在问题以及存在问题的严重程度。目标导向即一旦明确此刻需要解决的问题,就要确定咨询目标。认知行为疗法要求咨询有明确的目标,这个目标是具体的、可实现的、可观察的。例如,睡眠问题的咨询目标可表述为:(1)养成定时入睡和起床的习惯;(2)每天平均睡眠时间达到 7 小时以上;(3)学习睡前放松技巧。总之,认知行为疗法首先关注来访者当下存在什么问题,针对存在的问题确定明确的咨询目标,之后所有咨询活动都要围绕目标的实现进行。

(二)评估引导,效果客观

认知行为疗法非常注重评估。明确而具体的咨询目标是咨询效果评估最客观的依据。例如,对上面提到的改善睡眠状况,可以考察来访者经过 3 个月的咨询后,每天平均睡眠时间是否达到 7 个小时以上。除了设定明确的咨询目标外,认知行为疗法在咨询过程中还需要及时进行评估,帮助判断会谈是否有效,判断某个信念或者话题是需要继续还是结束。

(三)时间限制,短程高效

认知行为疗法能做到短程高效,主要原因有:(1)始终围绕求助者问题和咨询目标开展工作,把会谈的时间聚焦在问题的解决上;(2)制订咨询计划与方案,并按计划进行每次会谈;(3)每次会谈开始之前,设置议程避免话题跑偏;(4)限制每次的会谈时间。尽管认知行为疗法没有严格的时间限制,但一般来说每次咨询时间为 50~60 分钟,不能随意延长。正是因为认知行为疗法的高效会谈,所以一般心理问题都能在 20 次会谈以内得到解决。

(四)咨询笔记,家庭作业

在认知行为会谈中,来访者和咨询师都需要把当前会谈的内容要点或咨询收获记录在本子上,称为咨询笔记。来访者离开咨询室后,可以利用咨询笔记回顾咨询过程,加深对会谈的印象,这使后面的会谈不用花很多的时间巩固前面讲过的内容,整个咨询会谈的疗程可以缩短。家庭作业是认知行为疗法的最大特色。认知行为疗法认为改变不仅要在咨询室发生,也要在生活中发生。这样来访者改变的效率就会提高,整个疗程就会缩短。因此认知行为疗法在结束咨询后,要给来访者布置一些家庭作业,要求来访者在生活中,努力去实现行为的改变。

第二节　戒毒人员认知行为疗法的实施

目前在戒毒场所中,吸食新型毒品的人员数量较多。新型毒品反复对大脑神经的损伤,导致场所中大多数戒毒人员的心理问题总体上偏高,同时与普通人群相比特殊性也相当明显,表现出如紧张、焦虑、抑郁、烦躁和痛苦等心理问题,致使产生思维偏差、情绪情感变异、对管教民警心理排斥、多疑的现象。存在社交焦虑障碍或抑郁症的戒毒人员,甚至发生自残、自杀等严重危害戒毒场所安全管理的事件。认知行为疗法的实施可以促使患有心理障碍的戒毒人员在重新树立自我认知的过程中,达到反思与悔悟,从而预防和治疗戒毒人员的心理问题,调整不良情绪,消除人格障碍,增强戒毒动机,戒断毒瘾。①

一、戒毒人员认知行为疗法实施的整体框架

(一)咨询进程

认知行为疗法的咨询从开始到结束将经历三种性质不同的会谈,分别是评估性会谈、咨询性会谈和巩固性会谈。

1. 评估性会谈

评估性会谈就是对有心理障碍的戒毒人员的问题作出一个判断,明确其心理

① 付一品:《戒毒人员心理矫治工作中引入认知行为疗法的探索》,载《齐齐哈尔医学院学报》2014年第24期。

问题的类别,判断能否通过心理咨询解决这个问题。在这个过程中,咨询师需要围绕戒毒人员的问题了解相关信息,了解戒毒人员的原生家庭、童年经历等相关内容。除会谈外,还需要完成一定程度的心理检查,即需要完成一些心理测试,心理测试项目根据戒毒人员的问题而定。

评估性会谈的任务有以下五个方面:(1)建立咨询关系;(2)会谈结构化;(3)搜集资料,作出判断;(4)个案概念化;(5)明确咨询目标。

咨询师根据会谈结果和心理检查,对戒毒人员的问题作出判断。如果戒毒人员的问题不属于心理咨询范围,咨询师会建议戒毒人员去看精神科医生;如果戒毒人员的问题属于心理咨询范围,但咨询师并不擅长,咨询师会转介其他心理咨询师;如果戒毒人员的问题能解决,咨询师会和戒毒人员讨论咨询目标,然后告知戒毒人员咨询计划和时间安排等方面的内容。

评估性会谈通常需要1~3次,问题比较单一且心理问题存在时间短的个案需要一次会谈即可,心理问题存在时间长且问题涉及面广的个案就需要更多次的会谈。

2. 咨询性会谈

进入咨询性会谈阶段,心理咨询才正式开始,咨询师开始和戒毒人员一起解决问题。整个咨询会谈可以分为三个时期:导入期、干预期和结束期。

在导入期,咨询师要向戒毒人员介绍认知行为疗法的原理,解释心理问题的原因,认知行为疗法的干预原理,以及将如何解决他的问题。咨询师介绍原理时,通常会结合戒毒人员的实际情况进行分析和说明,加强戒毒人员对自身问题的理解。导入期通常需要1~2次会谈。

在干预期,咨询师会根据咨询计划的安排,与戒毒人员共同推进心理咨询,达成心理问题的解决。干预期内根据心理咨询的阶段性任务的不同分为自动思维、中间信念和核心信念三个阶段。当然,不是所有的咨询都会进行到核心信念阶段,要视情况而定。

随着咨询目标的逐步达成,心理咨询就进入了尾声,即进入结束期。结束期需要处理戒毒人员的分离焦虑和其是否能独立应对问题的担心。咨询师还需要安排时间回顾咨询过程,总结咨询收获,展望未来,协助戒毒人员把学到的东西应用到未来的实践中。结束期一般要安排1~4次会谈,具体次数要视情况而定。

3. 巩固性会谈

戒毒人员的心理问题有复发的可能,为了减少心理问题复发或者保持更长时间的健康状态,咨询师要建议戒毒人员结束咨询后定期前来咨询以巩固心理咨询会谈的效果。巩固性会谈的时间间隔通常为3~6个月,一般为1~3次。

(二)咨询阶段

在咨询性会谈阶段,按照先治标后治本的原则,先处理心理问题的具体情境和相应的情绪及行为问题,然后再处理更为一般性的功能失调的认知和行为模式,最后处理戒毒人员源自童年的、心理问题的根源——核心概念,即先处理自动思维,然后处理中间信念,最后处理核心信念。

1. 自动思维阶段

戒毒人员的心理问题有具体的表现,在自动思维阶段,就是对这些症状进行相应的处理。在自动思维阶段,咨询如果能实现以下两个目标就可以结束了:(1)戒毒人员情绪的根本改善和问题情境的有效处理;(2)戒毒人员学会识别和评价自动思维。

戒毒人员情绪的根本改善是自动思维阶段的主要目标。咨询师针对戒毒人员的问题情境,改变其认知以改变其情绪,改变其行为以解决问题,通过议程设置对问题情境逐一攻克,戒毒人员的症状得到解决。在自动思维阶段还有一项任务就是要教会戒毒人员识别和评价自动思维。

要实现上面这两个目标,需要7~14次咨询。具体的咨询次数,取决于问题的严重程度和戒毒人员理解领悟能力两个因素。

2. 中间信念阶段

中间信念阶段的任务是修正补偿策略,把它变成应对策略。所谓应对策略,就是根据具体情况做出相应的行为反应,问题不同、情形不同,采取的应对方式也不同。戒毒人员修正了补偿策略并形成了新的行为方式与习惯,标志着中间信念阶段的结束。中间信念的咨询次数一般为7~20次,具体的咨询次数,取决于需要修正的补偿策略多少和行为方式改变的难度两个因素。

3. 核心信念阶段

核心信念阶段要修正戒毒人员对自我、他人和世界的根本看法(核心信念)。首先要确定戒毒人员的核心信念,然后应用相关的认知技术引导戒毒人员修正其负性核心信念,树立正性核心信念。一旦核心信念改变,戒毒人员就能正确地认识客观世界,能够维持良好的心理状态和健康水平。

(三)干预流程

在每个阶段(自动思维阶段、中间信念阶段和核心信念阶段),认知行为疗法的干预流程都包括识别、评估、评价和应用四个环节。

1. 识别

识别就是要找出每个阶段需要的认知观念,自动思维阶段就是找出自动思维和情绪,中间信念阶段要找出中间信念(态度、规则、积极假设和消极假设),核心信念阶段就是找出核心信念。

2. 评估

认知行为疗法特别重视评估,因为评估可以帮助咨询师了解咨询的效果,并可以据此决定咨询下一步的工作计划。因为咨询的最终目标达成是从认知和情绪改变开始的,所以认知行为疗法直接评估认知和情绪。评估先在识别后进行一次,在干预之后再进行一次,如果心理咨询中认知改变和情绪改变的目的没有完全实现,评估还要接着进行,直到目标达成。

3. 评价

评价在这里其实是"干预"的意思。在评价环节咨询师应用认知技术来改变戒毒人员的认知、改变戒毒人员的情绪和行为。这里之所以用评价这个词,是因为戒毒人员的自动思维也许是正确的,如果用矫正这个词就暗含了"他的想法是错误的"意思。

4. 应用

应用在这里有以下两层含义。

(1)戒毒人员把咨询会谈对某个议程(某个问题情境)的认知改变的内容和行为改变任务应用到实际生活中,情绪好转且问题得到解决;

(2)戒毒人员将学会的认知技能应用到生活中,提升自己应对生活问题的能力和水平。

二、戒毒人员认知行为疗法实施的过程

(一)评估性会谈

评估性会谈是整个心理咨询过程的最初阶段,目的或任务是了解戒毒人员面临的问题,搜集相关资料,对问题作出判断,并据此确定咨询目标及制订咨询

计划。

咨询关系是影响咨询效果最重要的因素之一，所有心理咨询（无论哪个流派）都非常强调咨询关系的重要性。在咨询初期，咨询师应本着人本主义的态度，耐心倾听戒毒人员的叙述，尊重戒毒人员的感受和想法，及时处理戒毒人员的不满情绪，并且给予其真诚的理解和共情，给予其温暖的人性关怀，取得戒毒人员的信任。

第一，咨询师要做的事情就是欢迎戒毒人员的到来，并且表达对其心情的理解和共情。当戒毒人员真正诉说的时候，咨询师要保持理解、冷静、无偏见的态度。

第二，咨询师介绍本次会谈的结构，将会谈结构化。让戒毒人员了解本次会谈是评估性会谈不是咨询性会谈，本次会谈的任务是搜集资料，对戒毒人员的问题作出判断，解决问题要从下一次会谈开始。向戒毒人员介绍本次会谈需要了解的问题，避免戒毒人员随意叙述浪费时间。

第三，由于在会谈咨询中咨询师需要做笔记并有可能打断戒毒人员的谈话，因此有必要提前告知并作出解释。

接下来主要有两项任务：一是搜集问题的相关资料并作出判断；二是用认知行为疗法的模型对个案的情况进行概念化。个案概念化就是应用认知行为疗法的模型去理解戒毒人员心理问题的产生过程，分析戒毒人员心理问题的发生机理。

在咨询师收集到足够资料作出判断并且完成概念化后，会谈就可以进入结束环节。在结束环节有两项任务：反馈会谈结果和介绍心理咨询方案。咨询师告诉戒毒人员他的问题是否在心理咨询范围之内。如果不在心理咨询范围内，要给戒毒人员相关建议；如果在心理咨询范围内，而且是自己擅长解决的问题，咨询师要告知戒毒人员心理咨询的目标和相关规则。

一旦来访者认可这个咨询目标或者方向，接下来咨询师应告诉戒毒人员整个心理咨询需要多长时间和进行多少次会谈，以方便戒毒人员作出是否咨询的决定。

（二）咨询性会谈

完成评估性会谈后，心理咨询进入咨询性会谈阶段。咨询性会谈按照先后顺序进入自动思维、中间信念和核心信念阶段，所有的心理咨询改变都是由自动思维阶段开始的。

1. 自动思维阶段

自动思维模型（见图8－8）是本阶段开展心理咨询的理论基础。自动思维模型表明：情境引发自动思维，自动思维导致情绪、行为和生理反应。咨询师在咨询会谈开始阶段，需要对戒毒人员进行有关自动思维的心理教育，结合戒毒人员的经验讲解自动思维的模型。咨询师在讲解自动思维模型时要说明两个要点：其一，情境是引发因素，自动思维才是问题的直接原因；其二，改变自动思维，就可以改变情绪、行为，而情绪行为的改变能够导致问题的最终解决。通过这样的心理教育，让戒毒人员把焦点放在自动思维及其改变上来。

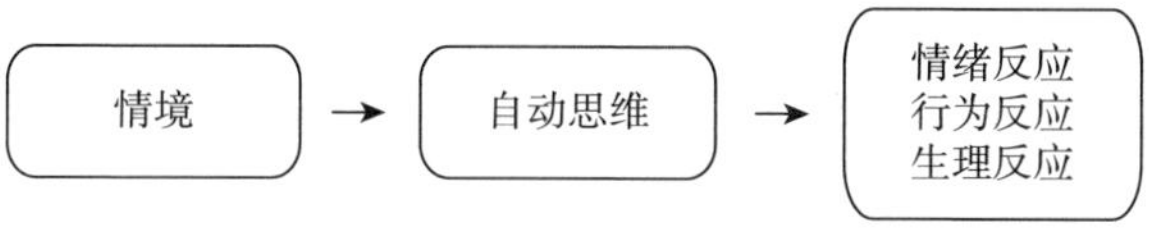

图8－8　亚伦·贝克的自动思维模型

（1）识别情绪和自动思维

在识别自动思维环节中，咨询师通常先识别情绪而后再识别自动思维，这是因为情绪体验明显并且容易觉察，明确情绪后再挖掘自动思维会容易得多。另外，情绪是干预目标之一，找出与情绪对应的自动思维加以干预就能达到期望的结果。当然，先识别自动思维再识别情绪也是可以的。咨询师通常会通过提问的方式，协助戒毒人员对其情绪进行识别。戒毒人员可能出现无法用词汇对情绪进行描述的情况，遇到这种情况时常见的做法是给出一个情绪词汇表，让戒毒人员从表中挑选合适描述他心情的词汇。图8－9是朱迪·S. 贝克在《认知疗法：基础与应用》一书中提供的消极词汇表。除了戒毒人员可能存在命名情绪的困难外，戒毒人员还有可能无法区分情绪和想法——把想法看成情绪，或者把情绪看成想法。如果出现这样的情况，咨询师要指出来，帮助戒毒人员区分想法和情绪。

悲伤、低落、孤独、不悦
焦虑、担心、害怕、恐惧、紧张
愤怒、暴怒、恼怒、烦恼
羞耻、尴尬、羞辱
失望
嫉妒、羡慕
内疚

图8－9　消极情绪

识别自动思维，通常在产生某种情绪体验的情况下进行。通常出现的几种情形：会谈议程中体验到某种情绪时；讲述过去经历体验到某种情绪时；咨询会谈中体验到某种情绪时；布置家庭作业的过程中体验到某种情绪时；预期完成家庭作业的过程中体验到某种情绪时。

识别自动思维通常是用“提问”的方式完成，通常采用的几种方式：“你在想什么”“你在头脑里对自己说了什么？”“你头脑里浮现了什么想法”“你觉得自己当时会想什么呢？”“推测一下，你在想什么？”“你是在想……或……吗？”“你是在想……（与预期的自动思维相反）吗？”“这种情形对你意味着什么呢？”

如果无法识别自动思维的情况出现时，可以解决的方法有：情境再现和共情提示。情境再现就是咨询师邀请戒毒人员通过冥想再现当时的情境，在这个过程中，戒毒人员可以体会自己当时在想什么。共情提示就是咨询师设身处地地感受戒毒人员的感受，若自己当时身处其中的想法是什么，然后，提出几种可能的想法，供戒毒人员选择和确认。

（2）评估情绪和自动思维

情绪是心理问题的重要指标之一，情绪的改变自然就是心理咨询进展的重要标志。在认知行为疗法中，用情绪评定标尺对情绪进行评估。情绪评定标尺就是用数字描述某种情绪的强烈程度，通常用 0～100% 范围内的某个百分数来描述，见图 8－10。

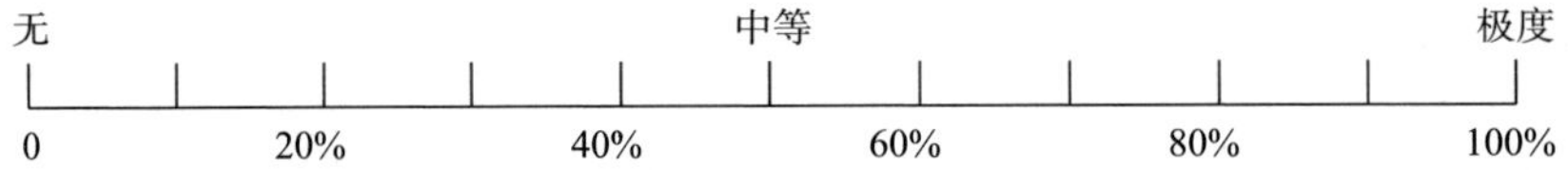

图 8－10　情绪评定标尺

评定情绪强度有助于戒毒人员更清楚地看到自己的情绪，也有助于咨询师与戒毒人员看清楚其在自动思维变化过程中情绪的变化，从而决定干预的进程。

自动思维的评估和情绪评估一样，也是用一定范围的数字描述戒毒人员对于某种想法的相信程度，称为信念评定标尺，见图 8－11。

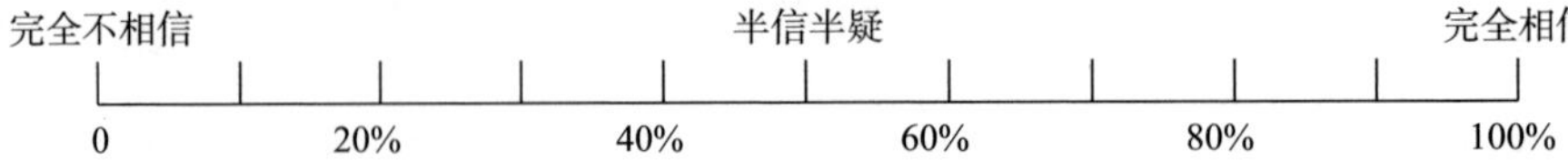

图 8－11　信念评定标尺

当然,除了标尺评估外,还可以用心理问卷评估。心理问卷评估更加综合,得到的评估结果更加全面,但测试需要更多的时间。标尺评估则相对简单,仅对某个方面进行估计,耗时少。

(3)评价自动思维

咨询师帮助戒毒人员识别和评估自动思维后,就可以运用各种技术与戒毒人员一起针对自动思维进行评价。认知行为疗法有一些成型的方法(称为认知行为技术),应用这些方法或者技术,戒毒人员就能认识到其自动思维的歪曲,并得到新的思维,做出行为改变。下面介绍几种重要的技术。

第一,控辩方证据技术。

人的观念或想法的产生往往是基于一定的客观事实或情况。如果一个人的观念和想法是基于某个或某类事实,而忽略其他事实,就会产生歪曲的观念或想法。这些歪曲的想法会导致消极情绪(或者盲目乐观情绪)产生。控辩方证据技术就是让当事人同时注意到支持观念的事实和否定观念的事实,让当事人得到更为合理的观念,通过同时关注正反两个类别的证据矫正观念的技术。其实质是从相互对立的两个思维出发,分别寻找支持各自思维的证据,从而综合双方结果得出替代思维。应用控辩方证据技术,首先需要确定戒毒人员的不合理信念内容;其次,让戒毒人员说出支持这个观念想法的依据;再次,让戒毒人员找出相反证据,也就是否定这个观念的证据;最后,综合两方的证据,可以得到一个更为合理的观念或想法即新信念。在戒毒人员用新信念替代原有信念时,他的消极情绪也就得到缓解或改变。控辩方证据技术常用的有四个典型问题:支持自动思维的证据是什么?还有呢?支持相反想法(即……)的证据是什么?还有呢?举例如下。

咨询师:你的心情似乎不太好?

戒毒人员:嗯,心情有些沮丧。

咨询师:能说说是什么事情让你感到沮丧吗?

戒毒人员:接见日,我父母没来。

咨询师:见父母没来,当时你在想什么?

戒毒人员:我想,他们肯定是抛弃我了。

咨询师:支持"抛弃我了"这个想法的证据是什么?

戒毒人员:入所前我吸毒,父母很生气,说不管我了。

咨询师:还有什么证据吗?

戒毒人员:好像没有了。

咨询师：那相反的证据呢？就是支持相反观点的事情，即父母没有抛弃你，有吗？

戒毒人员：有的，以前我犯错，父母也说过不管我了，但是他们还是很心疼我。

咨询师：不错，还有吗？

戒毒人员：他们送我到戒毒所来时，嘱咐我听管教人员的话，争取早日戒掉毒瘾。

咨询师：还有吗？

戒毒人员：我是家里的独子。

咨询师：综合两个方面的证据，你认为得出什么样的结论更合理一些呢？

戒毒人员：父母抛弃我的可能性不大，没有来看我可能有其他原因。

咨询师：你总结得非常好。

第二，发散思维技术（见图8－12）。

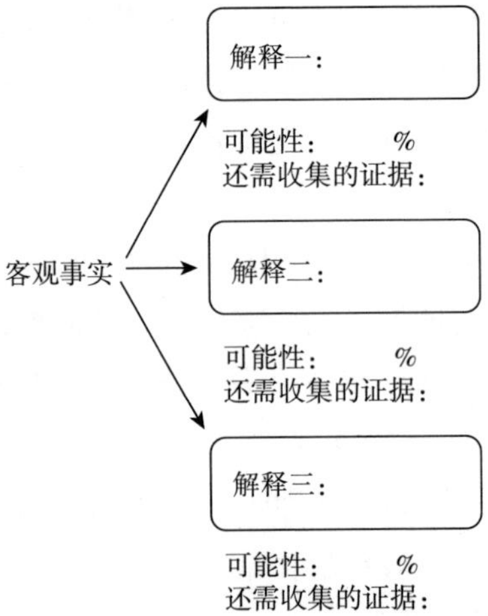

图8－12　发散思维技术

面对某个客观情况（事实或现象），当事人不知晓具体原因，就作出消极或极其糟糕的解读，导致自身焦虑紧张或者猜疑等消极情绪。发散思维技术就是对已经出现的状况或情形，咨询师帮助戒毒人员从多个角度分析可能的解释（或原因），并且寻找证据支持这些解释，得到可能性高的解释，并验证其猜想。应用发散思维技术有五个步骤：第一步，确定客观事实或现象；第二步，寻找更多可能的原因解释；第三步，评估各种可能性发生的概率（用百分比表示）；第四步，为每个解释寻找支持证据；第五步，采取行为来验证可能性。发散思维技术常用的有三个典型问题:其他可能的不同解释有哪些?支持每个解释的证据是什么呢?对于每个解释,你相信程度是多少?举例如下。

咨询师:你的心情似乎不太好?

戒毒人员:嗯,心情有些沮丧。

咨询师:能说说是什么事情让你感到沮丧吗?

戒毒人员:接见日,我父母没来。

咨询师:见父母没来,当时你在想什么?

戒毒人员:我想,他们肯定是抛弃我了。

咨询师:除了刚才想的"抛弃你了"以外,还有哪些其他可能的解释呢?

戒毒人员:也许家里忙,走不开。

咨询师:还有什么可能的解释呢?

戒毒人员:可能因为身体不好,来不了。

咨询师:还有吗?

戒毒人员:想不到别的了。

接下来,讨论上述每个可能的解释的证据资料,然后评估每种解释可能的概率。接下来验证这些可能性,可以给家里打电话进行核实。通过讨论,戒毒人员了解到父母没来还存在其他可能性,同时知道可以采取方法来验证,觉得自己有了走出猜疑的办法,心情轻松不少。

第三,可能性区域技术(见图8-13)。

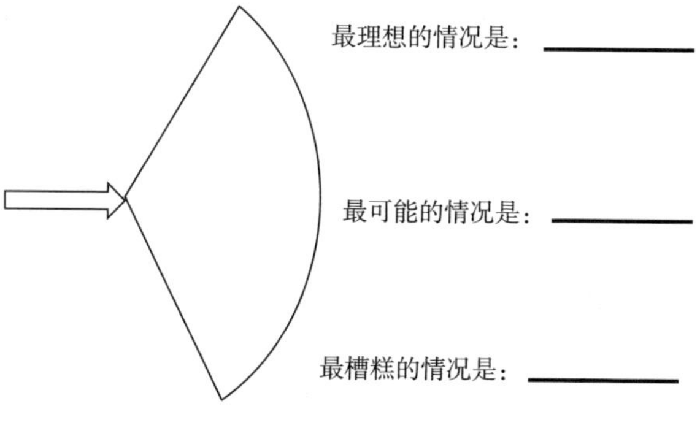

图8-13　可能性区域技术

可能性区域技术就是让戒毒人员认识到对于还没发生或者即将发生的事情,不会只存在一种可能(特别是最糟糕的可能),这种可能性可以描述为一个从最糟糕到最好的可能性区域。戒毒人员评估这种可能性的区域范围,并确定最可能的结果,这个过程可以矫正戒毒人员对未来的消极预期认知,改善戒毒人员焦虑和抑郁心情。应用可能性区域技术,常用的问题是:最糟糕的情况是什么?最理想的情况是什么?最可能的情况是什么?支持糟糕可能的证据是什么?支持理想可能的证据是什么?如果最糟糕的事情发生了,你怎么办?有没有可能做些什么,争取到更好的结果?

第四,行为试验技术。

前面介绍的三种技术都是认知改变技术,应用时有个前提,即证据。如果在戒毒人员生活中不存在相应的证据(无论是支持性证据,还是反驳性证据),那么认知的改变就无从谈起了。认知行为疗法提供了另一个途径:先改变行为,再带动认知改变,最后巩固行为的改变。行为改变之一是行为试验,让戒毒人员尝试做出一些与以往不同的行为,通过这样的行为,戒毒人员可以看到实际的结果(可能和预想的不一样),这样的试验结果就构成了认知改变所需要的证据,随着证据的增多,戒毒人员的认知也就发生了改变。

行为试验技术可以用来否定旧信念,支持新信念,还可以用于鼓励戒毒人员做出行为改变,尝试用新行为解决当前问题。

(4)教会戒毒人员识别和评价自动思维

认知行为疗法中,咨询师不仅需要在每次会谈中讨论戒毒人员所面临的问题,还要教会戒毒人员识别和评价自动思维。一旦戒毒人员学会了识别和评价自动思维的技能,就可以应对未来出现的问题。识别自动思维是通过填写"自动思维监控表"完成的。自动思维监控表又叫"三栏表"(见表8-2),因为包含三个主要栏目:情境、自动思维和情绪。

表8-2　自动思维监控表(三栏表)

日期	情境	自动思维	情绪
	什么现实的事情导致了不愉快情绪	1. 有什么思维/意象 2. 对此思维相信程度是多少	1. 体验到的情绪 2. 情绪强度是多少

戒毒人员学习和评价自动思维通过填写"思维记录表(见表8-3)"来实现。"思维记录表"实际上是三栏表的扩展,增加了适合的反应和结果两个栏目,又叫

“五栏表”。识别和评价自己的自动思维都是通过家庭作业的形式来实现的。

表 8-3　思维记录表(五栏表)

指导语:当你意识到自己情绪不好时,问自己:“此时我在想什么?”同时尽快在自动思维这栏中记录下你的想法或者脑中出现的画面。					
日期	情境	自动思维	情绪	适合的反应	结果
	什么现实的事情导致了不愉快情绪	1. 有什么思维/意象 2. 对此思维相信程度是多少	1. 体验到的情绪 2. 情绪强度是多少	1. 使用底部的问题形成对自动思维的反应 2. 你对每一个反应的相信程度如何	1. 对自动思维的相信程度如何 2. 现在有什么情绪,强度是多少 3. 准备做什么
帮助形成替代性反应的问题:1. 有什么证据证明这个自动思维是真的? 有什么证明它是假的? 2. 有没有替代性的解释? 3. 可能发生的最糟糕的情况是什么? 我能怎么应对? 可能发生的最好的情况是什么? 最现实的结局是什么? 4. 如果我相信我的自动思维会有什么影响? 我改变想法的话会有什么影响? 5. 我该怎么做? 6. 如果______(某个朋友的名字)在这种情境下,有了这种自动思维,我会告诉他/她什么					

2. 中间信念阶段

(1)识别中间信念

识别中间信念比识别自动思维难度大些,因为它是一个生活领域的准则和心理策略,平时个体不会意识到,也很少以语言文字的方式呈现出来。识别中间信念,有以下三个步骤。

第一步,确定问题领域或生活侧面:中间信念是关于某个问题领域和生活侧面的心理策略,确定中间信念首先要清楚问题情境是关于哪个问题领域或生活侧面的。

第二步,确定核心信念:确定核心信念要从自动思维开始,通过箭头向下技术发掘核心信念的内容(在“核心信念阶段”详细介绍如何识别核心信念)。

第三步,确定态度和规则:中间信念的识别通常是从态度和规则入手的,而态度和规则的识别,往往是从自动思维入手的。

有位戒毒人员有社交焦虑,他对在公众场合说话非常焦虑。

咨询师:既然你害怕在公众场合说话,那么,你的应对策略是什么?

戒毒人员：我极力回避，如果不得不说，我就会花非常多的时间来准备。

咨询师：你的策略是“要么回避，要么多花时间准备”，是这样吗？

戒毒人员：嗯，你说得对。

咨询师：可不可以这样概括“对于在公众场合说话，我应该回避或多花时间充分准备”？

戒毒人员：我就是这样想的，这也是我对公众场合说话的原则。

咨询师：如果你没有回避也没有充分准备，会发生什么呢？

戒毒人员：我就会脸红。

咨询师：要是你出现脸红，会怎么样？

戒毒人员：别人就会注意到我脸红。

咨询师：别人注意到你脸红，又会怎么样呢？

戒毒人员：他们就会知道我没有能力。

咨询师：因此，公众场合出现脸红是件糟糕的事情吗？

戒毒人员：是的。

咨询师：可不可以这样理解：“你认为在公众场合说话，脸红是一件糟糕的事情。”

戒毒人员：是呀。

戒毒人员的态度是“脸红是糟糕的事情”，规则是“我应该回避或者多花时间充分准备”。

第四步，确定积极假设和消极假设。

咨询师：什么情况会让你在公众场合说话脸红，并且被认为是能力不足的呢？

戒毒人员：要是准备不充分的话。

咨询师：你的意思是“如果准备不充分，自己就会脸红，并且被认为是能力不足”？

戒毒人员：我担心自己准备得不好，准备不好时我就会紧张心虚，就会脸红。

咨询师：所以，你的假设是“如果准备不充分，我就会脸红，并且被认为是能力不足的”，是吗？

戒毒人员：是。

咨询师：那你如何避免在公众场合出现脸红的局面呢？

戒毒人员：回避。

咨询师：回避不了，不得不说呢？

戒毒人员：那就硬着头皮上，多花些时间准备。

咨询师：要是你这样做了，会怎么样呢？

戒毒人员：自己的心情就会好多了，结果也还不错。

咨询师：可不可以这样概括“你觉得如果可以回避或者多花些时间准备，就可以避免脸红和被人认为是能力不足”？

戒毒人员：是的。

从上述对话中可以发现，积极假设是“如果可以回避或者多花些时间准备，就可以避免脸红和被人认为是能力不足”，消极假设是“如果准备不充分，我就会脸红，并且被认为是能力不足”。

咨询师完成对中间信念的识别后，还要向戒毒人员讲解中间信念的结构及其逻辑关系，并且让戒毒人员了解中间信念是成长过程中习得的，是可以修正和发展的。

(2)评估中间信念

中间信念的评估方法与自动思维一样，都是采用百分数标尺法。不同的是，对中间信念的评估，包括对旧信念和对新信念的评估内容，通常以表格的方式进行。通过表格（见表8-4），戒毒人员可以记录每日对这些信念的相信程度。

表8-4　每日中间信念相信程度记录表

日期	旧信念的相信程度(%)	新信念的相信程度(%)

(3)评价中间信念

在引导戒毒人员修正旧信念（通常是消极假设）得出更具有适应性的新信念的过程中，咨询师经常用苏格拉底式提问。通过苏格拉底式提问，用生活中的具体例子否定戒毒人员的旧信念（旧假设），适时提出新信念（新假设）。

苏格拉底式提问是认知行为疗法中非常重要的一种技术，它是一种结构化的提问方式（提出的问题有固定的逻辑性和一定的连续性）。进行苏格拉底式提问可以按以下步骤进行：

第一步,澄清概念。为了探讨一个问题,明确概念是基础。在澄清概念时,可以提出以下问题:

“是什么让你想到问这个问题呢?”“可不可以举个例子,说明你想要表达的概念呢?”

第二步,找到问题背后的假设。咨询师可以通过这样的问题帮助戒毒人员寻找自己的假设。

“在这里的假设是什么呢?”“是什么让你做这样的假设呢?”“你如何证明或推翻这个假设呢?”

第三步,理性分析,探究问题背后的原理。

“你是如何得出这一结论的呢?”“是什么让你相信这是真的呢?”

第四步,开阔思路,引导戒毒人员从不同视角重新看待自己的问题。

“对这个问题,其他人可能会怎么看呢?”“别的不同的观点可能会是什么呢?”“可以用其他方式来看待这件事吗?”“还可以有其他的可能吗?”

第五步,通过进一步提问,帮助戒毒人员探究可能的结果。

“这个假设会带出什么样的结果呢?”“你觉得隐含的意思是什么呢?”“那样的话有可能发生什么呢?”

第六步,回归原问题。①

在这个过程中,咨询师通过连续地提出问题,让戒毒人员通过理性思考,发现自己原有信念的谬误,拓宽思路,获得启发,找到真相,并最终得出新的结论。

(4)应用中间信念

戒毒人员在改变中间信念后,还需要在行为层面进行相应的改变,就是把新的认知观念应用到实际生活中去。戒毒人员的行为改变通常以两种方式进行:行为试验和行为表演。

咨询师和戒毒人员一起设计行为试验,看看试验结果是否支持新信念。随着行为试验的实施,累积的证据越来越多,戒毒人员对新信念的接受程度就会越高。

行为表演就是让戒毒人员假装自己完全相信新的信念,按照新的行为方式做事。戒毒人员发现结果正如新信念所预料的那样变好,他就会越发相信新的信念,并越习惯采取新的行为方式。

---

① 司法部戒毒管理局组编:《司法行政强制隔离戒毒心理矫治实务》,法律出版社 2021 年版,第 176 页。

3. 核心信念阶段

核心信念阶段是咨询性会谈的最后阶段，核心信念是心理问题的根源，只要修复了核心信念的问题，戒毒人员就变得心理健康了。当然有很多个案在自动思维阶段或中间信念阶段就实现了咨询目标，这时就不必进入核心信念阶段了。

识别核心信念最简单的方式是从自动思维中去识别，也可以通过归纳戒毒人员的自动思维来判断，还可以用箭头向下技术进行识别。箭头向下技术是一种提问技术，它从个体的最表面想法开始，探索决定这个想法背后的深层想法，然后再探索决定这个深层次想法后面更为深层次的想法，这样一步一步探索下去，逐步深入，最后就能发现决定个体所有想法根源的核心信念。这一阶段主要的提问模式是："如果你的想法是对的/真的/真的发生，它意味着什么/会怎么样/是什么意思?"

咨询师：你没有回避也没有充分准备，会发生什么呢?

戒毒人员：我就会脸红。

咨询师：如果你出现脸红，它意味着什么?

戒毒人员：别人就会注意到我脸红。

咨询师：如果别人注意到你脸红，又会怎么样呢?

戒毒人员：他们就会知道我没有能力(核心信念)。

核心信念的评估方法和对自动思维、中间信念的评估方法是一样的，都是让戒毒人员用0~100%标尺评估。

核心信念的评价就是要把负性核心信念转变为正性核心信念，咨询师通常用评估信念利弊的方法激发戒毒人员改变旧信念。代价收益分析技术原本是经济学术语，它是用来衡量一项经济活动的投入与产出关系的方法。在认知行为疗法中，代价—收益分析技术用来分析认知观念，分析相信某种认知观念所能带来的好处(收益)和需要付出的代价。通过对某个观念的代价—收益分析，激发求助者选择或放弃某个观念。

咨询师：你觉得相信"我是没有能力的"对你有什么影响?

戒毒人员：我讲话就会很焦虑，很紧张，就会脸红，不能很好地说话。

咨询师：如果你改变这个想法又会有什么影响? 例如，你相信"即使我没有讲好，也不能说明我是没有能力的"。

戒毒人员：我就会对讲好充满希望，不那么紧张，也能很好地讲话了。

咨询师：那你觉得坚持原来的想法，还是改变想法对你更有利一些呢?

戒毒人员：当然是改变想法了。

核心信念的应用和巩固，咨询师是通过对家庭作业的讨论和对戒毒人员生活中具体问题应对的讨论实现的。

（三）巩固性会谈

心理咨询进展到核心信念阶段，整个心理咨询的咨询性会谈就结束了。咨询性会谈无论在哪个阶段（自动思维阶段、中间信念阶段还是核心信念阶段）结束，都有一个结束会谈的环节。结束会谈主要是回顾和展望两个话题。回顾咨询历程、咨询进展和取得的进步；展望咨询结束后的安排、可能遇到的问题、什么情况下再次启动咨询等。

整个认知行为疗法的咨询包括评估性会谈、咨询性会谈和巩固性会谈。咨询性会谈结束后，并不意味着心理咨询就完成了，还有一个巩固性会谈的阶段。巩固性会谈阶段的设立是为了预防复发和确保咨询效果。

第三节　戒毒人员认知行为疗法需要注意的问题

认知行为疗法在预防和治疗戒毒人员的心理问题，调整不良情绪，消除人格障碍，增强戒毒动机，戒断毒瘾等方面优势明显，但是要使认知行为疗法每次都取得良好的效果还需要注意以下问题。

一、戒毒人员认知行为疗法需要一个良好的咨询联盟

咨询关系是一种特殊的人际关系，是为了帮助戒毒人员解决心理问题而建立的工作关系。解决戒毒人员的心理问题，需要咨询双方合作，朝着设定的咨询目标共同努力。戒毒人员与咨询师之间需要相互信任，形成一个良好的咨询联盟。由于戒毒人员是具体心理问题的个体，咨询师在与其互动过程中需要包容、接纳并处理其消极反应，不能和戒毒人员争斗。从认知行为疗法的角度看，咨询关系可以分为三个层次：指导关系、合作关系和支持关系。

指导关系指的是咨询双方给人的直观印象类似于教师和学生，因为在认知行为疗法的咨询中确实有很多东西要教给戒毒人员。

实际上，指导关系是认知行为疗法中关系的表象，其核心是合作关系。咨询

“联盟”一词就是描述咨询双方的合作关系的,这个概念强调实现咨询目标需要双方的共同努力、团队合作。“合作”在认知行为疗法中有四层意思:一是戒毒人员面临的问题应当由咨询师和戒毒人员一起努力,共同解决,而不仅仅是咨询师的任务,这里强调了戒毒人员应当付出努力,说明了戒毒人员在整个问题解决过程中的角色和任务;二是咨询师和戒毒人员的地位是平等的,咨询师不能高高在上,不能对戒毒人员指手画脚,强制要求其服从自己的指令;三是协商沟通,整个会谈过程中,咨询师都应当征求戒毒人员的意见和看法,共同决定有关事项;四是及时寻求反馈,咨询师应注意倾听戒毒人员表达自己的意见和感受,使双方更好地协作前行。咨询过程中体现合作关系的地方很多,主要表现在:咨询目标设定、会谈议程设置与选择、咨询笔记撰写、家庭作业布置、会谈反馈等。

支持关系是心理咨询关系的基础,是所有咨询流派都重视的,具体来说就是咨询师要营造一种值得信赖、温暖、支持的关系氛围,在这里咨询师是可被信赖的、包容的、支持的,戒毒人员能到尊重、肯定和呵护。

二、戒毒人员认知行为疗法必须进行概念化

认知行为疗法有很多技术,但是并不是使用了认知行为疗法的技术就是认知行为疗法,必须进行概念化才能称得上是认知行为疗法。概念化是认知行为疗法的基石,是将认知行为疗法的模型应用到具体个案中,理解戒毒人员的问题及其成因的心理过程,也是搜集资料并评估戒毒人员心理问题的过程。全面的概念化能指导咨询师高效地开展咨询。

概念化伴随整个咨询过程。咨询师从第一次与戒毒人员接触时即开始构建认知概念化并在整个咨询过程中都不断对概念化进行修正。

在开始进行认知概念化前,咨询师需要先问自己以下的问题:戒毒人员的问题是什么?这些问题是如何发展并维持至今的?与这些问题相联系的功能不良思维和信念是什么?什么反应(情绪、生理和行为)与他的思维相关?此外,咨询师还要假设以下问题:戒毒人员如何看待自己、他人、他的个人世界及他的未来?他的根本信念(包括态度、期望和规则)和思维是什么?戒毒人员如何应对自己的功能不良认知?哪些早期经历可能导致了戒毒人员目前的问题?哪些信念由此而来或加强?戒毒人员发展了哪些认知、情感及行为以应对这些功能不良思维?

在与戒毒人员第一次会谈后,如果咨询师采用认知模式收集了一些资料,那么就可以开始填写认知概念化图表(见图 8－14)了。最初咨询师了解的材料只

能完成概念化图表的一部分。通常情况下,从认知概念化图表的下半部分开始填写,可以写出三个典型的、让戒毒人员感到苦恼的情境,然后,对于每一个情境,写下戒毒人员所表现出来的自动思维,以及自动思维的含义和其体验到的与自动思维相关的情绪和行为。如果咨询师没有直接询问戒毒人员自动思维的含义,也可以对其进行假设(用问号标出来),但一定要在下次咨询中运用箭头向下技术揭示每个自动思维的含义。

每一个情境下的自动思维的含义都应该在逻辑上与认知概念化图表中的核心信念有联系,为了完成认知概念化图表的上半部分,咨询师要核实清楚以下问题:核心信念是怎样产生和得到维持的?戒毒人员什么样的生活经历与之有关?回答这些问题主要涉及童年的重要事件。接下来咨询师要思考:戒毒人员是怎么应对痛苦的核心信念的?戒毒人员发展了哪些中间信念?

概念化图表是建立在戒毒人员所提供的资料之上的。在咨询师收集到更多的资料后,需要不断地再次进行评估,要不断对概念化图表进行证实、证伪或修改。咨询师对戒毒人员的概念化一直要在戒毒人员终止咨询时才算最终完成。

三、戒毒人员认知行为疗法是结构化的

概念化讨论的是如何应用认知行为模型理解戒毒人员的问题,结构化讨论的是认知行为疗法如何展开心理咨询,即认知行为疗法心理咨询按照怎样的顺序展开的,如何制订心理咨询方案和计划。

在认知行为疗法中,结构化有两层含义。其一,作为一种会谈技巧,指相关会谈内容正式开始前的预告。这样做是为了让戒毒人员了解接下来将要进行什么会谈,并且希望得到戒毒人员的主动配合,提高会谈效率和效果。其二,作为一种咨询规划,是指心理咨询做出的咨询方案和咨询计划。无论戒毒人员的问题是什么,在认知行为疗法中咨询师都会遵循相同的结构和顺序开展咨询,这个结构和顺序分为如下几个层次:

咨询进程(评估性会谈、咨询性会谈、巩固性会谈);

咨询阶段(自动思维阶段、中间信念阶段、核心信念阶段);

干预流程(识别、评估、评价、应用);

会谈结构(开始环节、中间环节、结束环节)。

患者姓名：________________________ 日期：__________

诊断：轴Ⅰ ________________________ 轴Ⅱ __________

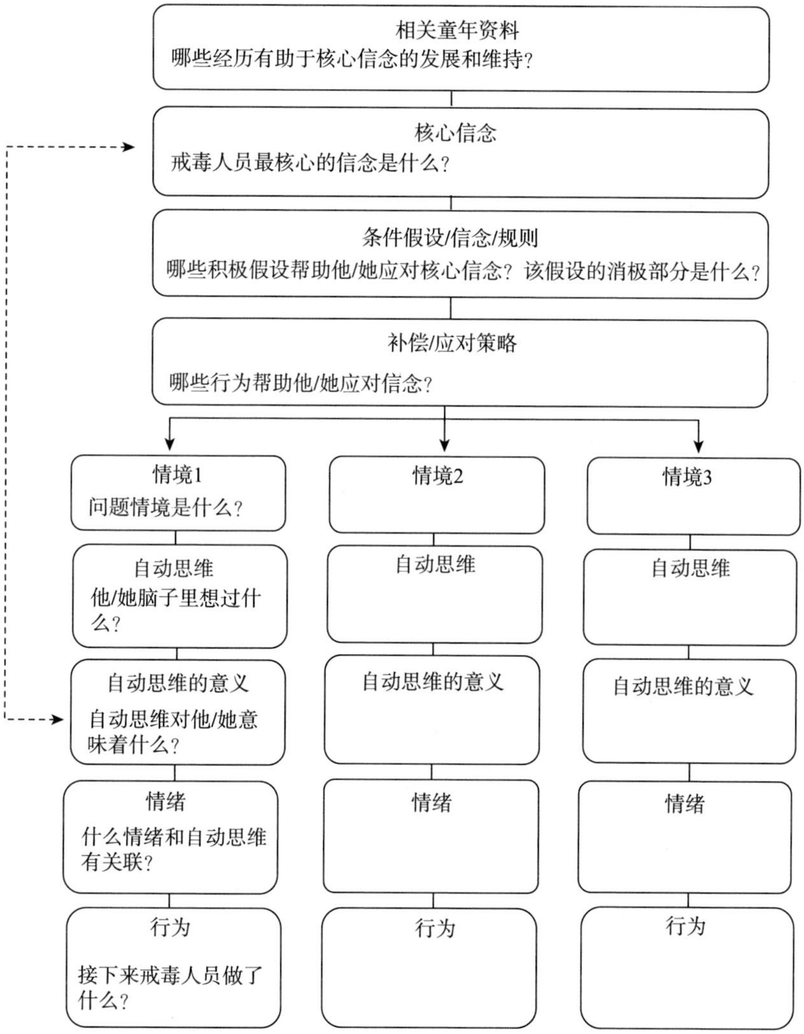

图 8－14　认知概念化图表①

① ［美］朱迪·S. 贝克：《认知疗法：基础与应用》，中国轻工业出版社 2017 年版，第 225 页。

四、戒毒人员认知行为疗法中咨询笔记和家庭作业是必需的

咨询笔记和家庭作业是认知行为疗法中必须而不是可选的部分，是认知行为疗法区别于其他疗法的颇具特色的工具和技术。

（一）咨询笔记

为了使认知行为疗法的心理会谈有更好的效果，让戒毒人员在更短的时间达成咨询目标，咨询师会要求戒毒人员将会谈中的重要内容记录下来，并在必要的时候进行阅读和巩固。一般要求戒毒人员记录在本子上，称为咨询笔记；如果记在一张卡片上，就称为应付卡或应对卡。

（二）家庭作业

对认知行为疗法的研究发现，来访者做家庭作业要比不做家庭作业的咨询效果更好。通过家庭作业，咨询师试图将戒毒人员认知和行为改变的机会扩展至两次咨询会谈间的每一天，而不仅是咨询面谈时。

1. 家庭作业项目

根据认知行为疗法的特点，常见的家庭作业项目有：

（1）阅读咨询笔记：复习咨询笔记中的内容；

（2）行为激活：激发戒毒人员恢复正常活动，采取某种具体行动；

（3）行为试验：采取某个行为，验证新旧思维或信念的正确性；

（4）行为技巧：学习某些解决当下问题的行为策略，如放松、拒绝的方法；

（5）问题解决：尝试解决具体问题的做法（针对问题情境）；

（6）监控自动思维：填写自动思维监控表（三栏表）；

（7）评价自动思维：填写思维记录表（五栏表）；

（8）阅读材料：阅读与心理问题相关的书籍或者专门材料。

2. 家庭作业的布置与回顾

家庭作业通常是在会谈中布置的，即在议程的讨论中，咨询师认为戒毒人员可以完成某项作业，而戒毒人员也认可的时候，就把这项作业记录在家庭作业清单里。

每次会谈结束时，咨询师都需要和戒毒人员确认哪些作业是需要完成的，哪些是可选的，因此布置家庭作业需要两个环节：布置和确认。确认家庭作业可以

让戒毒人员重视作业,并使其更有可能完成作业。如果只是在咨询时提及,戒毒人员可能会认为作业不重要而不去完成。布置了家庭作业就需要检查,否则戒毒人员就没有完成作业的积极性,咨询师也无从知道戒毒人员家庭作业的情况。回顾家庭作业是在下一次会谈的开始环节进行的。

在咨询初期,家庭作业的安排由咨询师主导安排;随着咨询的推进,由咨询师和戒毒人员双方协商家庭作业的内容;到了咨询后期,由戒毒人员自己决定完成哪些作业。家庭作业最终应当由戒毒人员自己主导,因为有些心理问题解决后还有复发的可能,如果戒毒人员掌握了自己布置家庭作业的技能,他就可以通过完成家庭作业加以应对,而不用求助咨询师了。

复习思考题

1. 简述认知行为疗法的原理与特点。
2. 简述戒毒人员认知行为疗法实施的整体框架。
3. 简述自动思维阶段的咨询过程。
4. 简述戒毒人员认知行为疗法为什么需要良好的咨询联盟。
5. 简述戒毒人员认知行为疗法的结构化。
6. 简述戒毒人员认知行为疗法的概念化。

本章主要参考文献

1. [美]朱迪·S. 贝克:《认知疗法:基础与应用》,张怡等译,中国轻工业出版社2013年版。
2. [美]朱迪·S. 贝克:《认知疗法:进阶与挑战》,陶璇等译,中国轻工业出版社2014年版。
3. [英]大卫·韦斯特布鲁克、[英]海伦·肯纳利、[英]琼·柯克:《认知行为疗法技术与应用》,方双虎等译,中国人民大学出版社2014年版。
4. 郭召良:《认知行为疗法入门》,人民邮电出版社2020年版。
5. 郭召良:《认知行为疗法进阶》,人民邮电出版社2020年版。
6. 司法部戒毒管理局组编:《司法行政强制隔离戒毒心理矫治实务》,法律出版社2021年版。
7. 付一品:《戒毒人员心理矫治工作中引入认知行为疗法的探索》,载《齐齐哈尔医学院学报》2014年第24期。

第九章　戒毒人员情绪调节方法

本章摘要

情绪调节是矫治戒毒人员不良情绪的重要方法。通过本章学习,需要掌握情绪调节的概念、情绪调节的核心特征,以及戒毒的情绪调节理论;了解情绪调节对戒毒的作用;领会戒毒人员情绪调节需要注意的问题等,学会在实践中应用情绪调节疗法、情绪调节技能训练、情绪调节小组治疗等方法。

重点问题

本章的重点是情绪调节的概念,情绪调节的分类,情绪调节对戒毒的作用;情绪调节的方法,情绪调节的过程模型理论、情绪调节困难。

第一节　情绪调节的基本理论

一、情绪调节的概念与作用

(一)情绪的基本概念与特征

1. 情绪的概念

情绪是人脑对客观现实能否满足自身需求的反映。情绪是多成分组成、多维量结构、多水平整合,为有机体生存适应和人际交往而同认知交互作用的心理活动过程和心理动机力量。戒毒人员的情绪特点,一般指吸毒人员个体在毒品使用了一定时间、一定量的情况下戒断后,大多数个体表现出来的不同于吸毒前或正常人的情绪状态及情绪变化规律的特点。

2. 情绪的核心特征

情绪有以下三个核心特征。

(1)情绪的可控性。情绪的重要特征是控制优先,即人可以用自我意识去打断正在做的事情或改变它们。情绪的可控性,是情绪调节的重要依据。

(2)情绪的目标性。目标性是情绪产生的根本,当一个人将一个情境与个人目标联系起来并进行解释时,就会产生情绪。情绪产生的关键是个人对情境意义的解释。

(3)情绪的多面性。情绪包含主观经验、行为、中枢和外周生理等多方面内容。

3. 情绪的相关概念

(1)情感。情感包括情绪(如愤怒和难过)、应激(突然压力)、心境(如抑郁和极度的兴奋)、冲动(与饿、渴、性、攻击或疼痛有关)等。

(2)应激。应激指未预料到的消极情感反应,包括重要事件的全身反应。

(3)心境。心境是一种微弱、平静而持久的情绪状态。比情绪持续时间长,心境更弥散,虽然可能产生接近或回避的行动倾向,但其更倾向于认知而非行动。

(4)冲动。冲动是指神经受到刺激引起的兴奋性反应。冲动具有价值和动机力量,可以引导行为,并为行为赋予能量。

(二)情绪调节的概念与特征

1. 情绪调节的概念

情绪调节,是指个体通过改变自身情绪体验的强度、持续时间和品质等改变情绪反应的加工过程。由于情绪调节在人们的心理活动中发挥着重要作用,因此对情绪调节影响效果的研究一直是国内和国外研究者关注的热点。自 20 世纪 90 年代初以来,情绪调节一直是心理学领域发展最快的研究领域之一。国外学者对情绪调节提出了很多论述,如 Cole 指出,情绪调节是指个体在社会准则指导下控制自己冲动做出适当行为的过程。Gross 等指出,情绪调节就是个人操控自己情绪反应的过程,能够意识到诱发情绪的原因并加以调整,从而引起主观体验和生理反应的相应变化。Gross 认为,情绪调节是个体对自身何时产生情绪、产生何种情绪以及个体情绪体验和如何表达这些情绪的过程。Thompson 则认为,情绪调节是个体为实现目标而对其情绪反应的发生、体验与表达进行监控、评估和修正的内在与外在过程。我国学者郭德俊将情绪调节定义为:是对情绪内在过程和外部行为所采取的监控、调节,以适应外界情境和人际关系需要的动力过程。

2. 情绪调节的核心特征

(1)情绪调节具有双向性。人们既可以调节积极情绪,也可以调节消极情绪,既可以降低情绪强度,也可以增强情绪强度。

(2)情绪调节具有连续性。情绪调节是一个从有意识到无意识的连续带,调节时会从有意识调节、努力调节、控制调节,逐步转向无意识调节、不需努力调节,以及自动调节。虽然评估自动情绪调节过程存在困难,但是学者们已经从行为角度和生理角度,为自动情绪调节过程提供了足够的科学依据。

(3)情绪调节具有利弊共存性。情绪调节不能预先设定好还是坏,即情绪调节可好可坏,这一点与应激和应对的概念不同,应激和应对是从好的方面进行评价的。

(三)情绪调节的对象与方式

1. 情绪调节的对象

情绪调节的主要对象是情绪困扰。情绪困扰通常被描述为一种状态。情绪困扰包括两类内容:一类是消极内容,如较严重的消极情绪(如悲伤),较高水平的内在症状(如焦虑/压力或抑郁症状),或者两者兼具。消极情绪指代以焦虑/压力和抑郁症状为特征的情绪状态以及不愉快感受。另一类是较低水平的积极情绪(如快感缺乏)。积极情绪指的是任何具有积极价值的情绪。情绪困扰涉及焦虑、抑郁,或者焦虑和抑郁二者混合的具体经历,有时它有更广泛的含义,包括严重的消极情绪或低度的积极情绪。

2. 情绪调节的方式

情绪调节有内部的自我调节,外部的他人调节,或者内外调节的结合三种方式。情绪调节因目标不同,使情绪存在削弱、强化、维持三种强度变化形式。内外情绪调节都是十分重要的。成人情绪调节主要是内部自我调节,而婴儿和儿童、青少年的情绪调节更多的是外部情绪调节。

二、情绪调节能力与调节的类型

(一)情绪调节能力

情绪调节能力指的是个体理解、关注和处理自身情绪体验的典型方式。情绪调节能力主要包括情绪接受性、目标性和冲动性三个方面的内容。情绪调节能力差主要表现在:一是拒绝接受情绪;二是在经历情绪时,无法完成任务;三是在经历情绪时,难以控制冲动的行为。

(二)情绪调节的类型

情绪调节分为两类:一类是情绪调节能力,另一类是情绪调节策略。情绪调节能力包含以下几个方面:一是个体对情绪的意识、理解和接受;二是在经历情绪困扰时控制行为的能力;三是能够采用有效且灵活的情绪调节策略,调节厌恶情绪体验的持续时间和强度;四是愿意经历情感上的痛苦,并将其作为追求生活中有意义的活动的一部分。情绪调节策略关注个体应用特定的策略(如重新评价、压抑)影响其情绪的体验和表达。对戒毒人员的研究发现,加强情绪调节能力的教育效果优于情绪调节策略。

三、情绪调节对戒毒的作用

(一)情绪困扰影响吸毒

情绪困扰是影响吸毒的关键因素之一。消极情绪可以预测吸毒的发展和复发。消极情绪被认为具有强烈的动机性作用,能促使个体通过认知和行为方面的努力消除产生问题的根源或消极情绪状态。因此,减少消极情绪(如悲伤、焦虑),增强积极情绪(如快乐、兴奋),成为戒除毒瘾的情绪机制。

(二)吸毒影响情绪

近几十年来,吸毒不再仅仅被视为疾病。单独的药物干预很容易导致短期内消极情绪的增加和积极情绪的减少。仅依赖药物戒毒,而不解决临床情绪症状,会导致情绪障碍或自残、攻击等有害行为。做个类似的比喻,没有实施对情绪困扰影响的戒毒措施可能被认为类似于给患有肾脏感染的病人服用感冒药,它虽然会退烧,但不会使潜在的病理得到治疗。认知行为疗法、正念干预等融入旨在调节情绪的戒毒措施在减少情绪痛苦方面比其他戒毒矫治更有效。

(三)情绪调节影响戒毒效果

情绪调节对戒毒人员影响作用的证据主要来自三个方面:一是吸毒的个体会

表现出更多的情绪调节缺陷。[①] 二是吸毒的个体，个体情绪调节能力越差，物质滥用越严重。[②] 三是临床研究为情绪调节对物质滥用治疗结果的影响提供了证据。[③] 总之，情绪调节和吸毒之间的关系研究一致证实了情绪调节在吸毒的病因、维持和治疗中的关键作用。杨玲、王霞和赵鑫（2014）[④]研究了药物成瘾个体存在的情绪调节缺陷，发现药物成瘾导致成瘾个体的脑结构和脑功能发生异常，与情绪相关的脑区的变化进一步导致了成瘾者的情绪障碍以及情绪调节缺陷，成瘾者对负性情绪障碍的不良应对方式产生的情绪调节缺陷又进一步加剧了成瘾行为的产生及维持，以及戒断后的成瘾复发。

四、情绪调节的基本理论

情绪调节理论有很多，其中获得实验或研究证实的与戒毒有关的理论主要有自我损耗模型、情绪过程模型、情绪智力综合模型等。

（一）自我损耗模型

1. 理论起源

该理论来自心理学家弗洛伊德（Freud）的有关阐述。弗洛伊德认识到，人的自我资源是有限的，意志行动会消耗有限的资源。Baumeister 等人认为，意志行为可能涉及某种形式的能量或力量，其中大多数与自我监管有关。自我控制的努力会带来精神成本，并消耗一些资源。他假设用于意志行为的资源是一种有限的资源，也是自我资源的一个重要组成部分，因为大部分自律需要抵制诱惑，需要控制处理、主动选择等行为，而不是自动和被动处理，这种自我资源必须能够像动机一样影响行为。在自我控制中会利用这种资源并暂时耗尽它，但它也可能会在一段时间的休息后恢复。

---

① Fox, H. C., Axelrod, S. R., Paliwal, P., Sleeper, J., Sinha, R., 2007. *Difficulties in Emotion Regulation and Impulse Control During Cocaine Abstinence*. Drug Alcohol Depend. 89 (2–3), 298–301. https://doi.org/10.1016/j.drugalcdep.2006.12.026.

② Weiss, N. H., Forkus, S. R., Contractor, A. A., Schick, M. R., 2018. Difficulties Regulating Positive Emotions and Alcohol and drug Misuse: a path Analysis. Addict. Behav. 84, 45–52. https://doi.org/10.1016/j.addbeh.2018.03.027.

③ Gratz, K. L., Weiss, N. H., Tull, M. T., 2015. Examining Emotion Regulation as an Outcome, Mechanism, or Target of Psychological Treatments. Curr. Opin. Psychol. 3, 85–90.

④ 杨玲、王霞、赵鑫：《药物成瘾个体的情绪调节缺陷》，载《中国药物依赖性杂志》2014 年第 4 期。

2. 理论内容

Baumeister 等人 1998 年提出自我损耗模型,该模型是迄今为止自我损耗经典的研究,论文被引用数千次以上,该模型概述了自我调节行为对自我控制能力的影响。该模型假设,自我控制行为、作出负责任决策和积极选择三种行为都是需要做出意志努力的行为,这些行为将会影响后续的类似行为,具体而言,一个人前期做出需要意志力的行动,会导致后期可利用资源的减少。选择、积极反应、自我调节和其他意志行为都是利用一种共同的内在资源。他通过四个实验支持个人的论点,在实验 1 中,那些强迫自己吃萝卜而不吃诱人巧克力的人,在随后遇到无法解决的难题时,比那些没有强迫控制自己饮食的人更快地放弃了。在实验 2 中,在完成与态度有关的任务中,个人作出有意义的选择,同样导致了后续持续行为的降低。在实验 3 中,压抑情绪导致字谜任务成绩下降。在实验 4 中,需要高度自我调节的初始任务会使人们更消极(更倾向于选择被动反应)。这些结果表明,自我的主动意志能力可用资源是有限的,一系列看似不同、不相关的行为共享一个共同的资源。总之,自我损耗理论背后的核心思想是,自我的意志行为利用了一些有限的资源,类似于力量或能量,因此,一个意志行为将对随后的意志产生不利的影响。①

3. 自我损耗的实质②

从过程角度加以认识可以为耗竭提供解释,为什么在实验 1 进行自我控制会减少实验 2 的自我控制,存在两类解释:第一类被称为近似解释,说明了耗竭是如何发生的;第二类被称为终极解释,分析了为什么存在损耗。

(1)资源说。对血液中葡萄糖水平的研究提供了证据,Gailliot 等(2007)发现,施加自控力会迅速消耗葡萄糖,葡萄糖的下降会产生自我损耗效应,而将葡萄糖注射到血液中会抵消这种效应。据此,他认为资源可能是葡萄糖。但葡萄糖的研究结果存在争议。与其他任务相比,施加自控能力消耗更多葡萄糖的证据已经受到了多方面的挑战。自我控制可能是基于某种有限的内在资源,但这种资源不是葡萄糖。

---

① Baumeister, R. F., Bratslavsky, E., Muraven, M., & Tice, D. M. (1998). *Ego Depletion: Is the Active self a Limited Resource?* Journal of Personality and Social Psychology, 74(5), 1252 - 1265.

② Michael Inzlicht1 and Brandon J. Schmeichel. 2012. What Is Ego Depletion? Toward a Mechanistic Revision of the Resource Model of Self - Control. Perspectives on Psychological Science. 7(5) 450 - 463.

(2)心理说。自我激励有助于消除自我损耗效应,这表明自我损耗可能是一种动机缺陷,而不是一种资源缺陷。自我损耗效应可能是来自主观感知,而不是资源的减少。仅仅相信意志力是无限的就可以消除损耗效应。情绪调节可以影响消耗,诱导积极情绪可以逆转消耗。

4. 理论对戒毒复吸的解释

Baumeister(2003)指出,自我调节的有限资源模型可用于解释药物依赖等自我控制问题。该模型表明,自我控制是一种有限的资源,因此人们可能在最初使用自我控制资源后出现自我调节困难的高风险。一个人在康复期间使用药物和接触的吸毒同伴越多,他或她复发的可能性就越大。有限资源模型可以用来解释毒品的复吸,吸毒人员复吸是由于周围有吸毒同伴,因为他们被迫在日常生活中施加更多的自控力,这种自我控制的资源可能会耗尽,从而使人存在高风险复吸情况。毒品会引发复吸和注意力的转变,从而降低自控力,增加即时满足感。

5. 该理论的评价

该理论的主要缺陷在于"自我损耗模型"尚未确定自我调节能力的潜在机制,也未揭示自我控制能力的发挥、消耗和补充过程。

(二)情绪过程模型

1. 模型的产生

情绪调节的过程模型由情绪调节早期模型发展而来。情绪调节的早期模型重点关注情绪体验,缺点在于没有解释情绪调节是如何发生的。Gross 等克服了早期模型的缺点,提出过程模型,该模型指出,情绪调节包含一系列的步骤或冲动,这些步骤包括情境、情境注意、情境评价和情绪反应。

2. 情绪调节的过程模型假设

情绪产生和情绪调节由一系列较小的过程组成。情绪调节,是指个体有意识地影响情绪产生的种类、情绪产生的时间、情绪体验,以及如何表达情绪的过程。情绪调节过程可能是自动的,也可能是被控制的,可能是有意识的,也可能是无意识的,并可能在情绪生成过程的一个或多个环节产生影响。过程模型既包括情绪生成过程,也包括情绪调节的组成部分。

3. 过程模型的五个组成部分

情绪调节的过程模型五个组成部分包括:情境选择、改变情境、注意力部署(调动)、认知改变、反应调节。

(1)情境选择,指的是个体选择能够减少消极情绪体验、增加积极情绪体验的环境。例如,戒毒人员选择与支持自己吸毒的朋友在一起,而不是与排斥自己的亲人和同事在一起,这属于“情境选择”。

(2)改变情境需要创设降低消极情绪可能性的情境。例如,对于一个正在康复的戒毒人员,她可以告诉别人她正在戒毒,今后不再吸毒,这将减少反复拒绝毒品的焦虑和尴尬。

(3)注意力部署(调动)是人们选择将注意力引导到何处,包括分心和沉思。分心,是指一个人的注意力从一种情绪刺激转移到另一种情绪刺激;沉思,是指坚持不懈地专注于与情绪诱发事件相关的思想和感受。

(4)认知改变,是当一个情境被评估为非常重要时,将先发生认知改变,之后产生情绪表现。评估是一种涉及认知变化的解释,这种解释重构了对情境的认知,增强了应对挑战的能力。重新评价是认知变化的一种形式,导致对该情境产生新的情绪反应。

(5)反应调节是指个体选择情绪表达的策略。情绪是以行为、内心体验和生理影响的形式产生的。反映调节可以从注意调节、认识调节和身体调节入手。注意调节可以运用正念,认识调节可以运用重新评价,身体调节可以运用药物或肌肉放松。

4. 模型在戒毒领域的应用

Gross 和 John(2003)对情绪调节的过程模型开展研究,编制了情绪调节问卷(ERQ),问卷包括重评因素和抑制因素。一些学者已经研究了情绪调节和药物滥用之间的关系。例如,Fox 等人(2007)在戒毒治疗开始和结束时(分别是第 1 周和第 3 ~4 周)用情绪调节困难量表(DERS)测量将可卡因戒断者与控制组进行了比较。在可卡因戒断组中,冲动控制问题得分较高,这表明可卡因吸毒者康复时在应对压力时可能有更高的复吸风险。研究还表明,药物滥用者识别和调节情绪问题多发。

5. 模型评价

情绪调节策略和吸毒问题之间的联系证实情绪过程模型可以作为解释毒品复吸的重要理论。过程模型的缺点在于关注外部环境而不是内部因素引起的情绪调节,这限制了该模型的解释力,因为许多情绪是由内心触发的结果。过程模型的许多研究是在实验室进行的,因此可能缺乏对现实世界的解释力。

(三)情绪智力综合模型

1. 情绪智力的定义

情绪智力源于人们对多种智力类型的兴趣,情绪智力是监控自己和他人的情绪和情感,并对情绪情感加以区分,并利用这些信息引导自己的思维和行动的能力。

2. 情绪智力综合模型

人们已经揭示了多种情绪智力模型,如情绪智力三因素模型和情绪智力四因素模型。

(1)三因素模型认为,情绪智力包括知觉、理解和管理三个子因素。多因素情绪智力量表是较好的测量工具。

(2)四因素模型认为,情绪智力包括正确识别和表达情绪的能力、融入情感增强认知过程的能力、利用认知过程理解情绪的能力,以及情绪调节的能力。以上四种能力,按照从低到高进行排序,情绪调节能力是情绪智力的最高阶成分。认知情绪调节问卷评估了从自我责备、接受、沉思、积极重新关注、理性分析、灾难化责备他人多种形式的认知情绪调节。

3. 情绪智力综合模型与吸毒的关系

调节情绪的能力与幸福感有关,而缺少管理情绪能力则与心理健康和吸毒问题有关。研究人员发现,在利用情绪帮助改善认知、情绪理解、情绪管理和总体情绪智力方面,戒毒人员的认知、情绪理解、情绪管理和总体情绪智力的得分低于普通人对照组。研究表明,情绪智力特质是吸毒的重要预测因素。

4. 模型评价

虽然情绪智力评价的范围是全面的,但它缺乏对每个因素的微观层次的解释。例如,综合模型并没有具体说明情绪调节是如何发生的,也没有具体说明情绪可以用来影响思维的过程,这使其在戒毒人员的应用中受到限制。

第二节　戒毒人员情绪调节疗法的实施

情绪调节困难是戒毒者经常面临的问题,向他们传授表达情绪和管理情绪的方法会有效地改进面临的困境。在戒毒实践中,情绪疗法有助于治疗戒毒人员的复吸和渴求问题。情绪调节和相关技术在减少药物渴求的心理干预中有显著作用。通过提高处理消极情绪和提升积极情绪的能力,情绪调节训练可以控制药物渴求的大部分触发因素,从而减少毒品的复吸。因此,情绪调节训练可促使不良情绪调节策略和负性情绪的改变。目前,情绪调节疗法、情绪调节技能训练、情绪调节小组治疗是三种针对性的治疗方法。

一、情绪调节疗法

情绪调节疗法是将情绪干预与认知行为治疗相结合,根据人的规范认知系统、情绪系统和动机系统的情况确定治疗目标。

情绪调节疗法重点关注三个基本的情绪功能:动机功能、调节功能、情境学习功能。传统行为疗法包括心理教育、自我监控、放松训练、认知重构、解决问题和暴露。认知行为疗法的最新进展包括辩证行为疗法、接受和承诺疗法、正念认知疗法,行为激活等。新发展强调增加当前时刻的专注(正念),减少控制策略和情绪暴露,从而增加与个人价值观一致的行为。

情绪认知调节训练的内容设计,以减少阿片类药物依赖患者毒品渴求和吸毒想法应用为例,可设计八个操作阶段内容①,其中操作的内容根据实践需求可以调整,在参考 Berking 模型的情绪认知调节训练课程内容基础上,实践中可以对戒毒人员做如下八周八个阶段的情绪调节设计。

阶段一(第一周):认识压力、认识消极情绪,以及它们在形成情绪恶性循环中的作用。(1)认识压力:让戒毒人员说出压力有两重性,即积极作用和消极作用的例子。(2)认识消极情绪:消极情绪指以焦虑和抑郁症状为特征的情绪状态以及不愉快感受。让戒毒人员写出自身体验的消极情绪和积极情绪例子:如痛苦、悲伤、愤怒、恐惧归结为消极情绪,而快乐、兴趣、满足、爱归为积极情绪。(3)情绪恶性循环的作用:让戒毒人员结合自身情况说出生活中出现的情绪恶性循环的例子。(4)无判断意识:情绪调节训练时,让戒毒人员积极参与,按照正念的做法,关注当下,不作判断。(5)接受与宽容:让戒毒人员分析激惹事件,分析自己如何想

---

① Behzad Rigi KOOTEH a, Behrooz DOLATSHAHI b, Masoud NOSRATABADI c, Nour Mohammad BAKHSHANI d, Abed MAHDAVI e, Mousa Chakeri HAKAMI Combination Therapy and Opioids: Effectiveness of Transcranial Direct - Current Stimulation (tDCS) and Emotion Regulation Training in Reducing Current Drug Craving. MAEDICA. 2020; 15(1): 53 - 60.

方设法做到“退一步海阔天空”。(6)培养同情心和自我支持:分析亲人中有哪些人对自己提供过帮助,培养感恩心理,肯定自身价值。(7)情绪分析:学习分析自己最近一周的情绪是积极情绪还是消极情绪。

阶段二(第二周):改变情绪—认识大脑在情绪中的重要性—分析情绪益处—识别情绪调节策略。(1)改变情绪:通过自我意识去调整情绪,培养积极的情绪包括快乐、愉悦、高兴、感兴趣、惊喜、平和、希望等。(2)认识大脑在情绪中的重要性:认识大脑有情绪中枢,如网状结构可以唤醒我们的情绪,杏仁核是恐惧中心等。(3)写出情绪的三点好处:如积极的情绪对行为有促进作用,积极的情绪和情感对活动起着协调和促进作用,凭借表情可传递情感信息和思想愿望等。(4)识别情绪调节策略:个人遇到冲动情绪或愤怒情绪时,评估自己采取的措施是压抑情绪或重新评价情绪。

阶段三(第三周):认识大脑杏仁核起着“恐惧中心”的作用。(1)讲解杏仁核对恐惧产生的作用。介绍杏仁核在下至爬行动物,上至人类的大脑中都存在,而且都有“恐惧中心”的功能。在漫长的进化过程中,杏仁核出现后就再也没有消失。杏仁核一旦受损或消失,动物的恐惧感将消失,碰到危险情境也不再逃离。杏仁核在动物的生存中,让人逃避恐惧情绪,对遇到危险情境能够迅速应对从而生存下来,起着非常重要的作用。(2)介绍冥想、音乐放松和放松呼吸训练是摆脱负性情绪引起的紧张恶性循环重要方式。(3)练习冥想。先由戒毒人员自己选择冥想对象,如对象选择为一幅画。冥想对象确定后,由指导者与戒毒人员一起构思,并把内容记录在记录本上,告诉戒毒人员每天训练时想象它。训练包括三个阶段总计 30 分钟:身体放松 5 分钟,呼吸调整 5 分钟,注意聚焦 20 分钟。具体做法为:第一步是选取安静冥想场所,戒毒人员采取舒服坐姿,在指导人员指导语的引导下,闭上双眼,保持清醒状态。开始渐进性放松肌肉,放松顺序为从前额、面部到手臂、上身躯体、腹部、腿部,最后到脚趾。指导人员进行身体部位的语言指导,让戒毒人员跟随语言触摸肢体的相应部位,先让戒毒人员注意力集中在这个部位上 3 ~5 秒,然后放松,使戒毒人员感受相应部位的舒适、温暖或血液的流动。第二步是让戒毒人员注意呼吸节律,要平缓地吸气、呼气,让戒毒人员跟着数数,调整呼吸多次后,再让戒毒人员把注意力集中在冥想对象上。第三步是选择一幅图画,让戒毒人员仔细观察它,找出画中花、草、树木的确切位置,分清它们的颜色和形状。之后想象自己置身其中,再开放想象,代之以一个幻想中最向往的景象出现。戒毒人员呈现出安定、愉快、心旷神怡的状态时,不去打扰,让戒毒人员继续沉思和想象。(4)练习音乐想象放松。选择听悠扬、高雅的音乐是一种非常好的情绪放松方法,如选择“寂静森林”等,音乐舒缓流畅,其中每一段的乐曲都能让人体验到放松。首先选择一个无干扰清净安静的地方,坐着、站着均可。然后播放一段喜爱的轻音乐,如轻缓的古筝、钢琴曲、长笛曲等。带着愉快的心情想象一个轻松愉快的海滩场景。边听自己的呼吸声,边想象海潮涌动,体味海的气息,想象海浪正随着你呼吸的韵律,轻柔地拍打着海岸,发出波涛声音。每一次呼气,海浪都会将你的紧张席卷而去。遥望海边的白云,你感到很轻松,很放松,仿佛自己离白云越来越近,越来越近,渐渐地,渐渐地,自己像一朵白云,慢慢飘起来,飘起来,飘离地面,飘浮在半空。你抱着洁白的云朵,像抱着枕头和棉被,像在做一个美梦,觉得手很轻松,手飘起来了,脚很轻松,脚也飘起来了……(5)练习深呼吸放松。深呼吸放松方法很多:方法一,可以先选择一个安静的环境和舒适的姿势,尽量排除外界干扰并使自己处于沉静的状态,反复进行吸气、呼气,每次 3 分钟左右。在感到情绪涌现时,运用这样的方式,直至紧张感逐渐减弱。有时候,我们也会遇到不符合条件的情境,也可以用下面这种方式控制自己的呼吸:为自己准备一个没有洞的纸袋,在情绪涌现的时候用它裹住自己的鼻子和嘴巴,做深呼吸 10 次,迅速放开。方法二,可以采用美国医生安德鲁 · 威尔(Andrew Weil)博士发明的 60 秒“4 - 7 - 8”呼吸法,其原理是让人的肺部吸入更多的氧气,增多的氧气有助于调节人的副交感神经系统,帮助调节人的紧张状态,缓解焦虑,释放情绪。这个方法的具体步骤是:(1)用嘴巴“呼”的一下深呼气。(2)闭嘴,用鼻子吸气,在心中数 4 个数(1,2,3,4)。(3)停止吸气,屏住呼吸,在心中数 7 个数(1,2,3,4,5,6,7)。(4)用嘴巴慢慢用力呼气,同时心中数 8 个数(1,2,3,4,5,6,7,8)。每 4 次这样的“一呼一吸”为一遍,需要重复三遍。注意,吸气的时候要用鼻子而且不要发出声音,呼气时用嘴,要有“呼”声,而且一定要舌抵上颚。建议每天练习两次“4 - 7 - 8”呼吸法,连续练习 6 ~ 8 周,就能熟练地掌握这个方法。

阶段四(第四周):认识情绪的恶性循环:解释消极思想与大脑情绪中枢存在互相影响。(1)认识消极情绪的强化作用:如不满、发脾气、暴怒、攻击……(2)解释情绪的无意识:日常个人认识不到所经历情绪,但确实际发生影响。

阶段五(第五周):进一步练习放松技术。(1)让戒毒人员进一步学习不同方式的呼吸放松练习:一只手放在胸部,另一只手放在腹部;通过鼻子深深地吸气,让自己的肚子鼓起来,用全肺呼吸,尽量使上胸部活动最少;缓慢、均匀地呼气,呼气的时间比吸气的时间稍慢一些;重复几次,保持一定的节律,一分钟 8 ~ 12 次为宜,做慢速深呼吸。练习腹式呼吸和慢呼吸。腹式呼吸也被叫作横膈膜式呼吸。找一个安静、舒适的地方躺下,一只手放在胸前,另一只手放在腹部,两手均在肋骨与肚脐之间为宜。把肺想象成气球,用鼻子深深地吸一口气,为气球充气,保持2秒钟,会发现放在胸前的那只手几乎不动,随着吸气腹部的手会慢慢抬高。绷紧腹部肌肉,同时满满地用嘴巴呼气,给气球放气,腹部的手会慢慢回落。自然地停顿一下,接下来继续进行鼻子吸气、嘴巴呼气的过程,直至感觉到自己非常平静,已经慢慢适应了这种呼吸为止。在这个过程中,留意自己的呼吸节奏和连贯性,让它变得越来越自然,在感到越来越自如后,也可以采用坐姿,身体挺直后靠。不过,要想熟练自然地进行腹式呼吸,还需要大量的练习。在学会熟练地进行腹式呼吸后,可以开始为这个过程计时,尝试用4秒吸气,4秒呼气,这就是慢呼吸。虽然一开始会有些难受,但一旦适应这种状态,将会感到非常轻松。这种呼吸法也需要每天坚持练习,熟练掌握后才能在需要时立即派上用场。(2)在放松中,运用正念的技术,学习关注当下和不作无意识判断。

阶段六(第六周):让戒毒人员在情绪控制中学习接受和容忍。(1)接受情绪分析:让戒毒人员写出个人接受和容忍的重要性,学习接受和容忍的益处。(2)对情绪进行观察和描述:描述同伴展示的情绪和情感,并给出情绪名称。(3)韧性培养训练:设计不同的压力情境,如同伴攻击性语言、嘲讽、暴怒等,描述个人产生的情绪,并对情绪进行命名,提出产生不同情绪情境下的个人应对方案,学习提升应对压力的能力。(4)认识情绪影响:情绪具有短期性、临时性的重要特征。

阶段七(第七周):复习本章第一节情绪调节或改变的相关知识,以及前述各阶段的内容。(1)复习常见情绪特征:压力、愤怒、恐惧、内疚、悲伤、绝望和抑郁等。(2)总结以上每种情绪的作用。(3)回顾控制情绪变化和恢复积极情绪的技术:如听音乐、散步、运动、冥想等。

阶段八(第八周):肯定自身价值。(1)增强自我支持:一是写出自我的价值,如天生我材必有用;二是写出最近一周个人经历的积极情绪。(2)重复:在活动结束时,再次重复肯定每个戒毒人员的自我价值。

实践中,除了参考 Berking 模型设计的情绪调节疗法外,格罗斯(Gross)等人提出的情绪调节过程理论影响也很大,在戒毒实践中可以根据格罗斯理论设计操作化的戒毒人员情绪调节疗法,表9－1中设计的操作方案包括八周八个阶段的实践。

表9－1　根据格罗斯(Gross)等人的情绪调节疗法制订戒毒人员的操作方案

阶段	Gross情绪调节策略的培训
阶段1(第一周)	(1)介绍参与戒毒小组人员相互认识:采用破冰游戏,让参与者之间进行相互介绍 (2)介绍戒毒小组人员参与情绪调节疗法的小组规则:积极回答问题 (3)介绍情绪类型:积极情绪和消极情绪,积极情绪指的是任何具有积极价值的情绪;消极情绪指代以焦虑、压力和抑郁症状为特征的情绪状态以及不愉快感受 (4)介绍毒品渴求相关知识:毒品渴求是一种消极情绪
阶段2(第二周)	(1)认识诱发情绪的原因:认识情绪唤醒情境,写出引发个人情绪的三个主要原因 (2)学习情绪的不同行为表现 (3)讨论情绪问题导致的结果:写出情绪的短期和长期影响
阶段3(第三周)	(1)学习监测和识别自己的情绪:写出最近一周个人体验到的三种情绪 (2)介绍情绪调节策略:介绍情绪逃避策略和重新评价策略,比较二者的区别 (3)小组成员讨论个人的情绪调节策略:使用逃避策略,还是重新评价策略
阶段4(第四周)	(1)介绍预防社会孤立的方法:积极参加团体活动,与他人沟通,克服消极情绪 (2)介绍引发人际及婚姻冲突的方法:积极倾听、正确表达情绪,克服消极情绪
阶段5(第五周)	学习调节消极情绪的策略
阶段6(第六周)	(1)学习评估情绪状态的影响:写出常见的情绪状态,以及其积极和消极的影响 (2)学习重评策略:小组成员轮流讲述个人过去出现情绪问题但未正确处理的例子,个人进行反思并重新提出正确的处理方法,并在小组中分享
阶段7(第七周)	(1)在小组活动中,总结小组其他人用来调节情绪的不同方法及其结果 (2)在小组活动中,总结自己经常运用的情绪调节策略
阶段8(第八周)	(1)总结:让小组成员总结个人参加情绪调节训练的收获 (2)应用:在自然情境下应用学习的情绪调节技能 (3)评估:每个小组参与者参加活动后,情绪调节能力的变化

二、情绪调节技能训练

情绪调节技能的缺失已被证明是影响戒毒矫治效果的重要因素。鉴于在戒毒者中普遍存在多样化的情绪调节困难问题，情绪调节的有效性可以通过以下训练方法提高：首先是识别出戒毒人员防治复吸中必备的情绪调节技能；其次是发展可以提高这些技能的普遍性干预措施；最后是将这些干预措施融入针对特定症状的治疗方案中。

Thompson（1994）认为，情绪调节是负责监控、评估和调整情绪反应的内在和外在过程，特别是情绪强度和时间特征。在此定义的基础上，Berking（2007）提出了一个含有九种特定情绪调节技能的模型。该模型强调了九种特定的情绪调节技能：（1）有意识地处理情绪或意识到情绪的能力；（2）识别和命名情绪；（3）正确解释与情绪相关的身体感觉；（4）理解情绪的信号；（5）在情绪压抑的情况下支持自己；（6）寻求好转，积极地改变消极情绪；（7）接受情绪；（8）对消极情绪有弹性/容忍；（9）面对情绪上令人沮丧的情况，坚持达到重要的目标。

该情绪调节技能模型的一个重要假设是，按照预期方向调整情绪、接受和容忍不良情绪的能力是心理健康不可或缺的。成功地调节各种情绪之所以重要，有以下几个原因：首先，负面情绪往往会引发与问题相关的行为模式（如悲伤预示药物滥用）；其次，负面情绪往往会严重干扰有效戒毒策略的实施；最后，负面情绪导致戒毒者产生多种问题（如拒绝接受自己可能会导致逃避或沉思等各种各样的反应，最终导致焦虑和抑郁等多种障碍出现）。因此，培养情绪调节技能可以有效治疗戒毒者的问题。

接受、容忍和积极改变消极情绪的技能，对心理健康和治疗结果特别重要。用情绪调节训练代替部分标准认知行为治疗，增强了认知行为治疗在技能应用和其他心理健康措施方面的效果。采用直接针对一般情绪调节技能的干预可以提高心理治疗干预的有效性。

实践中，情绪调节技能训练需要成立技能训练组，干预侧重于学习情感、情绪的功能，接受识别、命名、表达和调节情绪的技能训练（见表 9 – 2）。情绪调节培训人员要具备心理学的知识背景，每组可设计两名培训人员进行指导。小组成员规模从 3 ~7 人不等，多个技能训练组可以同时训练。设计包括 5 周 25 小时的训练，每周进行 5 天的小组训练；每天训练一次，每次一个小时。情绪技能训练期间，戒毒人员需要完成相应的情绪作业；每次训练都包括复习前阶段内容和回顾作业;每次学习的内容都包括情绪调节的内容,可采用角色扮演或视频形式先加以介绍,再由培训人员与戒毒人员进行讨论。培训内容可用幻灯片展示,并给戒毒人员发放纸版讲义。

表9-2　情绪调节技能训练说明

阶段	内容	作业
阶段1（第一周）	介绍情绪调节的基本原理	识别和命名情绪
	介绍什么是情绪、积极情绪和消极情绪	
	练习识别积极情绪和消极情绪	
阶段2（第二周）	写出情绪和行为之间的相互作用关系	识别情绪的行为冲动和自我认可的作用
	根据个人经验,说出情绪的作用	
	分析自身的积极情绪	
阶段3（第三周）	学习主要情绪和次要情绪	学习情感表达的主要方式
	学习情感表达的主要方式	
	学习从他人角度评价自身的情绪	
阶段4（第四周）	减少情绪的脆弱性	增加积极的活动 跟随冲动或相反的行动注意选择
	学习选择与情绪相反的行为	
阶段5（第五周）	学习情绪调节的技术	
	学习接纳情绪和意愿	
	学习自我价值肯定	

在上述几个阶段中,对情绪调节有困难的戒毒人员,都可以增加辅助进行小组学员情绪放松调节技术训练,如练习音乐放松,进行5周的训练,每周选择一天训练一次,每次一个小时,具体步骤如下:

1. 准备工作:选择环境安静舒适的放松房间,避免干扰。室内摆放绿色植物或健康向上的壁画。介绍音乐放松疗法的目的、意义及对情绪的影响等,着重讲解放松过程,10分钟/次。

2. 选择音乐:根据戒毒人员的文化程度、个人爱好及音乐修养等选择清幽典雅、旋律舒缓、节奏稳定的乐曲,如《二泉映月》《梅花三弄》《幽兰》《渔舟唱晚》《春江花月夜》《小夜曲》《仲夏夜之梦》等,音量40分贝左右,以感觉身心舒缓为度。

3. 音乐放松治疗：

（1）音乐呼吸训练：放松，平卧于床上，双目轻轻闭合，在音乐背景下，指导戒毒人员进行节律腹式呼吸，即缓慢经鼻吸气至最大限度同时隆起腹部，憋气3～5秒后缓慢经口呼气同时回纳腹部，双手置于胸腹部，感受到胸、腹部节律性起伏，直至能够自主控制呼吸深度与节律，做到深慢、均匀呼吸，15分钟/次。

（2）肌肉渐进性放松训练：指导戒毒人员将注意力集中于某一部位肌肉，如腹部肌肉，主动收紧局部肌肉，维持3～5秒后缓慢放松，同时配合进行规律的深呼吸，充分体验紧张—放松感觉，按照头部至足底的顺序进行各个部位肌肉的局部训练，最终做到自主收紧—放松全身肌群，20分钟/次。

（3）引导性音乐想象：指导戒毒人员将注意力集中于音乐情境中，介绍音乐内容、背景等，鼓励其享受音乐的美感，并通过与戒毒人员的沟通交流，让其说出其真实感受，了解其想象的内容与情绪状态，及时引导和推动其想象，全程不评价其对错，帮助认识自我、体验美好感受，做到身心放松。15分钟/次。

三、情绪调节小组治疗

情绪调节小组治疗是团体情绪治疗的一种，其意义如下：第一，群体是社会支持的天然来源。第二，培养利他主义行为是一种有效的群体治疗方法。在群体中，患者发现了真正的机会来帮助他人，这是情绪外部调节的重要方式。因此，在面对外部世界的负面体验时，小组治疗能够修正不良情绪体验。第三，培训人员可以在小组治疗过程中促进建设性情绪调节策略的使用。如邀请群体成员分享情感，练习社会分享能力；或是邀请团队成员就个人观点提供不同的解释，联系成员进行认知改变或观点采纳能力。第四，邀请小组成员分享他们自己应对其他成员报告的情感经历的经验。第五，培训人员不鼓励使用功能失调的情绪调节策略（如发泄），可将群体注意力集中在群体关系结果和情感结果上，促进群体讨论（和意识）更合适的替代策略。

群体是观察群体成员互动中情绪调节现象自发表现的最佳情境。培训人员可以激发个体和群体对情绪调节策略使用的意识。在这方面，培训人员可以做到：一是指出与不当行为表现相关的情绪；二是从情绪的行为结果方面进行反思；三是是否过度依赖他人来调节情绪；四是反思个体情绪表达可能产生的不同结果；五是分析不恰当的情绪表达的时机。最后，只有在适当的情境下才能有效地进行情绪调节，才能有效地采用上述策略。情绪调节不仅是一种策略，它还包含了对情绪的好奇心,把情绪和思想看作了解当前心理状态的宝贵信息来源。从这个角度来看,培训人员在情绪调节训练中需要创设一个积极接受、尊重群体成员、不作判断的氛围,发挥情绪的表达和调节作用。

表9-3　团体治疗:提高情绪接受性和情绪调节技能训练

概述:包括培训主题和对每次培训技能的描述		
	每阶段培训的主题	介绍每节课学习的新技能和下一节课基础的家庭作业
1	介绍情绪调节和识别可能放大情绪的行为因素	识别可能放大情绪反应的失调行为
2	正念情绪认知Ⅰ	用有声或无声音片段进行正念练习 练习情绪接受性 正念:情绪是什么;情绪有怎样的影响
3	正念情绪识别Ⅱ	思考情绪影响行为 认知失调影响情绪 正念:练习识别快乐、悲伤、愤怒、恐惧和厌恶等各种情绪;练习识别上述情绪的影响
4	正念情绪干预Ⅲ	采取有效行动对情绪进行干预 正念:练习对每种情绪施加影响的正念措施
5	基本情绪和次生情绪	每日对情绪进行观察/记录,区分快乐、悲伤、愤怒、恐惧和厌恶五种基本情绪和依恋、渴望、自豪、失望、害羞等次生情绪,并识别主要情绪的外在表现
6	认识情绪的自我放大Ⅰ	人有时会放大负面情绪,从“某件事”上升到“人不好”,负面情绪泛化,导致情绪变得更低落。功能失调行为的行为分析;减少弱点因素,应对情绪触发因素和尝试替代行为。练习相反的行动
7	认识情绪的自我放大Ⅱ	与第6阶段相同,进行情绪的行为分析
8	冲动控制的策略	使用一种或多种策略,如分心拖延来增强对冲动的控制
9	情感接受性训练	练习情绪接受性
10	学习沟通技巧	使用沟通技巧,如确认情绪或要求改变行为
11	学习在不回避的情况下调节情绪	尝试使用正面相对或分散注意力的策略进行情绪调节

续表

	每阶段培训的主题	介绍每节课学习的新技能和下一节课基础的家庭作业
12	积极情绪规划Ⅰ 消极情绪预防Ⅰ	规划下周的每一天都要做有意义的事情 积极处理挫折，预防消极情绪的复发
13	积极情绪实施Ⅱ	使用策略提醒自己选择有价值的方向和价值行动（处理导致情绪问题的内部和外部障碍）
14	积极情绪巩固Ⅲ 消极情绪预防Ⅱ	培养积极情绪，重视积极情绪培养的过程，处理挫折和消极情绪。承认进步，制订个人预防消极情绪复发计划

表9－3介绍了提高情绪接受性和情绪调节技能训练的一种团体治疗方案，包括十四个方面的内容。

正念训练对情绪调节具有重要作用。正念训练起源于宗教、文化和哲学传统，是一种东方冥想练习集中注意力的方法，指不加任何判断和抵抗而全身心关注自身的体验，是一种平稳、不被干扰、警觉和清晰的清醒意识状态。正念情绪疗法是以正念为基础的集中性训练的情绪管理疗法，在训练过程中鼓励练习者运用自身内部的资源和能量积极主动地关注自己的情绪，目的是使情绪得到更好的调节，心灵上更加平和，生活得到更好的平衡。这种训练包括"身体审视、坐式冥想、瑜伽气功练习"三种技术，其中"身体审视"是指将注意力逐步从脚部向头部转移，不带任何批判性地将注意力集中于身体每个部位的感觉和感受，同时注意有节奏的呼吸和身体的放松感受；"坐式冥想"包括对呼吸或腹部随着呼吸而产生的起伏进行注意，同时是一种对思想中不断涌现的认知、想法以及分心事件进行完全客观识别的状态；"瑜伽气功练习"包括呼吸练习和为了放松及强壮肌肉骨骼系统而设计的简单拉伸等肢体姿势练习。

正念情绪疗法训练既包括由指导人员指导进行的训练也包括作为戒毒人员的独自练习，时间设计共8周，每周进行6天，每天至少45分钟；但也可以根据实际情况延长或缩短整个时程。典型的正念情绪训练课程的方案内容如下：

1. 第一周，了解无意识行为模式。设计以热身游戏的方式开始，进行正念"吃核桃仁"训练和讲述基本正念的理念，培养对正念的认识并进行课堂讨论。指导人员先讲授一些关于正念知识和情绪知识，培养戒毒人员的基本知识，接下来开展5分钟的正念健心操，再通过游戏方式引入正念吃核桃仁的训练中。具体的实施步骤为：首先由指导者为每人分发一粒核桃仁，并且让成员用正常的方式吃进去。在此体验基础之上，组织者再给每人分发第二粒核桃仁。这一次，让戒毒人员按照指导语进食核桃仁，首先拿起核桃仁，体验将它放在手掌上或者拿在手指之间的感觉；然后细心观察它，观察这个核桃仁的每一个细节，大小、形状、色泽、凹陷、褶皱等；再把核桃仁拿在手心翻动，感受它的物理特征，闭上眼用触觉进行感知；然后把核桃仁放鼻子下闻，注意体会嘴巴和胃部此时的感觉；再把核桃仁慢慢放进嘴里，体验它在口中的位置；然后开始咀嚼它，体会每一次咀嚼它产生的味道的变化；在咀嚼一段时间后，开始进行吞咽，感受它沿着喉咙慢慢流向胃部的感觉。让组员分享吃下第二颗核桃仁后的情绪感受。通过吃核桃仁训练，引导戒毒人员感知正念，自我觉知。课后选择学习、劳动、出操、洗脸、刷牙、穿衣、洗澡等任何一种所能想到的日常活动作为正念冥想的练习对象，同时将好奇心代入整个过程中。重要的是在这个过程中是否意识到个人在做什么。

2. 第二周，克服情绪障碍训练。正念冥想给平时被隐藏的各种各样的情绪提供了暴露的机会和空间，而有想法和情绪正是平时所需要极力避免的。第二周的重点是练习坚持，克服情绪困难。身体扫描或其他正念的冥想方式本身的目的是尽可能地感知自身的情绪感受，可能会有些不愉快感受，甚至可能更加焦虑紧张，但是重在体验练习。课前进行躯体扫描练习，以 20 分钟左右的专业正念音频资料为指导，组织戒毒人员用心去体验自己身体各个部位及情绪感受。训练期间，戒毒人员需要尽量坐直以防止困倦，需要闭上眼睛用心练习。练习之后组织分组讨论，大家分享情绪感受，交流问题。指导人员可以主动引导戒毒人员进行发散思维，借助食物、饮料等体会使用正念的方式进食，在进食过程中享受食物的色香味，体验积极情绪。在训练最后，将第一次正念训练的知识材料发给戒毒人员，让他们对正念的内涵和练习方式有更深一步的了解。

3. 第三周至第四周，练习感受此时此刻。这两周的练习关注自身此时此刻的情绪状态。焦点是专注于此时此刻的正念冥想。将冥想时正在产生的想法与过去或者未来的想法进行对比，关注此时此刻的正念冥想对戒毒人员的想法和情绪产生怎样的影响。具体操作主要包括躯体扫描、观情绪、观呼吸、观进食等训练。课前仍保持进行一次 5 分钟的正念健心操。观呼吸主要是对自我心理调节的一种方式，目的是使自我回到当前的一种心理状态，它可以在指导人员和音频的辅助下，练习自我呼吸的频率调整以及空气进出鼻腔的感受。这样既有利于自我对正念的认识，又有助于自我状态的调节。最后，布置作业，练习正念性思维。

4. 第五周至第六周，练习学会接受情绪。尝试接受产生的情绪而不是马上想要去改变它们。比如，当有人激怒你时，就保持在愤怒这个情绪上，而不是马上要做出回应，感受这个愤怒或怒火在身体里的感觉，并留意自己无意识的想法。如果感到难受，那么什么都不要做，顺其自然，并用心观察接下来会发生什么，注意难受是更严重了呢还是减轻了呢。留意允许、接受和承认这些情绪会对那些愉快的或不愉快的感受产生什么样的影响。在现有训练的内容中融入正念观行走和正念呼吸空间，对于其他训练内容，与前几次的训练保持一致。在观行走上，主要是体验步行过程。在实际的练习中，戒毒人员组成一个圆圈，脱去鞋子，光着脚，感觉在团体训练室的地板上赤脚行走过程中，每个脚关节，包括脚跟，脚掌，脚趾头对于地面的触感，再综合行走过程中与身体其他地方的配合。尝试用正念呼吸空间练习探索当前情绪。这种训练有助于戒毒人员更好地练习正念。最后，在日常戒毒生活中练习正念行走、正念呼吸，这是戒毒人员要完成的情绪作业。

5. 第七周至第八周，练习关照自己的行为。通过关注那些能够让戒毒人员积极向上的活动，调整个人的选择。加大力度培养戒毒人员对观愤怒控制的行为练习。戒毒人员之间可以适当增加课堂交流。观行为是比较全面的一种练习，它注重的是对脑海中瞬间的行为想法的一种捕捉，而不是发生或者产出任何主观意识想法去判断或者作出任何评价。这个时候，思维仿佛跳脱出来，用客观角度衡量自己内心将要迸发的行为活动，不要被主观情绪所影响。通过案例情景式教学，引导戒毒人员畅所欲言地讨论自身的真实感受，慢慢学会利用正念重新看待事物和自己的经历，学会分清事件本身和事件带给我们的情绪影响。最后，留练习作业，让戒毒人员练习日常生活中进行正念性思维。

6. 第九周至第十周，反思与改变。在个人遇到情绪困扰时，有时无论做出多大的努力，做多少尝试，都解决不了情绪问题和困难。如果尽力去解决问题，很可能会让个人更加反感和厌倦，甚至情绪出现恶化。这时应停止尝试解决情绪问题，接受当下的情绪，这样做的时候，可能反而会有解决办法，即便没有也没关系，可能不会那么生气，那么沮丧、紧张或消沉了。让每个戒毒人员自我归纳与总结与前几周体验练习感受的不同，开展对今后正念练习的计划和展望。

第三节　戒毒人员情绪调节需要注意的问题

毒瘾是影响吸毒人员健康的重要问题之一,在传统的成瘾模式中,医学家更支持成瘾疾病说,成瘾通常被认为是一种生物和遗传疾病的复发性疾病,并按照疾病加以治疗。然而,在戒毒领域,诸如使用药物等单一戒毒疗法往往效果不佳,许多学者支持综合不同治疗方法的成瘾治疗。学者们努力探求戒毒背后的心理机制,包括研究关注情绪调节对戒毒人员的影响。

一、戒毒要将情绪调节和其他方法相结合

戒毒要重视情绪调节,要将情绪调节与其他治疗方法结合起来。成瘾与其他慢性疾病非常相似,渴求是成瘾的主要症状,伴随着毒品依赖和复吸。因为吸毒者对毒品有强烈的渴求,目前的单一治疗方法,如戒毒心理治疗或戒毒药物治疗,几乎没有稳定的戒毒效果,因此戒毒治疗需要综合疗法。[①] 成瘾的生物心理社会模式表明,生物、心理和社会文化因素对吸毒有重要影响,[②]因此综合治疗方法可以减少吸毒者对毒品的渴望。[③]

综合疗法可以影响戒治效果,不同的治疗方法组合存在影响治疗效果的不同机制。[④] 比较对减少毒品渴求、吸毒想法和对依赖鸦片类毒品产生幻觉方面的效果,研究发现经颅直流电刺激和情绪调节两种方法综合使用效果优于其中任何单一方法的使用效果。综合疗法在治疗成瘾,特别是在预防复吸方面作用显著。结

① McElrath K. ,Joseph H. Medication – Assisted Treatment (MAT) for Opioid Addiction:Introduction to the Special Issue. Substance Use & Misuse 2018;2:177 – 180.

② Behzad Rigi KOOTEH a, Behrooz DOLATSHAHI b, Masoud NOSRATABADI c, Nour Mohammad BAKHSHANI d, Abed MAHDAVI e, Mousa Chakeri HAKAMI Combination Therapy and Opioids: Effectiveness of Transcranial Direct – Current Stimulation (tDCS) and Emotion Regulation Training in Reducing Current Drug Craving. MAEDICA。2020; 15(1):53 – 60.

③ Brunoni A. ,et al. *Differential Improvement in Depressive Symptoms for DCS Alone and Combined with Pharmacotherapy: an Exploratory Analysis from the Sertraline vs. Electrical Current Therapy for Treating Depression Clinical Study*. International Journal of Neuropsychopharmacology 2014;17:53 – 61.

④ Brunoni A. ,et al, *Differential Improvement in Depressive Symptoms for DCS Alone and Combined with Pharmacotherapy: an Exploratory Analysis from the Sertraline vs. Electrical Current Therapy for Treating Depression Clinical Study*. International Journal of Neuropsychopharmacology 2014;17:53 – 61.

合心理和神经科学干预的综合治疗可以显著提高戒毒者的情绪调节能力和灵活性,有助于戒毒人员的康复和减少复吸。

二、认识情绪调节困难

(一)情绪调节困难的含义

情绪调节困难主要有六个方面的内容:一是不接受情绪反应,个人的消极情绪有产生次级消极情绪反应的倾向;二是在从事目标导向行为方面的困难,反映了在经历消极情绪时难以集中注意力和完成任务;三是冲动控制困难,反映出在经历消极情绪时,很难控制自己的行为;四是缺乏情绪意识,反映出缺乏关注和缺乏承认情绪的倾向;五是情绪调节策略的使用受限,情绪调节困难的人相信,一旦个人情绪低落,就很难有效地调节情绪;六是缺乏情绪清晰度,反映了个人缺乏清楚了解自己所经历的情绪种类和强度。绝大多数关于情绪调节的研究都使用自我报告的方法评估情绪调节。Gratz 和 Roemer(2004)开发出情绪调节困难量表(DERS),表 9 - 4 中对题目作了详细介绍。量表主要测量情绪调节困难,回答采用自我报告形式,学者认为以上六个方面出现一个或几个方面的问题,就可以认定是情绪调节困难。量表中各个评估维度内容,都包括一些典型的例题:不接受情绪反应维度的题目,如"当我难过的时候,我为那种感觉感到内疚";从事目标导向行为维度的题目,如"当我心情不好时我很难集中注意力";冲动控制障碍维度的题目,如"当我难过的时候我无法控制自己的行为";缺乏情感意识维度的题目,如"我关心自己的感情";缺乏情绪调节策略维度的题目,如"当我难过的时候我相信我最终会感到非常沮丧";缺乏清晰的情感维度的题目,如"我很难理解我的感情"。该量表已经被证明具有广泛的适用性。根据六个分量表的自我报告题目,可以计算总分和子量表得分,得分越高表明情绪调节能力越差。

(二)情绪调节困难解释吸毒的机制

Cooper 和其同事(1992)阐明了三种不同动机与吸毒之间的关系,三种不同动机为应对动机、增强动机和社会动机。应对动机描述的是通过吸毒缓解消极情绪状态,增强动机描述的是通过吸毒增强积极情绪(如积极唤醒状态),社会动机描述的是吸毒在社会环境中并促进社会互动。对吸食大麻毒品的研究表明,情绪控制困难与吸食大麻的应对动机直接相关。在三种吸毒动机中,情绪调节困难量表总分仅与应对动机存在显著相关。情绪调节困难量表的不接受情绪反应、冲动控制困难、缺乏情绪调节策略三个子因素与应对动机有显著相关。情绪调节困难与吸毒的关系已经在可卡因、阿片类药物研究中得到验证。①

表9－4　情绪困难量表的六个因素和条目

1. 不接受情绪反应（不接受）	当我难过的时候，我为那种感觉感到内疚； 难过的时候，我为自己的那种感觉感到羞愧； 当我难过的时候，我会因为这种感觉而感到尴尬； 当我难过的时候，我会为自己的那种感觉而生气； 当我难过的时候，我感觉自己很虚弱
2. 从事目标导向行为的困难（目标）	当我心情不好时，我很难集中注意力； 当我难过的时候，我很难把注意力集中在其他事情上； 当我心情不好时，我很难完成工作； 当我难过的时候，我很难想其他的事情； 当我沮丧的时候，我仍然可以把事情做完
3. 冲动控制困难（冲动）	当我难过的时候，我无法控制自己的行为； 当我难过时，我很难控制自己的行为； 当我难过的时候，我就会失控； 我感觉自己的情绪无法控制； 当我难过的时候，我觉得我可以控制自己的行为
4. 缺乏情感意识（意识）	我关心自己的感情； 我注意我的感觉； 当我难过时，我承认自己的情绪； 当我难过的时候，我相信我的感觉是正确的和重要的； 我在乎我的感觉； 当我难过的时候，我会花时间去弄清楚我真正的感受
5. 有限的情绪控制策略（策略）	当我难过的时候，我相信我最终会感到非常沮丧； 当我难过的时候，我相信我将在很长一段时间内保持这种状态； 当我难过的时候，我相信我能做的就是沉溺其中； 当我难过的时候，我需要很长时间才会感觉好起来； 当我难过的时候，我相信我做什么都不会让自己感觉好一些； 当我难过的时候，我知道我可以找到一种方法最终让自己感觉好起来； 当我难过的时候，我的情绪会难以抑制； 当我沮丧时，我开始感到自己很糟糕

① Fox HC. ,Axelrod SR. ,Paliwal P. ,Sleeper J. ,& Sinha R (2007). *Difficulties in Emotion Regulation and Impulse Control During Cocaine Abstinence*,Drug and Alcohol Dependence,89(2－3),298－301.

续表

6. 情绪不清晰(清晰性)	我很难理解我的感情; 我不知道我现在感觉如何; 我对自己的感觉感到困惑; 我非常清楚自己的感受; 我很清楚我的感受

三、加强认知情绪调节培训

认知情绪调节是个体在接受情绪刺激信息时所采用的有意识的心理调节方法。研究显示,不恰当的认知情绪控制策略与毒品渴求相联系。情绪调节能力差(冲动反应,情感不稳定等)与青少年的吸毒呈正相关。从生理上而言,这与青少年时期伏核和杏仁核活动的增长有关系,吸毒也与前额叶损伤有关。

认知情绪调节包括四种不适应策略和五种适应策略。四种不适应策略包括:左思右想、自责、责怪他人、小题大做。这些不适应策略,会产生诸如难过、焦虑和危险行为等心理和情绪上的问题。五种积极的策略是:积极调整、调整规划、接受、全面看待问题、积极的重新评价,它们与增进健康和幸福感相联系。

认知情绪调节的调节方向主要包括两类:一是改变不适应策略,对改变左思右想、自责、责怪他人、小题大做进行改变。二是培养适应策略,努力做到积极调整、调整规划、接受、全面看待、积极的重新评价。

四、克服情绪调节失常

情绪调节失常,也是情绪调节能力差的表现,主要包括三个方面的内容:一是缺少情绪意识、情绪理解和情绪接受能力;二是在经历情绪痛苦时,不能控制行为;三是缺少根据情境选择恰当策略,调整情绪反应策略,控制情绪反应的时间和强度,以便达成个体目标的能力。

情绪调节失常被认为是吸毒的病因学、维持和治疗的关键机制。情绪调节失常的人不愿意经历情绪痛苦,并将情绪痛苦作为追求有意义生活的一部分。情绪调节能力差与吸毒存在较高的正相关。各种吸毒人员常见的情绪调节失常与吸毒严重性和吸毒频率存在相关。情绪调节失常,包括冲动行为的控制问题,与吸毒有显著有关。在情绪调节困难量表中,与吸毒关联的最重要因素是冲动性。压抑是情绪调节失控的精神障碍,也是吸毒最重要的因素之一。情绪控制能力差的人更可能用吸毒来消除负性情绪。情绪调节能力强与吸毒存在较高的负相关。积极的认知情绪控制与积极情绪和更好的人际功能相联系。①②

情绪调节能力影响个体的思维，情绪调节能力强的人，拥有开放和积极的思想，以及更强的认知能力，情绪调节能力强能够促进积极情绪发展和促进积极人格特征的发展，发生冲动性和危险性行为的可能性更小。因此，会经历更少压力和焦虑，从而更少产生吸毒行为。③

复习思考题

1. 简述情绪调节的方式与核心特征。
2. 简述情绪调节对吸毒、戒毒的作用。
3. 论述情绪调节的三种理论对戒毒的解释。
4. 简述情绪调节过程理论的五个环节。
5. 试述情绪调节技能训练方法中的九种情绪调节机能。
6. 试述情绪调节小组治疗方案。
7. 简述情绪调节困难的六个内容。
8. 简述认知情绪调节的四种不适应策略。
9. 简述认知情绪调节的五种积极策略。
10. 试论克服情绪调节失常的方法。

本章主要参考文献

1. 马伟娜、姚雨佳、桑标：《认知重评和表达抑制在无意识层面对情绪反应的调整作用》，载《华东师范大学学报（教育科学版）》2012 年第 4 期。
2. 孟昭兰主编：《情绪心理学》，北京大学出版社 2005 年版。
3. 王诚俊、傅宏：《情绪调节策略的有效性和适应性》，载《心理研究》2016 年第 4 期。

---

① Leahy RL. , Tirch D. , Napolitano LA. Emotion Regulation in Psychotherapy: A Practitioner›s Guide. Guilford Press; 2011.

② Garnefski N. , Teerds J. , Kraaij V. , Legerstee J. , van Den Kommer T. Cognitive Emotion Regulation Strategies and Depressive Symptoms: Differences between Males and Females. Personality and Individual Differences. 2004;36(2):267 – 276. i:10.1016/S0191 – 8869(03)00083 – 7.

③ Tugade MM, Fredrickson BL. Regulation of Positive Emotions: Emotion Regulation Strategies that Promote Resilience. Journal of Happiness Studies: An Interdisciplinary Forum on Subjective Well – Being. 2007;8(3):311 – 33. doi:10.1007/s10902 – 006 – 9015 – 4.

4. 袁加锦等:《负性情绪调节的效率:中国文化背景下认知重评与表达抑制的对比》,载《中国科学:生命科学》2014 年第 6 期。
5. 程利、袁加锦、何媛媛、李红:《情绪调节策略:认知重评优于表达抑制》,载《心理科学进展》2009 年第 4 期。
6. 高科、李琼、黄希庭:《自我控制的能量模型:证据、质疑和展望》,载《心理学探新》2012 年第 2 期。
7. 黄丽、杨廷忠、季忠民:《正性负性情绪量表的中国人群适用性研究》,载《中国心理卫生杂志》2003 年第 1 期。
8. 黄敏儿、郭德俊:《情绪调节的实质》,载《心理科学》2000 年第 1 期。
9. 李萍:《分心和表达抑制策略对不同强度情绪的调节效应》,辽宁师范大学 2017 年硕士学位论文。

第十章　戒毒人员动机晤谈疗法

本章摘要

动机晤谈疗法作为一种具有指导性的谈话，相较于一般所熟知的心理治疗方法和手段，更像是一种帮助戒毒人员改变的、关于改变的对话方式。通过本章学习，了解动机晤谈疗法的概念，领会动机晤谈疗法的五大原则，理解动机晤谈疗法的四项精神，学会戒毒人员动机晤谈疗法的实施，唤醒他们关于改变的想法，加强和支持他们一点点逐步向自主性的方向努力，增强其关于改变的内部动机，提升自我效能，有效地减少其对成瘾物质的渴求度，从而有效的长期维持改变行为。

重点问题

本章的重点是理解并合理正确地判断戒治人员所处的改变阶段，警惕可能陷入的陷阱，减少阻抗，激发工作对象的戒治动机。

第一节　动机晤谈疗法的基本理论

一、动机晤谈疗法的原理

（一）动机晤谈的概念

心理咨询是实现改变的过程，咨询师会运用不同的方法、策略和技术帮助来访者作出改变，达到心理咨询的目标和目的，但是如果来访者并不想改变，如有物质使用障碍、破坏性行为问题及其他各种问题的来访者，他们没有改变的动力时，那么咨询师该怎么办？针对这一类来访者，通常需要先对他们进行预心理咨询，或是进行旨在促使来访者准备好接受心理咨询的咨询。

动机晤谈(motivational interviewing),又称动机式访谈法、动机访谈、动机性面谈,由美国心理学家及精神病学教授米勒(Miller)和英国心理学家罗尔尼克(Rollnick)创立,指的是通过独有的面谈原则和谈话技巧,协助人们认识到现有的或潜在的问题,从而提升其改变的动机。[①] 米勒在1983年研究物质滥用治疗时提出,并首次应用在酒精成瘾性治疗中,让咨询师与来访者之间合作性的沟通,引导来访者发现和加强改变动机的以人为中心的沟通方式。

1983年,米勒针对慢性酗酒者开创了短期干预,并注意到在干预期间,类似面质的方法只会增加来访者的阻抗。对此,提出了动机晤谈技术,旨在消除患有物质使用障碍的来访者的阻抗。1991年,米勒和罗尔尼克撰写了《动机式访谈:帮助人们改变》(*Motivational Interviewing:Preparing People for Change*)。2002年,威廉·米勒和斯蒂芬·罗尔尼克将这个过程进行了系统化,并创建了动机晤谈(MI),用来帮助来访者产生改变的内在动机,以实现心理咨询的目标。如今,动机晤谈已经被广泛推广,还可以用于治疗其他健康和心理健康行为。[②]

动机晤谈是一种帮助人们改变的临床方法,一种关于改变的对话方式。它适用于多种问题行为的治疗,以合作、目标为导向的沟通方式,特别注意个人关于改变的语言,希望可以通过在接纳和共情的气氛中引出和探索个人关于改变的理由,并由此加强个人对特定改变目标的动机和承诺。

(二)动机晤谈疗法的理论基础

动机晤谈疗法于20世纪80年代在西方兴起,其优势在于整合了各类咨询理论和技术,如结合了人本主义心理治疗的基本理论、方法和认知失调理论对矛盾的处理方式,其在行为改变方面有突出功效。动机晤谈的发展主要受两个人的影响:卡尔·罗杰斯(Carl Ransom Rogers)和詹姆斯·普罗查斯卡(James Prochaska)。米勒和罗尔尼克改编了罗杰斯的当事人中心疗法的核心领域——共情、热情、真诚和无条件的积极关怀。因为他们认为,消除来访者的阻抗并帮助他们改变,对建立起稳固的治疗同盟至关重要。然而,米勒和罗尔尼克故意偏离了罗杰

---

① [美]WilliamR. Miller、[英]Stephen Rollnick:《动机式访谈法:帮助人们改变》,郭道寰等译,华东理工大学出版社2013年版。

② [美]Bradley T. Erford:《心理咨询师必知的40项技术》(第2版),中国人民大学出版社2020年版。

斯的非指导性方式,他们认为,在处理来访者的矛盾情绪和阻抗时,直截了当的方法有助于来访者形成内在动机和自我效能感,进而促进改变。

动机晤谈疗法主要借鉴了普罗查斯卡(Prochaska)和狄克莱门特(Di-Clemente)提出的行为分阶段转变跨理论模型(The Transtheoretical Model,TTM),该理论模型也被称作阶段性变化模式。TTM 认为不同的干预对象所处的行为阶段不同,且有着相对应的心理需求,因此干预方案需要根据其阶段和需求进行设计,有针对性地、广泛地帮助和干预个体的风险行为。TTM 理论将改变阶段分为五个时期(懵懂期、沉思期、决定期、行动期、维持期),认为处于不同时期的个体,其对自身行为改变的心理活动也不尽相同。同时 TTM 也强调这是一个连续、渐进的过程。

1. 懵懂期(前意向阶段):在这个阶段,来访者没有变化的需求。

2. 沉思期(意向阶段):来访者虽然矛盾,但是愿意去权衡积极和消极因素。

3. 决定期(决定阶段):来访者意识到需要进行改变,但还没有承诺去改变。

4. 行动期(行动阶段):来访者承诺改变,并积极实现约定的咨询目标。

5. 维持期(保持阶段):来访者将变化融入新的生活中。

相较于“假定有关个体是如何做好准备”的传统介入模式而言,TTM 则是针对不同个体所处的不同阶段和当前阶段的需要进行适当干预,以此获得高参与率。①

(三)动机晤谈疗法的五大原则

动机晤谈的五大基本原则,是指在运用动机晤谈法开展服务过程中,有五个基本工作原则,是需要掌握的核心技能。

1. 原则一:对来访者表达同理心/共情

共情是指体验别人内心世界的能力。它包括三方面的内容:一是咨询师借助来访者的言行走进其内心世界去体验他的情感;二是咨询师分析来访者的体验与其经历及人格之间的联系,从而更好地理解来访者问题的核心;三是咨询师把自己的共情以理服人传达给对方从而影响来访者。共情需要咨询师从来访者的立场、想法、情感出发,理解来访者的世界。反过来,共情也可以让来访者产生信任感,更深层地分享自己的经历。

---

① 李云贵、吴运辉:《动机访谈对海洛因依赖患者复吸的影响》,载《中国疗养医学》2015 年第 8 期。

2. 原则二：创造不一致（呈现差距）

动机缘于现实与理想之间的矛盾。因此，在动机晤谈中，咨询师要帮助来访者认识到其生活现状是如何阻碍他们实现理想状态和个体目标的。矛盾的呈现和分析有利于增强进行改变的动机，指的是咨询师要协助来访者看到其目前所处的情境和其所想要的情境之间有所差异，让来访者感受到目前行为与个人生活目标之间的落差，从而促进其内心形成改变的动机。来访者能察觉到行为的后果是很重要的，当前行为与重要目标之间的落差能够引发改变的动机，同时，要注意关于要改变的话得由来访者自己来说。

3. 原则三：避免与来访者发生争辩

争辩不但徒劳无功，而且有反效果，争辩会助长来访者的自我防御机制，一旦发现来访者出现抗拒就表明需要改变工作策略。动机晤谈工作的开始要以来访者当下所处的状态为起点，无论那是怎样一种状态，改变他们对事物的认知，也要借由其他途径，而不是经过争辩和给来访者打上标签（如指控来访者“上瘾”“抗拒”“否认问题”等）。

4. 原则四：正确应对阻抗

在来访者感到自由和自主性被侵犯时，可能会对咨询师和治疗产生抵抗情绪。在动机晤谈中，为了避免抵抗情绪，咨询师要注意不能站在与来访者对抗的立场，咨询师和来访者之间不是在“摔跤”，而是在“共舞”。咨询师进行工作的核心是让来访者自己发现问题、解释问题，并想办法解决问题。咨询师要意识到来访者是有能力解决自身问题的，如果把来访者抗拒时所说的话稍加转换或重构，善加利用，阻力也能化为动力，让他们意识到矛盾所在。来访者对事物的认知是可以动摇的，咨询师欢迎来访者参考新观点而不是将新观点强加给他们，因为来访者本身就是寻找问题解决途径的重要资源。

5. 原则五：支持来访者的自我效能感

自我效能感是指“人们对自身能否利用所拥有的技能去完成某项工作行为的自信程度”（班杜拉）。动机晤谈理论相信来访者本身具有改变的能力，因此需要咨询师激发来访者拥有更强的自我效能感——我是可以作出改变的。来访者经常会因为以往不成功的改变经历而对自己产生怀疑、丧失信心。咨询师需要对来访者的进步、能力的增强进行积极的肯定，要相信改变的可能性是引发动机的重要因素。在多种可供选择的方法中，总会存在着希望，来访者也有责任选择并执行个人的改变。同时，咨询师也要给予来访者鼓励和希望，让其相信自己的能力，认为自己可以成功地执行某项工作或任务。[①]

（四）动机晤谈疗法的四项精神

1. 精神一：合作

动机晤谈中的咨访关系以人为中心，强调合作性，尊重来访者的自主性。这意味着访谈应该根植于来访者的感受和想法，而非权威性的“给予与接受”的关系。彼此合作的属性有助于构建和谐互信的咨访关系。合作性强的咨询师能认识到来访者才是他们自己生活的真正权威，所以只有他们自己最有资格决定他们的生活方向；合作性较低的心理咨询师则很难信任他们的来访者能够对他们生活的方向作出正确的决定。[②] 动机晤谈是“为”和“与”一个人去做的，是一种专家之间的积极协作——人们是他们自身无可争议的专家，没有人比他们自己和自身相处得更久，或者对他们自身了解更多。[③]。

2. 精神二：接纳

与合作的精神有关的，是对来访者所带来的东西深度接纳的一种态度。在此意义上去接纳一个人并不意味着需要认同其对于问题本质或改变的所有看法，双方可能会对同一问题有不同的看法，但重要的是彼此理解，而非谁对谁错。咨询师个人的赞同（或者不赞同）在这里并不重要。“接纳”包含了至少四个方面的内容：绝对价值、准确同感、支持自主性和肯定。一个人赞扬每一个人作为人类的绝对价值和潜能，承认和支持这个人不可广泛地帮助他或她自己的方式的自主性，寻求通过准确同感来了解其他人的观点，并且肯定这个人的强项和成就。

3. 精神三：唤出

MI 的精神起源于一个非常不同的以优势为焦点的前提，即人们已经在他们自己身上具备了很多需要的东西，而咨询师的任务就是去唤起它，这里隐含的信息是：“你具备了你所需要的，而我们会一起找到它。”认为人们自身内部真正拥有动机和行动这一信念，明确了咨询师的核心角色是唤醒来访者关于改变的想法。通过探索和表达来访者对改变自己行为可能性的想法，人们才能面对自己的矛盾

---

① 曾垂峰：《动机式晤谈法在禁毒帮教服务中的运用》，载《中国社会工作》2019 年第 18 期。

② ［美］茱迪丝·A. 刘易斯、［美］罗伯特·Q. 丹纳、［美］格里高利·A. 布莱文斯：《成瘾问题心理咨询理论与实践入门：国际版》（第 4 版），王贺春、唐已婷译，军事医学科学出版社 2015 年版。

③ ［美］WilliamR. Miller、［英］StephenRollnick：《动机式访谈法：帮助人们改变》，郭道寰等译，华东理工大学出版社 2013 年版。

心理，并朝着解决自我矛盾心理的方向去努力。经过良好训练的咨询师会引导来访者改变自己行为的想法，帮助来访者点亮改变的希望之灯。任何具有矛盾心理的人都有渴望改变的一面，可通过咨询师的唤醒帮助来访者发现并表达出这一面①。

4. 精神四：至诚为人

至诚为人是一种追求他人的福祉和最佳利益的深思熟虑的承诺，要做到至诚为人就是要积极地提升别人的福祉，对别人的需求给予优先考虑。米勒等人将至诚为人加入动机晤谈的精神要素中是因为在追求自身利益当中有可能会实践其他三种要素。他们举例，一个熟练的销售员会和潜在客户建立一种工作的合作关系，唤起他们自己的目标和价值观，并且清楚地意识到最终由客户决定是否要购买。“我们并不是意欲贬损销售这种职业，它其实的确可以用一种有利于客户和卖家双方的方式来实践，但是只是说心理学知识和技术，包括稍后会描述到的，是可以被用来剥削，去追求一个人自己的好处并博得不当的信任和顺从的。”要以至诚为人的精神开展工作，就是要把你的心态放在正确的地方，以便当之无愧地接受别人对你的信任。

（五）动机晤谈疗法的四个过程

MI 中四个关键的过程是导进、聚焦、唤出和计划过程。

1. 导进过程是建立一个有用的连接和工作关系的过程。

2. 聚焦过程是咨询师在关于改变的对话中借以发展和维持一个特定方向的过程。

3. 唤出过程涉及引出当事人自己对改变的动机，它处于动机晤谈的核心地位。

4. 计划过程既包含了发展对改变的承诺，也包含了制订一项具体的行动计划。

二、动机晤谈疗法的优势

（一）较快产生治疗效果

典型的动机晤谈疗法是短期的治疗，通常为 2 ~ 4 次的治疗，每次大约 20 ~ 30 分钟即可达到治疗效果，而且这样的效果可以在治疗后持续达 1 年之久。

---

① ［美］茱迪丝 · A. 刘易斯、［美］罗伯特 · Q. 丹纳、［美］格里高利 · A. 布莱文斯：《成瘾问题心理咨询理论与实践入门：国际版》（第 4 版），王贺春、唐已婷译，军事医学科学出版社 2015 年版。

(二)短期完成基础训练

一般而言,学员只需要参加两个工作日的工作坊训练就可以尝试使用动机式晤谈法开展服务,之后可以通过个案研讨会进行持续性的督导,进一步提升专业服务质量。

(三)适用问题范围广泛

研究显示,无论个案的问题多严重、男性还是女性、年轻还是年老,动机晤谈都有其效用,既可以用于其他治疗开始之前,又可以单独用于个案。该方法除了运用于酒瘾及物质滥用疾患的治疗外,还被广泛地运用于治疗更多的临床问题,如焦虑症、忧郁症、创伤后压力症候群、自杀行为、强迫症、饮食疾患、精神分裂症等。近几年来,有许多学者更将其推广应用于改变其他需要动机以支持改变的慢性健康问题行为,包括需要持续服药控制的慢性生理疾病,如高血压和糖尿病、减重、运动等。①。此外,动机晤谈疗法不但在个体行为矫治方面效果显著,亦有可能推广到团体治疗中。②

第二节 戒毒人员动机晤谈疗法的实施

一、如何实施动机晤谈疗法

刘易斯指出,动机晤谈可以作为综合性方法或方式应用,在转向下一个心理咨询方法之前,使用这种方法可以激发来访者的动机。米勒和罗尔尼克提出了动机晤谈的五项基本原则:表达共情、呈现差异、避免争辩、化解阻抗和激发自我效能感。表达共情体现了罗杰斯的核心条件,并能建立起强大的治疗同盟。塔汉和斯明基指出,咨询师必须对来访者表现出无条件的接受,并运用反思和积极倾听技巧,确保来访者感到自己是被理解的,进而促使来访者理解其自身思想、感受和行为的意义。米勒和罗尔尼克指出,咨询师重视和接受来访者对改变的矛盾情绪

① 曾垂峰:《动机式晤谈法在禁毒帮教服务中的运用》,载《中国社会工作》2019 年第 18 期。

② [美]茱迪丝·A. 刘易斯、[美]罗伯特·Q. 丹纳、[美]格里高利·A. 布莱文斯:《成瘾问题心理咨询理论与实践入门:国际版》(第 4 版),王贺春、唐已婷译,军事医学科学出版社 2015 年版。

也十分重要。使用呈现差异时,咨询师需要巧妙地帮助来访者用语言表达想法、感受和冲突,继而咨询师可以根据这些情况指出来访者在现实中的生活方式与理想中的生活方式之间的差异。

米勒和罗尔尼克还提出了一系列帮助来访者呈现矛盾的技巧(简称 OARS):开放式询问、肯定、反映技巧和归纳总结。

开放式询问(O)的问题不能简单地回答“是”或“否”,要促使来访者说出众多信息,并让来访者解释回答。要求来访者针对其思维、感受和行为说出具体的解释,也有助于咨询师了解来访者在这些方面的思维和行为模式。

肯定(A)会传递来访者所说内容的价值,还可以帮助来访者认识到内在优势和资源。肯定需要诚实地反映来访者的具体行为或特性,目的是改善其自我效能感。进行肯定时,咨询师要避免使用“我”,这一点十分重要,因为这样来访者才不会有受到批判的感觉。

利用反映技巧(R)可以传达共情,并能揭示潜在感受和来访者话语中的含义,让来访者感到自己被人理解,还可以让咨询师记录谈话内容,进而向来访者强调其当时没有意识到的重要信息。复杂的、双面的反映可以揭露来访者对改变的混杂情绪,并有助于呈现差异。

归纳总结(S)旨在回顾并联系来访者说过的话,用这种方式促进来访者改善。咨询师要针对访者的感受和态度进行归纳总结,称为改变式谈话,也是设定目标之前的必要步骤。虽然一般在咨询结束后才进行归纳总结,但是动机晤谈建议,在一次典型的晤谈中应进行多次归纳总结,通常会在各个衔接点和过渡点进行。改变式谈话的多次应用是来访者准备好设定目标并采取行动计划的重要指标。

沃森认为,咨询师不应对抗来访者在改变时的阻抗,而应承认阻抗是变化过程中重要且常见的一部分。如果没有阻抗,改变就会轻而易举且早就会发生了,通过使用反映技巧,咨询师可以提供反馈,并可以从不同角度重构问题,甚至可以回顾来访者关于改变动机的早期言论。因此,咨询师要帮助来访者探索改变的正反面,这一点十分重要,咨询师甚至可以设置阻抗来增添一点波折,同时还要附加另外的观点,或是对来访者之前没有考虑的问题进行重构,进而将来访者引至一个新的方向。米勒和罗尔尼克指出,在化解阻抗时,要让来访者对自身的问题及解决问题的阻抗负责,这一点至关重要。

激发自我效能感可以强化来访者趋于改变的信念,进而改善其生活。让来访者分享过去克服困难、获得成功的故事可以提高其自我效能感。咨询师要鼓励来访者运用改变式谈话提升来访者的自我效能感，来访者随后还可能会对改变作出承诺。

最后，针对想促使来访者产生永久性改变意愿的咨询师，塔汉和斯明基提出几点建议。除了让来访者意识到改变是自身所需外，在与来访者的关系上，咨询师还要留有余地，让来访者能接受改变，咨询师还需为来访者提供改变的策略，并在来访者出现积极的行为改变时提出建设性意见。[①]

在动机晤谈的原则和精神的指导之下，实战中还有以下几个小技巧可以运用（节选自美国马萨诸塞州立大学发布的 *Motivational Interviewing Definition Principles and Approach*）：

1. 问开放性问题：多问开放性问题，这种问题需要来访者详细的解释和深层的思考，可以帮助来访者发现改变的原因和可能性。

2. 探讨关于改变的不同可能性：问问来访者，改变对他们有什么好处和坏处？保持不变又有什么好处和坏处呢？

3. 适当追问细节和例子：在谈及有关改变的话题时，尽量和来访者多聊一些细节。“能不能再多和我讲一讲刚才说的事情？”“上一次发生这种情况是什么时候？”

4. 向后看：问问来访者，在（需要改变的）这个行为出现之前，他的情况有什么不同？是不是比现在好？

5. 向前看：问问来访者，如果保持现状，未来会是什么样子？试一试问这个问题：“如果你在改变这个问题行为上得到了100%的成功，困扰你的问题全都解决了，你的生活会发生什么不同？5年后，你的人生又会是什么样？”

6. 探索目标和价值：和来访者讨论对他来说最重要的一些价值观是什么，他们希望自己的人生是什么样的？然后再问问，当下的这个行为是否和他们的价值观相符？继续这个行为对追求他们理想的人生有帮助吗？

人本主义理论相信，每一位来访者都是有力量的，每一个人都是他们自己人生的掌控者。改变的最终决定权始终在来访者手中，而咨询师能做的便是帮他们找回自己的力量，叫醒他们内心的勇敢者。

---

① ［美］Bradley T. Erford：《心理咨询师必知的40项技术》（第2版），中国人民大学出版社2020年版。

二、戒毒场所动机晤谈疗法的使用

（一）运用动机晤谈强化改变动机

动机是由特定需要引起的，满足各种需要的特殊心理状态和意愿，是一种内在的驱动力，是一个人内在的心理想法。一个人想清楚了才会去做，而不是随意的。要强化戒毒人员的改变动机，咨询师需要具备高水平的听说能力和正确的引导方法，以便更好地通过多角度信息找到戒毒人员的行为模式和问题所在，然后据此找到切入点，筛选出戒毒人员的核心问题，强化戒毒人员的改变动机，让戒毒人员获得新的改变。①

戒毒场所的核心工作是帮助戒毒人员戒除毒瘾，戒毒人员戒除毒瘾的关键则是具有强烈的持续的戒毒动机。戒毒人员的戒毒动机一般存在四方面的问题：一是因为完全失去自由而产生的逆反心理。"你让我戒，我就偏不戒。"二是因为对毒品及毒瘾的不正确认知而产生的轻视心理。吸食新型毒品且第一次被强戒的戒毒人员居多。"我就没有什么毒瘾，出去就绝对不吸了，完全不需要再考虑戒毒的问题。"三是因为多次戒毒失败而产生的绝望心理。"我就不可能戒得了毒瘾，所以我也就不去想戒毒的事。"四是戒毒动机单一。多是因为自己被强戒失去自由而产生强烈的戒毒动机。但这种戒毒动机往往会在其出所后，随着在自由状态下生活的时间延续，加上对身边吸毒人员状态的判断而快速下降，侥幸心理强化。"别人都在吸也没有事，我再吸一次也不会有事。"

针对戒毒工作现状及其工作环境下戒毒人员的特点，动机晤谈疗法作为一种具有指导性的谈话，在与戒毒人员的交谈过程中，倾向于关注与改变相关的话语，善于引导戒毒人员聚焦于改变本身，解决其矛盾心理。通过与戒毒人员合作、唤醒他们关于改变的想法、加强和支持他们一点点逐步向自主性的方向努力，增强其关于改变的内部动机，提升针对改变的自我效能，从内部激发戒毒人员关于改变其行为的想法与决策，更有效地减少其对成瘾物质的渴求度，从而有效地长期维持改变行为。

（二）注重改变轮的使用

改变轮（见图 10 – 1）在 TTM 理论的基础上形成，指的是戒毒人员从改变前

---

① 曾垂峰：《动机式晤谈法在禁毒帮教服务中的运用》，载《中国社会工作》2019 年第 18 期。

到改变后，所可能经历的懵懂期、沉思期、决定期、行动期、维持期、复发期六个阶段。戒毒人员在这六个阶段中的每一个阶段，都会有不同的心理状态和对吸毒行为的认识。

懵懂期：戒毒人员未意识到吸毒所带来的影响，没有改变的意愿。戒毒工作者的任务是，增强戒毒人员对吸毒行为危机的意识，引起其对吸毒问题的关注。此时可运用开放式的问句，给予肯定、简单与夸张反应等技巧，用时间线方式找出戒毒人员的行为模式，然后运用问题对焦技巧找到戒毒人员改变的突破点，让戒毒人员用"放大镜"看自己的问题，从而提升戒毒人员的改变动机水平。

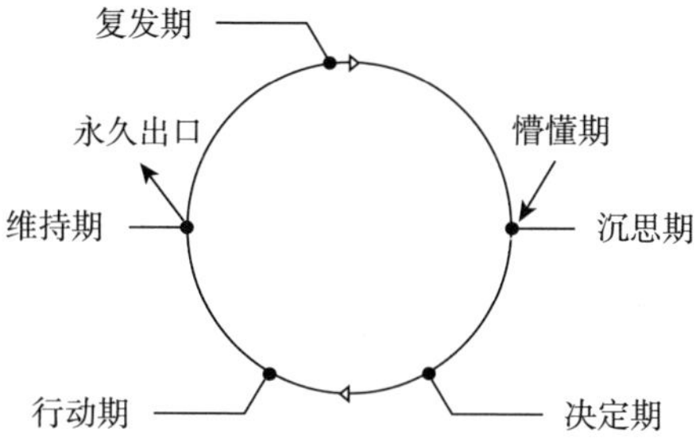

图 10－1　Prochaska 和 DiClemente 提出的"改变轮"(wheel of change)

沉思期：戒毒人员开始意识到吸毒的负面效果，考虑是否作出改变。戒毒工作者需要发掘其转变的原因和探索不转变的危机。此时可运用正反思量和扩大焦点的技巧，让戒毒人员思考戒毒的好处与不戒毒的坏处，引导戒毒人员更多地看到吸毒背后的问题，放大戒毒人员紧张和害怕的东西，进一步提升戒毒人员的改变动机水平。

决定期：戒毒人员意识到需要做出改变，改变的动机不断增强。戒毒工作者应该协助戒毒人员树立戒毒的可行目标，增强其改变能力。此时可运用瞻前远望和假设极端的技巧，给戒毒人员创造梦想或凸显矛盾，让戒毒人员建构危机信号，捕捉戒毒人员的心动时刻，让戒毒人员设定改变意图，尝试小小的改变。

行动期：戒毒人员开始制订改变的计划，并付诸行动。戒毒工作者要协助其按照戒毒目标和计划执行，并提供支持。此时可运用目标管理中的 SMART 原则，即目标必须是具体的(specific)、目标必须是可以衡量的(measurable)、目标必须是可以达到的(attainable)、目标必须和其他目标具有相关性(relevant)、目标必须具有明确的截止期限(time－based)，以此来协助戒毒人员制订行动计划。此外,戒毒工作者还可以运用21天行为习惯养成理论对戒毒人员进行指导。

维持期:戒毒人员能在较长的时间内维持已作出的改变,逐步适应新的生活。戒毒工作者的任务是,增强戒毒人员维持的能力,协助戒毒人员预防复吸。此时可运用处理高危情景和顾后回醒的技巧,探讨戒毒人员容易复吸的情景,帮助戒毒人员多找一些控制复吸的方法,消除容易引起复吸的问题,让戒毒人员找到改变之轮的出口,成功戒毒。

复发期:戒毒人员在维持已做出的改变中遭受挫折,从而引致重新吸毒。戒毒工作者要协助戒毒人员反省和评估改变的过程,注入希望,帮助戒毒人员继续订立改变的目标和计划。

(三)把握好四个过程

动机晤谈的对象是想要改变,但改变动机又不足的来访者。在实施的过程中,咨询师与戒毒人员从彼此毫无关系,到最终达成改变的目标,存在着一个循序渐进的重叠的过程——导进过程、聚焦过程、唤出过程、计划过程——它们可能会彼此渗入、重叠和重复发生。这四个过程既是顺序的又是递进的,每一个后来的过程是建立在之前已经摆下的、并且继续在底下执行的那些基础之上的。咨询师要想做好这一工作,就需要把握好这四个过程。

1. 导进过程

在动机晤谈的四个基础过程中,第一个过程是要与戒毒人员建立相互协作的工作关系。导进的关系可能在几分钟之内发生,也可能需要更长的时间建立并使之能够维持下去。成功的导进关系是指一个人可以在咨询中感到舒适并积极参与。导进关系是催生任何良好服务的重要因素,同时也是MI的关系性基础。

导进过程是一个双方建立一种有帮助的连接和工作关系的过程。每一段关系都起始于一段时间的衔接。在戒毒人员开始参与动机晤谈时,他们想知道而且会经常想象咨询师会是什么样的,他或她会如何对待他们。

导进的关系是双向的,一方面是咨询师感觉可以并将会影响自己与想要帮助的人之间的关系,另一方面是这个对戒毒人员来说也是同样的。导进过程如果做得好的话,那么戒毒人员愿意就会再回来继续咨询,否则就会没有积极性,效果自然也就不会有多好。

在导进过程中,我们可以通过以下几个问题更清晰地认识和把控这一环节,也可以在与戒毒人员谈话的过程中时刻提醒自己:

(1)这个人在和我说话时有多舒服呢?

(2)我在多大程度上支持这个人并能提供什么帮助呢?我了解这个人的观点和顾虑吗?

(3)在这次对话中我有多舒服呢?

(4)这感觉像是一种协作性的关系吗?

2. 聚焦过程

为了成为一个高效的引导者,咨询师需要知道目标在哪里。在至少已经完成了导进过程这项基础工作之后,动机晤谈的下一个过程便是澄清咨询师和戒毒人员将共同达成的目标是什么。对于晤谈之后的两个过程——唤出过程和计划过程而言,聚焦过程是一个必要的前提条件。

动机晤谈是一项目标导向的活动,在这一活动中,咨询师会帮助戒毒人员发现他们是否真的想要改变,为什么要去改变,如何去改变,以及何时发生改变。若是没有焦点,晤谈便无法启程。

在聚焦过程中,我们可以通过以下几个问题更清晰地认识和把控这一环节,也可以在与戒毒人员谈话的过程中时刻提醒自己:

(1)这个人实际上有什么改变的目标?

(2)对于这个人,我有不一样的关于改变的诉求吗?

(3)我们是一起为一个共同的目标在工作吗?

(4)我们感觉像是在一起移动,而不是在不同的方向上吗?

(5)我对于我们要去哪里有明确的感觉吗?

(6)这感觉像是跳舞还是摔跤?

3. 唤出过程

有了一个或多个改变的目标作为焦点以后,动机晤谈中第三个常见的过程就是唤出过程。唤出过程涉及引出戒毒人员自己对改变的动机,而这点始终占据着动机晤谈的核心。个人的改变需要这个个体在改变过程中的积极参与,唤出过程正是让这个人说出关于改变的一些论点。人们会把他们自己说服到改变中去,而通常不愿意被告知该做什么——如果这和他们自己的判断有冲突的话。

当然,也有例外的情况。有些戒毒人员已经为改变作了充分准备,并且对如何进行改变想寻求最好的建议,和这样的人工作,可以很快就进入计划过程。但是作为戒毒场所的心理咨询师,需要注意甄别:戒毒人员是否单单是因为被强制隔离戒毒而坚决要戒毒或改变?如果仅仅是这一原因,那么在出所后,其改变动机也往往会因为脱离强制隔离戒毒环境而快速降低甚至消失。这就需要我们去唤出更多的改变动机。

在唤出过程中,我们可以通过以下几个问题更清晰地认识和把控这一环节,也可以在与戒毒人员谈话的过程中时刻提醒自己:

(1)这个人自己关于改变的原因是什么?

(2)这个人的不情愿更多的是关于改变的信心还是重要性?

(3)我听到了什么样的改变语句?

(4)我是不是在一个特定的方向上走得太远或者太快了?

(5)想要“拨乱反正”——纠正对方,这种意念和冲动是否拉着我成为那个为改变而争辩的人呢?

4. 计划过程

在一个人有了具体的计划,并向另外一个人表达了他们要实施的打算后,他们往往更愿意跟进这个改变——这是动机晤谈计划过程的本质——从对重要性的讨论转向制订一个当事人愿意实施的特别的改变计划。

计划过程包括发展对改变的承诺和制订一个具体的行动计划。这是个关于行动的对话,它可以覆盖很广泛的主题,引出戒毒人员自己的解决方案,促进他们决策的自主性以及在一个计划出现时不断引出并强化改变。

计划过程是一个需要在改变继续进行时,不时重温的过程。那些意料之外的挑战和新的障碍的出现,可能会导致一个人重新思考其计划和承诺。计划过程不是一个做了一次就完成的东西,先前的计划可能会让路给那些更好的计划。这是一个持续的过程——就像导进过程、聚焦过程和唤出过程一样——可能需要时常被重温。

在计划过程中,我们可以通过以下几个问题更清晰地认识和把控这一环节,也可以在与戒毒人员谈话的过程中时刻提醒自己:

(1)迈向改变的合理的下一步会是什么?

(2)什么东西会帮助这个人往前走呢?

(3)我是否记得是去唤出而不是去规定一个计划呢?

(4)我是否在许可的情况下提供需要的信息或者忠告呢?

(5)什么会是对这个人最有用的,我是否保持一种平静的好奇心态呢?

(6)他的计划对于目标实现是否精准有效的呢?

第三节　戒毒人员动机晤谈需要注意的问题

一、动机晤谈疗法存在的问题

（一）开展的时机

在戒毒场所开展动机晤谈时，首先遇到的一个问题是：对于戒毒人员戒除心瘾的问题，我们在什么时候开始动机晤谈？戒毒人员在所期间有四个阶段：生理脱毒期、教育适应期、康复巩固期、回归指导期，心理咨询师在什么阶段开展动机晤谈比较合适？

毫无疑问，生理脱毒期中的戒毒人员因为尚处于稽延性症状的影响下，生理上处于不正常状态，认知能力较为不足，比较难以静下心来思考戒毒的问题。这个时候对其进行动机晤谈，他往往无法专注于咨询师传递的信息。另外，戒毒人员进入回归期后，马上就面临出所，这时开展动机晤谈也往往无法起到应有的效果。因此，在教育适应期和康复巩固期开展动机晤谈是比较合适的选择。

（二）动机晤谈需要聚焦的目标

对戒毒人员开展动机晤谈的工作目标主要是增强其戒毒动机。但是对于本来就存在强烈的戒毒动机的戒毒人员，是否就不需要开展动机晤谈了呢？咨询师一方面要考察戒毒人员的戒毒动机的强度，另一方面也要考察其戒毒动机的来源。如果单单是因为失去自由而产生的戒毒动机，就需要与戒毒人员一起评估，这样的戒毒动机是否可以始终保持足够的强度？是否会随着其出所恢复自由而快速衰减？是否足以不断地维持其戒毒行为？如果发现无法确保其戒毒行为的持续，就需要运用动机晤谈增加其戒毒动机的支撑点。

二、动机晤谈疗法需要避免的陷阱

咨询的过程就像下棋，一开始，所有的东西都整整齐齐，有条不紊，但几分钟内，两位棋手便沉浸在诡谲多变的棋局中了。起手前，棋手们无法预测下步棋该怎么走，但脑海中一定要有全盘的计划。棋局中的状况固然千变万化，但若按照一定策略，便不会手忙脚乱。棋手们不仅要知道什么该做，还要知道什么不该做；

不仅要知道可能面临什么问题，有哪些陷阱，还要知道如何防范落入陷阱以及一些起码的补救措施。一盘棋的起手布局、居中整理及收尾结束等方式有许多，但策略常是重复的。在进行动机晤谈时，常常会存在以下陷阱（参考 *Motivational Interviewing：Preparing People to Change Addictive Behavior*，WIlliam R. Miller & Stephen Rollnick，杨筱华译版）。

（一）“翻正反射”的陷阱

“翻正反射”是一种助人方式，其核心在于咨询师采用指示的方式向戒毒人员指出其问题所在，指导或要求其作出改变。动机晤谈的对象，是处于问题之中，需要改变但尚没有作出改变决定的人。他们往往是处于痛苦之中，对于作出改变又感到很矛盾，既有改变的理由，又有不改变的理由。因此，虽然体验着痛苦，但内心没有强烈的改变动机，或者是在别人眼里他们需要作出改变，但其本人则少有甚至没有改变的理由。咨询师的任务是帮助其看清自己所面对的问题，进而看清自己内心的矛盾。咨询师在面对这样的对象时，很容易产生“告诉他答案”的冲动，进而采用指示的方式去帮助对方。

这个陷阱产生的问题在于，咨询师在采用指示的方式引导戒毒人员时，咨询师所讲的内容，很可能就是戒毒人员内心相互矛盾的“正方”的内容。戒毒人员本身在内心就存在着矛盾双方“正方”与“反方”的对立与争辩。咨询师的指示在强化“正方”内容的同时，也可能会引起其内心自动地强化“反方”的内容，从而把戒毒人员内心的冲突与争辩呈现为他与咨询师的对抗与争辩。咨询师越是强化“正方”的内容，戒毒人员就越会无意识地强化“反方”的内容。导致戒毒人员在外在表现上采用对立的、逆反的、否认的状态面对咨询师，最终的结果往往会背离咨询师的初衷。

（二）“一问一答”的陷阱

晤谈一开始，很容易会落入咨询师问问题、戒毒人员简短回答的“一问一答”模式。这与医生做筛检时的情况类似：病人听完冗长的问题后，只要回答“是”或“不是”。这一现象可能由于咨询师觉得需要知道某些特定资料，也可能是一种焦虑反应——咨询师太想控制全局，或者戒毒人员过度安于被动。

这个陷阱有几个负面影响。首先，它教导戒毒人员只要作简短的回答，无须作动机晤谈所需的详尽描述。其次，它展现出一种互动方式——主动的“专家”与被动的“病人”——只要问的问题够多，自然得到答案。戒毒人员没有自我探索的机会，也无法做自发性的陈述，但二者都是动机晤谈中必不可少的部分。

遇到这样的有情况时，建议在进入咨询之前，先请戒毒人员填一份问卷，提供所需要的特定资料，其他则留待以后。如此可省去问一些只能回答是或否的问题时间。开放式问题和回应式倾听亦均有助于避开这一陷阱。

不过，开放式问题同样有落入另一种“一问一答”式陷阱的危险。较理想的方式是先问一个开放式问题，然后针对戒毒人员的反应做回应式倾听，而不要在其回答后马上跟进另一个问题。如果使用一连串开放式问题，却未充分倾听，结果与只问封闭式问题极为类似，戒毒人员会被导入只回答问题的消极角色。米勒等人建议最好避免连续问三个问题。

（三）“面质—否认”的陷阱

要想达到咨询与晤谈的目的，“面质—否认”是最应避免的，但也是最常见的一种陷阱。咨询师经常因为好意以及不了解动机形成过程而掉落其中，如果一开始咨询师就犯了错，大部分戒毒人员会照这个方式一直错下去。

常见的情况是咨询师开始探问一些可证明问题（如酗酒）存在的信息，想告诉戒毒人员他的问题很严重，以及他应该采取何种行动等。戒毒人员则显得不大情愿，他的说法往往有两种：一是“我的问题其实没那么糟”；二是“我其实不需要改变什么”。正如所假设的那样，戒毒人员进入治疗时处在举棋不定的状态，他们感受到两种矛盾的情境：想要，又不想要。他们想或许应该做些改变，可是又不愿放弃目前的行为模式，因此冲突不已。若此时咨询师为矛盾的一边讨公道，戒毒人员则一定会为另一边挺身而出。

从动机冲突的观点来看，这种互动情况可以理解，由于咨询师扛起冲突中“有问题，要改变”这一端，引得戒毒人员替“没问题”的一端辩解。接下来，咨询师将把戒毒人员的反应视作其否认特质，因而证实他的诊断无误。在此观点下，“战火升高”似乎也是情有可原——戒毒人员越是否认，面质就会越激烈地进行——咨询师越是坚持己见，戒毒人员也越发毫不退让。这种场景并不少见，或许戒毒人员过去在别处与别人也曾经历过。

“面质—否认”的陷阱时有发生，而且在咨询早期较常见，因此咨询也将无所助益。它可发生于任何主题，不限于在是否有问题这一点上。事实上，当咨询师开始与戒毒人员争论时，就已经掉入了陷阱。回应式倾听与引发自我动机可防范此类问题。

(四)“专家”的陷阱

咨询师有时会给人以“无所不知”的印象,因而掉入所谓“专家”的陷阱。它产生和“一问一答”式陷阱类似的效果,使戒毒人员进入消极退缩的角色。动机晤谈的基本取向是让戒毒人员有机会深入探索并自己解决心里的矛盾冲突,可见这一陷阱和动机晤谈的取向并不一致。咨询者十分迫切想要帮忙的念头,常表现为急于尝试为戒毒人员找寻答案、解决问题。在整个晤谈过程中,咨询师提供专业意见有其恰当时机,但晤谈初期的重点在于建立戒毒人员的动机:如果戒毒人员被动消极,只等着“专家意见”的话,是不可能有自发动机的。

(五)“贴标签”的陷阱

咨询师与戒毒人员双方都易于陷入诊断性标签(如“你是毒品成瘾者”“我是个失败者”)的陷阱。在标签确定后,往往会导致咨询师或戒毒人员产生固化思维,从而阻碍改变的发生。

在咨询或晤谈的过程中要避免强调任何标签,不用标签同样可以彻底探讨问题,且不会产生不必要的阻抗。如果咨询师本身从来没有贴不贴标签的问题,那么最好也不必特别提起。不过,通常戒毒人员会提出来,咨询师如何反应就变得很重要。米勒等人建议采用两种技巧的混合——回应(reflection)与重构(reframing)。

此外,咨询师不强调标签,但如戒毒人员愿意接受对他的诊断,倒也无可厚非,咨询师不反对戒毒人员的自我接纳,但重点是不要为此与人争辩或纠缠不清。

(六)“各说各话”的陷阱

在成瘾者的咨询工作中,咨询师常急于进入戒毒人员的物质滥用或相关问题,然而戒毒人员关心的却是更大范围的主题,争执往往产生自到底该花多少心力在“咨询师所认定的问题”上。在戒毒人员心中,可能酗酒/吸毒只不过是小事一桩,至于这种行为与戒毒人员所关心的问题之间有无关联也并不明显。如果咨询师太快把焦点放在讨论成瘾行为上,戒毒人员便会退缩而且开始防御。不过,也有些戒毒人员最关心的就是他们的成瘾行为,此时,趁早锁定焦点便相当合适,而且不会产生争议,因此咨询师要避免陷入初期该讨论什么主题的争议,从戒毒人员所关心的,而非咨询师以为的主题开始,便可以避免此类争议的发生。

（七）"该怪谁"的陷阱

在晤谈工作的初期，我们或许会听到来自戒毒人员关于"该怪谁"的言论。这个问题到底是谁的错？谁该被责备？如果这些疑问没有好好处理的话，就会花费许多不必要的时间及精力来化解戒毒人员由此产生的心理防御。此处的关键是：责怪是不必要的。通常，我们可用回应与重构的技巧予以处理，比如，我们可以告诉戒毒人员："看来你很担心到底这件事该怪谁，我该向你说明咨询工作不是要找出谁的错，那是法庭的工作。咨询是不论对错的。我对谁该负责不感兴趣，我关心的是它对你造成的困扰以及你可以努力的方向。"

在咨询开始前先做一个简短的结构化工作——阐述咨询或是治疗的设置和原则等，戒毒人员便可以明确了解咨询的目的，他的担心便可以避免，从而防范这类问题的产生。

三、晤谈中后期的危险

根据改变轮的理论原理，米勒等人相信一个人一旦抵达了沉思期的晚期或决定期，便会出现一段让改变得以启动的时间。让改变发生的时机稍纵即逝，它会持续多久并不一定。如果到了某一阶段时改变未能如愿发生，戒毒人员便会以各种防御机制（合理化、淡化、否认、遗忘、投射等）来降低此种不舒适的感觉。

因此，能否辨认时机成熟是非常重要的，米勒等人整理出了一些线索（见表10－1）以供辨认，切记并非所有现象都会发生在每一个戒毒人员身上，但它们是用来辨认准备程度的指标。

表10－1　准备好改变的征兆

抗拒现象减少	停止争辩、打岔、否认或反对
对问题本身减少发问	对本身的问题，似乎已获得足够的信息，而不再询问
主意已定	似乎已下定了决心，因而也显得比较平和、轻松、镇静、没有负担或笃定，有时在戒毒人员经历了一段痛苦或哭泣后，也会显得如此
自主陈述有动机的话	直接由自己说出和改变动机有关的话，如承认问题存在（"我想事态挺严重的"），关心（"这真令我担心"），改变动机（"我需要有所作为"），或乐观心态（"我会克服它"）

续表

对“改变”发问	开始询问对本身的问题可以怎么做；别人在决心要改时都怎么做
憧憬未来	开始谈论改变后的生活会如何，开始预测改变中会遇到的困难，或者谈论改变会带来哪些好处
自行实验	晤谈之余开始自行实践可能的改变方式（如参加匿名戒酒会的聚会，自行戒酒几天，阅读自助书籍等）

在晤谈的中后期，尽管我们可能会看到“小有成效”，后续工作似乎就是积极鼓励戒毒人员对计划作出承诺和付诸行动就行了，但是以下三项情况仍旧需要特别注意，切不可掉以轻心。

（一）低估“犹豫不定”的威力

我们经常一厢情愿地认为，只要戒毒人员显出了准备好要改变的征兆，便是决心已定，从此就可以一帆风顺。其实，做决定从来不是突然间一次就完成的。人们虽已到达“行动期”，但心中却仍有许多的矛盾和犹豫。他们虽然踏出了试探性的一步，但并不确定到底要往哪里去。有时候，戒毒人员似乎颇有进展，但不一会儿就又退回原处，即使在已决定的情况下，矛盾和犹豫不定也不会就此消失。咨询师需要警惕的是在戒毒人员初次显露改变趋向时过度急躁，工作初期具备的谨慎格调，在整个咨询过程中均应保持。

（二）过度指挥

第二个需要注意的是提出一个戒毒人员无法接受的计划。你可能会说：“既然决定要改，你就该照这样去做。”这不但违反了“以当事人为中心”的咨询原则，也是在冒着毁掉原有进展的危险。我们没有理由在辛辛苦苦建立起动机后，再用一个无法接受的计划将之毁于一旦。有时，只是给一个看似单纯的建议，也会遇到困难。戒毒人员会回答：“是的，但是那没用，因为……”然后回到被动角色，等待“专家”来告诉他最好的解决方法是什么。前期所强调的个人责任与选择，应延伸到中后期，尤其是在商讨改变策略时也应保持这一原则。

(三)缺少方向

另一种危险和第二种的过度指挥恰好相反——提供戒毒人员太少方向。在面对“我该怎么做”之类的问题时,较好的方式是提供几种选择,而非仅把问题回应回去。若完全采取“非指导”的方式(“你想知道该怎么做”),可能会导致部分戒毒人员茫然无措,章法大乱,进而停滞不前。咨询师可以在这两种极端中权衡利弊,既不过分亦无不及。此阶段工作的目的是将戒毒人员由激发动机引导至可行的计划,并且增强其执行计划的信心和承诺。

四、一些针对陷阱和危险的技巧

(一)引导而不是指示

咨询过程中的沟通风格有三种比较典型的情况:指示、引导、跟随,见图10-2。指示是指咨询师直接向戒毒人员指出他需要做什么和如何去做。引导是指咨询师在充分倾听的基础上,针对戒毒人员的问题向其介绍他可以有什么选择,可以做什么,可以如何去做,并作一些倾向性的建议。跟随是指咨询师充分倾听的基础上只关注戒毒人员的需要,不作任何倾向性建议。就好像我们旅游中的导游。指示型的导游明确要求游客只能去哪儿,不能去哪儿,行程和讲解内容由导游决定。引导型的导游则会把所有的风景向游客作详细的介绍,并提出自己的游览建议,行程由游客决定。而跟随型的导游则不作任何要求和建议,行程上也不作任何要求与建议,只是游客走到哪儿就跟着到哪儿,游客想了解什么就介绍什么。

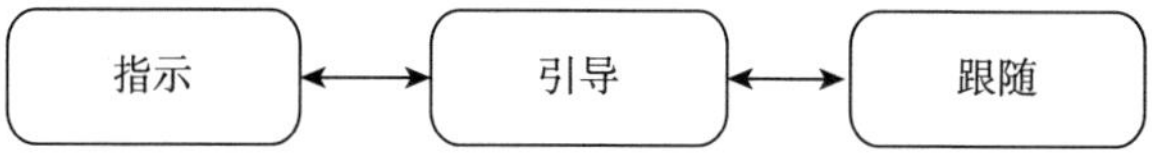

图10-2　沟通方式的变化

动机晤谈过程中,要避免“翻正反射”的有效沟通方式就是引导。咨询师要避免以指示的方式向戒毒人员直接指出他所面临的问题和需要采取的行动,建议采用引导的方式,与戒毒人员对他目前的状态进行讨论,对他的矛盾心态的各个方面进行深入的分析,帮助他看清楚自己所面对的问题是什么,他可以有什么样的选择,以及每一种选择的结果可能是什么。最后由他决定自己的行为。

(二)会谈策略的隐喻

苦于严重且持续性的行为问题,而又停留在懵懂期或沉思期的人们,每当面对日益增加的痛苦和矛盾,知道改变是必要的,但也最易产生对这种可能性的防御。"防御"这两个字,让人想起战争。就像士兵要防御敌人的入侵,戒毒人员也要防御,他们不愿咨询师"威胁"到他们的自尊。当我们在晤谈中思考使用的种种策略时,借鉴《孙子兵法》可以做这样的隐喻:就像打仗的时候攻击敌人防守最坚强的阵地是自讨苦吃一样,咨询师挑选戒毒人员防御心理最强的话题来谈,也是很不明智的。比如,一位坚信自己绝无酗酒问题的戒毒人员,在这一点上的防御也是最强的,但却对自己缺乏自信与能力这方面掉以轻心。

动机晤谈等咨询或治疗应当具有弹性。咨询师看似是顺着戒毒人员的思考方式思考,实际上是引导戒毒人员拥有充分的活动空间,而此时他们便会为自己创造有动机的情境。咨询师把戒毒人员引离他防御最强的据点(如成瘾行为),而去谈论其他话题。比如,提起他们刚刚高中毕业的小孩,使他们感到荣耀(也因而间接地提升了他们的自尊)。因此,咨询师不要把焦点放在所谓的问题行为上,而应直接或以正向重构的方式,将焦点集中于戒毒人员生活中成功与正向的经验上,这么做除了能建立良好的互信关系外,更能给予戒毒人员支持和鼓励,推动戒毒人员体验自我肯定与自我效能感。至此,戒毒人员就很容易降低防御,在谈论成瘾行为时也更容易减少阻抗。

(三)"可伦坡"技巧

在晤谈过程中咨询师可能会遇到让自己感到无力无能的戒毒人员,他们有些人是想把咨询师卷入与他们之间的权力斗争;有些对咨询师讲的每句话都有意见;也有些人就是认定咨询师是无能的。米勒等人在经历多次失败后发现了一种有时可以有效启发此类戒毒人员改变动机的方法。他将这个方法命名为"可伦坡"技巧:咨询师得在戒毒人员面前丧失颜面,在戒毒人员面前显得像个彻底的失败者,无法对戒毒人员的困难提供任何帮忙。咨询师以大量的同理心倾听戒毒人员的困难,同时强调他很同情戒毒人员得向这样一位无能的咨询师倾诉。咨询师以压低的语调说话,不停地记着笔记,而且还不时要求重述或澄清,如"我不知道是不是听懂你的意思,不过……"他也会抱怨自己记性不好("我们上回说了些什么")甚至不记得写在笔记上的事。这种技巧的效果有时颇为惊人:批评消失了,戒毒人员反过来帮着咨询师。

(四)策略性地使用资讯

在动机晤谈中,提供公正客观的信息让戒毒人员了解自己所处的情境是一种有用的策略。但是我们要如何从不愿透露任何消息(“我没有问题,只是大家都不相信我”)的戒毒人员那里,得到想要的信息?这种态度最常见于不接受强制隔离戒毒的人。

在这种情况下,从戒毒人员的角度来看事情会比较有用,并可以尝试对戒毒人员说类似下面的话:

“好吧,我知道你的意思:你不认为自己有任何问题,唯一让你关心的,只是如何让你的家人也相信这一点。我得恭喜你,你算是来对地方了。我可以帮助你把混乱的状况搞清楚。弄清楚后,我就能帮助你了。你可以具体地谈一谈吗?”

很少有戒毒人员会对这样的提议拒绝合作,为了收集事实资料,咨询师要好好与戒毒人员谈上几次。在这些工作中,咨询师便可开始运用引发动机的晤谈策略。在所有资料收集完毕后,咨询师可以问戒毒人员是否同意他把专业上对这些事实的看法一并纳入报告的初稿。在写下自己的意见时,咨询师要谨记,一定要陈述事实,但不要仅指出有问题的那一面,对戒毒人员有正向意义的一面也不可遗漏。

(五)坚定承诺

为计划做摘要与总结,可直接把戒毒人员带到“做承诺”这一点上,其中包括获得戒毒人员对计划的知情同意,并确定立即要采取的步骤。口头同意至少是迈出了第一步,但是仍需探讨戒毒人员对计划的犹豫,并使用第一阶段的策略,协助他解决心中的疑惑。

对计划的承诺,可以通过公开让别人知道而得到强化。如果戒毒人员的配偶或亲友也参与了晤谈,这项承诺就可以告诉他们,以得到他们的认可。当然,咨询师也可以邀请戒毒人员通过拜访、写信或电话的方式告知他人,并请求他们的支持和协助。这些都可以在晤谈工作期间进行。

如果戒毒人员曾与其他工作人员有过接触,那么也可在征得当事人同意后,将他的计划告诉其他人员,或者甚至请他们进到晤谈中,由戒毒人员亲自告知。戒毒人员每重复一次自己的承诺,他的信念就会越发坚定。从旁人那里得到支持和帮助,对于戒治人员来说是极有好处的。如果戒毒人员对此项行动感到有些困难或有点冒险,可以考虑引导戒毒人员在晤谈中做情景排练。

(六)转换到行动阶段

对事情的承诺,也同时反映在行动上。晤谈双方可以策划一些立即可行的步骤使计划得到即时性的执行,哪怕如上文所说的将计划告知亲友,也是跨出的第一步。此时的重点是,如果要达成一个清楚的计划,除了需要得到戒毒人员的口头同意遵行之外,还需要强化戒毒人员的决定,以及引导其马上采取行动,即进入采取步骤完成改变的"行动期"。根据"改变轮"的理论,"沉思期"与"行动期"之间往往是无法加以清楚区分的:在"沉思期"的后期,人们开始做尝试改变;而在"行动期"刚开始时,通常人们心中仍留有一些矛盾和犹豫不决(DiClemente & Fughes,1990)。因此,就算晤谈的程序显示戒毒人员已经进入行动期,我们也不可把动机晤谈疗法的种种策略抛诸脑后。

如果戒毒人员尚未做好承诺的准备,咨询师也不应操之过急。最好是再多往复几次,引导戒毒人员接纳和理解"复发期"存在的可能,并说:"如果你还没有准备好,我不要你现在做任何承诺。这件事太重要了,不要仓促决定。你先回去好好想一想,下一次我们再仔细地谈。"然后继续与戒毒人员保持联络。研究和事实证明,采取积极主动态度的咨询师使戒毒人员退出戒治工作的可能性降低。

复习思考题

1. 简述改变轮的几个阶段所反映的戒毒人员特点。
2. 试论动机晤谈过程中可能存在的误区和陷阱。
3. 试论动机晤谈疗法的基本原则和关键点。

本章主要参考文献

1. [美]William R. Miller、[英]Stephen Rollnick:《动机式访谈法:帮助人们改变》,郭道寰等译,华东理工大学出版社 2013 年版。
2. 明平孝:《动机性访谈法在社区戒毒个案中的应用研究》,华南理工大学 2021 年硕士学位论文。
3. 云南省药物依赖防治研究所:《动机促进访谈法》,中国心理卫生协会残疾人心理卫生分会第九届学术交流会论文集。

第十一章　戒毒人员正念防复吸疗法

本章摘要

正念防复吸疗法聚焦预防复吸的关键靶点，通过层层递进的正念练习和认知调节，为戒毒人员应对“心瘾”，探索自我生命意义创造了空间和土壤，进而在防止复吸和向好生活方面迈进。通过本章学习，了解正念技术的概念与七大品质，领会防复吸疗法基本理论，熟练掌握戒毒人员正念防复吸疗法的具体实施，以及戒毒人员正念防复吸疗法的注意事项。

重点问题

本章的重点是正念技术的内涵、起源和发展，正念在成瘾领域的应用及其机制，正念防复吸疗法的课程结构及具体内容，掌握正念防复吸疗法的注意事项。

第一节　戒毒人员正念防复吸疗法的基本理论

一、正念技术的起源和发展

（一）正念的概念及要点

“正念”（mindfulness）一词本身是指一种对内的观察，并保持内心不评价的态度。在前人的研究中也对其内涵和外延作了丰富的解释，卡巴金教授在其文章中对正念作了如下解释：觉察，并将注意力集中于当下，对当下的念头不作任何评价。[①] 在卡巴金教授的正念训练理念中，将正念视为一种情绪调节技术，通过操作

① Kabat－Zinn J.（1990）.，Full Catastrophe Living：Using the Wisdom of Your Body and Mind to Face Stress，Pain，and Illness. New York：Dell.

化的训练，练习此时此刻有意识的，不批判的注意。

正念训练有两个核心要点：一是此时此刻，将注意力集中于此时此刻，感受当下的存在；二是不评价，对脑海中涌现出的想法不作任何评价[①]。正念训练发展至今，已有了丰富多彩的形式和内容，正念观呼吸训练、正念身体扫描训练、正念进食、正念瑜伽等，这些训练方法一方面在一定程度上让正念训练更加可操作化，另一方面更具有吸引力。

（二）正念技术的起源和发展

正念训练最早起源于东方佛学，并提炼于佛学中的禅修文化，其训练效果和练习的方法最早记录于2000多年前的《四念住经》。由于其对人性情的显著改善，受到了西方心理学者的关注，而真正把正念训练提炼出来，将其可操作化的是美国麻省大学医学中心的乔·卡巴金（Jon·Kabat－Zinn）教授，他通过亲身到寺庙中修炼，以及对禅修大师的长期观察，发现禅修能改变人心性的几大核心特点：

1. 觉察（awareness），觉察到此刻的存在，并能觉察自己每时每刻心中的想法，这是正念的第一步；

2. 接纳（acceptance），每当脑海中出现负面的想法时，自己尝试去接纳负面想法本身，并欣然地回到当前正在做的事情中；

3. 活在当下（live in the moment）努力做到使自己的想法不被负面的情绪和外界的干扰带走，并接纳此刻的情绪而不对其随意批判，就能做到很好地活在当下了。[②]

卡巴金教授把自己提炼出的核心要点加以整合，提炼出系统的训练方法，并将其应用于缓解病人的疼痛、压力和负面的情绪。实践证明取得了很好的效果，在总结了丰富的临床案例后，卡巴金教授开创了正念减压疗法（Mindfulness－Based Stress Reduction，MBSR），并将其推广，正念减压疗法（MBSR）在美国的42个州都有开设，并且取得了很好的效果，目前许多中学和小学都将其设定为学生的必修课程。

---

① Kabat－Zinn，J.（1994）.，Wherever you go，there you are：Mindfulness Meditation in Everyday life. Hyperion.

② Kabat－Zinn J.，*An Outpatient Program in Behavioral Medicine for Chronic Pain Patients Based on the Practice of Mindfulness Meditation*：*Theoretical Considerations and Preliminary Results*，Gen Hosp Psychiatry，1982，4（1）：33－47.

二、正念的七大品质

正念课程实际上是一门非常注重实践的课程，练习对于任何一个学习正念的人来说都是必须进行的重要环节。掌握正念练习的方法并不复杂，哪怕只是对当下一个呼吸的觉知也是很好的练习。真正难的地方在于坚持练习，卡巴金教授在他的多本著作中都提及，正念课程中真正让我们成长的并不是练习本身，而是我们在练习时来自身体内外的那些把我们拉出练习的部分，能在这些时刻继续保持接纳，并专注于此刻的练习对于个人成长至关重要。为了能更好地坚持练习，保持并培育与之相关的态度很有帮助。

在正念训练中，有很多态度或品质支持着练习，同样，练习本身也不断培养着这些态度或品质，很大程度上，我们带到正念训练中的态度将决定该训练对我们的长期价值。事实上，在心中保有这些特定的品质或态度就是练习本身的一部分。其中七个品质所倡导的理念，构成了正念训练的主要支柱。它们分别是：初心、接纳、不评判、耐心、放下、无为和相信。这些品质需要有意识地在练习中培育，它们之间相互交织，共同促进练习者的与正念相关的品质。当中的每一个态度既有赖于其他态度的培养，也会影响其他态度的培养。因此，接下来将七个品质进行简要介绍。

（一）初心

对于我们所做的每一件事都好像是第一次去做一样。保持初心，不用过去的经验来评价现在，有助于我们对生活保持好奇，放下过多的评判。实际上，如果我们将时空全部考虑进去，我们生活的每一个瞬间都是全新的体验，都可以用一颗初心去观察，这也是正念所传递的深层次的哲学观念。

（二）接纳

对日常生活中出现的负性事件和负面情绪，以接纳的态度面对。接纳并非被动地顺从，它是主动地面对，我们的内心足够大，能容得下绝大多数事情，我们要做的只是学会允许它发生，而不过度卷入其中。这种接纳的态度有助于我们以清醒的态度去观察它们的出现和发展过程，也会帮助我们减少负面情绪的困扰。

(三) 不评判

以往的经验让我们在接收信息后会第一时间给它贴上标签,而正念练习则鼓励我们对觉察到的一切报以不评判的态度,因为对好的感受的追求以及对坏的感受的逃避都会影响我们清醒和客观的观察。不去评判,只是体验、观察与感受。

(四) 耐心

对于初学者来说,正念练习是需要一定的努力的,有时候会感觉枯燥,这正是我们洞察自身自动化模式的好机会,保持耐心是每一个练习者的必经之路。

(五) 放下

即不要被自己的想法牵制,不去抵抗负面情绪想法的出现,就让它们如实呈现。

(六) 无为

总的来说,多数人开始正念练习都带有一定的目的,如缓解压力、调节情绪、改善睡眠等,但就练习过程而言,我们鼓励大家学会暂时放下目标,只需专注于当下的练习,做好此刻的每一步,自然会逐渐接近目标。

(七) 相信

正念练习的精进并不是线性发展的,有时候它并不能立即缓解当下的情绪状态,让人失落。其实,正念练习本身不带来任何感觉,它只是帮助我们觉察已有的感觉,学会相信自己,坚持练习,自然会水到渠成。

三、正念技术在戒毒领域中的应用

近年的多项研究表明,正念练习可以通过改变戒毒人员与渴求的关系实现预防成瘾的复发的目的。相较于传统的物质成瘾临床干预,基于正念的干预展现出诸多优势:第一,正念防复吸观点认为戒毒人员的关键问题只是错误地将成瘾行为视为摆脱痛苦的方式所致;第二,对于戒毒人员来说,通过练习增强个体性评价、提升觉察自我的能力,进而在认知和情绪之间创造新的决策空间,而且,正念训练教授人们觉察自己的即时体验，认清它们的暂时性，并且将这些体验与某一心理事件而非精确的事实相联系；第三，基于正念的成瘾干预以接纳为导向，即以放下、不评价的态度接近自我的感觉、情绪和思想，尤其是负性体验，进而增强戒毒人员应对与成瘾相关的负性感受的能力。

2010年，Bowen和她的同事结合正念冥想练习与预防复发技能培训，开发出一套以正念为基础的复发预防治疗标准行为干预方法（Mindfulness - Based Relapse Prevention，MBRP）。这种方法吸收借鉴了正念减压疗法和正念认知疗法，采用团体干预的方法，通过8周的系统干预改善戒毒人员预防复吸的能力。课程选用的方法包括正念观呼吸、身体扫描、渴求冲浪、SOBER呼吸空间法、正念瑜伽、慈爱冥想等系列内容，并包含针对戒毒人员特别设计的课后练习。越来越多的临床证据表明，正念训练在物质成瘾方面起到了很好的治疗效果。Zgierska及其同事审查了四项独立试验，对这种方法的有效性进行评估。练习者均报告渴求降低及对药物使用线索反应性降低。[①]。北京市戒毒管理局最早于2015年将该课程引入中国成瘾领域，并在诸多专家老师的支持下尝试完成该课程的本土化过程，通过多年的临床实践自主研发了本土化的正念成瘾治疗方案[②]。

与此同时，研究者们也比较了正念疗法与其他用于矫正成瘾行为的有效疗法对矫正成瘾行为的影响差异，结果发现，基于正念的干预效果往往强于传统的矫正方法。Bowen等人于2014年检验了MBRP、复发预防（Relapse Prevention，RP）和控制组的治疗效果之间的差异。结果发现，随着训练时间的推移，MBRP组的优势逐渐突显，并显著优于RP组。另一项相关研究也发现，相较于认知行为疗法，ACT组被试的戒断率（30.2%）显著高于认知行为疗法组（13.2%）。这些数据说明，相较于其他疗法，正念治疗在预防成瘾行为的复发上具有更好的长期效果。在社区戒毒机构、美沙酮维持治疗门诊、强制戒毒机构等机构，针对酒精、尼古丁、大麻等不同的成瘾物质均可以有效降低患者的心理渴求、减少成瘾物质的

---

① Zgierska A.，Rabago D.，Chawla N.，et al. *Mindfulness Meditation for Substance use Disorders：a Systematic Review*，Substance Abuse，2009，30（4）：266 - 294.

② 尹露、林霖、李娜：《基于正念的戒毒人员防复发训练本土化方案研究》，载《中国监狱学刊》2020年第35期。

使用。①

四、正念防复吸疗法概述

从广义上来说，所有对戒毒人员开展的正念相关治疗，如正念减压、正念认知疗法、接纳与承诺疗法以及正念防复吸都可以算作正念防复吸疗法的一部分，这些课程或疗法在戒毒人员戒除毒瘾的多个阶段都会不同程度地发挥作用。受篇幅限制，本章主要聚焦8周正念防复吸团体课程，该课程主要包括身体扫描、呼吸冥想、大山冥想、SOBER呼吸空间法、渴求冲浪、静坐冥想、慈爱冥想、高危情景应对等具体技术。前三周的课程致力于练习正念觉察以及将正念练习融入日常生活中。接下来的三周课程强调接纳当下体验的重要性以及运用正念练习预防复发，最后两周的课程扩展至包含自我照顾、支持网络及生活平衡。每周课程逐级递进，而且就正念练习当下各个时刻可能带来的觉察、慈悲及自由，对其进行指导。每周进行一次集中训练，每次120分钟，每天完成60分钟课后作业，具体每周课程如下：

1. 第一周：自动导航和复发。通过写名字练习，引导成员明白什么是自动导航，自动导航是在某个特定情境下产生特定行为的过程，如吃饭、洗脸、刷牙等，吸毒行为其实也是一种自动导航，比如看到针头或者心情不好的时候就会想吸毒；通过“九点连线”和“吃葡萄干练习”使成员了解保持好奇心对于增强觉察能力，改变固有行为习惯的重要性，通过身体扫描练习，增强成员的身体觉察能力。

2. 第二周：渴求觉察。通过“街头漫步”练习使成员学习体验环境变化对身体、情绪和想法的影响；通过“山峰冥想”练习透过山的冥想使成员体验如大山一般稳固、力量和尊严；通过“渴求冲浪”使成员体验身心变化的无常，而渴求也像浪潮一样“时涨时消”，增强渴求觉察能力。

3. 第三周：日常生活中的正念。将正念融入日常生活；将正念练习技术引入生活当中，通过听力觉察练习使成员练习以中性的态度面对环境的声音，对脑中出现的想法不加评判。通过观呼吸练习，进一步训练成员对于身体、情绪、感受的觉察能力，引入“SOBER”呼吸空间练习，为后续的课程做准备。

---

① Bowen S., Witkiewitz K., Clifasefi S. L., et al. *Relative Efficacy of Mindfulness – Based Relapse Prevention, Standard Relapse Prevention, and Treatment as Usual for Substance Use Disorders: A Randomized Clinical Trial*, Jama Psychiatry, 2014, 71(5): 547.

4.第四周:高危情境下的正念。在团体成员了解通过培养好奇心能够增加对自身自动导航行为的觉察能力后,接下来就可以通过所培养的觉察能力重新检视成瘾行为。第四周的练习会组织成员填写"高危险情境问卷",与成员共同讨论和回想过去有哪些情境下会引发我们想要复吸的念头,进行观想法练习。

5.第五周:练习接纳和技巧性应对。运用"SOBER"呼吸空间练习应对高危情景,讨论在真的遇到这些情境时,该如何有效地避免陷入再度使用的情况中。

6.第六周:想法只是想法而已。与戒毒人员一同讨论复发环路,引导戒毒人员了解"偶吸≠复吸",在察觉到自己的这种想法时,就可以通过呼吸空间的练习,作出冷静理智的选择。

7.第七周:自我照顾和平衡生活。制作求助卡,主要讨论在情绪或想吸毒的冲动慢慢地舒缓后,可以透过已经制作好的求助卡,帮助解决当前所遇到的问题,提高自信心,减少再次吸毒的机会。进行每日活动记录练习,引导成员做到自我关爱、自我照顾,寻找一种平衡、健康的生活方式。

8.第八周:社会支持和持续练习;最后一周的练习中,我们将会对以往的练习技术进行回顾,并且引导成员学会寻找社会支持,并且对于未来的生活进行展望。

第二节　戒毒人员正念防复吸疗法的具体实施

一、正念防复吸疗法的实施流程

正念防复吸课程应当由有临床或咨询心理学背景,取得专业心理治疗或心理咨询资质,系统接受过正念训练并持续接受正念督导的正念咨询师(以下简称咨询师)按照步骤开展,包括正念防复吸课程宣讲和人员筛选、入组访谈、课程前评估、正式课程、课程后评估等流程,具体如下。

(一)课程宣讲和人员筛选

课程宣讲可以在康复巩固期大队开展,持续1个小时左右,首先,由指导者对正念训练课程的背景概述、正念在国内各个领域的应用情况、成瘾的脑机制、正念防复吸训练的具体安排及参与课程的注意事项等进行宣讲,宣讲后进入答疑环节,在宣讲结束时邀请有意向的人员填写参与报名表,表达参与意愿。

咨询师在收到报名表后进行初步的筛选，明确参与动机，有如下问题的申请人不适合参加正念训练项目：

1. 严重的身体疾患，无法正常参加每周一次的课程，注意，这里并非指身体残疾不能参加，身体残疾并非排除标准；

2. 严重的心理障碍或疑似精神问题，如重度抑郁症发作期、精神分裂症、创伤后应激障碍（PTSD）等；

3. 有明显的动机偏向的，如怀有其他目的参与课程而影响正常的上课动机的；

4. 对课堂上讲授的语言理解能力不足的，如听力困难或严重交流困难；

5. 尽量避免强制参加，对于无法承诺参与到课程和训练中的，需要考虑筛除。

（二）入组访谈

安排专门的咨询师对入组人员进行一对一访谈，通过访谈确定人口学信息、吸毒种类、时间、用量，评估戒毒动机及效能感的强度、介绍正念防复吸 8 周课程结构、课后作业，了解戒毒人员对正念的理解，期待从课程中的收获。

（三）课程前评估

MBRP 课程前的评估包括对成员的戒毒动机、参团意愿、对成员可能存在的问题进行初步分析。同时，咨询师可以根据课程的不同需求，选择相应的测试量表评估课程效果，常见的量表如五因素正念量表（FFMQ），焦虑自评量表（SAS）、抑郁自评量表（SDS）、认知灵活性量表（CFI）、抑郁—焦虑—压力自评量表（DASS）、巴瑞特冲动性量表（BIS）等，简要介绍如下。

1. 五因素正念量表（FFMQ）

五因素正念量表测量的是正念特质，常用于测量正念干预的效果。五因素正念量表包括五个分量表：(1) 观察，即指人们对内部刺激和外部刺激的觉察能力，如“在洗澡时，我会留心于水淌过身体的感觉”；(2) 描述，即人们对内部经验进行言辞描述的能力，如“我擅长于用言语描述我的情感”；(3) 有觉知地行动，即人们关注当下行为的能力，如“我没有注意到我在做什么事情，这是因为我在做白日梦，在担忧或分心于外界”；(4) 对内在经验的非评判，即人们对自己的认知、情绪不进行好坏对错判断，如“我为自己有不理智的情绪或不合适的情绪而责备自己”；(5) 对内在经验的不反应性，即不对想法和情绪做出反应，如“我感受到了我的情绪和情感,但我不必对它们做出反应”。

2. 焦虑自评量表(Self－Rating Anxiety Scale,SAS)

由 w. k. zung 于 1971 年编制,为美国教育卫生福利部推荐的用于精神药理学研究的量表之一,用于评价焦虑状态的轻重程度及其在治疗中的变化,近年来,SAS 已作为临床评估焦虑症状的一种常用工具。

3. 抑郁自评量表(Self－Rating Depression Scale,SDS)

由 w. k. zung 于 1965 年编制,为美国教育卫生福利部推荐的用于精神药理学研究的量表之一,用于评价抑郁状态的轻重程度及其在治疗中的变化,近年来,SDS 已作为临床评估焦虑症状的一种常用工具,应用颇广。

4. 认知灵活性量表(Cognitive Flexibility Inventory,CFI)

认知灵活性(cognitive flexibility)是个体自由改变认知以应对不同刺激或环境变化的能力,该量表包含可选择性和可控性两个维度。可选择性有两层含义:(1)能意识到生活事件和行为的原因存在多种解释,如“在解释一件事情发生的原因时,我会考虑所有的事实和信息”;(2)能运用多种方式应对困难,如“在决定如何应对困难时,我会权衡不同的解决方法”。可控性则是指个体能够意识到困难情境是可控的,如“面对困境时,我感觉自己没法改变什么”。

5. 抑郁—焦虑—压力自评量表(The Depression Anxiety Stress Scale,DASS)

由 Lovibond 等人于 1995 年编制,最初的目的是区分和界定抑郁、焦虑和压力等常见的情绪障碍。DASS 共包含三个维度,分别为抑郁(如“我感到忧郁沮丧”)、焦虑(如“我感到口干舌燥”)和压力(如“我对事情往往做出过敏反应”)。分数越高,表明抑郁、焦虑和压力越高。

6. 巴瑞特冲动性量表(Barratt Impulsiveness Scale,BIS)

量表测量了冲动控制的相关能力,包含三个维度:无计划冲动性、行动冲动性和认知冲动性。无计划冲动性如“我认真安排每件事”“我对未来有计划”,该维度分数越高,表明无计划冲动性越低;行动冲动性如“我做事不加思考”“我不能很好地控制自己的行为”,该维度分数越高,行动冲动性越强;认知冲动性如“必要时我能够长时间考虑一个问题”“我能从不同角度考虑问题”“遇到问题我喜欢慢慢考虑”,该维度分数越高,认知冲动性越低。

(四)正式课程

正念防复吸团体应保持参与成员在 6～12 名,成员过少可能会使成员之间的支持不足,成员过多可能会使咨询师难以兼顾所有团体成员,进而导致团体课程的效果受影响。课程持续 8 周,共计 8 次集中授课,每周选取固定的时间进行,每次团体课程 2 ~ 2.5 个小时,每次课程都以正念练习开始和结束,每次都布置下次团体课程之前的课后练习,课后练习在两次正式训练之间的 6 天中选取相对固定的时间并在安静的环境下进行,可以借助音频完成每日的练习,每次练习后完成相关的练习表格。

(五)课程后评估

课程后评估包括对团体课程效果的评估,团体成员是否通过团体课程有所改善,如果有,主要体现在哪些方面,也可结合前测内容,选择相应的测试量表。

二、正念防复吸课程的操作方案

(一)第一周——自动导航和复发

1. 目的

首周课程的主要目的是介绍正念的核心理念及正念练习的基础知识,体验并介绍自动导航,开始辨别自动导航与正念觉察。在此基础上介绍自动化行为模式与复发之间的关系。通过训练鼓励成员注意当下体验,并观察心理及各种不同感觉,并对当下保持不评判的态度。

2. 自我介绍

第一周课程中,咨询师应当为团体创造一个自由分享的开放空间。为强调课程的体验性质,一开始的统筹安排和说明应当尽量简明扼要。自我介绍包括姓名和参加课程的理由。咨询师可以通过追问帮助成员自我探索深层次的参加原因。请各成员考虑什么是他们生命中最为重要的东西。

3. 建立团体规则

为保证团体活动的顺利开展,应当建立相关的团体规则。咨询师可以询问成员需要哪些因素以确保其有安全感和舒适感,以及哪些因素将会便于其参与课程。常见的团体规则是团体中的尊重和保密。承诺完成作业,对练习过程保持不加评判的态度,以及尊重其他成员的需求和体验的其他事项。坦率地进行这样的对话会增强小组的凝聚力,形成一种尊重、信守承诺和参与的态度,对小组的活动展开最为有利。

4. 正念进食葡萄干练习/自动导航和复发

MBRP 的首个正念练习即为正念进食葡萄干练习，在练习中咨询师会引导成员尝试带着正念运用多种感觉来觉知并进食一粒葡萄干，该训练对于初学者来说是一个极好的开始。通过咨询师的引导观察过程中的一系列丰富体验，这可让成员体验正念注意和自动模式之间的区别，并为讨论自动导航、成瘾以及复发之间的关系提供了机会。同时，在进食的过程中也会产生想要咀嚼及吞咽等“渴望”。咨询师可以通过引导对这一过程的觉知让团体成员正视渴求的存在并认识到其并非毒品所带来的特有体验。训练之后，咨询师可以询问成员练习过程中的感觉、想法、感受、渴望，以及对这些体验的任何反应，诸如评判、厌恶或愉悦。

5. 身体扫描练习

接下来的团体课程中，要进行第一个正式练习——身体扫描练习。身体扫描练习更多聚焦在对身体各个部位躯体感觉的觉知上，是诸多正念课程中的一项基础练习，对后续开始对感受、情绪、想法的正念练习是一个很好的铺垫。在练习中，咨询师应当引导成员以客观和好奇的心态对待身体扫描练习中产生的所有体验，排除参与者应当体验什么或不应当体验什么的错误预期，并提醒参与者，仅仅是学习关注体验，而无论是什么样的体验。

在练习的姿势上，可以依现场的情况选择坐姿或者躺着的姿势，选择坐姿时注意坐在椅子的前 1/2 处，尽量避免倚靠在靠背上。选择躺着的姿势时可以采用瑜伽中的摊尸式，为保持觉醒可以立起一只小臂。值得一提的是，不少成员会在身体扫描练习中睡着，咨询师要做的是在不对此问题批评的前提下，阐明身体扫描练习中保持觉醒的重要性。例如，在前期的练习中睡着是一个常见现象，请不要苛责自己或因此就认为自己不适合这个练习，同时值得提醒的是，要鼓励大家尽量在练习中保持觉醒，因为无法在睡着的情况下保持对当下的觉知。

6. 课后练习

在对第一周的课后练习布置时，咨询师应当引导成员保持对生活中日常活动的觉察和好奇，诸如刷牙或洗餐具等。可以在这里适当介绍正念课程中的初心概念：像第一次体验这种活动一样，注意这个活动。鼓励团体成员在后续的一周中挑选同一个活动每天进行重复练习或者选择不同的活动进行练习。将觉察的时间纳入其生活中的每一天，这仅是一种让参与者开始将正念融入其生活的方法。

7. 重点难点

正念防复吸的 8 周团体课程整体节奏较快，在带领团体时要保证咨询师有充分的练习和理解,同时应当定期接受督导。在第一次团体课程中,咨询师需要注意让成员对正念技术在预防复发过程中的作用有较为客观的认识。同时,对于物质戒毒人员来说,成瘾行为是个人隐私甚至是创伤经历,在团体课程中提出时需要审慎对待,咨询师应把握合适的时间,第一周团体课程中的自动导航概念的讲解到成瘾相关自动导航的迁移通常是一个不错的时机。

(二)第二周——渴求觉察

1. 目的

本周课程的目标是认识复吸的诱发因素,并介绍在不会发生自动反应的情况下练习体验诱因,观察这些诱发因素如何导致进一步的感觉、想法、情绪和行为。正念训练则会增加对这一过程的觉察,从而打断自动反应性行为,拥有更多的灵活性和选择。

2. 街头行走练习

街头行走练习会提供一个模糊的想象情境,成员觉察大脑对模糊刺激的反应,并感受随之出现的想法、情绪、身体感觉和渴望。训练后,邀请成员描述脑海中出现的任何想法或想象以及任何感受、感觉或作出反应的渴望。咨询师可以在黑板上列出这些内容,并将想法、情绪、身体感觉区分开来,阐述这些体验相互影响的方式。

3. 渴求冲浪练习

渴求冲浪练习将引导成员通过想象唤醒使用物质的各种渴求,并体验其带来的感受、情绪、想法,尝试以好奇和友善的心态与之"共处"。在最初的练习中,可能会引发反应性、挫败感或恐惧感或者试图去控制这种体验。咨询师引导以一种好奇、慈悲的心态观察渴求"之下"或"之后"的东西。

在初次练习中,咨询师应当鼓励成员根据自己的承受能力选择安全的场景进行练习,通常合适的强度为:该场景已经具有挑战或压力,但并非成员最具挑战的情境或者最大的诱因。练习中,首先邀请成员想象这样一种挑战性的情境,然后停下来,观察想法、感受和身体感觉,而不是立即进入熟悉的模式或采取反应性行为。练习中不是立即进入反应状态或抵制这种体验,而是练习停下来并观察"渴求"实际上是什么。我们练习以温和、不加评判的好奇心对待这种体验,而非不采任何措施直接进入惯性、反应性行为。

本项训练中引入了"渴求冲浪"这一隐喻,将其作为与强烈渴求共处的手段,而不会被融入或采取反应性行为。让成员将渴望想象为海浪，想象自己正在冲浪，把呼吸当作冲浪板，踏浪而行。练习后咨询师可以询问练习中有哪些具体的身体感觉、想法和情绪。需要注意的是，渴求往往伴随令人难以容忍的情绪、感觉或想法，如果让成员想极力逃避这种渴求，咨询师应当审慎地引导并回应，对练习中产生的感觉进行进一步处理。

4. 大山冥想

之前的渴求冲浪对有些成员而言可能引发挑战性的体验和受到激发，因此在本项练习之后，我们进行大山冥想练习来平复这些感觉。该练习中咨询师引导成员想象有一座大山，让人想到稳固、力量和尊严等特质。让成员想象与大山的形象融为一体，将这些特质纳入自身的特质当中，并体验到一种沉着和稳健的感觉，即便是面对不断变化的情形、情境和内心状态。同时，咨询师应当澄清这种想象是一种技巧，借此体验大山所拥有的各种特质，因此，对于那些难以进行形象化的成员而言，可以试着放下努力，去找到一种画面，将稳固、尊严和力量纳入其中。

5. 课后练习

本周课后练习包括身体扫描练习以及日常生活活动中的正念练习，同时记录接下来一周遇到的各种诱因以及随之而来的各种想法、情绪和身体反应，以及为了应对这些体验而实施的任何行为。在练习后填写表格，记录练习中的体验。

6. 重点难点

本周练习涉及 MBRP 中的两个核心练习，即渴求冲浪及之后的大山冥想练习，咨询师应当重视渴求冲浪练习可能会带来的强烈身心体验，并善巧地加以应对，同时在练习后进行大山冥想练习以平复渴求冲浪练习所带来的体验。

（三）第三周——日常生活中的正念

1. 目的

本周团体课程将会引导成员将正念练习进一步迁移到日常生活中，介绍一些简单的方法，将注意力放到我们反复但往往是在自动化的模式下实施的各项行为上。介绍正式的静坐练习，学习 SOBER 呼吸空间法，继续练习并讨论将正念融入日常生活。

2. 听觉觉察练习

本练习将从听力觉察训练入手，在练习中咨询师需要引导成员不要带着过去对声音的认知来觉察声音，尽可能地觉知声音的原有特征，如当听见鸟叫时尽量放下对该声音是鸟叫声的识别,试着当成第一次听到这个声音一般去觉察和体验。

3. 正念观呼吸练习

本练习鼓励和指导成员保持放松清醒状态和自尊和尊严感,如果在椅子上做练习可以坐在椅子的前1/2处,双手轻放于膝盖上方,挺直脊背,放松肩颈,这种姿势可为大脑中的这些特质提供支持。要强调这些练习是认识我们的当下体验以及增加觉察的重要途径。通过练习与学会与当下这一刻共处,将专注力聚焦在呼吸时的身体体验上。

咨询师在引导该练习时,应当鼓励成员客观看待练习中的走神现象,同时可以试着讲解走神是心的属性,应当对其抱持接纳的态度。正念练习中对待走神的态度是允许它发生,并温柔而又坚定地拉回到当下的练习中。

4. SOBER 呼吸空间法

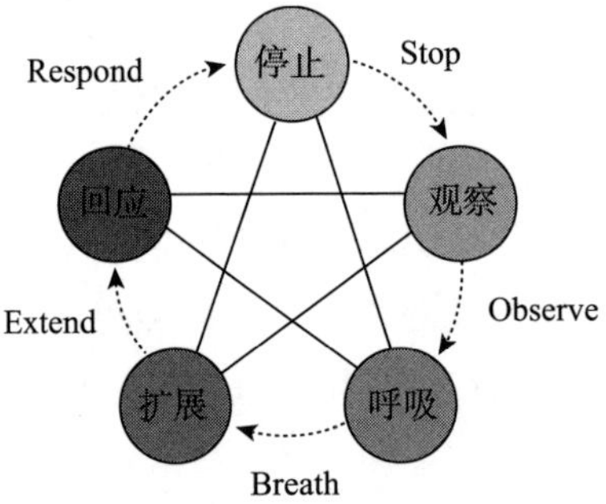

图11－1　SOBER 呼吸空间法示意图

SOBER 呼吸空间法包括停止(Stop)、观察(Observe)、呼吸(Breath)、扩展(Extend)、回应(Respond)五个步骤,该练习是 MBCT 中的3分钟呼吸空间法的改版。该方法作为 MBRP 课程中的核心练习之一,之所以直到第三周课程才介绍,是通过前期的练习打下基础,为这种方法提供支持。第一步,停下来或慢下来,通常觉察当下这一刻,走出自动导航模式;第二步,保持对身体感觉、情绪以及想法的觉知,允许它发生但不卷入其中;第三步,集中注意力,把关注点仅放到呼吸的感觉上;第四步,再次扩展觉察的范围,将全身的感觉和自己所处的环境纳入其中;第五步,带着对当下的觉知,试着作出理性回应。

5. 课后练习

在第三周课程之后,我们建议成员在接下来一周的6天中进行两部分练习,第一部分是进行正念观呼吸练习及正念静观练习,咨询师应当提示成员观察对练习的反应,同时强调正念练习的过程中可能会产生沮丧感,但学会新的技能需要时间和努力。第二部分是在日常活动以及压力的情境中利用 SOBER 呼吸空间法,每日练习三次。每日三次看似过多,但是,我们大多数人在生活中的很多时候都在“无意识”地进行练习。通过经常练习这种技巧,我们开始将它融入日常生活中,当遇到负性情绪时,停下来并进行观察,来代替以往根深蒂固的自动化模式。咨询师应当在这里再次强调课后练习对于正念课程的重要性,同时鼓励成员将 SOBER 呼吸空间法当成一种应对技巧,在觉察到自身状态不佳时尝试使用。

6. 重点难点

正念冥想能够增强我们的觉察,随之而来的是帮助我们在日常生活中作出更好的选择。因为呼吸一直是一种当下体验,所以停下来注意呼吸是回到当下并觉察身体的一种有效途径,在课程中我们常常把呼吸比作回到当下的锚点。练习 SOBER 呼吸空间法,并引导成员能够将正念的这种特质从正式的静坐冥想或平躺冥想延伸到我们日常遇到的情境和挑战中。

(四)第四周——高危情境下的正念

1. 目的

前一周的课程和练习尝试将正念从正式的冥想中带到日常生活中。第四周的课程旨在继续促成这种融合,专门关注将正念融入更具挑战性的领域或情境下,聚焦增加成员对高危情境及相关感觉、情绪以及想法的觉察,通过练习尝试以正念的方式与强烈的或不舒适的各种感觉或情绪相处,而不是回避或者试图摆脱它们。同时本周引入正念行走练习,觉察各种身体感觉,并把正念注意力带到日常生活中。

2. 视觉觉察练习

本周练习从简短的正念视觉训练开始。我们发现,这种训练在有机会看到外面世界的情况下最为有用,观察窗外的景象并尝试带着觉知保持正念。咨询师应当注意,尝试将视觉感受与相关的自动化认知解离并不容易,练习中需要引导成员注意大脑的这种自动为视觉要素贴上标签和进行归类的自动化倾向,并试着打破这种倾向也是练习的一部分。

3. 挑战性情境下的 SOBER 呼吸空间法

本周将介绍挑战性情境下使用 SOBER 呼吸空间法的方法,成员梳理自身的高危情境,并试着想象这种情景唤醒渴求,进而通过 SOBER 呼吸空间法应对。注意,这种线索可以是一种身体、情绪上的或认知上的。例如,成员可能注意到,当其渴求产生时，其呼吸会出现变化，耳朵开始感到发热。这些生理体验一旦明确，就可能成为有用的线索，有助于开始 SOBER 呼吸空间法的练习。

4. 正念行走练习

正念行走练习可以作为一种正式、结构化练习（抬脚、放下、抬脚）或者是一种对其整个过程更为开放式的觉察，带着好奇觉知行走的整个过程中的躯体感觉，感受动态过程中的身体变化。咨询师可以提出一些轻松活泼的建议，如想象第一次行走的样子，就好像偶然遇见人类的身体；我们的任务就是在身体行走的过程中，对它进行观察。

咨询师可以引导成员尝试以不同的速度行走。刚开始的时候，行走的速度可以比平时慢些，让自己有更多的机会全面觉察行走的感觉。一旦成员感到能够舒适地带着觉察慢慢行走时，他们可以尝试以更快的速度行走。如果出现焦虑或焦躁，一种有用的做法是，一开始带着觉察快步行走，随着心绪的安定，自然放缓行走步伐。

5. 重点难点

本周课程的重点是，在与之前物质使用或其他反应性行为相关的挑战性情境中，保持处于当下状态。学习如何以不同的方式与物质使用的压力或渴望相处，练习带着觉察对强烈的刺激因素做出回应。应当说这是非常有挑战性的，笔者在强制隔离戒毒场所实践过程中常常遇到一些阻抗，这里保持温柔且坚定地支持会成为一个很好的方式，并且咨询师也应当不断积累技巧，以便应对可能出现的各种挑战。

（五）第五周——接纳和技巧性应对

1. 目的

本周的团体课程将介绍和培养以一种不同的相处方式对待挑战性体验，进而讨论接纳在改变过程中的作用；并将引入正念伸展练习，尝试在动态的伸展中觉察和接纳过程中所产生的各种体验。

2. 静观冥想：声音、呼吸、身体感觉、想法和情绪

本练习关注的重点是觉察声音、呼吸、身体感觉、想法和情绪。咨询师通过引导语带领成员依次从觉察声音、呼吸、身体感觉、想法和情绪，注意保持觉知和接纳的态度，咨询师在后续的讨论中可以引导关注与抗拒或紧张相关的不适感或体验，通过练习为接纳所有体验打下基础，无论是愉快的抑或不愉快的，受欢迎的抑或不受欢迎的。

3. 两人一组的 SOBER 呼吸空间法练习

本练习中，将成员按两两组合，针对日常典型困扰或往往会诱发反应的事项，让练习搭档进行一次简短的讨论。当看到成员似乎已足够投入对话中时，辅导人员引导成员停下来，无论说到哪了，并完成一次 SOBER 呼吸空间法练习。练习过程可能产生紧张、担忧、自动反应，这就为成员提供了机会，去观察这些状态会以多快的速度出现，并在稍许多了些焦虑、分心或自动化模式的状态下进行 SOBER 呼吸空间法练习。

4. 正念伸展练习

正念伸展练习提供了一种动态觉知身体的方式，在正念伸展中，身体移动、伸展或在摆出各种姿势时，练习关注身体上的感觉。这种动作非常轻缓，当我们在不同姿势间进行转换时，把注意力放在体验身体感觉以及大脑所产生的倾向上。正念伸展运动的展示和练习因咨询师的经验而各异，但始终重要的一点是，在一开始时，应强调自我照顾，确定成员不会因伸展动作产生强烈的不适，鼓励成员在动作中探索但不要突破自身极限。

5. 课后练习

第五周之后，成员需要在之后的 7 天中抽出 6 天的时间，从静坐冥想、身体扫描或者正念动作中选择一种方式进行练习。同时继续尝试在挑战情境下练习 SOBER 呼吸空间法。

6. 重点难点

接纳是以正念的方式生活的核心。将会引导成员试着进一步理解接纳当下的深刻含义。当我们开始放下对抗拒、否定、压抑的方式，并带着慈悲和接纳去面对它时，我们不再抵制事实。让我们从无法取胜的抗争中解脱出来，创造更多灵活的空间，保持对当下清醒的觉知，并试着作出改变。

（六）第六周——想法只是想法而已

1. 目的

本周聚焦对想法的觉察，通过练习体验感受、情绪、想法之间是如何相互影响的，引导成员认识到我们无须试图控制这些想法。同时，本周讨论复发环路以及想法在保持环路中所起的作用。

2. 静坐冥想：想法

本周的课程中，更加明确地突出想法觉察这一重点。让成员将想法作为其觉察的主要对象，并观察思维，承认“思考”的存在仍然是当下这一刻所产生的另一种现象。通过本项练习，成员开始认识到，想法只是脑海里产生的词语或画面，并非对“真相”的可靠反映。同时我们也不必让其控制我们的情绪和行为。就像各种声音或感觉一样，我们能够学会在其产生或消失时对其进行观察，同时保持与当下的联系。

3. 复发环路

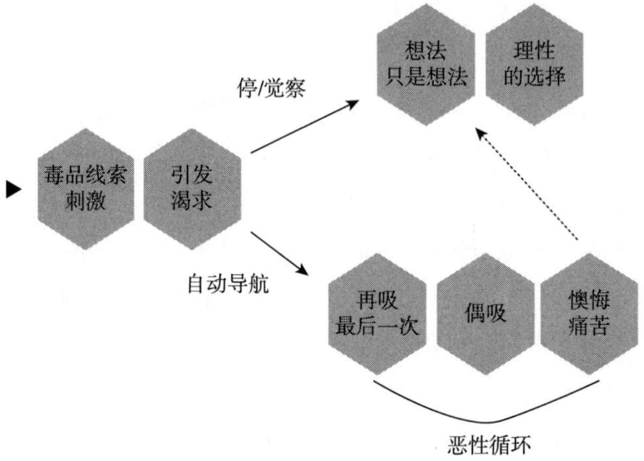

图 11－2　复发环路示意图

在这一活动（见图 11－2）中，会介绍复发环路，为了阐明想法和复发之间的关系，咨询师可邀请成员提供一个已经或可能潜在诱发物质使用或复吸的事例，在黑板上按照复发环路的基本模板予以阐述，让成员明确在遇到诱发情境时大脑中可能产生的初始想法以及可能体验到的任何情绪反应或感觉。然后，请成员跟随这种情境，直至发作节点或完全复发节点，或者选择复发环路中其可能后退一步或做出不同回应的节点。咨询师应当使这一讨论保持开放，以促进成员自发地考虑到各种可能性，引导成员理解想法在复发环路各个环节所发挥的重要作用，慢下来并观察成员的想法、情绪状态以及身体反应，可为走出复发环路以及选择巧妙回应提供机会。

对复发环路的讨论可能会引发成员强烈的反应，在这时进行 SOBER 呼吸空间法可能会有所帮助。咨询师可邀请成员把它当作一个机会，来观察其反应、想法和情绪以及与当下重新联结。

4. 课后练习

本周的课后练习是鼓励成员开始探究个性化的练习方法，并让它成为其日常生活的一部分。鼓励成员从前几周所提供的各个选项中选择各项练习，注意强调保持练习时间的重要性，但我们鼓励每日的练习总时间能达到40分钟左右，以便保持并继续提高在本门课程期间所获得的各项技能。我们建议成员继续练习SOBER呼吸空间法，并将其作为日常生活的一部分，尤其是在发现自己处于感受过于强烈或存在反应性的情境下。此外，邀请成员在日常练习跟踪表中记录下其练习情况。

5. 重点难点

本周已经接近MBRP课程的尾声，成员应当已经能熟练掌握基本的正念训练方法，并能将正念运用到自身的日常生活中作为一种调节技巧。本周的重要难点在于帮助成员理解“想法不是事实”这一重要概念，从而更为客观地看待头脑中不断产生的各种想法，请成员分享练习中产生的各种想法，讨论这些想法是否“属实”。进而理解想法只是大脑中产生的一些思想、记忆、画面以及一连串词语，反映的可能是现实，也可能不是现实。咨询师可以通过讨论想法在复发过程中所起的作用，通过复发训练的讲解使成员能对复发的过程有更为清晰的认知。

（七）第七周——自我照顾和生活平衡

1. 目的

本周聚焦讨论健康平衡生活及成员自身在减少复发方面所发挥的重要作用。将定期的正念练习作为保持平衡的手段。利用提示卡为应对将来的高危情境做好准备。

2. 慈爱冥想练习

慈爱冥想练习包括想象一些特定的个体，并将注意集中到一些祝福上，如愿我身体安康，愿我万事顺心，愿我轻松自在。咨询师可以视需要修改这些祝福语，并且可以利用形象化等手段。需要注意的是，练习慈爱往往会导致抗拒、厌恶或其他挑战性的体验。成员可能会作出它“不起作用”的评述，暗指无法对自己或他人做到友善。咨询师可以引导成员注意带着友善和不作评判的态度观察这些反应和困难，同幸福、坦诚和轻松地感受一样，也是练习的一部分。慈爱冥想练习的目的不是产生某种感受或心理状态，而是观察我们练习期间产生的任何状况。

3. 日常活动作业表

该作业表聚焦觉察典型的日常活动及其如何影响整体心情、生活平衡和健康,从“培育”和“消耗”效果的角度进行讨论。本练习鼓励成员对这些日常活动的模式进行反思,探索是否存在一些方法,让中性或消耗性的活动变得具有培育性。本项训练的目的并非鼓励成员退出所有的消耗性活动,而是为了开始更好地觉察我们是如何度过每天的,我们赋予各项活动的注意力和当下状态,以及各项活动和注意力的质量对我们会产生怎样的影响。有些消耗性的或存在压力的活动或许可以规避,而有些则不能。这对于我们来说是一个机会,可以去注意什么是培育性和消耗性,并探究我们如何以不同的方式与各种体验相处。

(1)提示卡

提示卡练习是一项团体课程后的持续性应对技巧。其大小同名片相当,包含四项支持信息:保持操守的理由、最有效的替代行为、紧急求助电话、SOBER 呼吸空间法的各个步骤。提示卡便于携带,可放在口袋或钱包中,可随时取用,用于一般性提示或供高危情境下使用。

(2)课后练习

在接下来的一周,我们继续鼓励成员创设自己的个性化练习。我们还建议成员继续练习 SOBER 呼吸空间法,既在常规的日常活动中进行练习,同时在压力情境下进行练习。

(3)重点难点

本周练习的重点难点在于引导成员对未来健康平衡生活的梳理,形成对未来生活的合理规划,同时为未来可能遇到的高危情境做好相应准备。应当说,出所后面临的挑战要远远大于在所内的安全环境,咨询师应当提出这一问题并进行充分讨论。

(八)第八周——社会支持和持续练习

1. 目的

本周团体课程强调支持网络的重要性,它可以帮助戒毒人员减少复吸风险,通过讨论,找到成员寻求帮助时可能存在的各种障碍。回顾并讨论课程收获,强调持续练习的重要性。同时,引导成员制订将正念融入日常生活的计划。

2. 身体扫描练习

在 8 周课程的结尾,再次进行身体扫描练习具有重要意义,通过练习重新审视同一练习在8周前后所带来的不同体验,让成员有评估过去8周产生的各种变化的参照标准。咨询师可以在练习后询问练习的体验,以及从这门课程开始哪些情况发生了变化,哪些情况仍保持不变。

3. 支持网络的重要性

本次团体课程中的一个重要内容是讨论支持网络的重要性。这有助于成员认识到支持系统对于预防复吸的重要性。在这里咨询师可以邀请成员提出他们的想法,以便找到和健康平衡生活保持正念练习的相关支持,提前明确可能存在的困难,并讨论在未来生活中遇到这些困难时如何应对。

4. 8周课程的回顾和总结

在这一活动中,咨询师邀请成员回顾过8周的体验和收获,同时展望未来,制定继续练习的目标。同时,询问成员在课程当中的各种体验,并提出对课程内容和结构改进的反馈或建议。分享的内容不作过多限制,鼓励成员分享任何感受或其对课程结构设置的反思。多数成员非常愿意能有这样的机会最后一次分享自己的想法、评述或问题。

5. 总结性冥想

在总结性冥想练习中咨询师会向每个成员在过去8周的历程表示敬意,进行简短的慈爱冥想,为自己、为参与练习的同伴、朋友和家人,甚至所有有感知的生命个体。

6. 重点难点

对于物质戒毒人员来说,预防复吸是一个终身话题,需要坚持和勤奋。拥有较好的支持网络对于在这条道路上的前进至关重要。它不仅有助于我们认识复发迹象,还可以在我们处于高危情境时提供支持。8周的课程至此结束,但成员后续的生活才刚刚开始,课程对于成员防止复吸并保持健康平衡生活的效用取决于成员能否将课上所学运用到生活中,始终保持对个人生命意义的清醒觉知,咨询师应当明确这一点并以此启发成员。

第三节　戒毒人员正念防复吸疗法的注意事项

在戒毒人员群体中开展正念防复吸治疗并非易事,这一方面是取决于物质成瘾的临床干预本身的复杂性,另一方面在戒毒领域也受戒毒人员群体的特点影响。常见的问题包括如何解决戒毒民警咨询师的双重身份问题，如何改善戒毒人员戒毒动机普遍偏弱且参与课程的动机波动问题，如何开展有效的课上及课后练习问题，如何开展科学的课程效果评估问题等。

一、正念防复吸课程前的注意事项

在课程开始前，应当确保参与课程的每一名戒毒人员都有参与动机，最好开展规范的课程宣讲，对正念的概念，核心理念，训练的有效性，可能带来的改善等正念防复吸课程涉及的概念介绍清楚，在课后发放参与课程意愿表格。之后对主动填写表格的戒毒人员进行系统访谈，对课程内容及参与课程需要完成的训练等进行更加具体的介绍，同时了解戒毒人员参与课程的动机、戒毒动机、期待课程解决哪些问题，之后再开展课程。通过这些流程可以为后续顺利开展正念防复吸课程提供很好的支撑。有些情况下无法保证上述的全部过程，但也至少要在正念防复吸课程正式开始前对课程进行统一的介绍，允许部分参与动机不强的戒毒人员退出。

同时，由于正念防复吸课程的节奏较快，参与者可以在课程开始前对正念有一定的了解，如参与过其他正念课程、进行过一段时间的训练等，这样在课程 2 ~ 3 周的一些关于成瘾的针对性练习会进展得更为顺利。

二、正念防复吸课程中的注意事项

（一）优先把握团体中的游离人员

在戒毒人员的团体中，会有一些人游离在团体外，如不跟着团体的节奏走，或者是直接唱反调。多数时候这是团体成员阻抗的表现，需要咨询师有技巧地应对和处理，给予合适的回应，并使团体课程重回正轨，咨询师应当对此有充分的准备。

（二）团体与个体结合的形式

在正念防复吸的团体课程中，个别成员还是存在情绪和动机的问题，常见的表现是在团体中出现较多的阻抗，如对课程有效性的质疑，或是对戒毒可能性的质疑等，有些时候花费太多团体的时间去解决这些个体的问题是不合适的，在征得其同意后，运用团体和个体相结合的方法，在课程外再进行一些个别辅导，或是通过个体咨询解决这部分问题是一个很不错的策略,笔者在实践中曾遇到过许多类似情况,这些个体可能并不是团体中的"捣乱"者,也并非缺乏参与动机和戒毒动机,而是其过去的一些特殊人生经历使其对戒毒这一难题的效能感极低,很容易动摇,咨询师对个体针对性地解决这部分问题后,无论是对于其自我的成长还是对团体后续的进展都有着不错的帮助。

(三)强调保密和匿名的重要性

虽然参与本课程的戒毒人员已有其他课程的基础,但是在课程中强调保密仍然对团体的顺利建立、快速进入工作阶段有很重要的帮助。在课程中,需要成员填写问卷等信息时,同样要强调匿名性,以打消戒毒人员的顾虑。

(四)渴求相关练习后的平复练习

在进行渴求冲浪、SOBER 呼吸空间法练习后,一定要进行一个后续的放松状态的练习,这样一方面帮助戒毒人员从较强的渴求唤醒中恢复平静,另一方面帮助戒毒人员养成习惯,有助于巩固练习效果。

三、正念防复吸课程后的注意事项

在正念防复吸课程后最重要的一件事就是坚持练习,这一点在课程后几周的设置中有所体现,咨询师应当在团体课程结束前对日常练习的重要性加以强调,并协助成员制订可行的自我练习方案。在强戒所的剩余时间内,可以由大队统一组织练习,同时咨询师定期进行访谈,提供必要的支持,在出所前鼓励其将正念带到出所后的生活中。

戒毒人员预防复吸需要持续一生的努力,就这一点来说,8 周的 MBRP 课程只是一个开始,应当说在 8 周课程中的多数时间中,聚焦在提升成员对"心瘾"相关的关键因素的正念应对,在最后两周中对自我的探索和照顾则是打开另一扇门的钥匙,对于任何一个戒毒人员来说,关于他生命意义的探索对真正意义上摆脱毒品至关重要,而持续的正念练习能给予他们一个保持清醒的空间。Bowen 等人曾经对完成 MBRP 干预的戒毒人员进行追踪,发现没有持续训练的个体,在干预完成 4 个月后的追踪测试中,MBRP 组被试的物质使用恢复到与控制组相似的水平,这也为后续练习的意义提供了实证支持。

四、效果评估注意事项

为确保正念矫治评估的科学有效性，应当关注以下几点：一是确保参训戒毒人员有主动参与的动机；二是选用科学的心理量表；三是控制无关变量保证标准化的评估流程。

（一）确保参训动机

入组访谈阶段应当充分确认戒毒人员的参与意愿，要强调测试与晋降级等个人事项无关，强调匿名和保密，对问卷要现场检查是否填写完整；强戒人员的文化水平有限，咨询师要仔细解释问卷答法。

（二）选用科学量表

正念矫治干预应当选用科学的心理量表，确保量表信效度良好，常见的正念干预心理量表已在本章第二节中叙述，这里不做过多赘述。

（三）控制无关变量

确保评估在同一个教室，选取相对安静适宜的环境，统一施测。正式测试前由相同的主试宣读前设定的指导语，指导语应当讲明测试的保密性；强调测试与戒毒人员所内晋降级等个人事项无关；仔细解释问卷的答法，确保戒毒人员清楚题意；强调认真阅读各量表前的引导语；测试完成后主试应当认真检查每一个戒毒人员的问卷，查看是否完全答完，并逐一检查测试题，确保戒毒人员认真作答。

■ 复习思考题

1. 简述正念防复吸训练的总体思路。
2. 简述 SOBER 呼吸空间法的主要步骤。
3. 简述正念防复吸 8 周课程的内容。
4. 在日常生活如何做到正念？

■ 本章主要参考文献

1. ［美］马克 · 威廉姆斯、［美］丹尼 · 彭曼：《正念禅修：在喧嚣的世界获取安宁》，刘海清译，九州出版社 2013 年版。
2. [美]乔·卡巴金:《正念:此刻是一枝花》,王俊兰译,机械工业出版社 2015 年版。
3. Sarah Bowen,Neha Clawla,G Alan Marlatt:《基于正念的成瘾行为复发预防临床医生指南》,北京市教育矫治管理局译,人民卫生出版社 2016 年版。
4. 王永杰、武旭海、魏玉智、刘雪宁:《正念练习防止吸毒人员戒毒后复吸效果初探》,载《包头医学院学报》2019 年第 5 期。
5. 王姗姗、赵敏:《正念防复吸治疗在物质成瘾中的应用》,载《中国临床心理学杂志》2016 年第 1 期。
6. 姜慧丽:《正念训练对女性戒毒人员复吸倾向的干预研究》,南京师范大学 2019 年硕士学位论文。
7. 田唤、范存欣、罗春花、曾红、武晓艳、马绍斌:《正念防复吸疗法对女性戒毒人员稽延性戒断症状的干预研究》,载《中华行为医学与脑科学杂志》2011 年第 9 期。

第十二章　戒毒人员内观疗法

本章摘要

内观疗法是一种通过对身边的人，以"别人为我做的、我为别人做的、我给别人添的麻烦"这三个主题为主线，通过自我提问的形式不断地对自己进行反思的一种心理治疗方法。通过本章学习，识记内观疗法的概念和类型，理解并掌握内观疗法的心理机制，理解内观疗法的适用范围；理解内观戒治的发展历程，掌握戒毒人员内观治疗的实施流程；理解戒毒人员内观治疗需要注意的问题。

重点问题

本章的重点是内观疗法的心理机制和实施流程，戒毒人员内观治疗需要注意的问题。

第一节　内观疗法的基本理论

一、内观疗法的定义与心理机制

（一）内观的定义

内观疗法（naikan therapy）是由吉本伊信先生于1937年提出、1945年创立的一种治疗方法。1954年，吉本伊信成为奈良少年刑务所的教诲师，他将内观引入司法矫正界，这是内观普及化的开始。由于效果显著，1955年内观教育成了矫正界有力的矫正手法，得到社会的肯定。1962年，学校中也引入内观教育。直到1963年，吉本伊信辞去教诲师工作，专心指导内观。1966年，心理治疗界也注意到内观的效果，将内观作为心理治疗的一种方法。1968年，吉本伊信增加了"我给别人添麻烦的”这一主题，正式确立了三大主题。内观疗法现已成为著名的心理治疗方法之一，内观疗法的不断发展，开启了国际化进程。1988年，上海第二医科大学王祖承教授将内观疗法引入中国。

内观疗法是一种在严格设置的与外界刺激隔离的环境中，有目的、有指向地就既往的人际关系进行系统的自我回顾与反省，矫正人格及行为模式中的弱点，获得心理的净化，获得良好治疗效果的心理治疗方法。

（二）内观疗法的心理机制

内观疗法是一种通过对身边的人，特别是母亲、父亲、兄弟姐妹或其他生命中的重要人物，以“别人为我所做的、我为别人所做的、我给别人添的麻烦”这三个主题为主线，通过自我提问的形式不断地对自己进行反思的一种方法。与其他疗法不同的是，内观疗法并不针对来访者的病理症状，它试图触动来访者健康的部分，发现原本就有的它，精心培育它，让它茁壮成长，病理部分则会被自动地、有效地、根本性地治愈。内观疗法因它独特的治疗机制和有效性对戒除毒瘾、降低复吸率非常有意义。

1. 自我发现

自我发现（自我洞察）是通过回顾自己在人际关系的所作所为中存在的问题并予以彻底反省，进而比较自己对他人的冲撞和他人对自己的慈爱这两者之间的差异和原因，不断洞察自我的存在和他人的关系。通过洞察，找出自己和他人人际关系中好的一面，也就是说，对于自己在人际关系中所做的事，站在对方的角度看，不断交流并进行自我洞察和自我分析，以纠正个人在人际交往中的不良态度。

内观疗法不是追问过去的过失，而是对自我进行观察、思考，站在对方的角度看自己过去的所作所为，发现内心深处的自我和自己曾经所熟悉的自我是那样的不同，这时自我开始转换并产生飞跃，认识到过去的错误，彻底否定过去的自我，产生新的自我，体会到他人深切的爱，将以自我为中心的、利己的、对他人仇恨的心理转变成诚恳的、谦虚的心理状态，使人们从焦虑、不满、对抗的情绪状态转变为愉快、诚恳、对他人有发自内心感谢的心理状态。按年代顺序进行回忆，对能回想起来的具体事件，站在对方的立场上进行观察和分析，并做自我谴责。这个治疗过程，能促使自我与他人之间产生共鸣，在情感上取得协调，增强其社会责任感，从而改变心理活动中的不良状态。①

内观疗法促使内观者形成站在对方的立场上进行思考的思维方式，逐渐挖掘出内心深处被遗忘的东西，并通过亲人无私的爱感化内观者，促使内观者对自己的人生进行重新评价和审视，获得客观看待自我的能力，达到自我调节、自我认识的目的。

2. 爱的发现

无论是否满足个人的需求，我们只要活着，就会与其他人互动，就会存在给予与接受的行为。亲人、朋友之间的给予与接受建立在亲情和友情的基础上，亲情和友情产生的根源是爱。每个人都有爱的能力，只是有时候需要有人引导和开发。内观疗法正是引导内观者对给予与接受进行彻底的审察，进而感受、体会爱的需求，看到被爱的事实。

在内观中感受到最强烈的爱，莫过于发现“别人为我付出，而我却对别人造成伤害，尽管如此，别人仍然会宽恕我”；换言之，“自我牺牲”的宽恕才是人类最高的爱。因此，爱的发现，是内观疗法发挥疗效的根源。

内观疗法用最巧妙的切入点——别人为我做的那些事——引导内观者回忆被爱的事实。而这些只是内观过程的起步阶段：注意到别人为我所做的一切努力和包容，我却一次又一次地用伤害来回报他们；或者是看到我所抱怨的事实的真相，并不是我以前所认为的那样。一旦发现这些被遗忘的爱，内观者的内心就会产生很大的震撼。②

3. 罪恶的意识与接纳

内观疗法的罪恶感和一般所定义的罪恶感并不相同，一般认为，罪恶感来自防卫的罪恶感或者对于他人加诸自己的束缚表示不满。内观疗法则认为罪恶感是来自“自私”，也就是所谓的“我执”。吉本伊信认为，内观的目的在于祛除“我执”。要祛除“我执”，在内观上需要先察觉自己的“我执”，如果以内观的自我省察三个观点来说，就是要察觉到自己得到别人的恩惠太多，却一直未注意到，不但未感恩图报，反而带给别人太多的麻烦，自己的自我本位、放任、傲慢、匮乏体贴心是这些罪恶的根源。

---

① 何蕊芳、李忠义主编：《点亮心灯——内观疗法及案例评析》，兰州大学出版社 2014 年版。

② 柳毅、王苏湘主编：《内观：戒瘾之道——内观疗法在戒毒实践中的理论和运用》，苏州大学出版社 2017 年版。

罪恶感的察觉在心理治疗上有何意义呢？这是内观疗法非常重要的一点。从心理治疗的观点可以归纳为以下几点：一是可以祛除拒绝改变的心态。接受心理治疗者同时有两种心理：一为企求改变的需求，二为害怕改变的阻抗。当因内观而察觉并直接面对自己的丑陋与脆弱时，抗拒改变的心理也会随之迅速消失。二是可以使对别人的恨意与不满消失。敌意与不满的心理往往是由总是认为自己是对的，自己是被害的，自己有权利要求对方的心态所导致的。因此，一旦发现自己是错的，自己是个加害者，自己太任性，则怨恨与不满将无存在的理由。不仅如此，还会对别人的温馨、恩惠产生感谢与喜悦的念头。三是可以放弃虚伪的面具，寻回真正的自我。一旦对于自己的丑陋有正确的认识之后，就能平心静气地接纳自己及别人。①

4. 同理心与共同意识的建立

内观疗法除了要求察觉个人的罪恶外，也强调同理心与共同意识的建立。当对自己很亲近的人说出感谢的意思时，我们常回应"别见外"，可见我们把自己和他人的关系分为和我自己一样的亲人（包括亲近的人）与陌生人，关系越亲近，就越像自己的亲人那样对待。"亲人"意识并非固定的，内观者发现过去自己认为"亲人"与"自己"是一体的感觉原来是单向的、不切实际的想法，于是把"亲人"和"自己"区分开来，当作一个陌生人去观察，即把别人当作一个独立的人格去看、去回想他们所施予的爱与关怀。换言之，内观疗法是要打破过去模糊不清、未分化的人我一体的感觉。随着内观的深入，人际关系也会变得越来越明确而有分寸。

人本主义的咨询理论强调同理心的重要性，内观疗法强调的也是同理心。当内观者在进行内观的过程中始终无法摆脱自我中心的时候，咨询师会指导他思考"对方做这件事情的时候，对方的心情如何？"以及"你这样做，对方会有怎样的感受？"因此，随着内观的深入，内观者越容易发现过去太固执己见的自己，于是会尽量从共鸣的立场去了解对方。"共鸣的了解"就是站在对方的立场去看，此即同理心。同理心是共同意识的基础，共同意识即自己和别人的连带感。人的存在是透过共鸣的过去产生连带感，一旦失去连带感就会产生空虚与孤独的疏离感。总之，从内观疗法的观点看，内观带动以爱为基础的同理心，使内观者与他人产生连带意识，最后克服存在的空虚与孤独。

---

① 柳毅、王苏湘主编：《内观：戒瘾之道——内观疗法在戒毒实践中的理论和运用》，苏州大学出版社2017年版。

二、内观疗法的类型

内观戒治主要有以下几种形式。

（一）集中内观

集中内观是内观疗法中最常使用的内观治疗形式，治疗时间集中，治疗效果最好。集中内观一般设定为一个星期，在这期间的作息为早晨6时起床，晚上9时就寝，起床后到就寝之前坐在屏风后采取轻松的坐姿持续进行内观。内观咨询师每隔1.5~2小时对内观者进行面接，每次3~5分钟，指导内容为要点性地询问上一个阶段内观的内容，然后予以适当鼓励，再指导下一步内观的内容，使内观者有一个明确的方向。

1. 集中内观的具体形式

（1）场地的布置。在安静的房间内的一角设置屏风，将内观者安排在屏风后，除了上厕所及洗澡以外，内观者都要安静地待在屏风后，吃饭也将在屏风后进行。屏风不仅把内观者与外界隔开，而且起到保护内观者的作用，把内观者从吃饭到洗澡等一切的日常生活中解脱出来，在屏风后只需专心地观察自己。

（2）行动的限制。内观者在屏风后采用任何舒适的坐姿都可以。原则上讲，内观必须在屏风后进行，在面接时和向内观咨询师报告时必须正坐，面接结束后可以采用其他任何舒适的坐姿。无论采用哪一种坐姿都要保持安静，坐着的时候必须体现出“静坐”的意味。内观时一定要保持安静，不能使用手机或其他通讯工具，与外界的联系要完全隔断。睡觉时将屏风收起，就地铺好垫子和被褥。处于一个房间内的内观者禁止交谈。

（3）时间设置。集中内观一般是一周的时间，每天起床洗漱时间为早上5~6时，熄灯时间为晚上9时。面接应由内观咨询师在屏风前进行，时间间隔1.5~2小时。一次面接时间的长短根据内观者当时的情况而定，一般控制在5分钟左右。一天面谈8~9次。一日三餐统一安排配送到屏风前，让内观者可以珍惜在内观期间的分分秒秒。

2. 内观内容

内观者在内观全程中紧紧围绕三个主题对自己的生活经历反复进行回忆，即“别人为我所做的”“我为别人所做的”“我给别人添的麻烦”。项目根据对象的不同而设定，比如对象是母亲，就从“母亲为我所做的”“我为母亲所做的”“我给母亲添的麻烦”这三个主题进行内观，内观对象可以设定为生命中重要的亲人、朋友等。

（二）分散内观

分散内观是内观疗法中较常使用的内观治疗形式，治疗效率高，效果较好。每周1～2次，也可以每天1次，每次30分钟，场所不限，方法顺序和集中内观一样，依序对生命中最重要的亲人、朋友等，依生命的时间轴进行内观；也可以对每天所接触的人进行内观，以改善人际关系。例如，围绕今天“别人为我所做的”“我为别人所做的”“我给别人添的麻烦”三个主题进行内观，以最近发生的事为主，继续集中内观的做法，用于集中内观后的维持治疗。

（三）记录内观

以每天写日记的方式进行内观，方式同分散内观，内容是依序对周围的人依生命的时间轴进行内观，或对每天接触的人进行内观；然后定期和内观咨询师进行内观报告。一般而言，最好在集中内观的基础上再进行分散内观或记录内观。

（四）通信内观

用通信的方式进行内观。针对时间不容许、两地距离太远的内观者，可以用通信的方式进行内观，最好在有了集中内观的基础后进行。将每天的内观内容收集起来进行整理，用通信的方式请内观咨询师给予指导。内容同分散内观，依序对周围的人依生命的时间轴进行内观，或对每天接触的人进行内观。

（五）渐进内观

实施内观疗法，拘束性的强弱对于治疗效果有影响，因为吉本模式的内观疗法拘束性太强，实施起来较困难，于是就产生了“渐进内观”。所谓“渐进内观”，是指随着内观的过程增加每天的内观时间，逐渐增强整体的拘束性，这种改良式内观疗法不但容易导入，而且治疗效果也相当理想。①

① 柳毅、王苏湘主编：《内观：戒瘾之道——内观疗法在戒毒实践中的理论和运用》，苏州大学出版社2017年版。

三、内观疗法的适用范围

内观疗法对青少年犯罪、违法人员心理矫治有很好的效果，对心身疾病、药物依赖性、神经症和其他的轻性精神病等也有较好的效果。综观近年来我国的临床研究结果，内观疗法治疗神经症和精神分裂症个案有效，治疗酒依赖、毒品依赖效果明显，治疗青少年网络成瘾、品行障碍效果肯定，开展青少年心理健康指导效果肯定。内观是一个自控、自律的过程，戒毒也是一个强调自控力自律性的过程。在内观的过程中，戒毒人员除了内心情感有所变化、认知有所改善以外，严格的环境控制和流程设置都会让他们学会自我约束，提高自控能力，这对于他们戒除毒瘾具有非常积极的作用。

（一）内观疗法对精神障碍的治疗

精神障碍是由于生物因素、心理因素和社会因素共同作用所导致的以精神活动异常为主要特征的疾病。积极地调整心理因素是精神障碍治疗的重要方向。

内观疗法以情感启动为切入点，对自己成长历程中重要的人际关系进行整理和回顾，通过内观第一个主题“别人为我做的”进行思考，发现和体验之前被忽略的诸多无条件被爱的事实，并由此增强个人的幸福感、安全感、自信心和感恩心，并由第二个主题“我为别人做的”和第三个主题“我给别人添的麻烦”的思考，带来“非病理性罪感”的情感体验，巨大的情感启动与变化，其对事物的理解和认知也发生改变，能够站在对方立场和情感角度上考虑问题，修正之前对自我及他人的非理性和错误认知，增强对他人的宽容度及信任度，能够愿意帮助和促进团体的福利与安宁，和每个人保持友善合作，通情达理，思维合理，宽厚诚恳，乐意接纳和了解他人，主张现实的态度，从而使精神障碍症状得以缓解或消除。近年来，许多研究表明，内观疗法能够促进病人对自身的不足进行内省，有利于精神障碍的治疗，如人格障碍、神经症、抑郁症、精神分裂等。

（二）内观疗法对心身疾病的治疗

现代医学已经证明，在多数身体疾病的发生、发展和干预中，精神因素都扮演了重要角色，如冠心病、高血压、癌症等，与精神因素密切相关的疾病也被称为心身疾病。这也充分说明，人的心理和生理是相互影响的。

内观疗法不是一种专门治疗某种疾病的方法，其适应症很广，能帮助内观者转变负性消极的思维，建立正向积极的思维模式，对于已经出现的疾病和症状能更从容地面对和接纳，同时保持乐观平和的心态，积极配合医生采取各种治疗措施，有助于躯体的康复。①

（三）内观疗法对心理问题的解决

人的一生之中，唯一不变的就是变化。从幼年到成年，从上学到工作，从恋爱到成家，从退休到衰老，从疾病到死亡，在这一系列的变化中，既有内在的心理生理变化，也有外在的社会环境变化。如果不能主动适应客观变化，就会出现各种心理问题。

实践证明，内观疗法会转变人们对自己和他人的固有看法，感恩从他人和外界得到的帮助和恩惠，体谅生活中的各种不如意，改变以自我为中心的固有思考模式，使主客观相和谐，形成积极的人生观，以乐观平和的心态对待生命中的各种变化。

（四）内观疗法在教育领域的运用

内观疗法是观察自己的内心，进行深刻内省的一种心理咨询和辅导方法。内观疗法的哲学性、有效性和发展性均与学校心理健康教育的目的相吻合。在学校心理健康教育中引入内观疗法，既是学校心理健康教育新的开拓，又是内观疗法在学校领域的独特运用。

内观疗法的设置十分符合青少年学生的自我中心、追求独立、存在青春期心理闭锁等心理特征。通过反思自己从别人那里得到的恩惠和关爱以及给别人带来的麻烦，从而觉察到自己的不足和欠缺，获得对别人价值的肯定，进而达到洞察自我，触动自己对他人的感谢回报之情，激发内心的正向情感，进一步改善个人不合理的认知，使人格趋于成熟，获得自我成长。

内观疗法也是一种生命教育，帮助学生认识生命、珍惜生命、敬畏生命、欣赏生命、提高生存技能和生命质量。生命教育是对人性的呼唤，是现代教育核心价值的组成部分，是对教育原点的回归，也是目前学生教育中比较缺失的一部分。进入20世纪后期，青少年的自杀自伤率呈上升趋势，恶性犯罪案件也不断出现，并呈现低龄化倾向。生命教育对处于生命发展黄金阶段的青少年来说，具有十分重要的特殊意义。

---

① 毛富强主编：《心理防护平安居家——居家内观操作手册》，北京大学医学出版社2020年版。

(五)内观疗法在成瘾戒治领域的运用

1. 对酒精成瘾的治疗

酒精成瘾是一个严重的社会问题和医学问题,酒精成瘾人员的人格偏离是毋庸置疑的,这种偏离常态的现象单纯应用精神药物往往难以解决,这就需要我们在治疗的同时施以必要的心理矫正。内观疗法的目的就是打破这类成瘾人员的自我中心观念,通过内观促使他们认识到在自己过度饮酒后,身边的亲人会为自己一直担忧,而自己却不断无视和伤害这些亲人,这种从自我到他人立场的变化,会使这类成瘾人员的内心得到转变。在内观疗法治疗酒精成瘾人员的过程中,会让他们通过对自己的生活经历,特别是对饮酒以来的经历反复进行回忆,从最亲近的人开始,以周围的人为对象,对自己的心态进行观察。在内观中这类成瘾人员会逐步体会到自己得到别人太多的爱和温暖,逐步体会到家人对自己过度饮酒的担心,并开始反思自己曾对这些体会一直未觉察,不但未感恩图报反而带给他人太多的麻烦,自己的任性、傲慢、缺乏体贴心是这些罪恶的根源。内观疗法使这类成瘾人员意识到自己以自我为中心的态度,从而产生悔过的情感,坚定戒酒的决心。内观者回想起被爱的体验,就会放弃对周围人的偏见,从而对他人产生感恩的意识和情感,并能够注重站在他人的立场上思考问题。由内观疗法产生的"悔过的情感"与"感恩的情感"相互依存、相互驱动,不断地推动内观者更新自己的认知,从而获得与客观事物相符的、合理的认识,同时对自己固有的认知进行修正,改变消极心态。

2. 对网络成瘾的治疗

网络成瘾人员性格多偏内向,不善交际,与他人缺少交流,使他们在现实生活中较少受到社会支持。网络成瘾人员的人格特征主要表现为内向、焦虑、愤怒、抑郁、敏感、脆弱性六个方面,这类人格特征导致了消极的行为模式,如退缩、逃避等不成熟的应对方式。网络成瘾人员多存在焦虑、抑郁、强迫、敌对、人际关系敏感,对亲人冷漠,荒废学业,缺乏社会责任感,丧失自尊、自强、自信而变得退缩、自卑、行为失控和人格异化。内观疗法有助于改善这类成瘾人员的心理健康状况,通过对内观三个主题的思考,产生健康的罪恶意识,体会"爱"和温暖,领悟社会支持,同时改善人际关系、完善人格。治疗过程中,引导这类成瘾人员通过回顾自己人生成长过程中诸多亲人对自己的帮助,打破他们顽固的自我中心认知立场,激发、增强他们的自信、责任和报恩的义务感,促使这类成瘾人员产生被爱感、喜悦感、幸福感和满足感，从而改善网络成瘾的症状。

3. 对新型合成毒品成瘾的治疗

新型合成毒品成瘾人员的心理特点有别于传统的海洛因成瘾人员，表现为精神依赖性强。这类成瘾人员对于新型毒品的认知力下降，认为躯体的戒断反应弱，对心理治疗期望高，一般有突出的心理障碍或者家庭冲突，从而导致其身心健康、社交工作、婚姻家庭方面存在明显的问题，严重影响其生活质量，同时有较高的复吸率。内观疗法的治疗机制是通过内省让这类成瘾人员重新认识自己，意识到以前同别人交往中存在的问题，以解决由于性格、生活经历中的非理性因素所造成的人际关系障碍及其所带来的心理困扰。内观疗法能改变这类人员对于新型毒品的种种误解，帮助其建立良好的认知力和自制力，增强他们的自信心，促使他们积极寻找所处环境中能够帮助其改变的积极动力。因此在对这类人员的临床治疗中，内观疗法具有极大的应用价值。许多研究也证实，内观疗法对戒毒人员有着积极影响，能够让他们的生活质量得到提高，且戒毒人员再次沾染毒品的概率也有所降低。

第二节　戒毒人员内观疗法的实施

内观戒治，是指戒毒人员在严格设置的与外界刺激隔离的环境中，有目的、有指向地就既往的人际关系进行系统的自我回顾与反省，在内观咨询师的引导下，矫正非理性认知，改善行为模式，有效重构戒毒人员社会支持体系，提升抗复吸能力的戒治方法。

一、戒毒人员内观戒治的发展历程

2013 年年底，江苏省太湖戒毒所被司法部确定为全国司法行政戒毒系统 5 个循证戒毒试点单位之一。在江苏省戒毒管理局的协调下，江苏省太湖戒毒所积极与苏州大学心理学研究所开展合作，开展内观式自我教育项目在吸食合成类毒品戒毒人员戒毒矫治中的应用研究，标志着内观戒治项目的正式启动。

2016 年，内观戒治项目入选司法部戒毒局“全国首批优势教育戒治项目”，在我国的戒毒领域有广阔的应用前景。2016 年 4 月，江苏省司法行政戒毒系统首期内观技能培训班在太湖所开办，内观戒治项目正式在江苏司法行政系统全面推广，江苏省 7 个戒毒所全部成立了内观戒毒工作组，各所均根据实际情况制定了《内观戒治项目推广实施方案》，开始全面实施内观戒毒项目，目前约有 3000 名戒毒人员直接受益。2016 年 10 月，完成对 114 名内观戒治解戒人员的回访调查；2017 年 12 月，制定《内观推广方案》，正式启动内观全员教育和分散内观试点；2018 年，内观戒治项目作为首批戒毒新技术、新方法在全国应用推广。2018 年 4 月，江苏省太湖戒毒所由中国内观治疗研究会挂牌建立内观戒治实践基地。2019 年，江苏省司法行政戒毒系统内观技能提升培训班在宜兴举行，进一步推动了内观戒治在江苏省的发展。内观戒治品牌还多点开花，多次接受《法制日报》、江苏电视台、《江苏法制报》对内观戒治工作的专访，推进内观戒治项目的品牌建设与发展，为监狱和司法所对罪犯和社区服刑、社区矫治人员教育改造提供帮助。江苏省戒毒局科学构建内观戒治培训体系，主动承担全国司法行政戒毒系统内观戒治宣传和推广工作，多次派出内观团队赴多地开展内观讲座，并主动承担起多省监狱单位和戒毒系统的内观戒治培训任务，负责内观治疗理论和实操部分的授课，督导内观咨询师的内观技术，助推内观疗法开枝散叶，使更多的服刑人员、戒毒人员受益。2021 年 8 月，在第八届中国内观疗法学术大会上，太湖戒毒所被中国心理卫生协会内观疗法学组确立为"中国内观疗法培训基地"，成为全国司法行政系统唯一具备内观疗法培训资格的监所。

二、内观团队的人员配备与工作职责

（一）人员组成及配备

内观团队的人员组成主要包括技术支持组、内观管理组和后勤保障组三个组别，各司其职，通力合作。技术支持组应配备内观咨询师 1 名以上、助理内观咨询师 2 名以上；内观管理组应配备总协调（总调度）1 名民警、每日管理人员 1 名民警；后勤保障组人员可根据实际参加内观的人数情况进行动态调整，宜配备 2 名以上民警。

（二）技术人员要求

1. 内观咨询师应具备的基本条件

（1）具有相关专业资质；

（2）经过系统的内观疗法的专业培训和体验；

(3)累积内观面接时长100小时以上;

(4)接受内观督导50小时以上。

2. 助理内观咨询师应具备的基本条件

(1)具有相关专业资质;

(2)经过系统的内观疗法的专业培训和体验;

(3)旁听内观面接时长50小时以上;

(4)接受内观督导20小时以上。

内观咨询师和助理内观咨询师都必须经过系统的内观疗法的专业培训和体验,培训课程的基本框架分为内观体验成长、内观理论学习、内观实践操作三个阶段,共5天课程,基本思路为“从实践体验开始进入理论学习,再从理论学习回归实践操作”。

第一个阶段为体验成长,时间2天,共计32学时,培训目标是帮助内观戒毒人员熟悉内观流程,进入内观状态,探索疗愈每一位内观戒毒人员的个人成长问题,重在自我体验和成长。

第二个阶段为理论学习,时间2天,共计16学时,培训目标是学习掌握内观治疗的重要理念和治疗技巧,掌握内观治疗的定义、机理、作用、本质、适应范围等。

第三个阶段为内观实践操作,时间1天,共计8学时,培训目标是培训内观戒毒人员掌握内观的各项技术,能在督导下运用内观的理论技术开展内观治疗。

(三)工作职责

1. 内观管理组的工作职责

内观管理组的工作职责主要包括:确认内观前屏风、蒲垫、纸巾、凳子、纸笔等设置保到位;参与戒毒人员的调动及生活管理;督促戒毒人员严格遵守内观设置,根据内观设置安排打扫卫生、就餐、洗漱等;处理内观过程中的突发事件。

2. 技术支持组的工作职责

技术支持组的工作职责主要包括:内观前期的宣传和动员;戒毒人员的面谈和评估工作;主持整个集中内观流程;承担整个集中内观期间的内观矫治工作;及时记录内观信息,着重记录观察到的戒毒人员的身心状态及特殊反应情况;开展内观心理咨询;交流、会商内观矫治情况。

3. 后勤保障组的工作职责

后勤保障组的工作职责主要包括:准备内观前的基本住宿;准备内观中纸笔

等所需物品；准备早、午、晚三餐以及热茶凉茶；必要时准备药品。

三、场地要求

内观治疗室应单独建立。内观治疗室应安静、整洁。内观屏风的大小不小于1米×1米。内观屏风中应放置蒲垫、纸笔。应配置必要的办公设施及设备。

四、实施流程

内观戒治技术的专业设置和操作规则十分严格，特别适合帮助戒毒人员矫正非理性认知，改善行为模式，有效重构戒毒人员的社会支持体系，提升抗复吸能力。

（一）人员筛选

全所范围内根据遴选条件，形成初选人员名单。遴选条件包括：本人自愿参与；家庭支持系统健全，家庭成员关系良好；身体无残疾；无严重的身体疾病；无明显的心理异常。技术支持组对初选人员逐一面谈排摸，主要围绕项目说明、动机激发、吸毒经历、戒毒经历、家庭结构五个结构访谈评分，从初选人员名单中确定若干名戒毒人员参与项目训练和研究，具体参与人数根据实际情况调整。

（二）内观前评估

可选择《社会支持量表》《总体幸福感量表》《复吸倾向性量表》等测试量表或树木人格等投射测验项目进行评估。具体量表的种类可以根据实际研究和工作需求进行选择。

（三）生命线访谈及绘制家族图谱

1. 生命线访谈技术

对生命线访谈的方法和意义进行说明。指导戒毒人员描绘从出生到当下的人生道路线，并访谈在这一期间发生过的人生重大事件。引导戒毒人员描绘未来的人生道路线，并访谈在未来预计将发生的人生重大事件。

2. 绘制家族图谱技术

绘制家族图谱有三个步骤：一是绘制基本家庭结构；二是添加人口学信息、家庭功能信息、重要家庭生活事件等相关家庭信息；三是描绘家庭成员之间的关系。

家族图谱是帮助我们理解家庭模式的使用工具之一，它可以直观生动地展示家庭信息，让复杂的家庭模式以完整的形态跃然纸上，对逐渐显现于各种人际关系中的家庭模式及其运作方式，也可以通过家族图谱十分方便地记录、补充和更新。家族图谱有助于专业工作者分析临床症状和家庭模式的关系，可以帮助心理治疗师系统化地思考来访者生活中的重大事件和人际关系，以及这些重要因素对来访者的心理健康和症状表现的影响过程。在内观过程中，家族图谱有助于内观咨询师快速了解戒毒人员的家庭背景信息，评估某个特定家庭成员与其他家庭成员之间的关系，以及更系统的视角了解内观者与家庭、朋友圈、社区、单位和社会等的联系程度，由此评估在特定的环境之下，该家庭的优势和弱点。同时，对戒毒人员家庭系统的初步检视，对后期戒毒人员生命周期中的各个阶段的划分能起到很好的指导作用。在制作家族图谱的过程中，内观咨询师向戒毒人员询问当下的家庭情况及与其有关的家庭成员的生活主题、重要事件和情结情感等问题。

（四）召开内观咨询师会议

组织内观咨询师召开专项会议，会议的具体内容包括：

1. 演练就生命线访谈和家族图谱如何收集戒毒人员的相关信息。

2. 演练就生命线访谈和家族图谱如何对戒毒人员进行提问。提问内容如下。

（1）在家庭中，什么事（哪段关系）对你的影响最深；

（2）你如何看待这件事（这段关系）；

（3）这件事（这段关系）在情感上对你有什么影响；

（4）还有什么事情（哪段关系）对你有比较大的影响。

3. 协商安排任务分工。

（五）召开内观说明会

内观正式开始前，召开内观说明会。内观管理组人员宣布此次内观过程中的纪律要求和内观管理上的注意事项。技术支持组人员告知内观的具体设置，并让戒毒人员自由提问。具体步骤如下：

1. 分发内观手册，逐条解释内观手册上的条款

内观手册主要包括引导语、时间安排、餐饮安排、项目说明、面谈要求以及注意要点等事项。

2. 告知时间和饮食安排

时间安排示例：

起床：早上 6:30 起床，约 30 分钟洗漱，身边的卫生和指定场所的卫生全部做完后，进入屏风，等待第一次面谈。

饮食：每餐准备好了会放在小教室，吃好后请放到指定地点。三餐用餐时间：早餐 7:00、中餐 11:00、晚餐 18:00。茶水放在指定的场所，自由获取。请注意茶水不要打翻在屏风内。

洗漱：每天晚上晚餐结束后按顺序进行晚间洗漱，其他人的内观继续进行。

面谈：基本间隔 1.5 ~2 个小时，一个人 5 分钟左右。

就寝：时间为 20 时。如果不能很快入睡，也不要起来，请继续内观。

3. 说明内观过程中对梦的报告

提示早晨第一次面接时需报告梦，将梦写在纸上，可解释梦境与内观有什么关系。

4. 示范内观报告方式

内观从戒毒人员的母亲开始，如对此有疑问可以提出来。内观中回忆的事件应清晰具体。

示例：可以这样做面谈的报告：刚才的时间，我是针对小学低年级的时候母亲做了内观。从母亲那里得到的是……我所给予母亲的是……给母亲增加麻烦的是……

5. 引导确定内观对象顺序

内观对象的顺序可以讨论，时间按生命中重要时间段进行划分；可按出生至上小学前、小学一年级至小学三年级、小学四年级至小学六年级、初中、高中、大学等阶段进行分段内观。对亲人的内观不限于 1 次，可单独对曾内观过的重要他人进行 2 次内观。

6. 内观过程中可进行的事项

内观、喝水、上厕所。

7. 内观过程中禁止做的事项

(1)禁止在屏风或板壁上涂写，如确实需要做些记录，请使用提前准备的软面抄。

(2)内观研修中请专心内观，禁止与同室或隔壁的人交谈。

(3)禁止外出、禁止与外界联系，全身心地内观。

(4)报纸、杂志等一概不允许带入内观场所。

(六)安排绘画

分发纸笔,安排《深夜的海面》绘画。

参考指导语为:面前的纸可以横放,也可以竖放;将名字写在纸张的右上角;请根据下面的描述开始随意作画:"海上的晚上;天上有很多星星;你乘船在大海中;远处可隐约看到一座灯塔。"画完后在画的空白处简单形容作品或写出自己内心的真实想法。

(七)集中内观

1. 内容

内观的过程主要围绕以下三个主题,依次进行反思和回顾:

(1)别人为我做的;

(2)我为别人做的;

(3)我给别人添的麻烦。

内观的三个主题有着严谨的逻辑关系,三个主题的顺序不可以改变。进行内观时,内观咨询师帮助他们分析自己与他人的关系,从过去到现在,或是到关系的终结。

内观首先从"别人为我做的"开始,这样做的目的,就是让戒毒人员觉察并发现自己曾经受到他人许多的恩惠和付出,但是自己对这些恩惠和付出并没有表示感谢,或者意识到了但不以为然,甚至都没有觉察或者已经遗忘。戒毒人员通过一次次的内观回忆,不断地寻找和发现别人对自己的恩惠和付出的点点滴滴,即使自己对此没有进行任何的回报,但别人仍然一如既往地对自己好,由此产生更进一步的触动。这样对第一个主题不断内观带来的过往人生经历,无论在物质层面还是精神层面,戒毒人员都会产生幸福感和感恩心,并在不断内观和回忆的过程中加深对这种经历的认知。戒毒人员能更好地认识到自己其实一直是被爱的人,无论自己曾经做过什么,都改变不了别人为自己付出很多的事实,最后内心受到极大的扰动,感恩意识会不断地激发和加强。对于戒毒人员而言,关注"别人为我所做的"这个问题的目的是从中挖掘出被爱的感觉,得到自尊心的提升,这正是大部分戒毒人员所缺失的。

"我为别人做的"主要是内观在成长历程中自己曾为他人做过的各种事情,特别是令他人受益和帮助他人做的事。能够和第一个主题相联结,在清晰地了解到别人对自己付出很多的同时,也能审视自己对他人回报了多少。这种审视是有积极意义的,系统地回顾自己从出生到现在为他人付出的点点滴滴,客观比较付出和得到的事实,会自然地引导戒毒人员对成长过程中人际关系中存在的问题进行彻底反省,能更好地站在不同的角度再次观察自己过去所做的事情,进一步体验他人对自己的恩惠和付出,将以自我为中心、利己的心理视角转变为能从他人视角考虑问题、利他的心理视角,将焦虑、不满、怨恨的情绪状态转换为愉悦、幸福和感恩的心理状态。对于戒毒人员而言,关注"我为别人所做的"这个问题是让戒毒人员认真回忆我们为别人的付出,随着内观的深入,戒毒人员能重新感受到曾经付出爱时的温暖,以及得到爱时的宝贵。

"我给别人添的麻烦"主要是内观在成长历程中自己曾做过的让他人为难的、不开心的、增添麻烦的各种事情。这个主题是通过个人成长经历中的事件,自然地激发戒毒人员内心健康的愧疚感,这种愧疚感是健康人应有的良知,是对自我不足的觉察和反思能力,能意识到自我的本位问题、自私问题、不体贴问题等,同时自己存在的问题对自己的认知和对别人都造成了实际的不良影响。这种健康的愧疚感会促使戒毒人员对自我认识和观念的扰动,激发改变的动机。对戒毒人员而言,关注"我给别人添的麻烦"这个问题是让戒毒人员开始转变关注内容,回顾自己在事件中给别人造成的麻烦,唤起戒毒人员羞愧的感受。感恩和羞愧的感受交织在一起,加深了戒毒人员的情感体验,从而为改变原来的认知模式奠定了基础。内观疗法通过三个主题,积极转变关注的内容,远离消极负面情绪,将注意力集中在被爱、被给予的回忆里,体验幸福和满足的感受。从本质上说,就是对自己的观察,这种对自己的观察包括了自己以往直接经历过的体验和意识到的体验。

内观咨询师在咨询过程中会放大戒毒人员内观过程中的积极面,给予正向引导和鼓励。如果过去家庭模式中有过这样的环境,通过内观就可以充分地唤起;如果过去的家庭模式中没有这样的环境,通过内观可以让戒毒人员感受和补充生命中的缺憾,促成内观转机的到来。

2. 阶段划分

从戒毒人员出生到现在,围绕戒毒人员的生活大事件,进行内观阶段的划分。

3. 项目

吸毒成本、撒谎、偷窃、生活成本、临终遗言五个辅助戒治项目,依次进行。

吸毒成本项目一般放在第一个进行，参考指导语是：请你仔细回忆第一次吸食毒品的情景，然后计算自从第一次吸食毒品以来到现在吸食毒品的成本，包括因吸毒产生的各类费用，可以使用各种计算方法，但一定要算出总额。

撒谎项目的参考指导语是：请你仔细回忆从出生到现在能回忆起的撒谎事件，简单地把它记录下来。

偷窃项目的参考指导语是：请你仔细回忆从出生到现在能回忆起的偷窃事件，简单地把它记录下来。

生活成本项目的参考指导语是：请你仔细回忆从出生到独立之后的所有花费，包括吃穿住用行各个方面。可以使用各种计算方法，但一定要算出总额。

临终遗言项目要放在最后进行，参考指导语是：在你人生最后的、健康的、手脚自如的、思维清晰的24小时，请你选择1个亲人给他（她）写临终遗言，字数不限。

4. 对象

宜按照下列次序逐一进行：母亲、父亲、兄弟姐妹、祖父母（外祖父母）、配偶、子女、老师、同学、朋友、领导（老板）、同事等。

5. 时间

戒毒人员内观期间都待在屏风后，内观咨询师每隔1.5～2小时面接一次。

示例：参考安排要求如下：5:30起床；6:00打扫；6:30内观；7:00早餐；8:00第一次面接；9:30第二次面接；11:00午餐；11:30第三次面接；13:30第四次面接；15:30第五次面接；17:30第六次面接；18:30晚餐；19:00洗漱；20:00休息（屏风后或回宿舍）。

（八）内观分享会

主持人为内观咨询专家或内观咨询师。会议内容主要包括：内观咨询师对内观活动做总结；戒毒人员按顺序分享；内观咨询师对戒毒人员的发言做出回应，并进行总结；再次安排绘画《深夜的海面》，要求与刚开始画时的要求一样；结束，拍照留念，收拾个人物品归队。

（九）内观后评估

可选择《社会支持量表》《总体幸福感量表》《复吸倾向性量表》等测试量表或树木人格等投射测验项目进行施测，与内观前的评估进行对比，具体量表种类可以根据实际研究和工作需求进行选择。

第三节　戒毒人员内观治疗需要注意的问题

一、科学选择评估方式，多维评估内观效果

戒毒工作是讲究科学的事业，为了确保内观治疗的探索工作规范科学地运行，各种治疗方法都要加强理论研究，紧扣效果评估。内观治疗项目评估方法主要包括心理问卷评估、生命线访谈评估、质性评估、效果主观评估和回访调查等。

（一）心理问卷评估

心理问卷评估是研究者用统一、严格设计的问卷搜集研究对象有关的心理特征和行为数据资料的一种研究方法。内观疗法中常用的评估量表有：《总体幸福感量表（GWB）》《社会支持评定量表（SSRS）》《心理弹性量表（CD－RISC）》《特质应对方式问卷（TCSQ）》等专业心理量表。通过这些量表的前后对比和统计分析可以看出，内观后戒毒人员社会支持、心理弹性、总体幸福感等方面的变化以及应对方式的偏好。

（二）生命线访谈评估

生命线，作为生命史的研究方法，是一种按时间顺序排列个人生活事件的视觉描述，也包括对所描述的事件的解释。家族图谱，是以图的形式描述家庭至少三代人的血亲关系和婚姻关系。其使用源于系统家庭治疗，以简洁直观的方式呈现家庭关系和信息。对内观成员进行访谈并绘制生命线和家族图谱，了解其重大生活事件，倾听成员对重大生活事件的解释，探索解释背后的认知和情感。初步探讨吸毒、戒毒这一生活事件对成员生活的影响，以及成员对戒毒的认识，为之后内观的开展做好预设。

（三）质性评估

以扎根理论为基础，辅助使用质性分析软件，将戒毒人员内观过程中的录音资料转录完成的文本资料，作为质性评估分析资料，并对分析文本进行逐句编码。对评估资料和分类框架深入研究后，根据干预的内容，对分类编码按照认知、情绪

情感、行为进行分类架构；根据干预过程的发展阶段，对干预历程按照内观体验前后进行分类架构，最后依据干预的内容和干预过程的分类结果，进行内观体验干预的分析编码模型的建构。

（四）效果主观评价

效果主观评价也是操作最简单、最实用的评估方法，主要包括自评和他评两大类。效果自评主要是对内观前后戒毒人员对于戒毒意愿、戒毒信心等进行评价比较；效果他评主要是内观前后分管民警对戒毒人员的评价比较。

（五）专项回访调查

项目结束后，可开展对内观对象戒治操守情况的专项调查。通过调查，准确掌握参与内观戒治项目的戒毒人员回归社会后的戒断操守和工作生活等情况，深入分析内观治疗对于戒断操守保持的作用，为改进内观戒治项目工作提供依据，提出有利于巩固戒治效果和戒断巩固率的对策建议。

二、严格遵循循证思维，强化内观核心理念

（一）契合戒毒人员的情感特点

情感变化是内观疗法的切入点，改变认知模式是内观疗法的本质。针对戒毒人员自省意识弱，自我观察能力差的特点，内观项目组从内观的三个经典问题入手，让戒毒人员对父母亲、兄弟姐妹等近亲属，以自我提问的形式进行反思，从中挖掘大部分戒毒人员所缺失的“被爱的感觉”。在内观咨询师的引导下，让戒毒人员在内观过程中发觉自己曾经得到过别人许多的爱和温暖，也给别人造成太多的麻烦，将注意力集中在被爱、被给予的回忆里，体验幸福和满足的感受。整个内观过程都要特别强调契合戒毒人员的情感特点，促成正向积极的自我观察和改变。

（二）紧扣内观戒治的实操步骤

为了确保戒毒人员内观治疗的可靠性和准确性，促成真情实感的变化体验，建议设置专门的内观治疗室，为每一名参与内观的戒毒人员配备专业内观屏风和软垫等工具。戒毒人员在每一个内观阶段都有专业咨询师的引导，每一个步骤严格按照设计的工作手册进行。戒毒人员的生活起居、饮食管理都有细化标准，目

的就是促成戒毒人员的非日常生活化。

（三）立足戒毒人员的内心需求

为了更好地激发戒毒人员的戒治动机，内观项目组针对戒毒人员的特点和内心需求，专门设置了吸毒成本、说谎、盗窃、生活成本、临终遗言五个专题项目。经过五个项目的内观激发，促成参与内观的戒毒人员自动自觉地形成戒治动机，产生健康的愧疚感和罪恶感，产生回报他人和改善自我人格的愿望。

（四）努力激发戒毒人员的潜能

内观疗法的终极目标是认清从未认识的自己，把自己最善良的潜能挖掘出来，促使认知行为的良性改变。在内观结束后的分享会上，许多戒毒人员作了真诚发言，他们逐渐改变了认知模式的自我中心立场，停止以往从自我中心立场出发讨论问题的态度，改为站在对方的立场重新审视自己。懂得“你要别人怎样对待你，你就得先怎样对待别人”；懂得“与别人相处时，站在对方的角度思考解决问题的方法”。

三、动态优化内观过程，提升内观戒治效果

在戒毒人员内观治疗的过程中，戒毒人员通常在不同治疗阶段会出现不同的问题和心理阻抗，这时就需要戒毒人员和指导者及时觉察和处理，处理的过程中要遵循内观的指导原则。

（一）导入阶段

在内观治疗开始阶段，戒毒人员往往难以集中注意力，思路总是被现实问题干扰，或者不能按照规定的对象、时间和主题进行内观。有些戒毒人员对有些事件陈述得比较简单，对于是否要求其具体化应视情况而定，具体化要着重体现生命中亲人对戒毒人员的爱，以此来激发戒毒人员内心的正能量，使其情感体验更深刻。

在这一阶段一定要确保提供遮断外部刺激的封闭空间环境，面接过程中也只需看到内观咨询师一个人即可（其他助理内观咨询师分立两侧，减少干扰），其主要目的是让浮躁的心逐渐平静下来，使戒毒人员能够开始回忆过去、观察内心。可以通过放松训练或关注呼吸帮助戒毒人员提高觉察力，当觉察到注意力不集

中，内观脱离主题时，内观咨询师应帮助他们把思路及时拉回来，尽量还原当时的人物、场景和事件，还原得越细致，内观效果就越好。

示例：内观第一天，第二次面接，对奶奶内观的部分内容。

在第二次面接中，按照原本内观设置的要求，张某应该先确立自己的母亲为内观对象，但张某自述父母比较忙，自己从小就与爷爷奶奶生活在一起，在自己最初的记忆中对母亲并没有深刻的印象，因此张某希望选择奶奶作为自己的内观对象。咨询师表示理解，并表示可以先从对奶奶的内观开始。

咨询师：这段时间，针对奶奶，三个项目有什么可以分享一下的吗？

戒毒人员：想到了很多，应该都算奶奶为我做的。

咨询师：嗯，好的。

戒毒人员：我与奶奶的感情很深，奶奶从小把我抚养大，负责我的起居生活，我印象最深刻的一件事发生在我 5 岁的时候，那时我们生活在农村，有一次我帮家里割草，希望得到大人的肯定。但可能是因为割得不好，母亲不但不表扬我，反而还责骂我，并毫不在意我的失落和难过，这时奶奶却注意到了，走过来安慰我，平复我的心情。

咨询师：那你奶奶确实对你挺在意的，能专注到你的情绪变化。

戒毒人员：还有一次是在我上小学二年级的时候，那时候我都是步行去上学，有一次我在路上看见一个同学坐在爷爷的三轮车上，我比较调皮就跟着三轮车一起跑，结果这辆三轮车在下桥的时候不小心翻了，同学的爷爷因此受了伤。因为这件事，我的奶奶赶来赔礼道歉，并且赔偿了伤者的经济损失。

咨询师：嗯。这两件事还是比较具体形象的，你现在对内观方法的掌握已经有了很大的进步，下一阶段请继续这样进行内观。这一阶段你为奶奶做了哪些事情呢？

戒毒人员：那时候我年纪还小，感觉自己并没有给奶奶做过什么事。

在首日的内观中，内观咨询师能够感受到张某对于内观项目的理解还不够透彻，但在咨询师的鼓励和引导之后有所改善。

（二）专注阶段

在这个阶段，有的人心理上出现空白，因为难以回忆而产生焦虑情绪，也有的人生理上出现疲劳和不适，影响了心理上的专注。此时，内观咨询师应择机告诉戒毒人员可以休息，姿势以舒服为佳，询问戒毒人员的身体状况及感受，如有不适可告知内观咨询师进行调整。同时,内观咨询师需不断提醒戒毒人员努力将注意力集中到规定的回忆内容上,即使经常分神也不要气馁,通过不断练习来提高专注力。对戒毒人员而言,也需要经常觉察自己是否在内观的轨道上,如不是,则努力将思路拉回来。在回忆事件时,重点重温自己当时的想法和感受。

示例:内观第二天,第二次面接,对母亲内观的部分内容。

戒毒人员:进来以后,她为了我基本上是每个月都会来。有的时候她自己一个人开车过来,每个月都会过来,还有就是打钱给我。给她做了什么?在里面,我也不能为她做什么,只能为她把毒戒了。

咨询师:好,这句话最要紧,再把这句话说一遍。

戒毒人员:把毒戒了。

咨询师:好,为了妈妈,把毒戒了,那是你现在能为妈妈做的最大的、最根本的事情。给妈妈带来麻烦的是?

戒毒人员:妈妈现在五十几岁了,每一次还要她大老远地跑过来。

咨询师:而且超辛苦的,还让妈妈很没面子,很丢人,在亲戚朋友那儿。

戒毒人员:她每次来看我,还有一个亲戚不知道我在戒毒所,只知道我在外地,我妈妈就骗他们说我在外地,在做生意,只能这样对他们说。

咨询师:妈妈心这么疼,用心良苦,你现在坐在这里,前面有好多好多的事情,这件事情让妈妈的心最痛。你这段时间的进步很大,内观做得挺好的,你现在对妈妈的内观告一段落。

(三)洞察阶段

戒毒人员在这个阶段,对三个主题会伴随发生不同的情感体验,内观第一个主题时常有幸福、温暖、感动,内观第二个主题、第三个主题时常有自责、羞愧、后悔。戒毒人员之间的进度可能不一致,内观咨询师应做好应对准备,如有较早做完内观中关于亲人、重要他人的戒毒人员,不能提前结束内观项目,必须做满规定时间。如果有戒毒人员临时换内观对象,可以在聆听后向其建议继续之前定下的内观对象,委婉表示最好不要临时更换内观对象。如果能有的戒毒人员表示没有可以内观的对象,可以引导他们对个人重要的朋友进行内观,也可对重要他人、亲人再次内观。内观不同主题时伴随出现不同的情感体验,是心理治疗起效的标志。因此要引导戒毒人员抓住自己动情的事件,进行强化和挖掘,引导他们把自己内心深处的情感充分地感受和表达出来,并记录在内观手册上。

示例:内观第六天,第四次面接,重新对父亲内观的部分内容(转变后)。

咨询师:打扰了,刚才这一阶段你内观的对象是谁?

戒毒人员:我内观的是父亲,在我20岁生日的时候办的酒席,然后父亲把他那边的亲戚,包括在上海工作的也叫过来了,就是结束的时候,出了一点小插曲。因为我把我的朋友们都叫过来了,正好是天热的时候,他们身上都有文身。大家把蛋糕扔得满地都是,然后结账的时候店家就要什么清洁费呀,因为当时没有听说过这个,而且店家跟我父亲吵起来了,我当时也喝了些酒,而且我的朋友们都在,当时就把经理的脑袋打得蛮严重的,然后我就跑掉了,给父亲添的麻烦就是,当晚我父亲就去派出所解释这个事情,赔了蛮多钱。

咨询师:你觉得是因为父亲给你过生日才引起的这个事情?

戒毒人员:对。

咨询师:你说的这件事确实给父亲带来了一些麻烦,还有其他的事需要分享吗?

戒毒人员:还有一件事可以分享。我给父亲过生日的事,就是他50岁生日的时候,我给他办了一场生日宴会,特意把我女朋友也接过来了,给他一起庆祝。

咨询师:我觉得你父亲当时应该挺开心的。

戒毒人员:是的,因为他当时出院没多久,我就给他办了这个生日宴,当时他很开心的,他对我唯一的要求就是不要去做坏事,反正他也不希望我去上班呀什么的,只要我在家里好好的,这就是他对我唯一的要求。因为我小时候比较叛逆吧,就比如说那个时候如果不在学校打群架的话,我就考上大学了,因为那个大学可以保送,那我后面就不一定会接触到毒品。后来我从学校出来后,父亲又想把我弄去当兵,手续都办好了,又被我搞砸了。因为自己不想去,又没别的办法,就偷偷摸摸地去文身,就是那天排长来接我走的时候,就发现我身上有文身,这事儿就完了。

在集中内观后期,戒毒人员自己主动对父亲再次进行内观,三个主题的内观变化还是非常明显的。第一个主题,父亲为他所做的,从一辆车这一简单的物质上的获得,到父亲为他20岁举办生日的特殊意义,以及父亲给他人生中提供的几个转折点他都没有抓住的遗憾。第三个主题,给父亲添加的麻烦。从戒毒人员一开始不觉得给别人添加了麻烦,到内观后期开始自动产生因为自己的某些行为导致了后续麻烦问题的思考。这些都激发出戒毒人员内心真实的心理感受,感受到父母双亲对自己无怨无悔的付出,自己却给他们添了无数的麻烦,激起了戒毒人员内心强烈的健康的罪恶感和感激之情。

（四）转换阶段

在这个阶段，戒毒人员既会因产生新的感悟而感到欣喜，也会因动摇原有观念和自我否定而感到不适，更多的感悟可能会稍纵即逝，没有被捕捉和关注到。内观咨询师应以倾听为主，从人本出发，着重关注积极面，多一些正向肯定和鼓励，充分激发戒毒人员内在的正能量。临终遗言项目要放在最后阶段进行，才能获得更深刻的体会。因为情绪和认知存在相互加强的关系，健康情绪会激发理性认知的回归，克服心理阻抗，帮助识别和捕捉心理治疗过程中出现的感悟和收获。所以这个阶段还是要引导戒毒人员严格按照内观主题进行回忆，通过持续深入的相关主题的回忆，不断产生新的认知和情感体验。内观咨询师应尽量站在当下对方的立场，体会其当时的想法和感受，及时总结和记录心理治疗中的各种新感悟。

示例：戒毒人员内观感悟与心得分享。

首先，我要感谢项目组为我们开办这样一个研修班，这个活动十分有意义，感谢给了我们参与的机会。我还要感谢在这次内观中为我们付出的老师、民警和工作人员，看到你们为我们忙前忙后的样子，真的很感动。下面谈谈我个人对本次内观研修的体会，愿与大家分享。

我从来没有像这7天一样有对"珍惜"二字的理解。因为每天在室内不准外出，有了对蓝天、白云以及自由的珍惜；因为不能与其他戒毒人员讲话，有了对与他人沟通交流的珍惜；因为每天洗漱的水是警官们一壶一壶为我们烧的，有了对水的珍惜；因为我们每天吃的饭菜是工作人员一餐一餐准备好的，有了对食物的珍惜；因为每天要待在内观屏风，有了对环境的珍惜；因为有写最后遗书的机会，有了对时间的珍惜；因为回忆了家人、朋友、亲人的往事点滴，有了对亲情、爱情、友情的珍惜；种种珍惜归结为是对生命的珍惜。7天的内观研修，让我内心最柔软的那一部分受到了强大的冲击，是一次痛并快乐、自我蜕变的过程。懂得了珍惜的珍字，才能时刻保持感恩心态，才能更好地完善自己的方方面面。我现在是在戒毒所，当下所要做的是把毒瘾戒除，正所谓一屋不扫何以扫天下。我坚信，通过这次内观研修，我一定不会再吸毒了，而且很多事还会做得比以前更好，因为这7天的时间是我生命中重要的一次重生，是我一辈子都无法忘却的美妙之旅。

复习思考题

1. 简述内观疗法的概念。
2. 简述内观疗法的类型。
3. 简述内观疗法的适用范围。
4. 论述内观疗法的心理机制。
5. 论述戒毒人员内观治疗的实施流程。
6. 论述戒毒人员内观治疗需要注意的问题。
7. 论述戒毒人员集中内观的工作流程。

本章主要参考文献

1. 何蕊芳、李忠义主编:《点亮心灯——内观疗法及案例评析》,兰州大学出版社2014年版。
2. 柳毅、王苏湘主编:《内观:戒瘾之道(内观疗法在戒毒实践中的理论和适用)》,苏州大学出版社2017年版。
3. 毛富强主编:《心理防护平安居家——居家内观操作手册》,北京大学医学出版社2020年版。

第十三章　戒毒人员箱庭疗法

本章摘要

作为一种心理分析技术和表现性心理治疗相结合的心理治疗体系，箱庭疗法被广泛地运用在了心理咨询、心理治疗、心理健康教育、人力资源开发和专业心理分析的各个领域。通过本章学习，识记箱庭疗法的概念，领会箱庭疗法的基本理论，理解箱庭疗法的象征意义，学会运用戒毒人员箱庭疗法的操作规定，了解戒毒人员箱庭疗法的注意事项。

重点问题

本章的重点是个体箱庭和团体箱庭的实施，对象征意义的理解、记忆、运用，个体箱庭操作过程中的七个阶段的具体内容及灵活使用。

第一节　箱庭疗法的基本理论

一、戒毒人员箱庭疗法的概念

箱庭疗法又称沙盘疗法或沙盘游戏，是在欧洲发展起来的一种心理疗法。瑞士精神分析学家考尔夫（Dora M. Kalff）在劳恩菲尔德的指导下，并和荣格（Carl Gustav Jung）的分析心理学相结合，使用荣格的心像、象征理论的观点分析来访者的作品，发展出了箱庭疗法，并用 sandspiel 命名。日本临床心理学家河合隼雄将其介绍到日本的时候命名为箱庭疗法。

戒毒人员箱庭疗法是在箱庭治疗师的陪伴下，通过向戒毒人员展示装有细沙的箱子和各式各样的沙具，任戒毒人员自由地在沙箱中摆放沙具进行自我表现的一种心理疗法。箱庭疗法要向戒毒人员提供“自由与受保护的空间”，让戒毒人员能够感受到被保护，从而能够自由地表现，其基础在于箱庭咨询师（以下简称咨询师）与戒毒人员之间的关系。戒毒人员可以在箱庭中展现出美妙的心灵花园，把无形的心理事实以某种适当的象征性的方式呈现出来，从而获得治疗与治愈，创造与发展，以及自性化的体验。

二、箱庭疗法的理论概述

箱庭疗法的理论渊源，一般认为有三个，即东方文化，劳恩菲尔德的世界技法和荣格的分析心理学。本章着重介绍荣格的分析心理学、投射理论的相关部分。

原型是心灵体验具体化了的本质或种子。原型是心灵中的点，既吸引能量也发挥能量。荣格把原型看作人类原始经验的集结，他认为个人的无意识内容主要是由个人的"带有感情色彩的情结"组成，它们构成了心理生活中个人的一面；而集体无意识的内容则是所谓的原型。荣格指出，人的一生中有多少典型的情境就有多少种原型，这些经验由于不断重复而被深深地铭刻在我们的心理结构中。箱庭作品中常见的原型有：人格面具、阿尼玛和阿尼姆斯、阴影、智慧老人、上帝原型、英雄等。象征是原型的外在表现，原型只有通过象征才能有形地表现出来。

荣格认为一个人要最终成为他自己，成为一种整合性的、不可分割的，但又不同于他人的发展过程，即自性化。自性化有两层含义：一是意识成为独特的、独立的个体；二是重建心理的完整与统一。自性这个概念是荣格对原型进行研究时提出来的，他把自性看成人类精神的核心因素，代表着一种整体人格，是原型系统中的一个核心原型。他认为自性是我们生命的目标，它是那种我们称之为个性的、命中注定的、组合最完整的表现，心理治疗的最终目标是实现自性。

箱庭疗法呈现为一种心理治疗的创造和象征形式，在所营造的"自由和保护的空间"气氛中，把沙子、水和沙具运用在富有创意的意象中，便是箱庭之心理治疗的创造和象征模式。箱庭是沟通意识和潜意识的一座桥梁。箱庭疗法的目标之一就是使戒毒人员潜意识原型意识化，实现个体与其心灵的沟通与对话，促进个体身心健康发展以及人格的发展与完善。箱庭疗法要实现"潜意识的内容意识化"这一目标，其前提是唤起戒毒人员的积极想象，让戒毒人员进到类似于梦的状态中。从这个意义上说，箱庭疗法就是要让戒毒人员体验"睁着眼睛做梦"。

箱庭疗法中体现的心理动力学思想有以下几点：（1）来访的戒毒人员制作箱庭作品的过程是其心理能量再生的过程。（2）箱庭疗法努力使戒毒人员的心理达到一种整合。箱庭疗法的过程是心理能量相互转化，受压抑的能量转化为新的能量,转化的基础是能量间的势差,表现为心理冲突。心理能量总是从高流向低,达到平衡,解决冲突。(3)箱庭疗法开展的动力——人的自我调节机制,只要条件具备,它就会通过各种手段(补偿、投射、转化等)调整心理能量,即重新分配,使其达到相对的均衡状态。

箱庭疗法可以作为戒毒人员心理活动投射的体现。投射性是箱庭疗法的特点之一,投射理论及投射测验的基本思想、方法在箱庭疗法中得到了充分体现。弗洛伊德将投射看成一种主要的心理防御机制。投射,是指个体将自己不能容忍的冲动、欲望转移到他人的身上,以免除自责或压抑的痛苦。荣格也认为投射是一种抵抗焦虑、消除痛苦的心理防御机制。荣格把投射定义为:把一种存在于自身中的品质或态度无意识地归咎于另一个人,或以另一种形式表现出来。荣格强调投射是自发和无意识的。箱庭疗法减弱了戒毒人员的心理防御。戒毒人员通过在沙箱内选择和摆放沙具,就是一个投射的过程,沙具的位置、被其赋予的意义,所创造的意象和场景等,无不投射出戒毒人员的内心世界,这种投射还减弱了戒毒人员的心理防御,从而可以降低咨询中的阻抗。

三、箱庭疗法的象征意义

荣格将象征描述为:是对已知的存在或认定的存在中所包含的未知内容的最好的描绘。象征指向潜意识中或者不能直接呈现的内容,它寻求变成某些具体的事物,既具有隐藏的意义,又不是从任何事物中衍生而来。荣格认为,象征借助于某种东西的相似,力图阐明和揭示某种完全属于未知领域的东西,或者某种尚在形成过程中的东西。象征是动态的,当象征孕育着意义时,它是鲜活的。象征既有意识的部分,也有潜意识的部分。通过象征,无意识和意识之间建立了一种联系,在意识和无意识之间进行调节、整合,同隐藏着的个体、集体无意识进行交流,促进自性的实现或个性化的发展。一旦象征被彻底意识化,它也就失去了象征的功能。卡尔夫非常强调象征的治愈力量,认为这些象征能引起个体的发展。

每一个箱庭沙具、每一个箱庭场景构成都会与戒毒人员的个人情感、个人生活及个人世界联系在一起。箱庭制作是戒毒人员运用象征语言对自己的无形心态的表达,凭借箱庭作品的象征语言,咨询师可以达到对戒毒人员内心世界一定程度的理解,在此基础上,结合戒毒人员个人对其箱庭的解释,才能领会戒毒人员的箱庭所蕴含的其内心世界真实而丰富的含义。

（一）象征的分类

弗洛姆（E. Fromm）认为象征是代表他物的某物，并认为象征分为以下三类：

1. 习惯性象征，象征本身就是一种符号，是一种意识层面的象征，如国旗、国徽，它们是国家的象征。文字、商标等都具有象征意义。这一类的象征物，通过广泛使用或由于某种特殊意图，它们便取得了公认的含义。

2. 偶发性象征，与习惯性象征对立，只与个体的经历有关。一件物品、某个场所，或某个人，都可能因为与自身曾有过的特殊情绪、心境有关而成为自己这类情绪、心境的特征。如到某风景区买的纪念品，看到了会想起在风景区的经历。

3. 普遍性象征，这种象征与它所代表的东西之间有一种内在的关系，与被象征物的关系是内在一致性的，而不是外在一致的。比如太阳通常象征着希望、光明、活力；火通常象征着温暖、光明。

事物的象征并非固定不变、一对一的关系，而是可变的。一种象征物也可能有几种不同的象征意义。同样是火，如果是火灾之火，则象征着恐惧、毁灭；同样是太阳，也可能象征干旱、酷热。本节所提供的各种象征也只能是一种习惯性、普遍性的象征，或者说是大概率的象征，箱庭的象征还要与戒毒人员本身各个方面的情况相结合来理解，咨询师切忌自以为是。

（二）箱庭中常见实物的基本象征意义

1. 人物的象征意义

宗教人物：箱庭作品中出现诸如此类的沙具，可以理解为戒毒人员可能正处于一种关键时期，渴望获得超自然力量，以及一种精神寄托。

父亲：父爱、权威、坚毅、严格、男性气概，也象征着见识的宽广、责任和保护者，也可以是家庭绝对的支配者、财富的赐予者、问题的裁决者等。

母亲：象征着慈爱、宽容、温和，对家庭事务的一般照料者。

医护人员：可以认为是心理求援的信号。医护人员的出现，也可能代表着戒毒人员受过创伤，或者说明戒毒人员正在担心身心健康问题，还有可能是戒毒人员希望有能力帮助他人解决困难。

老人：可以理解为智慧老人原型的表现，也可以理解为对知识的期盼或渴望他人的指导，还可以是希望得到爷爷、奶奶等长辈的关爱。

儿童、幼儿：可以是内心孩子气的表现。有些时候，是戒毒人员希望有一个完整的家庭，有自己的孩子。

运动员：象征着力量、运动、健康，也是奋斗的形象。运动员所处的环境是竞技场，也可以表现面临合作与竞争、挑战，还可以表达荣誉与尊重。

战士：可以用来表达戒毒人员的个人英雄主义，正义、勇敢与坚强，也可以象征攻击性、愤怒、破坏。

机器人、卡通人物：象征对超自然力的渴望和向往。

2. 动物的象征意义

动物是最直接、最有力、最重要的象征源泉，几乎所有人的品质都能用某些动物来表现。一些动物成为一些民族的图腾，一些人也会用某种动物象征自己。箱庭中出现的动物，有可能是戒毒人员本身对所崇尚品质的具体化，也可能是自己恐惧担忧的象征。但是，戒毒人员也可能仅仅是因为某个动物能表现某一情景或某种心理而放置，不一定都具有其本身的象征意义。

一般不需要对戒毒人员放置的每个动物所表现的象征意义都要进行具体的分析或者猜测，但是如果在箱庭中沙具很少，仅出现 1 ~ 2 个动物时，应讨论其象征意义。比如，一名性格较孤僻，且从小就受到较多暴力对待，报复心理很重的戒毒人员，在一次制作箱庭时，只在箱庭的右下部分摆放了一个房子，房子上有一只老鹰。那么弄清楚这只老鹰的象征意义就有必要了。

箱庭中经常出现的动物的象征意义：

牛：可以象征任劳任怨，勤劳、献身精神等。

虎：巨大能量、活力、勇敢、威严和权势的象征。虎是兽中的孤独者，不合群的动物，但其性格是外向活泼的。

龙：象征权势、高贵、尊荣的象征，又是幸运和成功的标志。

马：具有一系列象征和寓意。马是人们到达目的地所依靠的力量，马具有自我牺牲精神，是勇敢、胜利的象征。男性戒毒人员箱庭中的马，可以视为其奔放、富有力量；女性箱庭中的马，可以视为其欣赏奔放、帅气、有力量的男性。

羊：象征温顺、善良、柔弱。

猴：象征聪明、敏捷。箱庭中出现猴子，可以视为其本身聪明，顽皮，不驯服。

狗：象征忠诚、警觉、保护、勇气。

狮子：象征强大的力量、勇气、威严、权威。

熊：象征强大、有力量，箱庭中出现也有可能是孤独心境的表现。

鱼：鱼与余、裕谐音，有财富的象征。鱼自由自在地生活在水中、海洋，是有知识智慧、自由的象征。

海豚:象征友好、活泼、聪明。

鲸:象征着再生。

贝:可以理解为智慧、财富的获得与展现。

龟:对健康长寿、自我保护的象征。

鹰:箱庭中摆鹰,象征渴望获得伟大智慧、深刻见解,或者是庄重、强大、威严的人格特征。

3. 植物的象征意义

植物象征着生命的循环、生命力、死亡和复苏。

树木:生命的具体体现。树是自然界中万物蓬勃生长、季节更替的象征。根据箱庭作品中的树木形态与多少,可以推测戒毒人员生命力的状态。绿色而繁茂的树投射出旺盛的生命力和原动力,而枯死的树或树桩却可能是心理、生命力枯竭的表现。

松树:象征坚毅、高尚、长寿。

果树:往往是成就、成果及收获的象征。

花卉:花是美的象征,花使箱庭变得绚丽多彩,也可以体会为对美好生活的向往。花也经常比喻女性,也可以认为是戒毒人员对女性的褒扬。

草:象征生命力、希望、新生;也可以象征默默无闻、顽强,向上,生生不息的原动力。

箱庭中出现较多草地、绿树、花,表现出戒毒人员的生机勃勃;反之,显得缺乏力量和希望。

4. 建筑物的象征意义

房屋:象征家或归宿。房子还象征着戒毒人员本人心理,正所谓“心房”的意思,房子的外形、颜色以及房子里发生的事件都是戒毒人员本人心理存在的表现。选择那种高大且富丽堂皇的房屋,往往象征着戒毒人员心理表现的丰富、远大的目标或是坦诚的心态,选择那种陈旧、破落的房屋则投射出戒毒人员疲惫、饱含沧桑的心理,孤立在荒野的草房,也可能表达戒毒人员与世无争,或者不想别人打扰的心态。房子里财物丰富、有序情况,是戒毒人员内心的丰富性和有序性的表现。房屋门窗开放情况是戒毒人员心态的开放度及与他人交往的态度。

商业场所:可以象征人际关系的表面化、利益性关系,学习知识的地方;也可以理解为补给或援助。

塔及庙宇:象征精神上的宁静祥和、精神的皈依。塔是一种居高临下的建筑,常建于高处,象征着人精神的升华,又可以象征戒毒人员心中神秘而崇高的努力方向。塔的外形类似男性生殖器,在弗洛伊德学派中塔有性的象征意义,这点,在戒毒人员箱庭作品中也确有表现过。

图书馆、加油站、取款机:象征自我能量的补给。

城堡:象征封闭、防御,也有沧桑、压抑的象征。在箱庭中,戒毒人员如果解释说自己待在城堡里,象征其感到不安、压迫,寻求逃避、保护,也可以看出其有较强的自我防御意识。

连接物与障碍物:

桥:桥首先象征着沟通与连接,或者是渴望与别人沟通、连接,期待良好的人际关系;桥还象征生活方式的改变,个体过去、现在、未来的联系等。箱庭中有各种不同的桥,也有不同的寓意,比如"小桥流水人家",与"一桥飞架南北"的意境是不一样的。

门:开着表示连接,关着则是一种障碍和拒绝的态度。戒毒人员解释门是开着还是关闭,也反映了其心理状态及与人交往的情况。

篱笆、栅栏、墙:均是界线的标志,也象征着人际分隔,也可以是人际保护的象征;如果是保护的象征,还要分析需要保护的原因。

5. 物品的象征意义

照明物:灯、蜡烛等物品,有希望的象征意义。

乐器:音乐有倾诉情感的功能,乐器有渴望倾诉情感的象征。

食物:箱庭中出现食品、水果等食物,可能是成就感的表现,也可能是戒毒人员渴望得到物质上的满足。果实也表达收获的成就感,对自身努力结果的期待。

武器:攻击性的象征,也是自我保护、防御的象征。

6. 交通工具的象征意义

不同的交通工具由于其速度、外形、特性以及人们赋予它们的一些情感,也就有了不同的象征意义。

汽车:箱庭中出现汽车,可以表达多种意义:汽车数量的多与少,反映了其心理能量的强弱、持续;汽车方向是否一致,可以反映其内心体验是有序的还是混乱的;运动的汽车,可以表现戒毒人员的运动、成长,与外界的连接,人际交往等;停在家中的汽车,或者说静止的汽车,则表现出财富或是对财富的渴望。

火车:象征巨大的外在力量援助和机遇。

飞机:乘坐飞机远行,速度快,飞得远,同时也是一件冒险的事。箱庭中出现飞机,象征着快速实现目的的愿望,也可以表达分离,或是想开始新的生活。

船:船在海上航行,是一种浪漫的象征。个人的船,也可以是渴望财富的表示。快艇的飞速行驶,除有浪漫的意思外,还表达了乘风破浪,尽快达到目的的心理。

军用车辆:有力量的象征,也表现了戒毒人员内心的矛盾,象征着攻击和毁灭。

7. 自然景观的象征意义

太阳:象征活力、冲动、勇气和重返青春,太阳也是光明、希望的象征。在中国古代的神话传说中,有后羿射日,太阳也可象征炎热,也是男性本原的象征等。

月亮:月亮的象征意义很多,是女性本原的象征,也是淡漠、反复无常、冷酷的象征,还是生命轮回的象征。在中国,月亮的圆缺,也是悲欢离合、思乡的象征;花前月下,又是浪漫和爱情的象征。

山岳:山通常是远大抱负的象征,也是超凡、永恒、纯洁和精神升华的象征,还是男人的象征。在箱庭作品中堆起一座山,将人物置于通向山巅的路途中,则可能象征其正在为实现这种抱负而艰难地努力着;立于山巅之上则暗示着其正在取得相当大的成就。连绵不断的山脉可以理解为目标、抱负的递增和连续性,也是自我保护的一种天然屏障。

中国的文化中,赋予山很多的意义。比如,稳如泰山,使山有了坚定稳固的象征。游山玩水,让山有了浪漫气息;依山傍水,背山面水,靠山等词语,又让山有了渴望幸福、财富、权势的象征等。

水:水是生命的源泉,是繁殖、成长、创造、潜能的象征,水也是女性的象征。水的形式不同,可以有不同的理解。井水、泉水源于地下,是无意识深层的力量,是神秘之地,是神圣的象征。泉水能自然荡涤污垢,代表精神的净化,是戒毒人员精神宁静、乐观积极的生活态度的表现。井水、泉水不受任何污染,因而也象征着纯洁的灵魂。

河流源于山脉而蜿蜒流动,并源源不断地得到补给,故河流象征着生命力的流动状态及延续性。河流是其两岸灌溉的源泉,故又有滋养的内涵,河流可以通航,是一种途径,可以象征连接。

湖泊的容量甚大,是生命力的积蓄和吞吐,但流动性不如江河,与海洋一样,具有无意识层面的意思。

海洋是博大的、深奥的、不可知的,生活着多种多样的神秘的生物,它常被看作无意识的象征。海洋比大地更早成为母性的象征。

池塘的水缺少流动的，可以认为是缺少原动力的表现。但当池塘里有了荷花，则象征着不同的意义，可以是诞生、品行端正、美满等含义。

无论哪一种水，都象征着新生、活力、精力旺盛的意义。当然水也是危险的、潜在的威胁。纯净、静止的水给人以宁静、澄澈的感觉，心如止水，是精神净化的象征，而浑浊的水则可能暗示戒毒人员的心理健康存在问题，是邪念和压抑的象征。

沙漠：沙漠是生命匮乏的场所，也是生命受到严峻考验的地方。箱庭以沙漠为背景，可能是戒毒人员心理贫瘠、无望、孤寂的象征，是戒毒人员心理状态的写照。沙漠中出现骆驼，可能说明戒毒人员正在寻求外力的帮助，以求逃离当前的困难局面，而沙漠上的建筑可能是危险的象征。绿洲或者草地的出现可以认为是戒毒人员的希望所在，象征着新生、力量。穿越沙漠是挑战困难的象征。

石头：可以视为力量、生命、永恒的象征，也有顽固、坚强的象征。

8. 事件的象征意义

战争：象征冲突、毁灭，公正、和谐、秩序的恢复。

和平：象征内心的平静、情绪的稳定，也可能是不愿意改变当前现状，不求更大发展的心理。

旅行：自性实现过程的写照，是努力探索、试图找到所需要的东西，使自己进入均衡状态的象征。

（三）箱庭的空间、时间、数字的象征

1. 空间配置的象征

箱庭的左和右一般意味着过去和未来、母亲和父亲、内心世界和外部世界，上和下分别代表着意识和无意识、精神和物质。左下角部分是可能性、发展的源泉。左上部分是接受，右下部分是个体无意识中的罪恶、堕落、恶、诅咒的表现，同时还有回归、乡愁的意义。右上角是人生的追求方向、希望或者是逃避的表现，象征着人生目标、希望归宿和期待的情境在这区域出现的可能性较大。箱庭的中间部分则与自性相联。相关内容见图 13－1。

箱庭空间配置还包括沙具的方向性问题。作品中交通工具、人物、动物、河流等具有方向性的实物若朝向同一个方向，则可以通过方向评价作品，朝向左侧即意味着退行，朝向右侧则意味着进行。退行亦即回归，不同于退步、倒退，并非就是不好的，退行可能是对自身人生目标的修订，以使其更为现实，更符合自身能

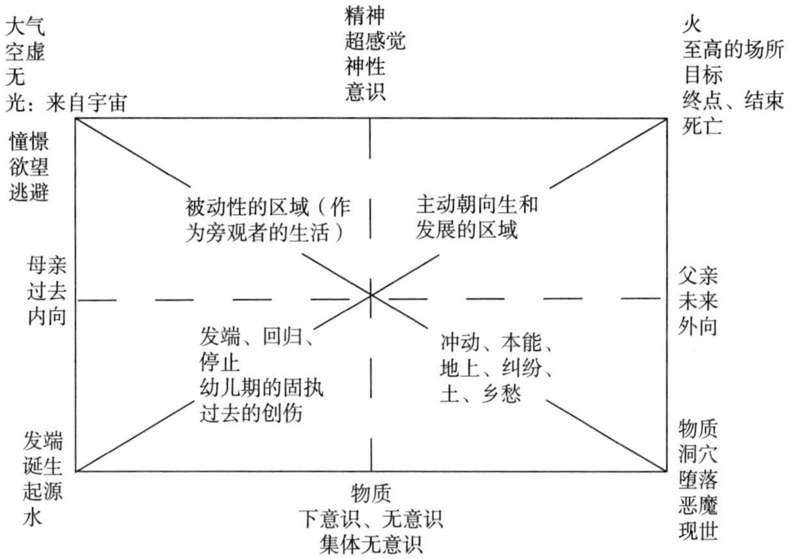

注：图交叉的斜线是两极的意思，张日昇教授根据 Grunwald 空间图式整理。

图 13－1　空间象征的图式

力，更具可能性。同样，进行并非总是好的，这不同于进步，虽然大体是前进的意思，但过于强大的前行动力，可能使自己的目标要求超过自己所能把握的范围。朝向上方可以认为来访者追求精神的享受，注意意识中的内涵，而朝向下方则是追求物质、探求无意识的表现。这种方向性的象征与前面所提到的空间象征是一致的。朝向四个不同角落，也可以与四个区域、四个角落的象征意义结合起来分析。

2. 箱庭的时间象征

春天可以象征戒毒人员对未来的美好憧憬，对走出心理困境的希冀，同时表现其对曾有过的烦恼仍心存芥蒂。

夏天象征着浪漫的逝去、生命的鼎盛、强大的动力。

秋天象征着成熟，是对自己努力的肯定等。

冬天可以是戒毒人员疲惫、落寞、凄清的心灵表现，也是最为艰难的表现。

3. 箱庭作品中数字与图形的象征

“一”往往是开始、整体，也是结局，同时还有孤独之意。

“二”常与阴阳、男女、对立联系在一起，是一个象征意义非常矛盾的数字，既象征复合又有分裂之意，既融合又矛盾对立，既吸引又排斥。在东西方均认为阴阳、雌雄的结合意味着力量。

“三”往往是家庭的象征:父、母、孩子,代表着完美无缺。

“九”具有最高、权威、极致的意义。

(四)箱庭象征意义的探索方法

任何一本象征辞典都不可能穷尽世间万物的象征意义,所以咨询师不可墨守成规,在学习基本的象征意义的基础上,学会探索象征意义的方法,自我体验和感悟箱庭的象征意义。咨询师可以通过以下方法探索象征意义。

1. 关注生活,体味生活

生活是象征的第一素材来源。生活中到处有象征,从绘画、雕刻等艺术品到民间的俗语,古诗词、成语中也有很多象征意义。

2. 思考现实物的象征

动物、特定的人物、家具、摆件、饰品,都可能有其象征意义。如一种动物,研究其习性、特点、生活的环境、寿命,人们谈起它时的感觉,基本上也就能明白其通常的象征意义。

3. 探究人物、事物在传说、神话、童话、宗教故事中的象征意义

这些传说、神话、童话、宗教故事中,往往表达了集体无意识心理,为我们探究作品中的象征意义,提供了很重要的素材。

4. 参考弗洛伊德和荣格对一些事物象征意义的解释

弗洛伊德和荣格的著作中有对很多事物象征意义的探讨,也提供了一些权威性的解释。但是也要考虑中西方文化的差异。

5. 在箱庭作品中体验具体的象征

在箱庭作品中出现的沙具,戒毒人员对其的理解与解释是很重要的,咨询师不可轻易地把自己掌握的象征意义强加于戒毒人员。同时,咨询师对戒毒人员的箱庭作品,要用自己的身体、感受、情感、记忆、直觉去体验作品,即用自己的身、心、灵体味、感悟作品,结合自己掌握的象征意义知识,形成自己对作品象征意义的理解。

四、箱庭咨询师的基本条件与角色

(一)基本条件

箱庭咨询师必须对人类发展、心理过程和治疗性干预有一个基本的认识和知

识基础，自身人格健全。咨询师通过探索自己的“灵魂花园”，让自己不断趋于完美和个性化，这一点很重要。咨询师通过自己做箱庭，可以从不同的角度体验箱庭的过程，这将提高理解戒毒人员体验的能力，也利于咨询师觉察自己的潜意识内容，减少投射到戒毒人员身上的咨询师的阴影。咨询师必须树立学无止境的观点，咨询师与戒毒人员之间的互动对双方来说都是一个学习的过程。

（二）箱庭咨询师的角色

1. 静默专注，不加评价

当戒毒人员在沙箱里摆放出一个作品时，咨询师通常静默地坐在旁边，看上去不做任何事情，只是关注戒毒人员的制作活动；当戒毒人员主动与咨询师说话或提出问题时，咨询师要专注倾听，简单地应答，之后复归静默。在静默中，咨询师通过无言的表现，如目光、身体语言以及偶尔的应答，让自己的无意识与戒毒人员的无意识进行交流、对话，帮助戒毒人员自性显现并逐渐整合自己的心灵。

2. 共情、协助、探索

咨询师通过观察戒毒人员在箱庭制作过程中的所有表现与细节，设身处地地体会戒毒人员的心理、行为和情绪感受。咨询师陪同戒毒人员分担在箱庭制作过程中呈现出的压力和痛苦，分享其喜悦与幸福，见证其发展与变化，让戒毒人员获得支持其探索的勇气和力量。咨询师应支持戒毒人员被激发起的情绪，并且帮助戒毒人员体验这些感觉。咨询师还应和戒毒人员一起探索他的创作以及对他的意义。

3. 包容、包含和接纳

咨询师要能包容戒毒人员发生在箱庭和箱庭治疗室内的所有状况。荣格认为，每一个人的人格中都不同程度地包含着男性性和女性性。心理治疗者无论男女，其人格中都会维持一定母性原理，其机能是“包容、包含和接纳”。每个人的人格中也还有一定比例的孩子气成分，在遭遇不幸、心有牵挂之时，总想有一个接纳自己的、像母亲那样宽容的人倾听自己的倾诉，获得母亲般的呵护、宽容、鼓励。在箱庭疗法的实施过程中，咨询师以母性原理的态度对待来访的戒毒人员。咨询师也应如母亲一样相信来访者有无限追求自我实现的可能，相信戒毒人员经过内心的努力，人格终会朝向整合的方向发展。

卡尔夫认为，箱庭疗法中咨访双方的关系，是“母子一体性”关系。双方首先取得基本的信任感，戒毒人员在咨询师面前感到温暖、关爱、包容、接纳、自由、安全。咨访双方就像母亲和孩子一样,这就是母子一体性。

五、箱庭的设施

开展箱庭疗法,需要一间 20 平方米左右,专门用来进行箱庭的房间,里面放置沙盘、箱庭沙具(人或物的缩微模型)以及水罐或其他盛水器具等箱庭疗法的必需物品。箱庭治疗室中一般要配 3 个沙盘,2 个个体沙盘,1 个装干沙,1 个装湿沙,供戒毒人员自由选择;此外还有一个较大一点的团体沙盘。

箱庭疗法除以上基本配置之外,还需要一部照相机(拍摄戒毒人员的箱庭作品,用于对箱庭作品进行记录与比较);记录本(记录整个箱庭作品的制作过程,便于对箱庭作品进行分析)。

常用的个体沙盘的大小为 72 厘米 ×57 厘米 ×7 厘米。沙箱内侧的底和边框被漆成天蓝色。

沙盘要能防水,里面装的沙子大约是盒子高度的一半。沙盘外侧涂深颜色或木本色。沙子一般有黄色粗沙、细沙或白沙三种,建议用天然的黄色细海沙或者河沙。

沙具,也称玩具,是箱庭疗法的要素之一,一般在购买沙盘时会配备一些。

沙具是戒毒人员表现内心世界的形象物、象征物。种类要丰富,能尽量满足戒毒人员的各种需求,比如能代表各种文化、宗教的人物以及历史人物、各种动、植物、建筑物、自然景物、海陆空的各种交通工具,与军事、宗教相关的物品。还可以收集一些怪异的、令人厌恶的、令人害怕的、吸引人的、和谐的以及荒谬的物品。

咨询师本身应对沙具有好奇心,有兴趣,进行主动收集。沙具大小、种类没有特别的限定。提供的种类越多,数量越大,戒毒人员能够表达的内容就越丰富,也更具创造性。

沙具一般陈列在靠墙摆放的架子上,可随意取用。架子的大小要能让人目之所及,一眼看到全貌。

第二节　戒毒人员箱庭疗法的实施

一、个体箱庭疗法的操作

箱庭疗法的操作过程是戒毒人员运用沙具、沙子、沙箱等有形之物,用象征的形式、心像来表现自己无意识世界。完成之后，咨询师请戒毒人员就作品内容进行解释，确定主题，通过与戒毒人员的对话，理解制作的箱庭作品。

对某些戒毒人员而言，其最初呈现的箱庭就能够反映他们所期望的生活面貌；对某些戒毒人员而言，箱庭揭示的是其目前迫切需要解决的问题；对某些戒毒人员而言，箱庭是一次以自我为中心的放松体验，就像戒毒人员的情况彼此不同一样，咨询师的治疗风格也会迥然相异。然而，戒毒人员如何沿着治疗进程前进以及箱庭疗法以什么顺序开展却有一个相对固定的模式。当戒毒人员从沉默的、无意识的游戏转向更多语言的、有意识的游戏时，双方的沟通就会深入地展开。

美国的芭芭拉·博伊科和安娜·古德温在《沙游治疗——心理治疗师实践手册》一书中，把成人个体治疗箱庭疗法分为六个阶段：一是创造沙盘世界；二是体验和重建沙盘世界；三是治疗；四是记录沙盘世界；五是联结沙游体验和现实世界；六是拆除沙世界。本节把箱庭疗法的实施过程分为：引导、制作、体验、治疗、联结、拆除、分析与评价七个阶段。但是这七个阶段，戒毒人员不一定能全部完成，划分有时候也并不明确。有些时候仅能完成前 2～3 个阶段，咨询师可以根据实际情况，进行操作。

（一）引导

面对一个来访的戒毒人员，咨询师首先要做的工作是在较短的时间内让彼此熟悉起来，建立信任。因此箱庭可能不会用在最初的几次会谈中。在建立信任的基础上，让戒毒人员初步了解箱庭疗法的基本知识。然后，咨询师将戒毒人员的兴趣逐渐引向箱庭疗法的材料，并明确告诉他，只要他愿意，他可以自由使用沙子和沙具，自由建造头脑中想象出的任何图景。德·多美尼科是这样描述的：对戒毒人员来说，这是一个他们可以用自己希望的方式去创造沙世界的过程，要容许“内在的心灵唤起”不断地推动他们自己。

咨询师可以进行简单的示范，重要的一点就是要引导戒毒人员看到沙子下面蓝色的底部，并告诉戒毒人员，蓝色可以代表水、江、河、湖、海、天空，还可以代表路径。

在戒毒人员愿意尝试做箱庭后，咨询师可以做如下的几种引导：

1.“放松身体，做几次深呼吸，让自己的内心平静下来。当你感觉心情很平静时，请把你的手放在沙上，感受它，可以闭上眼睛，让心里的感觉涌出来，也许会在头脑中浮现出一幅画面，然后你可以在沙盘上去表达这种感觉或是这种画面。”

2.“你可以先用手来感觉一下沙子，把手放在沙子上，给自己一点时间，比如说1分钟或2分钟，看是否会获得某种感觉，随着这种感觉来形成某种意象，然后，带着这种感觉和意象，去沙具架上寻找自己所喜欢的沙具模型，来完成自己的意象和感受。”

3.“请用沙子和沙具，在箱子里做个什么，做什么都可以”或者：“在沙箱上做你想做的，看到哪个沙具在和你说话，你就将它摆在沙盘上。”

4.“你可以用这些沙具在沙盘上做一个你想要的世界。”

5.“你也可以先到沙具架上去看看各种沙具，去感觉一下那些不同的小沙具模型，选择自己所喜欢的，然后用干的沙盘或湿的沙盘来表现它们，或者是通过它们来呈现自己所想要表达的内容。也许你会在某些沙具上找到一些摆沙盘的感觉。”

(二)箱庭的制作

戒毒人员在制作箱庭的过程中，咨询师通常坐在一个离沙箱较近的地方，以便及时发现其在制作过程中所泄露出的种种秘密。制作过程中所呈现出的画面或场景，有时会与结果完全不同，需要咨询师及时记录或者拍照。在箱庭完成之前，咨询师尽可能不主动与戒毒人员交流，因为交流可能中断他的思路，使无意识的表现出现不连贯。即最好不要插话，不要问问题，也不要发表自己的个人意见。另外，很重要的一点就是：箱庭是戒毒人员内心深处创造出来的，咨询师不要用任何方式——身体上的或精神上的——去碰触或侵入任何物件。

在制作箱庭时，戒毒人员可能还会问一些简单的问题，也可能会有阻抗，或者会在沙具架前犹豫不决，也可能会抱怨缺少什么样的沙具，或者构思很久，沉默等，咨询师仍然要按照“营造自由，受保护的环境”的要求，对问题进行简单回答；对待沉默和犹豫等，不需要去打扰，以关注的目光静默地陪伴他们就足够了。

戒毒人员制作箱庭期间，沙具的选用、摆放、移动的轨迹，作品的修改，以及与咨询师的交流都应尽可能记录下来。也可以用相机间隔性拍摄，从中可以看出戒毒人员制作箱庭作品的大致过程，为日后的整理、分析提供更多的信息。但是，无论做什么方式的记录，咨询师都必须在箱庭疗法开始引入时，就预先征得戒毒人员的同意，并且保证保守秘密。一次箱庭治疗的时间与一般的心理咨询时间相同，一般为50分钟，也可根据需要，延长到90分钟。制作一个箱庭的时间通常为20~40分钟，但也有戒毒人员以极短的时间或超长的时间完成的。一般情况下，戒毒人员制作完成时，会告诉咨询师“摆完了”或“就这样吧”，或者不说话而将目光转向咨询师,示意咨询师其箱庭制作过程已结束。

(三)体验箱庭作品

戒毒人员制作完箱庭作品后,咨询师不要急于听取他们对自己作品的解释,不要急于与其进行对话,给一些时间让戒毒人员安静地体验自己的内心世界。咨询师可以说:"这是你自己的世界,请你用一些时间在自己的世界里神游一番,尽可能详细地品味这个世界的一切,不仅用眼睛,还要用心去理解自己的这个世界。你可以保持沉默,静静地体验这个世界给你的一切感受。"这个时候,咨询师保持安静,不需要提问、给建议,如果戒毒人员愿意进行解释,咨询师认真倾听。

体验作品一般3~5分钟的时间,有时会有戒毒人员表示没有什么体验,也就不必拘泥于时间的限定。

(四)治疗

1. 对箱庭作品的理解和对话

戒毒人员是咨询师的向导,引导咨询师领略他们的沙世界,介绍沙具的意义和创作的精髓。同时咨询师也引导戒毒人员,促进他们进一步的探索。在戒毒人员深切地体验作品后,咨询师可以请戒毒人员尽可能详细地解释作品的内容,如作品的情景场面,人物、动物的活动情况,时间概念等。戒毒人员通常会直接将自己体验时的想法说出来,可能会详细地介绍,也可能介绍得比较简单。治疗师应以倾听的态度,及时做出一些反应性回馈,表明咨询师的关注和共感理解,澄清戒毒人员的解释。

戒毒人员解释作品内容、场面构成之后,咨询师还得请戒毒人员明确自己作品所表现的主题。不同的主题代表着不同的心理状态。戒毒人员也许说不出来,或者归纳不出来,咨询师可以提示:"给你的作品起一个名字吧。"咨询师应帮助戒毒人员尽可能地澄清箱庭作品所表现的主题,戒毒人员对主题确定得越细致、越具体,其心理内容的表现就越清晰。

咨询师在与戒毒人员对话过程中,应就戒毒人员对自己箱庭作品最满意的部分、意义最大的沙具,以及戒毒人员在作品中的位置进行交流。戒毒人员最满意的部分所在的空间位置,代表着对自身过去、现在、将来不同阶段的评价;其满意的是精神的,还是物质上的收获,是自己的潜能,还是明确的目标,从这些问题可以看出戒毒人员的态度。

“我在哪里”这是理解箱庭作品中很重要的问题，也是确定戒毒人员评价自我、描述心理状态的关键内容。戒毒人员能否在作品中确定一个沙具代表自己？是人物形象，还是动物？是真正出现，还是只有位置而没有现身，甚至置身作品之外，以旁观者的视角看待自己的世界？如果戒毒人员的自我像为一人物，咨询师应请其对这一人物进行分析，优点缺点、气质性格，看其如何评价。如果他用动物、植物来代表自己，咨询师可以通过动植物的象征意义去理解戒毒人员的性格特征及自我评价；也可以再问一问，“这个动、植物让你想到了什么”，从而更好地理解戒毒人员。自我像的缺席在箱庭疗法实施过程的初期常常出现。“我不在这里”或“这里面没有我的位置”，这反映出戒毒人员对自身理解的模糊。随着箱庭疗法的实施，在历经几次箱庭制作及对话之后，戒毒人员的自我像会逐渐清晰明确，从无到有，从非人物到人物，或升华为具有抽象意义、宗教意义。

咨询师对箱庭疗法的询问不必太多，询问上述几个重要的问题，也就能大致把握戒毒人员的心理了。询问应注意语气，避免戒毒人员厌烦。如果戒毒人员有抗拒心理，或是不想描述沙世界，应尊重他的这种需要。

对话时，咨询师还应关注戒毒人员的非言语表现，如表情、呼吸、肢体反应等。箱庭疗法的对话过程体现的是良性互动、交流和促进的关系，而不是师生关系，管理与被管理的关系。

在箱庭中，戒毒人员用象征的方式客观地演示自己的心灵和自我的内容，因此面对戒毒人员的应该是创作而不是咨询师，从这一点上看，戒毒人员本质上是在箱庭上面对他自己。

2. 治疗性干预

在治疗阶段，还可以采用认知疗法、格式塔疗法，心理剧、催眠等治疗技术。芭芭拉·博伊科和安娜·古德温经常采用空椅子技术，也称双椅子技术，即通过让箱庭中人物角色和物件彼此对话来实施。如果在箱庭里的两个人或其他象征物之间有未解决的问题，让这些角色彼此互相沟通对治疗非常有帮助。比如，咨询师可以说：“这里面的年轻人会对他的孩子说什么呢？”

随着戒毒人员故事的展开，戒毒人员会有一些新的发现，也许他会发现某一件沙具的位置让他感觉不舒服。在说出这个想法之后，可以让戒毒人员重新放置这个沙具。

有时候被放在戒毒人员沙盘上的人物或物件可能需要些援助，对于低自尊、忧郁或高度焦虑、正处在心理危机中或曾遭受某种受害的戒毒人员，这种援助就更有必要给予。通过箱庭中的象征性意象,这些戒毒人员可能需要在他们自身之内或自身之外找到某些帮助。对于这样的戒毒人员,通常最有效的方式是建议说,可能会有某个人或某件事可以帮助箱庭中的这个人物或这个沙具。咨询师可以说:“在这个世界中有什么人或什么事可以帮助(说沙具的名字)使他不再这么害怕吗?”或是“你想要带入可以帮助(沙具名字)的某个人吗?”或是“什么可以帮助(沙具名字)让他感到更少的困惑?”

有时候戒毒人员在描述沙世界中的人物或沙具时会带有一种强烈的情绪。咨询师会非常清楚地感受到戒毒人员正在强烈地体验着那种情绪,因为他的呼吸改变了,不断叹气或泪眼汪汪,或是用手捂着身体的某个部分(例如心脏或胃部)。这时,将戒毒人员的注意力暂时引出沙盘,关注到他的身体,这促进了身体的觉察以及身体、心理和情绪的整合。咨询师可以问:“你身体的哪个部位感受到难受?”或是“我注意到你把手放在了胸口,你怎么了?”

应该说,有非常多的程式和方法可以有效地促进戒毒人员自我探索、深化体验、揭示心灵,激发康复。只要咨询师尊重和接纳戒毒人员,无论咨询师运用的方法如何,都可以有所进展。

治疗阶段一般需要 15 分钟左右。

(五)联结

联结箱庭体验和现实世界。在象征性的、无意识的工作完成后,请戒毒人员同咨询师一起回到谈话区。就像在平常会谈中所做的那样,帮助戒毒人员在离开箱庭室之前过渡到现实世界中。继续引发戒毒人员在一个更具意识的水平上整合他们的箱庭体验,帮助戒毒人员在他们所创造的沙世界的象征意象和这些意象在他们生活中所代表的意义之间,架起一座桥梁。鼓励戒毒人员认识到沙盘中所产生的状况和日常事件之间的联系。通过鼓励戒毒人员弄清箱庭的意义和沙盘中所包含的问题使戒毒人员的内在过程进一步具体化。当戒毒人员探索如何将他们在箱庭体验中学到的东西应用到他们目前的生活情境时,咨询师要支持他们。对咨询师经来说,这是把从无意识中刚唤醒的能量或刚发现的领悟及材料引向建设性用途的机会。

(六)拆除箱庭

在戒毒人员离开之前,让他选择是拆除箱庭还是保留箱庭原样不动。对某些戒毒人员来说，拆除已经创造的东西，可以强化他们的认识——认为自己有力量废除已经做过的事（补救他们的错误）。对某些人而言，只有把箱庭拆除了，才算完成了一个完整的行动，并且打开了新创作的通道。如果戒毒人员选择拆除箱庭，可以让他在联结箱庭体验和现实世界阶段之前就去做。大部分的戒毒人员会选择将场景保留在他原来建构的样子。让箱庭保持原状可以使戒毒人员在离开之后还带着那个意象。

如果戒毒人员自己拆除作品，咨询师应记住戒毒人员首先拆除的沙具，这可能是他认为最需要解决、克服的问题，或者是最重要的部分，这会为理解他内心世界提供额外的信息。戒毒人员自己拆除作品时，咨询师仍然以静默、接纳的态度予以关注。

（七）对箱庭作品的分析与评价

一般来说，不在箱庭治疗过程中向戒毒人员解释箱庭或沙具的象征意义，不对其作品进行分析和评价，因为分析有可能是咨询师自己的投射，即使分析得很对，也可能会让戒毒人员担心过多暴露了内心而产生不安、评价焦虑，阻碍其无意识的继续表现，阻断其自我治愈潜能的流动和涌现。箱庭作品所表现的是戒毒人员的内心世界，其即使意识上不理解，但无意识却是理解的，不需要咨询师作过多的解释、分析。虽然有些戒毒人员会主动要求咨询师对其作品作出解释、分析，但大部分人都不太愿意将自己的内心世界暴露无遗，因此也不需要咨询师进行过多的解释和分析。

对箱庭作品的分析与评价主要是在箱庭治疗过程结束之后，咨询师进行个案总结、分析时需要完成的任务。对箱庭作品的分析与评价主要考察作品所表现出的整合性、充实性、动力性和流畅性等方面。

整合性反映的是戒毒人员的人格结构是完整还是割裂的，是和谐的还是矛盾的。整合性主要考察箱庭作品构成场面各区域与主题的关系，如各区域共同协作反映一个主题，则认为整合性较强。

充实性主要体现在箱庭作品所使用沙具种类的丰富情况、数量。但数量过多、过少都不是理想的心理状态的表现，充实性主要依靠咨询师的直觉判断。

动力性主要体现在：箱庭作品表现出戒毒人员的心理是奋进的还是消沉的，是朝气蓬勃的还是寂寞凄清的。但箱庭作品表现出的动力性不是越强大越好。动力太强，也会有理想与现实距离太大的问题。

箱庭作品的流畅性反映了戒毒人员心理能量的流畅程度。评价作品的流畅性可以从沙具风格匹配、沙具方向、沙具间距、区域空间等方面进行考虑。

(八)箱庭治疗的结束

根据张日昇教授等学者的经验,出现以下四种情况下时,可以考虑结束箱庭治疗。

(1)作品整体印象发生了由消极到积极的变化,且较为稳定。

(2)自我像出现,且评价趋向辩证。

(3)由封闭、孤立、静止走向开放、共处、动态。

(4)制作大地、山。

除了参照箱庭作品所表现出来的变化之外,更重要的是看戒毒人员的心理问题是否真正解决、情绪是否稳定,以及与家庭、周围人及咨询师的关系是否发生良性变化。

二、团体箱庭的操作

张日昇教授结合其自身的临床经验,参照岡田康伸的团体箱庭疗法,开发出了“限制性团体疗法”(张日昇,2006)。从基层场所的实践来看,限制性团体疗法对于促进团体及个体的心理成长都有积极的意义,下面作一简要的介绍。

(一)团体箱庭疗法的规则

1. 摆放沙具的顺序是由事先抽签或猜拳游戏决定的,尽量保证团体每个成员都有做“第一”的机会。

2. 每人每次只允许一个作业,如放一个沙具,挖一条河,或堆一座山等。完全相同的操作,可以视情况灵活机动。如挖一条河川,放三块石头,也可以算一次作业。每人轮完一次之后,再开始下一轮,在开始下一轮前,对上一轮的箱庭场景进行拍照。

3. 整个制作过程都不允许成员之间说话,以免相互了解意图,但成员可以与治疗师之间有互动。

4. 不能将他人或自己已摆上的沙具拿走或放回沙具架,但允许移动自己或他人所摆放的沙具,并算作一次,移动完后,在这一轮中就不能再摆放任何沙具。

5. 制作过程中,团体成员可以选择在某一轮放弃,什么东西都不摆放。

6. 整个制作过程最后一轮的最后一个人，在摆完后还可以有一次修饰的机会，对整个作品进行一些调整，但不能再添加沙具。

7. 每次的制作时间没有严格的规定，但一般 4 ~ 8 人的团体以一次咨询的时间（50 ~ 60 分钟）为准。在咨询师感觉到制作将要结束的时候，应该提醒团体还剩下一轮，使团体成员有心理准备。判断是否结束，主要是根据咨询师和团体成员对整个箱庭制作过程的共感。（也看沙盘上摆的沙具多少，如果快摆满了，就可以结束）。

8. 团体成员参与治疗是根据自愿的原则进行的。成员加入后，一般不允许中途退出。退出后，一般也不允许再加入。如果因故退出，需要增加人时，由团体的成员和咨询师一起协商决定。

咨询师在开始前，都要向团体成员说明上述规则，待所有成员都明确后再开始团体箱庭制作。这些规则的设定，一方面，可以减少成员间的矛盾和冲突，特别是在团体箱庭疗法的最初阶段；另一方面，规则的设定可以为咨询师提供更多的治疗信息。一般来说，每次团体箱庭制作在开始阶段，都会有成员违反规则，需要咨询师进行提醒。有的成员即使在明确规则的情况下，也会违反规则，因为规则的存在妨碍了他自身愿望的达成，或者有的制作会让个别成员感觉很不舒服。随着团体箱庭疗法的开展，成员一般会调整自己接受这些规则，从他们的变化和进步中，可以体会到团体箱庭疗法的疗效。

（二）团体箱庭疗法的实施

1. 团体箱庭治疗师的角色

咨询师在团体箱庭过程中是一个见证者和促进者的角色，是团体所需要的安全与受保护的心理空间的营造者。这种受保护的心理空间给团体成员非常重要的安全感和自由感。但要明确，咨询师并不是规则的监督者，不是权威，应该允许团体成员有违反规则的行为存在，而且应当尊重他们。只有这样，他们才能从自己行为的后果中进行反思和调整。总之，虽然咨询师和团体成员的角色不同，但咨询师也应该把自己看作团体的一员，用心感悟整个制作过程，与他们苦乐共度，才能收获团体的成长。

2. 指导语

团体箱庭疗法过程中的重要一环就是向戒毒人员说明团体箱庭制作的规则。可以用这样的指导语："我们每个人都有想和别人交流的想法，也都有遇到的问题，但有时我们用言语不太容易表达得清楚。现在让我们用这些沙具在沙箱里共同做个作品，这不是心理测试，所以不需要考虑好坏对错问题，只要将自己想放的沙具放上，将自己的想法表现出来就可以了。摆放的顺序由抽签决定，每人每次只能放一个沙具或者完全相类似的几个沙具，不允许拿走他人已经摆放的沙具，但是可以挪动，成员之间不能进行任何形式的交流……”

此外，对于初次接触团体箱庭制作的人来说，咨询师还要询问成员是否明白这些规则，并对他们进行解释，然后先让他们将手伸入沙中去触摸沙，体验沙的感觉，看到沙盘底部的蓝色，明白蓝色的象征意义。

3. 制作及讨论

在成员对箱庭制作有了初步的了解后，可以进入正式的团体箱庭制作阶段。制作完成后，成员进行讨论，讨论的顺序按摆放的顺序进行。讨论内容为：谈自己摆放每个沙具的意图，对他人摆放沙具的感受，对作品的整体构思等，以及各自对作品主题的命名，最后还要讨论并确定大家认可的作品的主题和名字。这一个环节的时间较长，有的成员能滔滔不绝，有的说不了几句话，咨询师要关注到每一位成员，让成员感到安全和包容。

4. 记录与整理

为了不打扰成员的制作，咨询师一般在整个制作过程中进行粗略的记录，等完成后再整理。团体箱庭的记录就以每一轮为单元进行记录，其中包括每个成员制作的情况，摆放沙具的个数、名称、所占的区域，每轮的时间等。每一轮完成后，要对作品进行拍照，方便以后整理和讨论。待整个制作过程结束后，咨询师还要简略地记下团体成员的讨论内容。为了便于记录，可用以下表格。见表 13－1、表 13－2。

表 13－1　团体箱庭讨论过程记录表（以 5 人 6 次为例）

制作时间：　年　月　日　时　分至　时　分　见证人　　次数

轮次	1	2	3	4	5	6	每人合计沙具数
制作者名	沙具或者动作	沙具或者动作	沙具或者动作	沙具或者动作	沙具或者动作	沙具或者动作	
A							
B							
C							

续表

轮次 \ 制作者名	1	2	3	4	5	6	每人合计沙具数
制作者名	沙具或者动作	沙具或者动作	沙具或者动作	沙具或者动作	沙具或者动作	沙具或者动作	
D							
E							
每次合计沙具数							

表 13－2　团体箱庭讨论过程记录表(以 5 人 6 次为例)

制作时间：　年　月　日　时　分至　时　分　见证人　　次数

轮次 \ 制作者名	1	2	3	4	5	6	个人主题
制作者名	讨论内容	讨论内容	讨论内容	讨论内容	讨论内容	讨论内容	
A							
B							
C							
D							
E							
共同主题							

5. 作品的拆除

根据卡尔夫学派的理论，是由咨询师拆除箱庭的。因为由咨询师拆除箱庭，在团体成员离开箱庭室前，仍然保留其世界的完整性。也有学者认为，应由团体成员拆除箱庭。一般来说，可以征求团体成员的意见，以使让多数成员感觉到安全和满意；还可以由咨询师和团体成员一起拆除作品，这可能会让成员感到安全和满意，咨询师一个人也不会太辛苦。

(三)团体箱庭疗法的治疗阶段

1. “各自为政”、冲突阶段

初次进行团体箱庭时，经常出现两种现象：一是团体成员各摆各的，而不顾他人，即“各自为政”；二是由于不顾及他人的感受，会在制作阶段发生冲突。比如一次团体制作时，出于不满和愤怒，一名成员直接把另一位成员已经摆好的沙具放回了沙具架。

初次的团体箱庭作品经常是沙具很多，很杂乱，区域分割，主题分散。但一般还是以摆自己的家园为主。

2.“察言观色”阶段

经过了前一两次的冲突后，团体成员会有所反思，会开始顾及别人的感受，也会考虑自己摆的东西是否与他人协调，别人是否接受自己，自己的沙具会不会被别人移走等。成员拿着沙具思考和犹豫的情况出现得也越来越多。

3. 调整、沟通阶段

如果不进行自我调整，则冲突和矛盾还是难以避免的，团体也是难以协调的，而这是成员都不愿意看到的。所以成员们在制作完成后的交流加深，开始谈自己的想法和感受，谈自己的困惑与矛盾，以及对团体的期望，尽管有时有争论，但大家会觉得有一吐为快的舒服。

4. 协调共感阶段

这一阶段，团体成员了解了彼此的个性和制作意图，在接下来的团体制作中，大家感到有了默契，整个团体都达到了一种共感。箱庭作品的协调性增强，主题更加明确。

5. 整合阶段

整合是团体箱庭发展到最后阶段的特点，即团体箱庭作品主题明确，流畅整合。团体成员之间彼此能够相互悦纳，团体的凝聚力增强，同一团体成员都有“一家人”的感觉。

第三节　戒毒人员箱庭治疗需要注意的问题

一、个体箱庭需要注意的问题

尽管我们相信箱庭是一种非常有效的治疗技术，并且希望每个戒毒人员都能通过箱庭得到治疗，然而在有些情况下，我们必须推迟使用，甚至不使用箱庭。只有戒毒人员具有治疗动机，能够自我反省并且愿意进行箱庭治疗时，箱庭的治疗效果才最为显著。

一些戒毒人员可能会从箱庭治疗中获益，但是要让他们同意进行箱庭治疗通常需要花费一些时间。在咨询师提出将箱庭作为一种治疗干预手段时，注意他们的反应，留意他们的态度，咨询师可以从中得到一些暗示和线索。咨询师提议使用箱庭时，如果戒毒人员非常抵触，或作出了消极的语言反应，甚至想避开沙盘，或身体紧张，或面露不悦之色，这时，咨询师应该尊重他的感觉，要让他们明白，并不是非要让他们进行箱庭。告诉他们，无论何时，一旦他们改变了主意，想要尝试箱庭，请告诉咨询师。

抵触情绪的产生往往是因为戒毒人员认为箱庭是儿童的游戏，不适用于成人；还有一些抵触者具有高度的理性和理智，会认为箱庭太幼稚、太不科学，因而拒绝箱庭。在和戒毒人员建立起信任后，咨询师可以再次提出箱庭建议。如果戒毒人员同意进行箱庭，他们的抵触态度就会消失。

从目前场所的实践来看，戒毒人员和大部分成年人一样，主动要求做箱庭的还不多，即使同意做，能连续做多次的也不多，一些戒毒人员往往就只做了一次箱庭。不过，即使只有一次箱庭，也能够反映戒毒人员本质的问题，能提供治疗的方向以及治愈的可能等重要信息，能够启发治疗师的工作。

戒毒人员在进行个体箱庭制作过程中应注意三点：(1)在建立信任关系的基础上，才能建议戒毒人员做箱庭；(2)即便咨询师认为箱庭对戒毒人员会有很大帮助，也不能强迫戒毒人员制作箱庭；(3)有精神障碍症状的戒毒人员不宜制作箱庭。

二、团体箱庭疗法操作中可能遇到的问题

团体成员的阻抗。面对这种阻抗，咨询师要无条件地接纳，允许他们提出自己的想法，并促使团体成员之间在讨论时进行交流，但不给他们任何答案和结论，而是通过讨论让他们自己反思。

团体成员中途退出的情况。当成员因为觉得受伤，为了避免受到更大的伤害而退出时，咨询师应奉行“去者不追”的原则，但要求戒毒人员把自己退出时的感受和理由写下来交给咨询师，给自己和团体都有个交代，并要求退出者在退出的那段时间记录下自己的心理变化。如果其愿意，可以对他先进行几次个体箱庭治疗，促进其自我调整。如果他再要求加入时，应该由团体的其他成员和咨询师一起协商决定。

团体吸纳新成员时的调整。加入新成员也会使团体“心理场”发生很大变化，也需要团体其他成员和咨询师共同协商。

咨询师本身的情感处理。咨询师的本身情感没有处理好，也会严重影响治疗的进行。为此，在开始团体箱庭治疗之前，咨询师应该长期做个体箱庭，处理好自己的情感，并且亲自体验团体箱庭治疗的全过程，去感受规则的作用和团体成员制作箱庭过程中的心路历程。

复习思考题

1. 简述运用象征意义理解戒毒人员的箱庭作品的方法。
2. 简述咨询师在箱庭疗法中扮演的角色。
3. 简述个体箱庭疗法的七个阶段。
4. 试论个体箱庭疗法的治疗阶段的主要内容。
5. 简述团体箱庭的规则。
6. 简述团体箱庭治疗阶段的内容。

本章主要参考文献

1. 张日昇:《箱庭疗法》，人民教育出版社 2006 年版。
2. [美]Barbara Labovitz Boik、[美]E. Anna Goodwin:《沙游治疗——心理治疗师实践手册》，田宝伟等译，中国轻工业出版社 2012 年版。
3. [美]Barbara A. Turner:《沙盘游戏疗法手册》，陈莹、姚晓东译，中国轻工业出版社 2016 年版。
4. 高岚、申荷永:《沙盘游戏疗法》，中国人民大学出版社 2011 年版。
5. Kay Bradway, Barbara McCoard:《沙游——非语言的心灵疗法》，曾仁美、朱惠英、高慧芬译，江苏教育出版社 2010 年版。

第十四章　戒毒人员表达性艺术治疗

本章摘要

表达性艺术治疗是通过多种艺术的媒介，如游戏、声音、身体、故事文本、书写、绘画、舞蹈、音乐等，了解戒毒人员的内心意识，帮助他们表达内心感受，激发和维持戒毒人员良好戒毒动机的一种心理治疗方法。通过本章学习，识记表达性艺术治疗的概念，理解表达性艺术治疗的特点，领会表达性艺术治疗的基本原理与种类，掌握和运用戒毒人员表达性艺术治疗的技术。

重点问题

本章的重点是表达性艺术治疗的概念，绘画治疗、音乐治疗的相关理论，学习绘画治疗、音乐治疗的操作技巧。

第一节　表达性艺术治疗的基本理论

表达性艺术治疗作为一个独立的专业实践领域，起源于 20 世纪 70 年代早期。表达性艺术治疗是一种综合多种艺术形式的治疗方法，为人们的成长、发展和康复服务。近几十年来表达性艺术治疗逐渐在各专业领域实践应用。

一、表达性艺术治疗的概念

1. 表达性艺术治疗的概念。表达性艺术治疗是通过绘画、音乐、舞蹈、游戏、故事文本、书法、戏剧、沙盘游戏、仪式和即兴创作等多重艺术媒介，以非言语的沟通方式表达个体内心的思绪、感受及经验，帮助人们打开进入内在的通道，触及内心深处难以表达的经验。表达性艺术治疗帮助来访者释放被言语所压抑的情感经验,处理当事人情绪上的困扰,对自己有更深刻的理解,并促使其改变,重新接纳和整合外界刺激,达到心理治疗的目的。

2. 表达性艺术治疗的形式。表达性艺术治疗包括很多形式,常见的如绘画治疗、戏剧治疗、音乐治疗、沙盘治疗、舞动治疗等,目的都是使人转化心情、唤醒情感、疏通情绪、减轻痛苦。

3. 表达性艺术治疗与艺术治疗的区别。表达性艺术治疗起源于艺术治疗却有别于艺术治疗,因此,需要将两者进行阐释和区分。两者都是将艺术创作作为治疗的一种形式,音乐治疗、舞动治疗、诗歌治疗等都是艺术治疗的范畴,但这些治疗形式都是基于单一的艺术形式,而表达性艺术治疗则整合了各种不同艺术形式的治疗技术和方法。治疗师依赖于他们的创造力和培训,决定哪一种艺术形式可以用在特定的时间。表达性艺术治疗师在自己某一个治疗单元中会借鉴和使用多种艺术治疗的技术。表达性艺术治疗是当今广泛用于咨询、临床、教育和生活中的一种心理治疗模式。表达——让沉重的身体得以放松,让疲惫的心灵得到洗涤;艺术——可以用来调剂身心、培养气质。

二、表达性艺术治疗的特点

1. 表达性艺术治疗是一种非言语的沟通方式,非常适合于处理情绪困扰以及创伤体验,借助艺术作品表达内心,可以有效降低来访者的心理防御。借助艺术,可以引导来访者以安全的途径释放内心积攒的破坏性能量,如用一种合理的方式发泄愤怒和敌意等不良情绪。对于一些存在语言障碍的来访者或者不善于沟通的来访者,可以改变以往的表达形式,从而更好地表达自我。同时,表达性艺术治疗因为使用的是直觉的思考方式,能借用非语言、象征性的方式及时将来访者潜意识里被压抑的内容表达出来。

2. 表达性艺术治疗形式多样,参与性强。表达性艺术治疗具有"整合性"特点,表达性艺术治疗以来访者为活动对象,形式灵活、趣味性强,能够营造安全自由的氛围,提升参与的积极性,使来访者在体验中获得改变。表达性艺术治疗可以突破不同来访者的年龄、语言、认知范围与艺术技能的限制,广泛地应用于众多对象,具有很强的灵活性和多面性。

3. 表达性艺术治疗的创作过程本身就是疗愈的过程。来访者通过沙盘的摆放、自由自发的绘画、韵律性的舞动、写作与戏剧等方式探索内心世界,创作的过程就是对自己重新认识和体验的过程,本身就具有疗愈功能。表达性艺术治疗的一个关键特征是多模式的艺术过程与心理疗法相整合。

4. 表达性艺术治疗可以帮助来访者降低防御心理，让来访者有安全感，阻抗较小，便于收集真实信息。

三、表达性艺术治疗的临床应用

经过数十年的发展，表达性艺术治疗在多个国家和地区逐渐应用，并在不同临床领域进行实践。表达性艺术治疗不仅适用于精神健康相关的病患如抑郁症、强迫症等，发展与学习困难领域如发展迟缓、智障等，社会性需求如家暴受害者、性侵受害者等，也同样适用于一般人的潜能激发、自我成长等。

四、表达性艺术治疗的主要种类

（一）绘画类

表达性艺术治疗中绘画类的技术比较多样，比较典型的有绘画、拼贴画、曼陀罗、壁画。绘画能够让来访者自由自发地描述自己的感受和思想，能够让来访者有机会自由地将各种颜色和器材结合使用。拼贴画包括在平面上粘贴纸张、自然物品或其他材料，如厚纸板、树根等，对于不擅长绘画的人来说，拼贴画是表达性艺术治疗更为合适的模式。创绘曼陀罗是一种释放焦虑和压力的方法，也能让创作者感受到自己的创造力，来访者可以自行设计曼陀罗，也可以在预先设计好的曼陀罗里面填色，对色彩和图像的选择可以判断来访者内心的感受。壁画主要用于小组辅导中，鼓励每个成员参与小组合作，为来访者提供自由表达自己、轻松与他人社会互动的方法，从而提升社会解决技能。

（二）音乐舞蹈类

这一类别主要包括舞动和音乐。舞动治疗是一种将“动作过程”作为媒介的心理治疗，通过舞蹈活动过程或即兴动作，促进个体的情绪、身体、认知、心理等层面的整合。一个典型的做法是来访者听着鼓点或其他音乐器材，自发地跟着节奏舞动身体，人随着舞动释放情绪，发泄能量。音乐治疗技术包括弹奏曲、听音乐、写歌曲、讨论歌词等。在音乐治疗中，来访者可以是积极的，他们唱歌、演奏乐器或随着音乐舞动；也可以是消极的，只是听音乐或在音乐中放松。

(三)手工制作类

这一类别包含的技术也比较多:玩偶(木偶)制作、雕塑等,沙盘游戏也能归为这一类。

玩偶(或木偶)制作能够促进诸多领域的成长,如治疗过去的创伤、发展家庭或自我的价值、为未来设定目标,增进对自我照料的洞察,其中玩偶(或木偶)能够作为真实自我的代表来讨论内心的感受、恐惧或创伤,或帮助其探讨自我价值。

雕塑可以使用很多材料,如黏土、木头等,在雕塑媒材的过程中,来访者可以释放压力、焦虑等,因为这些可触知的材料能够吸引人的各种感知——视觉、触觉、听觉和嗅觉,让来访者变成媒材的主人,完全控制媒材。

沙盘游戏主要用于儿童,来访者可以使用沙具,包括卡通人物、玩偶等代表家庭成员。治疗师可以帮助来访者深入探索来访者的家庭结构、内心挣扎和其他心理议题。

(四)书写类

这一类主要包括日记、写作(诗歌)和生命地图。

日记包括很多形式,如图画日记、用简短语句的日常记录等。情感的伤害、身体的痛苦、自我的成长等都可以通过每一天的日志进行梳理。罗杰斯认为,通过图像和文字,我们对自己的情感、行为有了更多的认识,从而获得更多的自我理解和自我认可。

写作和诗歌能够帮助来访者表达快乐、伤心、幸福或悔恨,从而帮助来访者庆祝、回忆、计划或仅仅是感受生活,来访者可以通过朗读或重读自己的作品洞察自己的情绪或心灵的挣扎,从而反思人生、获得进步。

生命地图是邀请来访者用过去的经验和未来的计划创设目标,从而完成人生的梦想和理想。在创设生命地图时,一个人会回顾自己的过去,看看哪里是“错误的弯道”,也会畅想未来,看看通达未来最短的路径有哪些。

(五)戏剧摄影类

这一类主要包括心理剧和摄影。在心理剧中,来访者在安全的环境中表演或再扮演痛苦挣扎过的场景、经历,或用来处理以前未处理好的议题,或用来增强对未来生活的信心。

摄影能够帮助人们对生活的环境更加敏感。在人们深入关注一件事物时，便从自我中跳脱出来，沉浸在对事物的思考中，这种冥想能够为生命带来生气勃勃的能量。在摄影治疗中，来访者被鼓励使用过去和现在的家庭照或其他照片呈现他们的生命故事。

第二节　戒毒人员表达性艺术治疗的实施

由于戒毒人员具有特殊的生活经历，在咨询中心理防御较强，存在关系建立难，咨询深入难的问题。如何让戒毒人员放下防御是心理康复工作的一个难点。特别是戒毒人员对情绪的识别和表达存在困难，常将情绪和躯体症状混淆，在以言语为主的心理咨询中阻抗较大，影响了咨询效果。心理咨询必须在专业的心理咨询室中进行，由于戒毒环境的特殊性，专业的心理咨询室有时难以保证，会给戒毒人员造成不安全感和不信任感，使心理咨询或辅导工作进展缓慢甚至停滞。言语疗法在矫正戒毒人员由错误认知或思维所引起的问题方面有一定的疗效，而在处理戒毒人员的情绪障碍、创伤体验等以情绪困扰为主要症状的心理问题时就无能为力。在心理戒毒康复工作中，急需一种能够克服时间空间限制、方便操作，又具有私密性，可以带给戒毒人员安全感的干预方法。表达性艺术治疗在某种程度上具有一定优势和作用，可以更好地在戒毒人员中开展心理咨询。

一、表达性艺术治疗在戒毒人员中开展的优势

表达性艺术治疗在实施过程中的自由性、自主性、保护性以及无压力性，有助于消除戒毒人员的心理防御和抵抗，并在最大程度上展现戒毒人员的真实心理。在以艺术为介质建立起来的治疗联盟中，戒毒人员可以借助视觉艺术形式，即意象而非语言，直接触碰情感的深处，表达郁积在心底的困苦心境，纠正扭曲的认知偏差，学习新的行为方式，最终使戒毒人员借助自我的力量建立一条与心灵交流的便捷通道。

相较于传统的心理治疗手段，表达性艺术治疗具有以下特点和优势：

1. 表达性艺术治疗在戒毒人员中应用范围广，灵活性强。表达性艺术治疗具有非语言的沟通特质，戒毒人员可以采取看、听、唱、跳等一切可能的方式进行自我表达，它突破了戒毒人员的年龄、语言、认知范围与艺术技能的限制，既可以针

对有心理问题的戒毒人员，也可以针对有行为问题的人员，既可以个别使用，也可以在团体治疗中使用，尤其对于无法或者不善于进行言语交流的人具有独特的优势。

2. 表达性艺术治疗能为戒毒人员提供安全的氛围，接纳度高。表达性艺术治疗为戒毒人员创造了一个安全、自由的氛围，这种氛围有助于降低戒毒人员的内心防御，从而呈现真实的自我。同时，表达性艺术治疗能够将一个人内心的情绪或意念具体地表现在作品上，帮助其认知这些情感和意念的存在，进而促使戒毒人员进行自我整合。

3. 表达性艺术治疗能整合戒毒人员的各类事件，时空统一性强。戒毒人员可以将发生在不同时间、不同地点的不同事件，甚至相互矛盾的情感在同一个作品中呈现出来。

4. 表达性艺术治疗在戒毒人员中开展简便易行，有效性高。表达性艺术治疗对媒材的选择和操作条件的要求并不高，可以在所有日常戒治工作情景中开展。同时，表达性艺术治疗不会给戒毒人员带来心理压力，趣味性强，而且操作简单易行。

二、表达性艺术治疗在戒毒工作中的作用

（一）表达性艺术治疗可以促进戒毒人员修复脑功能

人的大脑有不同的分工。左脑主管逻辑、推理、演算、判断，存储的是知识、经验等；右脑主管形象感知、直觉判断、空间定位、情感表达等，直接处理图像信息，存储的是情感和情景记忆。实务人员临床工作中发现，一些戒毒人员在童年、少年乃至成年可能经历过诸如被寄养、遗弃、家庭变故、被性侵等创伤经历，右脑中往往印刻着很多的灾难图景与情绪。美国心理学家 LEY 提出："用左脑的钥匙打不开右脑的锁。"表达性艺术治疗可以作用于右脑，因为参与艺术治疗创作过程能够让右脑活跃，在谈论创作经历、组织条理性语言时还可以活跃左脑，两方面的结合和互动可以促使大脑逐步走向功能康复。

（二）表达性艺术治疗可以帮助戒毒人员释放负面情绪

戒毒人员由于长期吸食毒品，有许多负面情绪。因而，在戒毒期间需要找到适合自己的表达方式，充分地表达自己，从而释放负面情绪，建立积极的情绪。实

践表明,戒毒人员由于文化程度低、自卑等因素更喜欢通过游戏、音乐、绘画等非言语媒介、看起来“好玩”一些的方式参与体验。他们在创作艺术作品的过程中防御心理较少,这有利于咨访关系建立,他们会在不知不觉中将自己潜意识中备受压抑的情绪、冲突、价值观、愿望等投射到所创造的作品上。咨询师在接纳、陪伴戒毒人员进行创作或者在艺术作品完成后,引导其与作品直接对话,帮助戒毒人员把潜意识中受压抑的情绪、欲望以及早期经历宣泄出来,同时帮助其挖掘作品或表达中的正向积极资源,激发出戒毒人员生命的活力与希望。在艺术作品创作过程中,咨询师能获取到更多的真实信息,便于对戒毒人员进行更全面精准的分析和治疗。

(三)表达性艺术治疗可以提高心理矫治工作效能

戒毒场所的咨询师借助不同的表达性艺术治疗形式或者综合运用的手法营造轻松的氛围,可以有效提高心理戒治工作效能。例如,在以认识自我为主题的心理健康教育中,咨询师把“自画像”这种参与体验的形式穿插到教学中,有助于激发戒毒人员的学习主动性;针对存在紧张焦虑情绪的戒毒人员,可以将音乐伴随咨询师的指导语进行渐进性肌肉放松,以提高他们的环境适应能力;咨询师根据自己擅长的技术,运用心理剧、家庭雕塑、舞动治疗等形式开展团体心理辅导;对于有些不善于交流的个案或许绘画、音乐、舞动等比较轻松并能带来愉悦感的表达性艺术治疗就更加实用有效。目前,在戒毒所绘画治疗、音乐治疗已越来越多地被关注和应用。本节主要介绍绘画治疗和音乐治疗的相关理论及应用,同时,结合工作实际,介绍表达性艺术治疗在团体中的应用。

三、绘画治疗

(一)绘画治疗的概念及优势

绘画治疗是表达性艺术治疗的方法之一,是绘画者通过绘画创作过程,利用非语言工具,将其潜意识中压抑的感情与冲突呈现出来,并在绘画中获得纾解与满足。绘画治疗适用于不善言辞、对语言沟通有阻抗的人群,也适用于物质滥用人群。绘画能够让来访者自由、自发地描述自己的感受和思想,能够让来访者有机会自由地将各种颜色和器材结合使用。

绘画疗法操作灵活、占用时间少,可以克服传统言语咨询对时间和空间的要求，大幅降低心理干预的成本，具有较好的应用价值。

绘画治疗的优势在于：

1. 不受来访者特异性特征及时空限制；

2. 治疗方式灵活，根据需要可以选择不同的绘画方式；

3. 宣泄方式较为安全，使来访者的焦虑冲突等可以得到缓解，心灵得到升华；

4. 治疗过程中来访者防御会降低，有利于信息收集；

5. 绘画测验重复使用对诊断准确性的影响较小；

6. 促进来访者的自我疗愈，帮助来访者与其自身情绪进行沟通，直面、认识、感知自己的情绪，更好地表达自我。

（二）绘画治疗的理论基础

1. 投射理论

投射是指个体依据其内心需要、情绪的主观指向，将自己的特征转移到他人身上的现象。“投射”是早期弗洛伊德对心理防御机制的命名。弗洛伊德将人格分为意识和潜意识两个境界，个体难以通过意识来表明自己，因此问卷法难以测量出真正的自我，只有凭借无意义的刺激才能将潜意识不自觉地投射出来。最具影响力的投射测验是罗夏墨迹测验和莫瑞的主题统觉测验，绘画测验也是心理投射测验的重要组成部分，因此心理投射理论是绘画治疗的重要理论基础。

2. 大脑偏侧化

人的大脑分为左右两个半球，左右两半球具有不同的功能。左半球主要负责语言功能，是理性思维，与意识有关；右半球负责是空间知觉、音乐绘画、想象等功能，是感性思维，与个体的潜意识有关。绘画是右脑负责的，右脑又控制着情绪，因此绘画可以宣泄个体的情绪和创伤记忆。以言语为中介的治疗方法在矫治由不合理认知或信念所引起的心理疾病时很有效，但在处理以情绪困扰为主要症状的心理问题时效果并不理想，而同属右半球控制的绘画艺术活动则能够影响和治疗患者的情绪机能障碍。

3. 建构主义

建构主义认为，知识是人主动建构的，而不是被动接受的。知识并不是对现实的客观反映，而是对现实的一种解释，这种解释会随着现实的变化以及认识的加深不断地变迁和更新。在对现实进行解释时，强调基于个人的经验背景来建构知识，赋予独特的意义。由于每个人的经验背景各不相同，因此建构的知识也是不同的。在绘画心理治疗中，来访者在咨询师的帮助下，能动地对自己的绘画作品进行解读，在解读的过程中重新建立自我，澄清问题，走出困惑。咨询师要充分尊重和重视来访者对自己绘画作品的主观建构和解释，引导来访者觉察、宣泄和领悟自我。

（三）绘画治疗在戒毒领域中的应用

1. 绘画治疗作为一种评价和测量手段的应用

绘画治疗作为一种评价和测量手段，在我国戒毒领域的应用已久。早在 2004 年李仁鸿等人就采用自由绘画的方式对海洛因依赖者的绘画符号的象征内涵进行过探索，通过对 333 幅绘画作品的分析，提取出 70 多种象征符号，发现绘画治疗可以起到了解戒毒人员心理状况，促进心理治疗的作用。2007 年易春丽通过主题绘画的方式探讨药物滥用者在人际关系中存在的问题。

常用的绘画测验包括自由绘画、限定主题绘画和统合性房树人测验等。绘画测验的应用主要包括两种：一是咨询师在个体咨询中将绘画测验得到的信息作为对戒毒人员心理评估的辅助手段；二是通过团体施测，收集绘画资料，了解戒毒人群的心理特征。二者都是通过分析绘画的意象达到获取信息的目的。

2. 几种常用的绘画形式

（1）房树人

在对戒毒人员的心理咨询中，最常用的绘画主题是"房树人测验"。具体的操作是在一张纸上画出房子、树和人，对大小、类型和时间等其他情况没有要求。之所以选择这三个物体，是因为各个年龄段的戒毒人员都比较容易接受，能够促进戒毒人员的自由联想。咨询师根据戒毒人员的绘画进行诊断和评估，并引导戒毒人员对自己的绘画进行解读。

"房子"代表家庭，是人们成长的场所，可以投射内心的安全感，表达对家庭的感受并反映沟通模式。可以由此得知戒毒人员的亲密关系和安全感，以及与家庭成员的关系等。

"树"能够反映自我的成长，象征感情，投射人们对环境的体验，代表个人形象和人际网络，可以反映出戒毒人员的生活角色和从环境中寻求帮助的能力，是个人无意识的自我形象和姿态，表示内心的平衡状态。通过一棵树，我们可以看出戒毒人员的某些人格特性和生命历程。

"人"能够投射受测者的自我形象和人格完整性，反映出个人的信念和价值观。由此可以得知戒毒人员感知到的自己或他们希望自己成为的样子,可以直接反映戒毒人员的自我形象和对自己的评价。

此外,线条、构图和色彩等都能反映戒毒人员潜意识的表达。

“房树人测验”可以作为考察智力的辅助工具,可以考察人格整合程度,可以考察作画人对待家庭、亲情的态度和看法以及对自我成长的看法。

“房子”“树”“人”可以分别画,也可以全部画在一张纸上。

①画树

指导语:请将画纸竖着放,在纸上画一棵树,绘画时间一般为 6~10 分钟。

②画房子

指导语:请将画纸横着放,在纸上画一个房子,绘画时间一般为 6~10 分钟。

③画人

指导语:请将画纸竖着放,在纸上画一幅自画像,请不要画火柴人或漫画人,绘画时间一般为 6~10 分钟。

④把房子、树、人画在一张纸上

指导语:请将画纸横着放,在纸上画一间房子、一棵树和一个正在做某一动作的人。尝试去画一个完整的人,不要画漫画或火柴人。绘画时间一般为 10~15 分钟。

(2)雨中人

“雨中人”是国际经典的绘画测验主题,既有人物又有情境,雨水在一定程度上反映了困难和压力,主要考察人们在压力情境下的反应。

“雨中人”通常有这样几种类型:一种是在大雨中没有任何可以遮蔽的地方,没有任何雨具保护自己。这样的人在遇到压力时,往往感到无助。另一种是用雨具来遮蔽风雨,但雨具不是很有效果,或是雨具被风吹翻,身上被淋湿。这样的人可能存在一定的焦虑,对压力适应不良。还有一种是用雨具把自己保护得很好,看起来非常沉着和乐观,这些人对压力有足够的信心和应对方法。可以根据来访者的解释,对其应对压力的方式进行分析。

通过“雨中人”的情境描绘,可以了解来访者目前生活中承受的压力状况,以及在承受压力时能否调动各种资源来应对压力。在戒毒人员中应用,可以帮助我们了解戒毒人员对困难或外部压力的感受及应对模式。

指导语:请将画纸竖着放,想象下雨了,画一幅雨中人,绘画时间一般为 6~10 分钟。

(3)家庭动态图

“家庭动态图”主要用于了解戒毒人员的生活环境、家庭人际关系、家庭互动等情况。戒毒人员在作画过程中会迅速进入自己的家庭生活场景和人际互动。因此,能够将家庭环境、家人之间的互动情况、家庭潜在的矛盾和期望等信息呈现出来。

“家庭动态图”通常有以下情况:一种是家庭之间没有互动,如一家人在一起看电视的场景,家庭成员把注意力都集中在电视上,这样的情景可能表示家庭成员之间缺乏沟通;还有一种是家庭成员共同进行一项活动,如全家人在一起吃饭的场景,或是一起做家务,表现出家庭关系比较亲密。此外,对画面中家庭成员间的距离、面部表情、相对位置、行动交流等都需要关注。

指导语:请将纸横着放,在纸上画一幅关于家庭成员在一起的场景画。绘画时间一般为 10 ~ 15 分钟。

(4)自画像

“自画像”主要反映的是个体对自我的认识,包括个体能够意识到的,以及存在于意识深处至今无法意识到的。因此,以自画像为主题的绘画能够表达个体的潜意识和冲突,发现自身存在的问题,以及探索自我发展的方向。

“自画像”的绘画中,有人会画出现实的肖像,有人会画卡通人物,还有人会画抽象画,或者以动物、植物等代表自己。无论是哪一种画,都体现出作画者身上的某些特质。需要倾听作画者自己的解读,从中获取重要的信息。自画像中,人体的各个部位具有一些相对固定的含义,如头部常常代表对自己精神和智力的评价;眼睛反映感知外界的方式;肩膀代表能够承担的责任和压力。了解这些参照解释,有助于我们深入探究来访者的自画像,更好地与来访者进行交流。

指导语:请画一幅自画像。绘画时间一般为 6 ~ 10 分钟。

(5)九宫图

九宫图统合绘画法是运用自由联想,按照特定的顺序一格一格作画,将潜意识的内容意识化、形象化,这种方法可以帮助戒毒人员看到各种错综复杂、难以把握的意向,收集整理来自心中的各种视觉性、语言性的信息,使得戒毒人员可以多角度了解自己,从而更好地剖析和解决问题,如“我和妈妈的温暖故事”或“两年来我的成长”等主题九宫格绘画。

指导语:在 A4 纸上用水彩笔手动画出边框,再把画面分割为 3 格 ×3 格(团体实施时可以用事先印刷好的九宫格的纸)。从右下角按逆时针顺序画到中心,或者从中心开始按顺时针顺序画到右下角，您可以任意选择其中一种顺序，一格一格地把脑海中浮现的事物自由地画出来。如果遇到不能用图画表达的内容，用文学、图形、符号也可以。绘画时间一般为 25～30 分钟。

综上所述，我们介绍了房树人、雨中人、家庭动态图、自画像、九宫图等多种绘画方式，此外，在绘画治疗的发展史上，人们还总结出了更多丰富多样、各具特色的测试主题，包括随意画、多维添加画等，咨询师可以根据自己的目标需求以及戒毒人员的实际尝试应用。

四、音乐治疗

（一）音乐治疗的概念及分类

1. 音乐治疗的概念

音乐治疗作为新兴的边缘学科诞生于 20 世纪 40 年代，它整合了音乐学、美学、心理学、临床医学、教育学等众多学科的理论与技术，广泛应用于心理治疗、精神康复和特殊音乐教育等领域。美国音乐治疗学家 Bruscia 认为，音乐治疗是一个系统的干预过程，在这个过程中，治疗师运用各种形式的音乐活动，以及在治疗过程中发展起来的作为治疗动力的治疗关系帮助治疗对象达到健康的目的。音乐治疗技术包括弹奏乐曲、听音乐、写歌曲、讨论歌词等。在音乐治疗中，来访者可以是积极的，他们唱歌、演奏乐器或随着音乐舞动；也可以是消极的，只是听音乐或在音乐中放松。

2. 音乐治疗的分类

（1）音乐治疗按治疗形式可以分为个体治疗与集体治疗。个体音乐治疗与个体心理辅导类似，通常采取一对一的治疗形式，强调治疗师与来访者的治疗关系，适用于较深层次的心理辅导与分析。集体音乐治疗更加强调小组成员之间的动力关系，来访者在集体音乐活动中与其他成员及治疗师形成多层次的互动关系，从而控制不良行为，建立集体意识与社会现实感。

（2）音乐治疗按治疗技术可以分为接受式音乐治疗、再创造式音乐治疗以及即兴演奏式音乐治疗。接受式音乐治疗以来访者聆听音乐、被动参与为主。再创造式和即兴演奏式的音乐治疗以来访者主动参与音乐活动为导向，引导戒毒人员亲身参与各种音乐活动，强调过程中的音乐感悟引发的心理体验，以达到治疗的目的。

（二）音乐治疗的作用

1. 音乐治疗的心理作用

音乐疗法是一种心理治疗方法，它主要是应用音乐治疗情绪和行为障碍，使人格健康发展。音乐的主要作用是通过艺术的感染力以音乐特有的物理特性、特定的频率、声压影响人的生理节奏，尤其是在心理和精神方面对医疗起辅助作用。这种作用主要通过音乐来唤起心理和精神上的感应和反应，以达到调节、校正、恢复生理和精神功能的作用。研究表明，大脑、行动和人体的免疫力之间的相互作用，愉快的、积极的心情会提高人体的健康指数，提高人体的免疫能力。

2. 音乐治疗的生理作用

现代科学研究表明，音乐可以引起各种生理特征（呼吸、心跳、血压、脑波、皮肤温度、皮肤电阻值、肌肉电位、血液中的去甲肾上腺素含量等）的改变，调节大脑皮质、丘脑下部、边缘系统，改善人体器官的生理功能，从而增进机体内部的稳定状态，解除受刺激所引起的身体不良反应，调节失衡的心理，减少紧张焦虑情绪，起到镇静、镇痛、降压等综合的医疗效果，使人体功能恢复到正常状态。实践中，可以通过音乐放松等方式帮助戒毒人员缓解稽延性戒断症状，帮助他们放松身体状态。

3. 音乐治疗的情绪调节作用

情绪变化与身体内脏器官的功能变化是互相影响的。音乐通过调节心理和情绪状态，改变交感神经系统或迷走神经系统的紧张度，从而使心血管、呼吸、胃肠等系统的功能发生变化。音乐信息刺激大脑边缘系统，促使边缘系统调节人的情绪活动，往往产生感情上的共鸣，引起情绪反应。实践中聆听歌曲正是人类抒发情感的具体表现形式。例如，母亲节之际，咨询师组织戒毒人员聆听有关母亲的歌曲，并讨论“你最喜欢哪一首歌曲？这首歌曲带给你怎样的感受？你想到了哪些你和母亲之间的温暖故事？”通过分享、表达、启发、引导，舒缓戒毒人员对母亲的思念，转化愧疚、悔恨等不良情绪，帮助戒毒人员内在成长。

4. 音乐治疗的社会作用

音乐活动，如乐器合奏、合唱、音乐游戏、舞蹈等，本身就是一种社会交往活动。通过组织各种音乐活动，为戒毒人员提供一个用音乐和语言交流来表达、宣泄内心情感的机会，让大家在情感交流中相互同情、理解和支持。另外，在演唱时，队员之间必须按照要求协作配合，达到乐曲的和谐，这样也有助于促进人际品质的培养、改善人际关系。

(三)音乐治疗技术的方法和操作

1. 歌曲讨论

这是常用的方法之一,多用于集体治疗。可以由咨询师或戒毒人员选择歌曲,聆听之后对音乐及歌词的含义进行讨论。歌曲讨论的方法既可以在浅层的支持层次的干预中使用,即引导戒毒人员对歌曲的音乐欣赏体验进行简单的讨论;也可以在认知层次的干预中使用,即引导戒毒人员对歌曲中表达的思想观念进行讨论,以达到改变错误认识的目的。

2. 音乐肌肉放松训练

音乐肌肉放松训练,可以帮助戒毒人员更好地适应戒治生活。在肌肉放松训练的过程中伴随适当的舒缓放松的音乐,可以称为“音乐肌肉渐进放松训练”。音乐的作用是促进生理和精神的放松,使治疗对象更容易进入放松的状态,并形成一个引发放松反应的条件反射的信号。

肌肉渐进放松训练的方式可以分为两种:主动式和被动式。主动式的方式是在咨询师的指导下,戒毒人员学习让身体的各个部分不断地练习紧张—放松,从而体验到紧张和放松的不同感觉,并掌握放松的方法。下面是一个典型的主动式肌肉渐进放松训练中咨询师的指导语:

首先要求戒毒人员躺下或保持舒服的坐姿,然后给戒毒人员指令:

(1)握紧拳头—保持住—放松—体会放松的感觉。

(2)胳膊使劲弯曲—保持住—放松—体会放松的感觉。

(3)双肩向前使劲耸起—保持住—放松—体会放松的感觉。

(4)头部向胸部低下(坐姿:下巴向下接触到胸部)—保持住—放松—体会放松的感觉。

(5)使劲咬紧牙关—保持住—放松—体会放松的感觉。

(6)上身微微抬起(坐姿:收紧腹肌)—保持住—放松—体会放松的感觉。

(7)使劲向下蹬腿—保持住—放松—体会放松的感觉。

(8)脚趾使劲向里弯曲(坐姿:脚趾使劲抓地)—保持住—放松—体会放松的感觉。

3. 音乐想象

在咨询师的带领下戒毒人员在特别编制的音乐背景下产生自发的自由想象。

音乐想象可以分为引导性的音乐想象和非引导性的音乐想象。

(1)引导性的音乐想象:咨询师始终要引导和控制音乐想象的全过程,其中包括对音乐的选择、想象情景的设定以及过程中想象进程的发展,戒毒人员基本上跟着咨询师的引导进行想象。指导性音乐想象的基本步骤:首先,进行肌肉放松训练,使戒毒人员进入意识转换状态,然后,在专门选择和编排的音乐背景下,咨询师对戒毒人员使用语言进行引导,引导对方按照咨询师给予的内容进行想象,想象内容通常是美好的大自然情景和良好的自我体验。

引导性想象的指导语,例如:"想象你来到了大海边……你的面前是一望无际的蓝色海洋……"

(2)非引导性音乐想象:非引导性音乐想象的特点是咨询师不对戒毒人员的想象进行引导,而是把想象的主动权交给戒毒人员,让其进行自由联想。戒毒人员在受到音乐情绪的影响而产生丰富的,且富于情绪色彩的想象中体验,以达到宣泄痛苦情绪,认识自我和人格成长的目的。

4. 即兴演奏式音乐治疗

即兴演奏所用的乐器多为简单的,不需要经过学习训练即可演奏的节奏性和旋律性打击乐器,如各种不同型号的鼓、三角铁、铃鼓、木琴、铝板琴等。可以进行集体的即兴演奏和个体的即兴演奏。

集体的即兴演奏中,先安排戒毒人员坐成一个圆圈,各种乐器置于圆圈中间,让戒毒人员先试一下每一种乐器,使他们了解和熟悉每种乐器的音色和演奏方法。然后让戒毒人员自由选择乐器。每次合奏之后都有咨询师引导进行讨论,每个人都说出自己的感受和对他人演奏的感觉。此种方式可以帮助戒毒人员学习如何改变自己的不适当的社会行为,与他人和谐地相处。

个体的即兴演奏,其主要目的是建立起良好的关系,并帮助被治疗者利用自发随意的演奏抒发和宣泄自己的情感。演奏可以是标题性的,也可以是非标题性的,通过建立安全的宣泄内心情感的环境,给予戒毒人员引导、支持、启发。

五、戒毒人员表达性艺术团体辅导

表达性艺术团体辅导,是将表达性艺术治疗运用于团体心理辅导,通过各种艺术治疗的元素,唤醒团体成员的无意识,激活团体成员的原始动力,并通过成员之间的动力传递与能量渗透,赋予艺术元素以特殊的心理意义,在整合心理资源、拓展心理空间的过程中达到心灵成长目的的团体心理咨询模式。

（一）团体辅导的目标

运用文学、绘画、音乐、即兴创作等多种艺术形式宣泄不良情绪、调剂身心，处理情绪上的困扰，给成员带来释放感和安定感，缓和紧张气氛，并促使其改变，重新接纳外界。

（二）具体操作

团体辅导共有8个单元，8次课，每次课120分钟，每次3课时。

第一单元：破冰与关系的建立

单元目标：

相互熟悉，活跃团体气氛、增加放松度、降低防御性。

第一次课的内容：

（1）身体舞动：活跃能量，营造轻松愉快的氛围，达到“破冰”的目的。

（2）自我介绍：相互了解，建立关系。

（3）名字的故事：成员介绍自己名字的由来及意义，并用动作表达。

（4）选图编故事：选择图片，排序编写故事，并表演出来。

第二单元：人体雕塑

单元目标：

引导成员与自己的“过去”建立连接，释放压抑的情绪、情感。

第二次课的内容：

（1）身体舞动：让能量流动起来。

（2）自画像：用小镜子观看自己，并画出情绪和感受，在意象中用身体动作表达自己的情绪和感受，并对动作分别进行放大和缩小的想象，再分享。

（3）回顾童年：冥想回顾童年生活，绘画表达感受，在意象中用身体动作表达自己的情绪和感受，并将动作进行放大和缩小的想象，再分享。

（4）即兴写作：用第三人称写童年故事，读故事，并通过肢体动作进行表演。

第三单元：发声

单元目标：

提升成员自我价值感和内在正能量，激发团体成员的自发性与创造性。

第三次课的内容：

（1）梦想回顾：冥想，回顾小时候希望成为的人。

(2)集体编剧:以“梦想实现”为主题,集体即兴编剧、表演。

舞动身体,放松,去角色化。

(3)乐器编剧:创造性制造声音;选择乐器制造声音;集体编排演奏。

(4)绘画表达:画出梦想实现后的感受。

(5)即兴写作:用第三人称续写“长大后”的故事,读故事,并通过肢体动作进行表演。

第四单元:体语

单元目标:

引导成员进一步与潜意识沟通,解开心结,体验被接纳、被爱、被肯定的感受,提升内在能量。

第四次课的内容:

(1)放松活动,舞动身体,让能量流动起来。

(2)情绪模仿秀:一人用动作表达情绪,其他成员模仿,轮流进行,分享。

(3)冥想照顾者:冥想回顾成长经历中的女性照顾者和男性照顾者的动作、姿态,并在意象中进行模仿、演绎、夸大,最后进行符合自身期待的改写。

(4)绘画表达:画出此时此刻的情绪感受,分享。

(5)冥想最喜欢的姿态。

第五单元:触景生情

单元目标:

引导成员在内心建构安全感,进一步释放负面情绪与感受,与过往和解。

第五次课的内容:

(1)寻找安全感:引导成员在意象中寻找代表安全感的颜色,选择给自己带来安全感的图片,画出安全感。

(2)五感回忆:分别从视觉、听觉、嗅觉、触觉、味觉不同感觉通道,寻找、觉察堆积在身体内的感受,并用“我爱你、对不起、请原谅、谢谢你”的对话方式对感受进行释放。

(3)情绪绘画:播放音乐,随音乐体验情绪,画出感受。

(4)情绪信封:将画撕掉,碎片放进信封封存(第八次课使用)。

(5)放松活动,舞动身体,稳定情绪。

(6)安全感植入:冥想,将代表安全感的颜色带入身体的各个部分。

第六单元:修复创伤

单元目标:

清除创伤感受,学习修复创伤的方法。

第六次课的内容:

(1)放松冥想,营造氛围,减少阻滞。

(2)讲解创伤:讲解"创伤"及后果;讲解原谅与道歉的心理疗愈力量。

(3)角色扮演:两人一组,一人讲述"创伤"事件,另一人进入角色,使用"对不起""我爱你""原谅我"的语言,对其进行疗愈。角色互换。

(4)舞动放松。

第七单元:感恩与心理连接

单元目标:

引导戒毒人员与养育者重新建立连接,体验感恩。

第七次课的内容:

(1)与父母连接:引导成员回忆"从小到大父母为我做了什么?我为父母做了什么?又给父母带来哪些困扰?"把想到的内容记在纸上,分享。

(2)感恩父母:制作父母和亲人的名签,对着父母的名签,通过动作表达自己想说的话,把想说的话、想做的事记在纸上。

(3)感恩冥想:在冥想中,感恩父母祖先、感恩老师朋友、感恩自己、感恩大自然。

(4)绘画表达:画出此时此刻的感受,并分享。

第八单元:能量汇聚

单元目标:

引导成员觉察挑战与资源,认识自身能量的变化,实现内心的重建与能量的汇聚。

第八次课的内容:

(1)冥想,觉察挑战与资源。

(2)即兴写作:继前两章,以"用资源,迎挑战"为主题续写第三章,并表演出来。

(3)自画像:画出自己的能量,并与第二次课的自画像进行对比,分享感受。

(4)"创伤"重建:使用第五次课中的碎纸片,进行拼贴画的再创作。

(5)音乐舞动:舞动身体,感受能量。

(6)回顾总结:通过冥想回顾八次课的历程,分享感受。

(7)“祝福礼”:成员面对面站成两列,一人闭眼,逐个经过其他成员面前,接成员的祝福,感受能量的汇聚。逐人依次进行。

(三)关键要点

戒毒人员在活动中逐渐进入放松、非防御的状态,自发地、主动地参与活动;进入体验性状态,暴露并觉察情绪;通过语言、非语言动作表达情绪,以达到情绪状态的逐渐轻松。

(四)评估

1. 戒毒人员自我报告:戒毒人员通过写感想、分享会等形式呈现其主观感受的变化。

2. 团体领导者评价:团体领导者从个体的放松度、开放度、参与度等方面评估戒毒人员的变化。

3. 量表评估:通过 SCL－90 或 PHI 等心理健康状况的问卷进行评估,将测试结果中的躯体化、抑郁、焦虑等情绪维度的数值与该人入所时的结果进行比较。

第三节　戒毒人员表达性艺术治疗的注意事项

表达性艺术治疗的运用方便、快捷,能够较快地帮助戒毒人员接受治疗,但同时,也需要注意开展过程的一些事项。

一、营造安全、开放的支持性环境

开展表达性艺术治疗,创设一个安全、开放的环境非常重要。一个安全、开放、支持、和谐的氛围,可以促进戒毒人员对自我的探索和分享。在活动正式开始前可以通过简单的肌肉放松训练,配合音乐,让戒毒人员在紧张的学习生活中放松下来,为下一步更好地自我开放做好准备。当然每一个人在放松训练中的沉浸程度不同,有些戒毒人员明显很难进入想象情景,在注意观察的同时,咨询师也不要加以苛求,舒缓的音乐和指导语,会让整体氛围得以松弛,整体氛围会帮助大多数戒毒人员投入放松训练的环境中。

除此之外，可以用“团体契约”强调如“保密”“积极”“尊重”“倾听”等团体规则，带领者还可以利用自我暴露，帮助戒毒人员营造良好的课堂氛围。

二、设置前置环节，引导戒毒人员对技术有一个初步认识

指导戒毒人员形成对所选用技术的初步认识，有利于活动的顺利开展。比如初次使用绘画技术，如果没有前置环节，而直接进入主题活动，容易使戒毒人员在活动时“一头雾水”。因此在主题活动开始之前，可以设置简单的“添加画”环节，指导戒毒人员用线条、符号、图形等对原有图形进行添加，通过简单的添加，让戒毒人员逐渐感受到表达性艺术的魅力，也逐步适应如何运用表达性艺术疗法进行个人情绪、情感、想法等的表达，从而有利于戒毒人员快速进入主题，提升对活动的投入程度。

三、注重对负面情绪的处理

主题活动开展过程中，咨询师在注重戒毒人员情绪表达的同时，要注意戒毒人员负面情绪的重建和升华。例如，考虑到绘画技术本身适合以情绪为中心开展活动，利用绘画手段更有利于情绪的表达和梳理。在以“情绪”为主题的活动中，咨询师要让戒毒人员选择自己认为能表达“开心”“愤怒”“焦虑”“悲伤”“力量”等情绪的颜色，闭上眼睛用线条在纸上依次画出该种情绪。在活动过程中，有些戒毒人员会很容易进入情景，明显能感觉到他们在绘画表达的过程中情绪得到了释放。第一阶段完成后，咨询师要求戒毒人员用笔再完善这幅画，这个环节的设置看似多余，但非常有必要。实际上就是希望戒毒人员有机会用代替、整合等方式重构自己的破坏性能量，从而达到升华。

另外，咨询师需要特别关注那些色彩沉重、画面明显透出无力感的戒毒人员，因为在表达性课堂中，戒毒人员会通过画面在无预期的情景中表达真实感受。如果可以，尽可能利用个体咨询辅导戒毒人员，他们通常是最需要关注的。

四、以支持不批判的态度面对戒毒人员的作品

咨询师在整个咨询阶段，更多的是做倾听和引导工作，持非评判、非批判和不解释的态度鼓励戒毒人员进行自我表达。咨询后，咨询师还要把戒毒人员的作品名称、日期进行登记，并把相关的文字记录、评定放在一起。咨询师应本着真诚、信任的态度相信戒毒人员的努力和坚持，并以积极的心态陪同戒毒人员面对心理

成长的过程和反复。艺术创作的发散性思维使人摆脱羁绊、享受自由，将被禁锢的情感疏导出来，艺术作品可以赋予“不可见的”心理过程以“看得见的”生动形式，将难以用语言表达的思想情感表现出来。所以，在整个活动过程中，咨询师无须过多干预、指导和质疑，主要以支持的态度面对戒毒人员的艺术表达，允许戒毒人员进行自由探索，不公开分析戒毒人员作品所代表的含义，如戒毒人员有需要，可以在课下一对一进行分析。

五、关注戒毒人员情绪变化

在整个表达性艺术治疗过程中，咨询师需要关注戒毒人员的状态，包容、耐心地等待成员参与的自发性出现，过程中如果戒毒人员被触发出较为强烈的情绪，暴露出的“创伤”和问题要运用稳定化、“包扎”等技术及时给出心理干预。

六、艺术媒材的使用要恰当

对艺术媒材的使用要特别注意安全性，咨询师要了解媒材的特性，谨慎选择和使用艺术媒材，咨询师应当体验过所使用的艺术媒材。尤其注意的是，当戒毒人员心理阻抗较多的时候，新的艺术媒材的使用能够为他们带来新鲜感与连带感，并达到增进治疗关系的效果。但如果长期在每一次心理治疗中都介绍戒毒人员使用新的媒材，则较容易导致治疗对象偏向艺术技法的学习而取代了探讨内在的工作取向。因此，咨询师不仅要熟练掌握各种艺术媒材的操作流程，更需要谨慎评估其作用于心理治疗的场景与条件。

七、建立以信任为基础的咨访关系

任何一种辅导方法的疗效都在信任的基础上发生。信任关系的建立有助于工作的持续和深入。表达性艺术治疗虽然在降低防御等方面具有优势，但对于戒毒人员工作中仍应注意信任关系的建立和维护。无论是个体咨询还是团体辅导都应以信任为前提。

八、咨询师要注重个人的专业成长

艺术治疗过程中，咨询师应具备一些艺术治疗的知识，如在以绘画为主的心理辅导中，咨询师除了应该具有积极的咨询取向外，还要学习和积累绘画疗法的相关知识，在进行绘画分析时能厘清自己与戒毒人员的投射，避免陷入单纯的意象分析。

复习思考题

1. 简述表达性艺术治疗的特点。
2. 简述表达性艺术治疗的几种常见技术。
3. 简述绘画治疗中的常用方法。
4. 简述音乐治疗中的常用技术。
5. 试述戒毒人员表达性治疗团体的方法。
6. 试论在戒毒人员中开展表达性艺术治疗应该注意的事项。

本章主要参考文献

1. 章学云:《表达性艺术治疗研究综述》,载《上海教育科研》2018 年第 2 期。
2. 李仁鸿、罗俊明、吕明春:《绘画治疗在海洛因依赖者心理康复中的临床应用》,载《中国药物依赖性杂志》2004 年第 2 期。
3. 易春丽:《从绘画中看药物滥用者人际关系的损害》,载《中国药物依赖性杂志》2007 年第 5 期。
4. 罗芯敏、刘衍玲:《绘画心理治疗的理论基础与实践应用》,载《中小学心理健康教育》2022 年第 1 期。
5. 高天:《音乐治疗导论》,世界图书出版公司 2008 年版。
6. 郝学敏、姜峰等:《绘画疗法在戒毒人员心理康复中的临床应用》,载《中国药物滥用防治杂志》2016 年第 3 期。
7. 刘星:《表达性艺术治疗临床应用研究进展》,载《全科护理》2021 年第 3 期。
8. 赵子慧:《艺术情感治疗法在药物滥用者心理康复中的应用及效果》,载《中国药物滥用防治杂志》2005 年第 4 期。

第十五章　戒毒人员家庭治疗方法

本章摘要

戒毒人员家庭治疗被证明是一种特殊有效的团体心理治疗。本章主要了解家庭治疗的理论基础,包括系统论、控制论、社会建构论、依恋理论、家庭生命周期、家庭忠诚理论等。通过本章学习,了解各流派家庭治疗理论,掌握家庭治疗常用的概念、准备阶段、治疗过程的操作步骤,掌握系统家庭治疗的主要技术,了解需要注意的问题。

重点问题

本章的重点是家庭治疗的理论基础和常用概念,家庭治疗的操作过程,系统家庭治疗的技术,操作过程和技术。

第一节　戒毒人员家庭疗法的基本理论

一、家庭治疗的理论基础

家庭治疗是在一些理论与治疗实践的推动下,于 20 世纪 50 年代正式形成的。作为以家庭为对象的心理治疗形式,“家庭治疗”不是一种单一的治疗门派,而是一个兼容并蓄的体系。在这个体系中包含若干从理论取向到治疗技术都不尽相同的派别或模式。家庭治疗在过去的几十年里发展出很多流派,构成多姿多彩的家庭治疗体系,包括阿德勒式家庭疗法、客体关系家庭治疗、心理动力学家庭疗法、鲍文式系统家庭治疗、结构式家庭治疗、策略式家庭治疗、经验式家庭治疗、认知行为家庭疗法、焦点导向的家庭治疗、叙事家庭疗法、整合式家庭治疗。这一章的目的并不是要涵盖每一种应用于戒毒的家庭治疗方法。本章介绍的方法在很大程度上依赖于系统理论,这也是几种不同的家庭治疗方法的基础。这类治疗的各个流派均不同程度地受到系统论思想的影响,其中以系统家庭治疗最为典型,而且它已经有成套的操作性概念和技术体现“生物—心理—社会”医学模式和整体健康观,本章主要介绍系统式家庭治疗。

(一)系统论

系统论认为,家庭是一个系统,家庭是由成员构成的;每个成员或几个成员都是子系统;家庭成员之间相互影响、相互作用,不断循环构成一个有机体。因此,每个成员都会受到其他家庭成员行为的影响;一个成员的变化会影响其他成员及整个家庭的变化,这种变化反过来又会影响他自己。如此循环往复,问题愈加复杂,因果难分。

在一个典型的家庭系统中,子系统可能包括同胞成员、有相似兴趣的成员或那些年龄相似的成员。在健康的家庭中,子系统运行平稳,并可维持适当的家庭边界和规则。在戒毒人员家庭中,父母一方有毒品问题,另一方往往承担更多的家庭责任,久而久之就会生出不满和愤怒。这种增加的紧张感增加了成瘾者的压力,而且成瘾的循环还在继续。在某些情况下,孩子可能在自己准备好之前就承担了养育角色,模糊了子系统的边界。

(二)控制论

控制论是研究动态系统在变化的环境条件下,如何保持平衡状态或稳定状态的科学。一个系统要维持自己的稳定就需要有信息的交流,借此对各子系统进行控制与调节。这种信息反馈机制是控制论的核心。反馈回路有正向的,也有负向的。正向反馈向系统提供需要改变的信息,如果不改变,系统就会出毛病。负向反馈向系统提供的则是警告信息,即系统面临崩溃的危险,要求系统恢复原始状态。这两种反馈都有积极和消极的作用。

在家庭系统中,负反馈抵制改变,是保持家庭稳定的重要机制,但也可能成为家庭冲突的原因。正反馈提供的信息是系统需要改变的信息,对系统具有挑战性或破坏性。如果系统作出了相应的反应,系统可能会在新的水平保持稳定。如果系统不对正反馈信息作出反应,系统可能会产生冲突。在家庭治疗中,控制论主要关注以下几个现象:(1)家庭规则,即控制家庭能够容忍的行为范围;(2)负向反馈,即家庭用以加强规则的机制;(3)反馈回路,即围绕问题的家庭互动顺序,反应系统对问题的反应;(4)正反馈,当负反馈无效时就适时启用正反馈机制。

(三)社会建构主义

建构主义(constructivism)认为,我们是在自己认知的基础上与世界建立联系的。我们不可能真正知道外部世界,能知道的只是自己的主观体验。没有什么事物可以直接被感知,每件事情要经过观察者的大脑过滤。社会建构主义将建构主义作了扩展,认为我们建构世界的认知形成于我们所处的环境,更强调建构过程中语言与文化的作用。因此,决定我们看到的东西不仅是眼前的事物,还有我们的经验、我们所处的环境和我们所从事的社会活动。也就是说,我们通过自己对环境的独特认识或建构对我们所感知的世界赋予意义后,在此基础上形成种种假设并付诸行动。如果需要改变,我们就需要调整自己的建构。

在治疗中,每个家庭成员对事实和家庭都有自己的解读和描述。他们都有自己的家庭观,对家庭所谓的客观描述只是叙述者自己的社会建构,而非家庭的现实。家庭的现实并不能通过客观的方法发现,因为它只是经由家庭成员的社会互动一致所产生的看法。治疗就是家庭对话,咨询师与家庭一起创造新的故事,以改变家庭的病理故事。

在家庭治疗中,如果采用社会建构主义理论,治疗就成了重新建构的过程。这种治疗强调我们对事物的认知和理解,重点探究来访者对自己的问题的假设,在谈话中寻找新意义或新观点,重新定义行为,以改变家庭成员对它的反应。在治疗中,咨询师的主要职责就是营造一种有意义的谈话空间。

(四)依恋理论

依恋理论探讨和分析的是人与人之间的相互依赖与依恋的关系。我们所具有的依恋模式来源于童年时期与母亲或其他重要人物的情感关系。当危险来临之时,靠近父母是最安全的。所以,依恋就意味着在面临压力时寻求安全和舒适。儿童只有把父母作为安全基地,才能有效地探索并适用其周围环境。根据依恋理论,咨询师可将儿童的不良行为理解为不安全依恋的表现,将某人的回避行为视为矛盾依恋的后果。在治疗中,咨询师要避免被拉入家庭替代某个角色。

(五)家庭生命周期

家庭生命周期是指随家庭成员的年龄变化而呈现出不同阶段性特点的发展

过程。家庭生命周期一般划分为形成、扩展、稳定、收缩、空巢与解体六个阶段。家庭的每个阶段都有其各自的特点和需要改变的任务。家庭成员表现出来的所谓心理“问题”或症状，往往会出现在家庭生命周期发生变化的时期。这时，问题或症状的出现表明，家庭所惯用的解决问题的老方法可能已经无法适应家庭发展的新阶段，也意味着家庭在克服问题时遇到麻烦，需要采用新方法应对问题。

（六）家庭忠诚理论

在研究与临床治疗中发现，孩子对家庭最为忠诚。当家庭处于冲突时他们会尽力保护家庭的稳定与完整，甚至不惜牺牲自己的健康。从社会生物学的角度看，孩子们的忠诚也是他们自己生存的需要。如果家庭破裂，最大的受害者一定是孩子，他们面临与父母一方的分离，甚至会面临被抛弃的危险。当孩子发现或感受到父母之间的冲突危及家庭的完整性时，他们会通过某种方式让父母继续在一起。生病可以让父母暂时放弃冲突，也可以将已经离得很远的父母拉近距离，并为了孩子的未来共同努力。因此，孩子吸毒等异常行为可能是夫妻关系冲突的产物。

二、各流派家庭治疗理论

有许多解释家庭功能的家庭治疗理论，其理论框架见表 15 - 1。家庭治疗的类型包括精神分析的、体验的、鲍恩的、结构的和战略的家庭治疗等。这些理论在许多方面有所不同，包括他们认为“问题”存在于家庭中的什么地方。精神分析和经验理论倾向于将家庭功能解释为个体家庭成员心理健康的结果。鲍恩理论在系统框架内考虑了各个家庭成员的健康和历史。结构和战略理论断言，家庭问题存在于系统中，因此必须在该级别解决（Hecker，2014）。

表 15 - 1　家庭治疗理论

理论与理论家	该理论的主要观点
心理分析家庭治疗 （弗洛伊德）	重点关注无意识机制和防御机制 精神分析理论主要关注个体 客体关系理论侧重于家庭 研究幼儿的依恋和人际关系的形成
经验式家庭治疗 （弗吉尼亚·萨提亚、卡尔·惠特克）	关注当事人/来访者/的家庭关系 帮助来访者自我反思他们与他人的关系 把个人成员和家庭都看作一个系统 运用冰山工具、家庭雕塑、家谱图等技术

续表

理论与理论家	该理论的主要观点
鲍恩的家庭系统治疗（莫雷·鲍恩）	关注家庭关系 检查以下方面： 自我分化、三角关系、核心家庭情感过程、家庭投射过程、多代传递过程、兄弟姐妹地位 情感切断 社会情绪过程
结构性家庭治疗（萨尔瓦多·米努钦）	将家庭作为一个系统 咨询师加入这个家庭 创建贴图或图表来分析家族中的结构
策略性家庭治疗（马丹尼斯、杰伊·哈利）	最多指令方法 确定目标和策略，以实现目标 咨询师保持指令性的角色 重点是解决具体的、已确定的问题

三、家庭治疗常用的概念

（一）症状的功能或意义

家庭成员出现的“症状”是维持家庭平衡的稳定器，对家庭的完整性与稳定性具有保护作用，这就是“症状”的功能或意义。不过，这个出现症状的成员就成了家庭冲突的替罪羊。

（二）人际情境

用系统的眼光来看，人就是其所处情境的产物。个体的行为，包括所谓症状或者问题行为都发生在某种特定的背景或情境之中。因此，要寻找问题发生的根源，就必须深入了解当事人所在的社会环境和家庭环境，了解家庭成员之间的相互关系和交往方式。只有了解了这些背景，才能理解问题或症状赖以生存和发展的基础。

（三）互补性

家庭中存在阴阳平衡，表现为阴盛阳衰或阳盛阴衰。一个人的行为发生改变，其他的人也会随之发生相应的变化。这种人际互动关系说明我们的行为与他人是相互关联和相互影响的。例如，妻子爱唠叨，可能是丈夫忽视她，或者不爱听她讲话。

（四）因果循环

循环因果理论认为，问题或症状存在于一系列的行为与互动之中。在家庭治疗中要考虑到家庭成员之间的相互影响，成员行为之间可能是互为因果的。

（五）三角关系

鲍恩认为，在家庭系统中，如果夫妻之间出现冲突，双方或其中一方就可能会产生明显的焦虑情绪。此时，为了减轻焦虑情绪，另一个家庭成员就会进入夫妻关系中，平衡他们之间的关系，构成三人互动的三角关系。如果焦虑情绪持续增高，三角关系无法再包容时，痛苦就会扩散到其他人。当更多的人被卷入时，系统就可能变成一个“连锁三角关系”，甚至引发多重三角关系或冲突。咨询师等有时可以作为三角形中的第三个成员。因此，家庭可能会把局外人带到他们的冲突中，以缓解家庭单位内部的紧张局面。家庭融合的程度越高，三角关系就越明显、越强烈。此时，在家庭中自我分化程度最差的成员就有可能受到伤害。自我分化是指理智与情感的分离以及自我独立于他人之外，是纠结的反面。自我分化的程度是指个体能够区分自己正在经历的思维和情绪过程的程度——行动遵循自己的价值观，而不受他人的情绪驱使的能力。为了减轻焦虑，消除不愉快，家庭会依赖三角关系维持家庭成员间的亲密关系，保证他们有一个最佳的距离，帮助彼此间的焦虑降到最低。

（六）家庭结构

家庭内同样有等级地位、权力分配、责任分工和彼此之间的界限，只有具有这些结构性元素，并且相互之间既能协调一致而又各有区别，家庭生活才能有条不紊地进行。家庭问题常因权力分配尚未达成一致，责任分工不明确或彼此之间的界限不够分明而产生。界限就像人体细胞的细胞膜，是一种看不见又具有通透性的屏障，它规定了家庭中人与人的关系，保护着家庭与子系统的独立性。

界限模糊或消失会导致缠结的关系。这种关系虽然能让子系统获得很多的支持，但会牺牲子系统的权利和自主性。例如，缠结型的父母能为孩子提供亲密感，但会削弱他们的主动性和独立性。界限过于严格或僵化会造成子系统之间的联系减少或中断而引起脱离。脱离的子系统不受约束，有利于培养自主性与独立性，但也会导致孤独，让人感到缺乏温暖与情感。

（七）症状循环

在家庭中，当家庭成员之间的关系变得僵化，彼此无法沟通与交流时，为了控制对方，他们会变成一种有条件地给予或接受的人。如果家庭关系恶化，他们会感到非常的孤独。在这种相互隔绝和疏远的家庭环境中，问题或“症状”会变得越来越严重。孤独会强化症状，症状又反过来加重孤独，最终形成使问题或“症状”不断加重的基本过程，这就是症状循环。

（八）中立

与个别治疗一样，保持中立也是很重要的原则。在治疗中，咨询师进入家庭时很容易被拉入三角关系之中，咨询师要游刃有余，不轻易赞同任何一方的任何一种判断。咨询师要在三个层面上尽量保持中立，第一个层面是保持社会中立，主要指的是既不卷入任何一个“党派”（或帮派），也不支持政见不同的任何一方；第二个层面是对观念的中立，即对心理问题或症状的成因以及解决它们的理念保持开放的态度；第三个层面的中立是对变化的中立。

在寻求解决问题或改变症状的变化过程中，总会存在与此相反的力量以维持现状。在这种变化与维持的较量中，咨询师要注意保持中立。咨询师不能只把解决问题的注意力放在症状上，还应该以此为线索了解和探索与症状相关的家庭背景和互动关系。

（九）资源取向

每个家庭都储备着许多有用的资源，包括那些能解决问题的资源。在进行治疗时，应该着力寻找和使用那些被忽略或未被发现的资源，并采取积极方式让家庭知道他们已经具备解决问题的潜力，只是他们自己对此还有些认识不足或有所保留。

第二节　戒毒人员家庭疗法的实施

家庭治疗的基本目标是要打破那种使“问题”或“症状”持续存在的不良的动

态平衡环路，重构家庭系统，改变不适应家庭功能的结构，建立适应良好的信息反馈机制，增强良性的互动，增加家庭成员间的相互交流，提高家庭解决问题和应对挑战的能力，继而从根本上消除症状或解决问题，促进家庭的成长。

在家庭治疗过程中，促使家庭系统发生可见的变化是家庭治疗的关键，也是家庭治疗的具体而实际的目标之一。因为只有变化才能有改变过去迎接新未来的可能。通过与家庭一起工作，咨询师能够为“问题”家庭提供新的思路或新的选择，也能帮助家庭发掘和扩展家庭内在的资源，并充分利用这种资源，使那些接受治疗的成员感受到在生活中获得的支持，修复受到损害的人际关系，建立积极的相互支持的新关系，学会有效地对复杂的现实生活做出合适的反应。

美国学者约瑟夫·米库西认为，“只有当家庭成员（或个体患者）掌握了如何在自己的亲人那里获得他们所需要的解决问题的办法时，只有当家庭成员（或个体患者）不再指望单纯从咨询师这里获得支撑时，家庭治疗才是成功的”。

一、家庭治疗的操作过程

（一）准备阶段

1. 治疗师的准备

第一，明确家庭治疗的目的是促进改变，修复受到损害的家庭关系。咨询师是至关重要的角色。咨询师面对的是家庭，一个由特定关系组成的群体。所以，咨询师在工作时，除了应有一般的心理治疗理论与经验外，他们要对家庭治疗的理论和方法非常熟悉，并接受过相应的培训。另外，他们对家庭和人际互动也要有相当的认识和经验，要能在治疗中发挥家庭互动的特点与维持问题的因素，找到一个能实现或推动家庭转变的重要人物，这个人与被转变者的关系往往是最密切的。也就是说，在治疗中，咨询师要能找到具有潜在治疗作用的家庭成员。

第二，处理好与家庭的治疗关系。要了解治疗关系本身就具有治疗性，好的关系胜过最精湛的技巧。咨询师就像一位走进家庭，帮家庭点燃灯火的光明使者，让家庭能看见在黑暗之中看不见的情景，克服黑暗中的冲突与紧张。在这个过程中，咨询师要具备平等、尊重、接纳与诚信的品质，同时要始终能处理好自己与家庭的关系，保持中立的立场。游走于家庭成员之间而不被他们三角化。过分地投入会使家庭关系更加复杂化，使咨询师失去治疗的作用。发生这种现象的原因可能是咨询师忽视了家庭的资源与潜能，或是咨询师还不够成熟，缺乏经验。

在会谈时,咨询师除了聆听外,还要善于观察家庭成员的行为表现,并作为可能用于进一步探索家庭关系或问题的资源。

第三,灵活应对来自家庭的阻抗。推动家庭的变化是件不容易从事的工作,在这个过程中会遇到强有力的来自家庭的抵抗。很明显,家庭成员决定着相互关系的改变方式,以及改变的可能性和受限制的程度。因此,改变是需要家庭成员的相互协作和工作的。为了达到治疗目的,咨询师就需要调整自己以适应家庭成员,加入他们的世界,在与他们的关系中充分利用自己,并在家庭成员的相互关系中充分利用他们自己。

第四,咨询师要接受培训和督导训练,培养必要的技能。咨询师接受培训和督导训练,可以有效提高自己的素养,实现自我成长。在培训过程中,除了学习家庭治疗的理论与方法外,还要花一定的时间了解自己的家庭,在督导师的帮助下通过家庭重塑的方法进行自我体验,让自己"回到原来的家庭,重走一遍个人与家庭的进程"。可以用其他的方式,如给自己的家庭绘一张谱系图。了解自己或有家庭、原生家庭,并分析自己在原生家庭中成长的过程,自己的哪些方面与原生家庭有联系或其他一些重要的有意义的线索。例如,性别差异、同胞关系、不公正和(或)不合理的现象、家庭冲突、家庭规则等。此外,尽可能接受督导训练,在家庭治疗实践中发现不足,不断地学习和成长。

在治疗过程中,要让家庭感受到咨询师应该是一个敏锐的观察者和协助家庭解决问题的人,而不是一个专家或者权威。

2. 会谈前的准备

(1)家庭治疗的基本设施准备

开展家庭治疗首先需要有一个安静舒适的治疗环境。房间面积最好在16平方米左右,可以宽松地容纳6个人。房间应布置得体,房间中央放置小桌或茶几,型号统一的单人座椅,如开圆桌会议一般均匀地围绕在小圆桌四周。为了便于督导者留存资料,治疗室内最好能安装摄影设备、单向玻璃。在治疗室的隔壁设立一个录像监控和教学观摩室,进行录像操作和观摩学习或督导。两个治疗室之间用单向透光玻璃。

(2)记录工作的准备

在家庭治疗工作中,原始记录非常重要。一般是用摄像机记录下治疗的声音和画面,有时由工作人员从录像带上把声音转换成文字保留下来。它不仅可以让咨询师或家庭有机会回顾性地看到整个治疗的过程,也非常有利于咨询师在治疗后接受督导。咨询师在回看自己的治疗录像时常常会发现许多新的问题或治疗中存在的一些遗憾。他们可能会发现还有许多问题没有澄清；或者发现自己失去了一个更好的切入机会；或者发现某个问题还可以以其他方式进行探讨；或者发现有些语言和非语言的信息在治疗时没有被捕捉到，让它们逸出了自己的视野等。这些发现对下次的治疗和咨询师的成长都是很有益处的。有些吸毒家庭会回顾地观看治疗录像，他们往往会发现在自己的家庭中，那些自己以为非常熟悉的人和事在这里变了模样。例如，母亲以为自己说话很注意分寸，但从治疗录像上看自己说话随意，没有轻重，批评、指责过多。

(3)签订知情同意书

录像和录音都涉及家庭和个人的隐私，要小心处理。一般情况下，在使用任何记录设备和手段之前，一定先要告诉当事人原因，说明录像和录音只是为了治疗和教学，不会向社会公开，以获得当事人的理解，征得他们的同意，并签订知情同意书。即便如此，治疗内容仍然必须保密。另外，当事人有权要求拷贝治疗录像带，甚至取走母带。如果当事人拒绝录像或录音，咨询师应该尊重他们的选择。例如：

咨询师："如果你们愿意，我很想要把你们今天谈的话录下来。一是为了在下次治疗前我有时间再看治疗的情况，帮助我做下次的治疗。另外，你们也可以带回去自己看。治疗中发生的事情跟你们三个人都有关系，对你们也是有帮助的。你们愿意这样吗？"

母亲："愿意。"

父亲："我们当然也考虑到负面影响的问题。"

咨询师："负面影响是什么？"

父亲："就是担心扩大影响，主要是隐私的问题。"

儿子："因为之前，跟他们也了解了，这个作为一个教学录像，我们也有所顾虑。"

咨询师："这个录像带是绝对保密的，不会公开。"

儿子："如果是这样，我就不担心了。"

(4)治疗设置规范

家庭治疗访谈的时间一般是每次 60 ~ 90 分钟，90 分钟比较合适。由于治疗的理论取向或家庭情况的不同，每次治疗的间隔时间没有绝对的要求。开始时可以每周 1 次或 2 次，以后逐渐延长间隔时间，2 周一次或 4 周一次。治疗次数一般要求6～12次。不过,在实际工作中能坚持8次以上治疗的家庭较少,亦有1～2次即可见效者。如果超过4次家庭仍未变化,咨询师就应当检查和反省治疗计划和治疗过程,最好接受专家督导,探讨阻碍治疗进程的原因,调整治疗方向或方法。

戒毒家庭治疗的对象是家庭,所以需要家庭成员的共同参与。但是,在现实工作中,邀请他们一起进行治疗是件很难的事情。所以,有些家庭不可能按照咨询师的假设和计划一步一步地实施下去。

戒毒家庭治疗一般在戒毒所的团体治疗室进行,不宜到当事人的家里进行,也不宜在其他非正规的场所开展治疗工作。

(5)处理自己的焦虑和自信问题

开始治疗前,特别是新手咨询师可能会表现出紧张焦虑情绪,担心自己没有能力与家庭一起工作,或者没有办法帮助家庭,从而自信心不足。他们可能不知道如何开场,不知道如何与家庭建立联结,不知道能给家庭什么等一些问题,这些问题确实会使他们焦头烂额。其实,这种感觉是很多咨询师都会有的,是一种正常的现象。当然,如果不能很好地处理这些问题,咨询师的这种焦虑情绪会更加严重,甚至使他们产生明显的挫败感,从而影响他们从业的自信心。

面对这样一些情况,治疗师如何处理自己的焦虑和自信问题呢?

第一,咨询师要认识到紧张焦虑是正常的、可以理解的。要学习进行治疗这么复杂的事情本来就是困难的,尤其是在新手阶段;而且,学然后知不足。学习越多,意识到自己未知的领域更广阔。新手咨询师可能会质疑自己是否具备胜任咨询师的特质,可能将不知所措的感觉解读为自己天生不适合做咨询师,这种解读会促发自己的焦虑和不安。

第二,咨询师需要与其他咨询师和督导师分享他们的焦虑和不安。当咨询师冒险与同伴分享自身的恐惧时,其他咨询师也坦言有同样的担忧。这个过程会反过来帮助新手咨询师认识到,这些情绪在职业发展道路上属于正常的情绪,并不意味着自己不适合这项职业(Bischoff 等,2001)。督导师也会向新手咨询师保证在发展的这个阶段,焦虑和缺乏自信是正常的、必然会有的反应。

第三,咨询师要检查自身恐惧和信心问题背后是否存在扭曲的认知或不切实际的期待。新手咨询师不要受困于完美主义倾向或批判性的自我对话。成为有经验的咨询师的唯一途径就是学习,而他正在路上。在咨询师自信感的成长过程中,500～700的治疗小时数是一个显著的里程碑,在这个时间节点上,咨询师可以积累足够的临床成功体验，要相信自己的能力。

第四，家庭有时会帮助我们与他们互动。

第五，要乐观地看待自己的挫败，经验是不断积累的过程。

（二）家庭治疗的基本治疗过程

1. 加入家庭

治疗开始后的前1～3次访谈常常被称为“初次访谈”（initial interview）。在初次访谈时，最好将与家庭有关的重要人员都请来。这样就可以尽可能多地动员一切可利用的家庭资源，协助家庭营造一种开放的家庭氛围，达到澄清诊治背景，建立积极的治疗关系的目的。

在第一次访谈开始时，咨询师让家人自己选择位置坐下。首先，咨询师要向家庭主动介绍自己，包括姓名和主要的专业背景等，让家庭对咨询师有个初步的了解，缩短距离，便于接下来与家庭成员逐个进行联结。自我介绍也要因人因时而异，不可千篇一律。然后，咨询师可以根据当时的情景开始与家庭对话，逐一了解参与治疗的家庭成员，包括他们之间的辈分关系，以及重要成员没有到场的原因等。在这个过程中，咨询师与家庭成员之间的对话与沟通既是了解一些基本的背景资料的途径，又是一个加入家庭的过程。

加入一个家庭是一件不容易的事。家庭对外来者，即使是一个咨询师，也会表现出拒绝或不愿意接纳的姿态。有时会有一个守门人像“门神”一样阻止治疗师的加入。因此，在这个过程中，咨询师要设法同家庭中较重要的人物如“门神”或父母建立起良好的关系，打开通往家庭深处的大门。咨询师也可以与家庭交流一些大家感兴趣的事情，营造一个轻松的气氛，打破横在咨询师与家庭之间由于不熟悉所形成的坚冰。固定的模式和统一的要求会增加相互间的隔阂，使家庭和咨询师都难受。

初次访谈时，咨询师还要向家庭介绍治疗的基本设置、治疗环境、录像和录音等事宜，消除家庭的疑虑，增强信任感。在建立了信任感之后，咨询师就可以开始了解家庭有什么样的问题，对治疗抱有什么样的希望等。

咨询师在与家庭的接触和交流中，还要留意观察家庭及家庭成员的各种非语言表达方式的含义。首先要密切注意的是家庭的结构与关系，即家庭成员进入诊室的先后次序，他们坐的位置、相互间的距离等。比如，谁与谁坐在一起；谁总是与谁讲话，或避免与谁讲话。其次是要留心分析家庭中的界限和沟通模式。例如，父母与子女的界限是否清晰，有无缠结；他们的沟通模式是什么样的类型，家庭成员之间如何表达和交流他们的感情和想法，有无相互照应或关爱的行为；家庭中的气氛是拘谨还是松弛。还要注意观察分析家庭改变的可能性。例如，当家庭成员发生争执时，双方或某一方有没有做出调整、让步或者改变的可能性，是否具有某种程度的韧性；家庭成员对咨询师的某些解释或建议有什么样的反应。

观察是咨询师的第三眼，能捕捉到许多有意义的现象与信息，对于咨询师了解和认识家庭非常有帮助。

2. 认识家庭

初次访谈的重要任务还有了解基本病情，包括主要症状、持续时间、发展和演变的过程、经过何种治疗和处理等。在家庭访谈初期，咨询师还要了解家庭格局和治疗经过、转诊背景等信息，这对建立家庭动力建设和建立治疗关系都是有益的。

家庭有一个发展的周期，家庭成员之间也存在比较复杂的相互关系。家庭成员越多，相互间的关系就会越复杂。在访谈中，咨询师要注意收集这方面的信息，了解家庭的结构，掌握每个家庭成员在家庭中扮演的角色以及相互之间的关系。在这个过程中，咨询师也可以应用家谱图记录和描述家庭的结构与家庭成员之间的相互关系，也就是用图示的方式表现家庭的有关信息。一般情况下，我们常常绘制三代的家庭系统结构示意图。这种家谱图可以从生物、心理和社会几个方面为我们提供有用的信息，帮助我们全面且直观地了解家庭的过去与现状，帮助我们评价家庭的模式、制定治疗方法和评价治疗的效果。我们也可以将它作为一种与家庭建立联结的技巧，并逐渐与家庭建立起良好的治疗关系。另外，我们可以用家谱图重新定义和改变家庭中的某些观念。有时，家谱图也可以作为研究家庭治疗过程和结果的一种工具。

在作图时，我们可以用特定的线条和图案表示家庭中的各种情况，正方形代表男性，圆形代表女性等。在家谱图中，除了常见的如年龄、性别等最基本的信息以外，家庭的组成形式，家庭成员的相互关系和沟通模式，家庭的历史（社会、经济、政治和婚丧史），家庭的重要生活事件及其意义，重要家庭成员的主要人格特征等也都可以在家谱图上标识出来。绘制家谱图一些常用的符号见图 15－1。[①]

---

① ［美］JoEllen Patterson、［美］Lee Williams、［美］Todd M. Edwards 等：《家庭治疗技术》（第 3 版），王雨吟译，中国轻工业出版社 2020 年版，第 132 页。

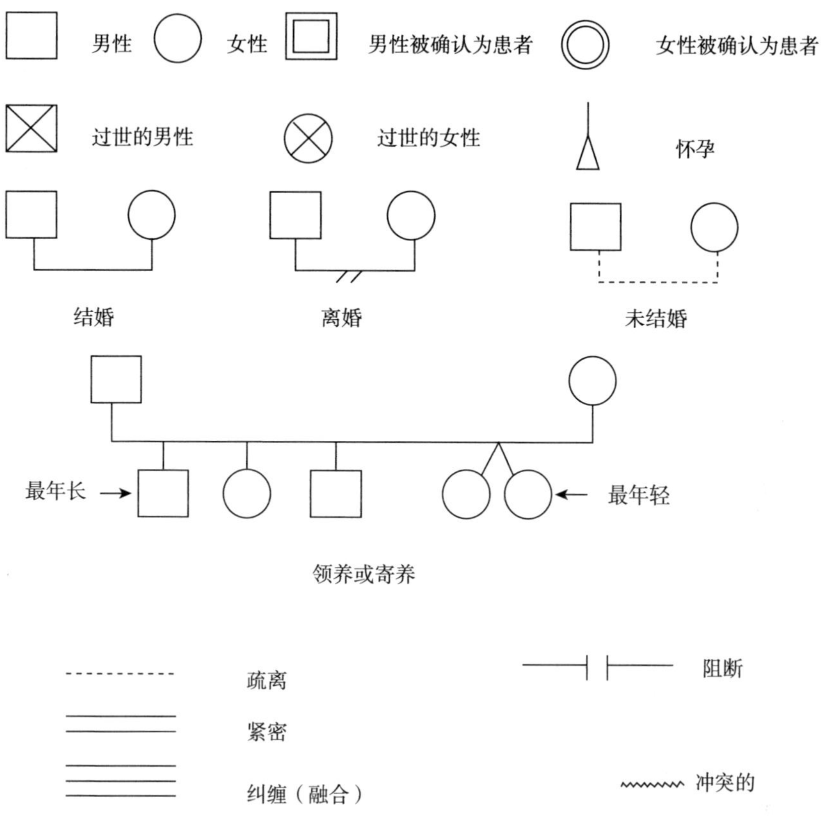

图 15－1　常见的家谱图标志

总之，家谱图是非常实用而有效地记录家庭情况的方法，我们在治疗中可以灵活地加以应用。

3. 评估家庭

在初次访谈中，我们还要注意对家庭进行适当的评估。这项工作常常穿插在整个访谈的过程之中。一般而言，家庭评估主要集中在以下几个方面。

（1）家庭的沟通模式

咨询师在访谈中要注意观察家庭成员之间用什么样的方式进行交流，评估他们之间是否存在不良的沟通模式，如指责、讨好等。与此同时，咨询师要注意观察了解家庭成员之间关系的亲疏程度，借此评估他们之间是否存在结盟关系，如母亲与儿子的关系过分密切，影响儿子与父亲的关系，并导致父亲被孤立。

(2)家庭的结构

咨询师除了要注意弄清家庭权力或等级结构、谁是家长、谁在家说话算数、夫妻及亲子关系如何、家庭成员之间的界限是否正常、有没有越界或过度涉入的情况外,还需要了解父母原生家庭的结构、原生家庭与目前家庭的关系以及父母在原生家庭中的地位与体验。通过这样的访谈,咨询师就可以对目前的家庭结构进行全面的评估,并分析家庭目前存在的情况与原生家庭之间的关系。

(3)家庭生活周期

家庭是发展变化的,不同时期会有不同的任务或面临的执战。咨询师在访谈中要知道家庭目前所处的发展阶段,一般把家庭生命周期划分为形成、扩展、稳定、收缩、空巢与解体六个阶段,并评估家庭面临哪些可能的问题与困难,存在什么样的特殊情况。

(4)家庭的维持作用

咨询师在访谈中要注意每个家庭成员对"问题"或"症状"的态度,分析家庭与"症状"或"问题"的轻重变化之间的相互关系,从而评估家庭在"症状"或"问题"的消长变化中所起的作用,特别要注意是否存在让"症状"或"问题"长久存在的维持作用,以及产生维持作用的因素。减少或消除家庭的这种维持作用有利于促进家庭发生变化,使家庭的"症状"或"问题"消失。

(5)家庭解决问题的方法

在访谈中,咨询师要注意观察家庭成员在面临问题或矛盾冲突时,他们会采用什么方法、策略加以应对,应对的效果如何,是否存在不适当的防御机制或投射过程,他们是否引入过一些行为治疗技术来解决当前的某些问题。这样做的目的就是对家庭在处理矛盾冲突时,常用一些什么样的方法解决冲突的情况进行评估。

(6)家庭的文化背景

家庭是社会的细胞,家庭的文化受到社会文化的影响。因此,咨询师在访谈中还要评估家庭的社会文化背景,包括家庭的经济状况、社会状况(所处的社会阶层)、父母受教育的程度、伦理道德观念、家庭规则和家庭所遵守的风俗习惯等。

(7)原生家庭的影响

我们每个人都是被家庭洗过脑的,都带有原生家庭给我们留下的痕迹,这也成为影响自身家庭生活的重要因素,使家庭不断重复上一代家庭所发生的情景。

因此，咨询师在访谈过程中还要注意评估原生家庭的情况、家庭代际之间的关系和相互影响。

4. 探索问题

在与家庭的访谈过程中，我们会对这个的家庭进行思考与分析，对他们的表现给予评估，并提出自己的假设。但这种假设是否成立，还要有一个探索的过程。也许，通过更多的探索，我们会获得新的信息，推翻先前的假设。此时，我们要及时改变。在这个过程中，我们始终要保持不确定与好奇，不断地与家庭互动和探索。探索的过程就像按摩，咨询师在与家庭的互动中寻找让家庭感到"最痛、最需要按摩"或改变的地方。

在探讨性地访谈时，咨询师要有一定的谈话技巧。而且，在会谈时要牢记以下几个方面：

(1)家庭是有历史的，而且已经形成了稳定的互动关系，交流时要小心。

(2)家庭是一个生活共同体，家庭成员无论在身体上还是心理上都存在一定程度的互相依赖，并且已经达成了平衡。在挑战某个成员时，其他成员也会出现相应的反应。

(3)不要责备或批评家庭，要对家庭存在的问题给予理解。随便给家庭成员戴"高帽子"，进行指责或批评会破坏治疗关系，也会造成新的家庭问题。

(4)尽量使用日常的、家庭通晓的语言进行讨论和对话，让家庭能够理解并愿意参与交流。

(5)在与某个家庭成员讨论时还应注意其他成员的反应，并及时改变交流对象或内容。有特别的治疗需要时，要让每一个家庭成员都参与谈话，将某个家庭成员放在一边坐"冷板凳"是不合适的。

(6)在交流中，咨询师要善于发现对访谈有积极作用的家庭成员，并利用他们推动治疗的进展，促进家庭的改变。

(7)在合适的时候或情况下探讨家庭的历史。

家庭有自己的发展历程，有属于自己的家庭文化。每个人都生活和成长于家庭中，受家庭文化潜移默化的熏陶和影响，我们每一个人身上都打着各自家庭的文化传统的烙印。家庭文化有一定的传承性，它影响着我们看问题的角度和应对方式，我们根本无法摆脱家庭对自己的影响。

家庭治疗中，咨询师要探讨这种来自家庭的影响是怎样形成的。家庭规则是组成家庭文化最为重要的一部分。这些规则是由很多的"规矩"和"习惯"构成的,家庭成员必须遵守,否则家庭就会发生冲突。家庭规则也与社会文化有关,并受其影响。规则趋于保持,目的是维持家庭的稳定。

与家庭共同讨论家庭的历史和家庭问题,有利于咨询师认识家庭的成长过程和家庭成员间互动模式形成的原因,也有利于家庭成员理解家庭和家庭冲突,帮助他们认识到冲突的产生和维持是由大家共同作用的,要改变现状有赖于全体家庭成员的共同努力。

5. 促进变化

家庭治疗的目标是消除"症状"或是从根本上重建家庭结构。通过探讨,咨询师和家庭对家庭存在的问题会有一个比较全面的认识。在此基础上,咨询师要进一步做的工作就是带着家庭找到维持家庭问题或"症状"不变的因素,促进家庭发生改变。但是,这些因素在保持家庭平衡上具有不可忽视的作用,处理时需要小心行事。

这种促进改变的治疗性干预通常是通过咨询师与家庭的对话来完成的,必要时可采用一些技巧,如重现家庭情景、循环提问、假设性提问、积极赋义、角色扮演、家庭雕塑、改变座位等。在与家庭成员的对话中,咨询师要善于把握谈话的方向,不纠缠于过去,着眼于此时此刻,拓展家庭对于问题的视野,积极探讨和发展新的应对策略,促进家庭气氛向开放、民主、相互信任和尊重以及轻松活泼的方向转变。

我们知道,"清官难断家务事"。因此,在这个过程中,咨询师不能成为断案的法官。咨询师要帮助家庭探讨家庭问题或个人症状与家庭之间的关系,探讨家庭关系的格局,强调出现"问题"或"症状"不是一个人的错,让家庭认识到"问题"或"症状"与家庭成员之间的互动存在关联,促进他们发生改变。咨询师可以用循环因果的观念挑战家庭沿用的直线因果式的归因方法,也可以用角色扮演让家庭成员理解相互关系对他们的影响。一旦家庭对家庭事件或冲突的原因和评价发生了改变,那么由此而生的情绪反应和行为也就会随之发生变化,从而推进家庭格局的变化。

在治疗性会谈中,咨询师不要在治疗中追究"责任",如"这是你们做父母的错","你这样不听话、不孝顺,难怪你父母要那样管束你"等。咨询师还要善于利用家庭资料,选择合适的切入点。会谈时,咨询师应避免长篇大论式的"演说"和把自己的理解解释为"多数家庭都是这样的"或者"我认为……"否则,因观念的不同,家庭会对咨询师产生反感,也会对治疗关系产生不良的影响。

6. 家庭作业

虽然家庭治疗对家庭会有益的帮助，但由于每次治疗的时间有限，而且治疗环境与家庭生活的实际情景有很大的不同。因此，如何将治疗室中取得的工作成效持续地保持下去，不至于回家后就消失了；如何在治疗间隔期间让家庭治疗继续进行，让家庭在实际的生活中发生改变就成为咨询师面临的一个问题。

不少咨询师都采取了给家庭布置家庭作业的方法解决这些问题，通过好玩的家庭作业，让家庭在离开治疗室后仍然有事可做，使治疗室延伸到现实中的家庭。这种方法可以扰动家庭现有的格局，协助家庭寻找新的解决问题的策略和方式。

在设计这些作业时，咨询师既要明确自己的目的，也要考虑到家庭的特点，不可千篇一律。一般而言，家庭作业要与治疗访谈时采取的干预措施相关，要有促进家庭内在关系进一步改进的作用。不同的治疗理论，也可有自己相对成熟的治疗性作业。家庭作业可以是观察性的，也可以是可操作性的。

观察性作业的目的主要是帮助家庭成员对自己习以为常的行为方式进行反思。最常用的是"记红账"的方法——一种最具"资源取向"的作业。在临床工作中，我们经常见到许多家庭会不厌其烦地向咨询师报告患者存在这样或那样的症状，而完全忽略患者没有症状或者症状表现较轻的时候。此时，咨询师给家庭布置"记红账"的作业，对患者没有症状或表现良好的行为进行观察和记录。在这样做的时候，家庭常常会突然发现患者还有很多积极的时候，让家庭思考和改变过去对患者的看法。这种方法可以促使家庭成员尽量展现自己的优点，使家庭自己朝着共同期望的方向前行。

可操作性作业就是根据家庭存在的主要问题提出一些针对性较强的可操作性建议。咨询师可以建议过分保护的父母减少对孩子的干涉；也可以建议只关注孩子学习的父母增加对孩子其他方面的关爱。类似这样的作业可以帮助家庭发生改变。例如，在某家庭中，咨询师发现母亲对儿子表现出过分的保护和照顾，治疗师可以建议母亲有计划分阶段地减少（如按20%递减）对儿子的照顾。

当然，咨询师也可以根据自己的经验和每一个家庭的实际，发展一些新的、富有创意的家庭作业。布置家庭作业的总的原则就是要帮助家庭改变原有的、僵化的行为模式或应对模式，尝试新的、灵活的应对策略，以适应不断变化和发展着的家庭生活。

7. 结束治疗

对于治疗来说，每次的时间总是有限的，而且是有约定的，不可能无休无止。那么，咨询师该如何结束每次的治疗呢？

每次治疗结束前 5 ~ 10 分钟内，咨询师要对这次访谈作一个简短的小结，提出自己对家庭格局和家庭关系的看法。在这个过程中，咨询师要有资源取向，善于从访谈的资料中提取对自己有用的信息，从家庭成员身上发现积极的资源，对每一位家庭成员的表现给予肯定性的评价，让家庭充满希望。与此同时，咨询师也可以给家庭提出一些有意义的值得他们思考的问题，让他们在治疗结束后继续反思。必要时，咨询师还可以结合治疗的需要给家庭布置家庭作业。在布置家庭作业时，咨询师可以与家庭一起商量，让每个成员都能接受并积极参与。

二、戒毒人员家庭治疗的技术

治疗有效性研究显示，咨询师与来访者之间的关系是最重要的变量，其重要性甚至高于治疗理论模型和技术。建立关系是治疗中最初也是最核心的任务。咨询师表现出对来访者的兴趣，并表达真诚的共情，是咨询师运用自己作为“工具”建立关系的有效方式。咨询师对来访者共情的能力是建立治疗联盟的基础。下面介绍影响治疗效果的家庭治疗技术。咨询师首先需要掌握在治疗室里使用的一般性技巧，从系统或关系性的视角进行工作的咨询师有其独特的干预和达成改变的方式。

（一）系统家庭治疗的技术

1. 重视夫妻和家庭治疗中的共同因素

不同流派的咨询师会以不同的变量为目标，并且围绕着这些目标构建对于改变的观点。但不同流派之间也有一些共性，认为治疗中有一些共同变量需要引起治疗师的重视[①]。

Lambert（1992）对影响改变过程的关键因素进行了研究，发现 40% 的改变过程与来访者的因素有关。这些因素包括环境、来访者的社会经济地位、他们的动机，以及他们的信念体系。30% 的改变过程与来访者和咨询师之间的联盟（属于

---

① ［美］JoEllen Patterson 、［美］Lee Williams、［美］Todd M. Edwards 等：《家庭治疗技术》（第 3 版），王雨吟译，中国轻工业出版社 2020 年版，第 129 页。

咨访关系因素）有关，其他的因素还包括希望和期待（15%）以及咨询师对其治疗模型的忠诚度（15%）。引发改变最为显著的因素却是关系层面和来访者自身层面的因素。

Sprenkle、Davis 和 Lebow（2009）的研究发现夫妻和家庭治疗中有四个共同因素：（1）从关系层面来概念化问题；（2）打断关系模式；（3）扩展直接治疗系统；（4）扩展治疗联盟。个体和关系性治疗都“严重依赖于咨询师和来访者之间的关系质量”。下面我们将就其中一些共同因素进行讨论，也包括其他一些系统咨询师特有的技术。

2. 识别和打断不良的互动模式

咨询师通过在会谈中观察家庭以及仔细倾听家庭在详细描述问题时出现的互动主题来识别家庭的关系模式。为了打断不良的互动模式，咨询师可以在行为、认知和情感领域对家庭关系进行工作。例如，聚焦于情绪的咨询师会确认并标识出家庭隐藏在次级反映性情绪（如愤怒）之下的原始情绪（如伤心），以此软化家庭成员之间的互动并打断不良模式。从结构视角出发进行工作的咨询师或许会识别出变得僵化且不健康的沟通模式。例如，一个 15 岁的女孩一旦在家中与父亲和继母相处得不愉快，就会打电话给没有抚养权的母亲。咨询师对这个家庭进行的工作主要是通过促进女儿与父亲之间的直接沟通来打断这个模式。

3. 邀请缺席的家庭成员参与治疗

整个家庭全员出席首次会谈的情况较为少见。更为普遍的是，咨询师最初与系统的部分签订契约，如成员个体、夫妻或亲子。多数系统咨询师都会邀请第一二次没出席的家庭成员参与治疗，无论是让来访者邀请其他家庭成员，还是自己直接与想要邀请的家庭成员进行联系。

若是咨询师正在见的戒毒人员已经结婚或已与另一人同居，那么邀请其伴侣参与某些联合会谈是合情合理的。伴侣的观点能够有助于治疗过程，或是能够帮助咨询师获得对于双方关系更为清晰的画面。邀请伴侣前来治疗时，应注意不能将这个邀请定义为伴侣治疗，这是出于几个方面的考虑。此外，咨询师也需要保护与戒毒人员之间的治疗关系，因为戒毒人员可能会担心即将失去个体咨询师。邀请伴侣参与治疗也可能是有必要的。如果是这样，那么就需要决定谁来担任伴侣治疗的咨询师。

4. 绘制家谱图

在治疗中，咨询师也会出于多种目的使用家谱图。在部分案例中，它只是扮演着很小的角色,如帮助咨询师做好关于戒毒人员原生家庭的记录。例如,咨询师或许会在记录本上记录家庭成员。在另外一些案例中,家谱图则处于显要的位置,并且成了治疗的焦点,特别是在跨代际的家庭治疗流派中,家谱图是一种常见的治疗技术。家谱图不仅仅是一种记录工具,也不能将其仅视为一种治疗技术。家谱图是咨询师与戒毒人员工作的一个必要组成部分,帮助咨询师更好地理解家庭当下的挑战和力量。

从其最简单的形式来看,家谱图是用于确定家庭成员的视觉化图像,包括家庭成员的性别、代际以及年龄。图15-1提供了最常使用的家谱图符号。我们不会详细解释每一个符号,但会强调其中最重要的一部分。每一个家庭成员都会以方框(男性)或圆圈(女性)来表示,并在图形内部写上年龄。被确认的戒毒人员或病人会以双线条来表示。兄弟姐妹会按照出生的先后顺序,从左至右排列。年轻的一代画在下方,年长的一代画在上方。婚姻由实线连接表示;丈夫在左边。承诺的伴侣关系由点线连接。之前或后续的婚姻或承诺关系会被画在左边或右边。有时,所要记录的信息没有对应的符号,又或者是不记得对应的符号。在这种情况下,要允许创造一些自己的符号,或是用语句的方式进行记录。家谱图不必看上去非常完美,它只需起到交流重要信息的作用。

在与戒毒人员工作的早期阶段,比较好的时机是在第二次会谈时,咨询师可以留出一些时间收集来访者三代或四代的家谱信息。此时,多数治疗师都已经在个人记录本中勾勒出了一个家谱图来组织他们采集到的信息。当与戒毒人员一起讨论他们的大家庭时,家谱图就从信息记录的工具转变为干预工具。需要告知来诊者为什么这些信息非常重要,例如,"我们在成长过程中从家庭中习得的东西会持续影响我们当下关系里的态度和行为";"我想要了解在你的家庭中存在的力量和资源,可以帮助你克服当下的困难"。

第一阶段,建构家谱图重点在于其广度。

(1)收集每个家庭成员的性别、年龄、姓名等信息,从最年轻的家庭成员开始并逐步往上。

(2)对于已经过世了的家庭成员,注明死亡时的年龄,并用X来表示。同时,注明死因。

(3)在家庭成员之间画上连接线,用以表示生理关系或法律关系。

(4)在关系线上,标注关系开始和结束(如果适用)的时间。

第二阶段,建构家谱图重点在于其深度。

以下是我们采集的信息：

(1)对每一位相关的家庭成员的描述。“让我们从你的父亲开始。能说一些关于他的情况吗?”对于需要更多结构性的戒毒人员，或许可以问：“可以用五个词来描述你的父亲吗?”无论采用哪种方式收集信息，你都需要确保描述中有正面的部分和负面的部分。

(2)家庭成员对于戒毒人员的描述。“如果你的父母和兄弟姐妹现在在这里，他们会怎么描述你?”或是“你的父母和兄弟姐妹会用哪五个词来描述你?”这些描述经常能够显示出戒毒人员在家庭中的角色(如替罪羊、明星、败家子、搞笑人)。

(3)对于二人关系的描述。“说一说你和你父亲之间的关系？你和你姐姐之间的关系是怎样的？你父母之间的关系如何？这些关系随着时间有过哪些变化?”

(4)对于家庭生活的描述。“你家庭生活中典型的一天是怎么度过的？你们家会做些什么作为放松娱乐活动?”

(5)对于家庭情感氛围的描述。“在你的家庭中，愤怒、悲伤和愉悦都是怎么表达的？如果你遇到了问题，你会跟谁说？如果你的父母对你的行为感到不高兴，他们会怎么管教你呢?”这些描述能够显示出家庭内部的规则——显性的规则(如“满16岁前不准约会”)和隐性的规则(如“我们不能谈论已经过世的家庭成员”)。

(6)家庭信念系统和真言。“在你的家庭中，核心的信念是什么?”例如，家庭可能秉持关于性别的信念(如男人不应该脆弱，不应该表现出除了愤怒以外的其他情绪)，以及什么是正常或不正常的信念(如我们的关系非常好，我们从来不吵架)。

到此时，咨询师已经听到了关于家庭成员和互相之间关系的描述，并且一些共同的主题开始呈现，它们可能与主诉问题有关也可能无关。

家谱图在了解存在于家庭生活纵向维度上的应激源(如关系模式、成瘾行为、暴力)上是一个富有价值的工具，但是它对于了解家庭历史的时间维度并不清晰。换句话说，家谱图列出了日期和事件，但是并没有将它们按照时间顺序放置在恰当的位置上。例如，离婚、搬家、父母一方被诊断出疾病，这些都可能发生在相近的时间，而这也可能是主诉问题出现的时间段。因此，接下来将转向另一项系统式咨询师独有的治疗技术：时间线。

5. 制定时间线

与家谱图一样，时间线帮助戒毒人员将他们的困扰放置到整个背景下看待。

时间线记录了家庭生活中重要的正常生活事件(如进入青春期)和非正常的生活事件(如意料之外地丢掉工作)。例如,家庭或许能够通过时间了解到,孩子的问题行为开始于家庭应激激增的那段时间,家庭在那时经历了不少变动,包括刚出生的弟弟以及搬到新家和新的学校。

与建构家谱图类似,也可以在墙上张贴一张尺寸较大的纸,然后让家庭标注出家庭生活中最重要的事件和日期。简洁清晰地描绘这个过程。

画一条长长的水平线,然后根据时间将其等分,可以按年、月、周,甚至是日进行等分,这取决于咨询师的喜好。在线上,用短的竖线标记不同的节点或生活周期事件,竖线可以向下延伸至对该事件的简要记录。对于可被标注的节点事件的种类没有限制,通常包括出生、死亡、订婚、结婚、分居、离婚、转学、开始工作、解雇、升职、经济困难、搬家、移民,以及严重的医学事件。任何类型的丧失、收获或改变都是有意义的。

一旦事件被标注在时间线上,就可以开始对该转变的重要意义进行假设。

6. 调动希望感、主体感以及联结感

戒毒人员初次见面时,自暴自弃会是他们陈述中常见的主题。他们或许会表达对于过去的懊悔和羞耻,对于未来的绝望。有时,这提示着抑郁,但更常见的是一种对于日常生活中压力、挫败和孤独感的表达。初始几次会谈的主要目标就是帮助戒毒人员获得更多的希望感、赋权感以及社会联结感。

根据 Michael White 的叙事治疗,Griffith(2013)提出可以用以下问题调动来访者的资源或赋能。

(1)调动戒毒人员的希望。

①上次你体验到有希望感是什么时候?那是一种怎样的感觉?

②你的生活中有谁能帮助你保持对人生的希望感?

③当生活非常艰难的时候,能让你保有希望的是什么?

④你的生命中有谁是见到你身处不幸却仍能保持希望并不会对此感到惊讶的?相比于其他人,这个人更了解你哪些方面?

(2)调动主体感。

①有没有哪段时间,是你即便面对问题和困难都能把日子过好的,那些时间是怎样的?

②对于你作为一个人,而不是你所描述的问题的一个部分,有哪些是我应该要了解的吗?

③当你在面对现在的这些挑战时，谁能让你保持坚强？

④你是如何做到不让这些问题完全掌控你的生活的？

(3)调动联结感

①你上次感受到身边有关心你的人是什么时候？

②谁现在知道你正在经历些什么？当你需要帮助时，你会向谁寻求帮助？

③当你感到受伤时，你跟谁待在一起会感到最舒适？

④当谁在场时你会体验到一种宁静感？

⑤在你处理这个问题的过程中，你如何和生命中对你而言重要的人保持联结？

总之，除了系统式干预外，咨询师在选择具体干预技术时必须考虑治疗过程、内容、时机和来访者的焦虑水平等因素。O'Hanlon(1982)归纳了13类干预技术，描绘了在干预个人和人际行为、知觉和体验的模式时可选择的不同干预技术。这些干预技术关注对行为模式的改变，从而作用于症状。例如，如果家庭提出当下的主要问题是持续的争吵，那么干预应通过改变争吵发生的频率来打断该模式。

干预可将焦点放在对话或互动的过程或内容上。内容是指互动中究竟说了一些什么，而过程则关注如何说(Satir,1967)。例如，父亲和15岁的儿子正在就小伙子想要复吸的问题进行讨论，这个话题就是内容，或是正在讨论的问题；而过程是指这个问题是如何进行讨论的，包括：事件所引发的潜在感受、讨论的基调以及沟通的模式。聚焦于内容的干预有助于澄清具体事件，提供更多信息以及定义问题。而关注过程的干预则有助于探索或揭示感受，显示互动的主题或模式。例如，咨询师发现家庭正在讨论一件本应充满情绪的事件，却全无情感的流露时，咨询师所进行的干预可能是指出这个现象。有效的治疗性干预应同时包括内容和过程。咨询师在选择干预措施时需考虑几项关键因素，如干预时机，改变动机。干预时机会对家庭接受某策略、家庭作业或指导的方式产生影响。如果在治疗时过早使用某干预，而此时咨询师和治疗进程都未展示充足的信任，那么将会导致干预失败。此外，来访者的改变动机直接影响干预效果。咨询师完成整体评估之前，戒毒人员如果存在“不改变”态度，这时引入任何改变都是为时过早。咨询师在完全理解问题之前，不要过早建议改变。

(二)其他系统家庭治疗技术

许多家庭治疗方法能帮助青少年和他们的家庭解决一系列问题，其中包括青少年成瘾问题。虽然这些方法有相当大的差异，但也有一些共性。例如，它们都依赖认知行为家庭疗法作为基础理论，都包含父母技能训练内容。另一个共性和优势在于，它们的有效性有经验支持（Miller 等，2011；Robbins 等，2011）。本书仅提供这些方法的简要概述，感兴趣的读者可以查阅相关文献以获得更详细的描述。这两种方法包括简短策略家庭治疗和多维家庭治疗。

简短策略家庭治疗（BSFT）是一种循证治疗方法，其总体目标是通过加强家庭关系和将家庭与外部系统和资源联系起来，以促进青少年的积极参与，从而减少青少年行为问题（Robbins 等，2011）。BSFT 针对的是表现出问题行为的青少年，包括药物滥用和成瘾。BSFT 的特点是短期、关注问题，它包括四个主要步骤：（1）与每个家庭成员建立强大的治疗联盟；（2）确定个人和家庭的力量和模式，这些力量和模式消极影响青少年的行为，或阻止父母纠正正确的行为；（3）创建一个以问题为中心、以方向为导向、实际的改变计划，关注优势和纠正有问题的家庭关系；（4）实施改变计划，加强家庭互动，促进戒毒和沟通能力（Fischer 等，2007）。具体的策略包括重新定义互动的意义，改变家庭联盟，澄清/加强人际界限（Fischer 等，2007；Taibbi，2011），提高一个人处理和解决冲突的能力，以及通过训练提高父母的技能（Fischer 等，2007）。BSFT 被药物滥用和精神健康服务管理局（SAMHSA，2012）和国家药物滥用研究所（Fischer 等，2007）认可为一种有效的循证（基于证据）方法。

多维家庭治疗（MDFT）是一种基于证据的家庭治疗方法，旨在解决青少年药物滥用和不良行为（Liddle，1995；Fischer 等，2007）。它的方向是加强青少年的发展及其所居住的环境系统（Fischer 等，2007）。“多维”一词适合于这种方法，因为它被设计用来加强保护过程，并阻止可能来自家庭、社区和同龄人的抑制成长过程。因此，MDFT 侧重于解决导致吸毒持续的多种途径（Miller 等，2011）。

MDFT 治疗目标需要改变吸毒者的生活方式，从吸毒的生活方式转变为正常的发展经历。这种转变需要改善多方面的功能。治疗包括促进积极的同伴关系，培养不吸毒的强烈认同，与学校等机构建立健康的关系，以及尊重亲子关系中的自主权（Fischer 等，2007）。MDFT 咨询师还与父母合作。这里，重点是帮助父母增加对孩子福利的承诺，改善亲子沟通，增加养育实践，如设定限制，并在给予自主权和建立控制之间取得平衡（Miller 等，2011）。Henderson 等（2010）发现，与个体聚焦的认知行为疗法相比，MDFT 对有严重药物滥用和成瘾问题并伴有精神障碍的患者更有效。根据 Fischer 等（2007）的研究，MDFT 也具有成本效益，其良好效果的成本大大低于居家护理。

第三节 戒毒人员家庭治疗需要注意的问题

家庭治疗是戒毒人员心理治疗的有效技术。家庭治疗应该成为每个药物滥用戒毒人员康复的一部分。本章以系统理论为基础,回顾了家庭治疗的主要过程和技术。咨询师应考虑许多家庭治疗策略和干预措施。即使主要的干预模式是个体治疗,家庭治疗也可以提供强有力的辅助治疗。

尽管家庭工作是一种有效的治疗模式,但是熟练的家庭工作需要经过系统的培训和督导,咨询师才能胜任其应用。然而,药物滥用临床医生不需要有执照的婚姻和咨询师提供基本的家庭干预。在提供基于家庭的评估、解释和干预时,仍必须保持谨慎。此外,个人咨询只需要一个人参加,而家庭治疗需要不止一个成员参加咨询并致力于改变,这在如今繁忙、快节奏的社会中可能是困难的。如果咨询师仅仅从传统的、西方的概念化和对家庭的定义来运作,就可能会出现伦理问题。下面总结了戒毒人员家庭治疗相关的优势、局限性和伦理问题。

一、家庭治疗在戒毒人员心理咨询中的优势、局限性和伦理问题总结

(一)优势

1. 家庭治疗与个人治疗一样有效,而且在某些情况下更有效。

2. 家庭治疗解决了导致产生和维持药物滥用症状的系统性因素。

3. 许多家庭治疗依赖于系统理论,该理论认为心理症状是发育系统的功能。寻找和协调家庭成员之间错误的关系模式有助于缓解药物滥用问题。

4. 家庭治疗提供了一系列的技术来帮助家庭更好地分化、沟通,并促进相互关心和尊重。

5. 在家庭系统治疗中,家庭问题不应归咎于个人或家庭(Corey,2009);相反,重点是学习和调整系统,以更快乐地生活。

(二)局限性

1. 家庭治疗可能是一个复杂的过程,需要注意多个过程、模式和内容。药物滥用医生如果没有足够的培训和督导,很容易混淆。

2. 系统方法不只关注药物滥用问题，而是关注维持问题的关系模式。一些来访者可能认为家庭干预是解决无关紧要的问题，而不是药物滥用的主要问题。

3. 在系统思维中，过度热心的咨询师执着于系统术语和概念，有时会失去系统内的个人视角。家庭并不是一辆可以随意调整的“汽车”。咨询师不应忘记与家庭中的个体作为具有真实人类情感的真实的人进行沟通（Corey，2009）。

（三）伦理问题

1. 尽管家庭治疗在药物滥用咨询方面有效，但它需要专业的技能和理解才能胜任使用。潜在的风险是，一些咨询师缺乏技能和理论理解，以及对其应用的困惑，有可能构成不道德的实践。

2. 家庭治疗可以给咨询师带来几个伦理问题，包括如何对家庭保密，面对家庭成员的心理风险，滥用家庭策略，以及咨询师的能力。咨询师必须时刻注意这些问题，并在应用于伦理实践时澄清其价值观。

3. 多元文化的家庭咨询可能会给那些没有有意识地承认我们多元繁杂社会现实的咨询师带来伦理问题。考虑到可能进入治疗的家庭的多样性，咨询师必须对戒毒人员的差异保持广泛敏感的立场。如果咨询师关于什么构成健康家庭构成的观点被强加在不同戒毒人员身上，就会出现伦理问题。

二、关于戒毒人员家庭治疗技术的自我评估问题

新手咨询师会发现，这些问题对评估和指导他们的早期家庭工作非常有帮助。

（一）建立治疗关系

1. 我是否表现出了对戒毒人员的关心和兴趣？

2. 我能否在治疗室中构建出安全的治疗环境，并为会谈之外的工作设定规则？

3. 我能否在情感和认知上对戒毒人员的经历有某种程度的理解？

4. 我对这个案例是否仍有兴趣？

5. 我是否清楚自己作为受训者或实习生的位置，或是自己缺乏某特定领域专业技能？

（二）评估和干预

1. 我能否提出恰当的评估（如线型和环型提问）和干预性问题（如策略和内省提问）？

2. 我能否以某种方式把戒毒人员的问题正常化或一般化？

3. 重新解释戒毒人员的主诉问题是否有助于对问题的重新理解？

4. 戒毒人员是否将我加入其社会支持系统？

5. 在需要的时候，我能否面质家庭？

6. 我能否意识到戒毒人员所需的治疗速度？

7. 我是否考虑到了对戒毒人员有利的转诊？

8. 心理教育材料（如书籍、宣传手册、网页）对这些戒毒人员是否有用？

9. 我是否已有合适的治疗计划？

（三）发展我的家庭治疗技术

1. 我是否在以系统的方式思考和行动？

2. 我的干预是否与我对问题和家庭的系统理解相符？

3. 感到困惑时，我是否应向同事或督导咨询？

4. 我是否同时考虑了该案例的法律和伦理问题？

■ 复习思考题

1. 简述戒毒人员系统家庭治疗的主要技术。
2. 简述夫妻和家庭治疗中的共同因素。
3. 简述戒毒人员系统家庭治疗过程的基本步骤。
4. 试述戒毒人员家庭治疗常遇到的伦理问题。
5. 结合自己的家庭，绘制一个家谱图。

■ 本章主要参考文献

1. 徐汉明、盛晓春主编：《家庭治疗——理论与实践》，人民卫生出版社 2010 年版。
2. 马莹主编：《心理咨询技术与方法》（第 2 版），人民出版社 2016 年版。
3. [美] JoEllen Patterson 、[美] Lee Williams、[美] Todd M. Edwards：《家庭治疗技术》（第 3 版），王雨吟译，中国轻工业出版社 2020 年版。

4. [美]迈克尔·尼克尔斯、[美]西恩·戴维斯:《家庭治疗概念与方法》(第 11 版),方晓义婚姻家庭治疗课题组译,北京师范大学出版社 2018 年版。

5. [美]Robert Taibbi:《如何做家庭治疗——临床实践中的技巧》,肖军、黄峥、聂晶译,中国轻工业出版社 2012 年版。

6. Todd F. Lewis, Applying family systems approaches in the treatment of substance abuse and addiction, In: Substance abuse and addiction treatment: Practice application of counseling theory. LPC NCC, University of North Carolina st Greensboro, 2012.

第十六章　戒毒人员心理危机干预

本章摘要

戒毒人员心理危机对于戒毒场所的安全稳定、戒毒人员的身心健康具有严重的危害性。通过本章学习，识记戒毒人员心理危机、心理危机干预的概念，了解戒毒人员心理危机的影响因素、特点、发展过程；熟记戒毒场所心理危机干预的工作机制，理解戒毒场所心理危机干预的基本流程，理解戒毒人员心理危机干预的目标、原则和模式；领会戒毒人员心理危机干预评估的步骤、原则和内容；熟练掌握应用访谈、心理测量等常用方法进行个体和团体心理危机干预评估；能够分析具体情况并灵活应对其他心理危机。

重点问题

本章的重点是戒毒人员心理危机的发展过程，戒毒人员心理危机干预的目标、原则和模式，戒毒场所心理危机干预的工作机制与基本流程，个体和团体心理危机的干预评估，戒毒人员心理危机干预评估内容、场所中自杀心理危机干预的策略和流程。

第一节　戒毒人员心理危机干预概述

每一个人都经历过心理危机，能否度过危机，取决于个体的应变能力和外部环境的支持。部分戒毒人员因为难以应对个体压力和困扰选择了吸食毒品，而吸食毒品带来的成瘾问题又进一步削弱了个体应变能力和外部环境的支持，形成了恶性循环。在戒毒人员进入戒毒场所后，不仅要调整自己以适应失去自由、管理严格的生活，建立新的人际关系，还要处理对家人的愧疚、对前途的迷茫不安等情绪。面对这些压力和内心冲突，戒毒人员觉得难以承受时，就会出现心理危机。咨询师如果在戒毒人员遭遇危机时，能够及时介入，协助其处理、应对危机，不但能消除场所发生安全事故的风险，还能促进戒毒人员的心理健康和人格完善。

一、戒毒人员心理危机的种类与特点

（一）戒毒人员心理危机的种类

戒毒人员心理危机，是指戒毒人员在强制隔离戒毒期间遇到挫折或应激事件，自己既不能回避，又不能解决或处理时，自我功能严重失衡，有可能引发自杀、行凶、脱逃等危险行为的应激状态。布拉默（Brammer，1985）提出心理危机可以分为三种。

1. 发展性危机

发展性危机，是指人在正常成长和发展过程中都需要达成某些成长任务，在达成这些成长任务的过程中遇到阻碍、压力或困扰时，便会出现发展性危机，如遇到小孩出生、中年危机、老年化等都可能导致发展性危机。比如，戒毒人员因为难以找到伴侣频频受挫，而自身又觉得结婚是一个必须完成的成长任务时，这种矛盾可能会引发发展性危机。

2. 境遇性危机

境遇性危机，是指由外在环境引发的事变，大多数是不可预计和突发的，如天灾、人祸、疾病、亲密关系的突变、亲人或挚友的意外死亡或自杀、性暴力等，影响程度则视乎个人对事变的感受及看法。区别境遇性危机与其他危机的关键在于，境遇性危机是随机发生的、事出突然的、震撼性的、强烈的和灾难的。

3. 存在性危机

存在性危机，是指伴随着重要的人生问题，如伴随人生目的、责任、独立性、自由和承诺等出现的内部冲突和焦虑所导致的危机。存在性危机可以是基于现实，也可以是基于后悔，或是基于一种压倒性的、持续的感觉。戒毒人员如果持续地觉得自己的生活空虚、毫无意义，充满了懊悔和不满意，便属于存在性危机。

（二）影响心理危机形成的因素

1. 主观的心理因素

困扰人的不是事件本身，而是其对事件的主观认知。在事件演变成为危机的过程中，个人通常会对事件持有以下看法：(1)挑战。对个人的成长、控制力甚至生命是一种挑战，如角色转变、缺乏谋生技能、子女无人照管等。(2)丧失。对自己来说失去了某些人或事物，如亲友去世、失去地位或能力、失去财产、意外伤残、失恋、失学、失业等。(3)威胁。来自对基本需求、自主能力的威胁，如经济困难以致生活窘迫，受恐吓或虐待等。部分戒毒人员因为吸毒造成了认知功能受损、负性情绪增多、情绪自我调节能力弱，情绪行为出现失控，自我否定、不愿面对现实。

2. 客观的外部因素

(1)人际关系失调。戒毒人员由于吸毒，本身人际关系就比正常人更为封闭。陈研宇(2015)所做研究表明，大部分戒毒人员存在人际关系方面的损害，不能与他人建立真正的朋友关系。进入戒毒场所后，他们不得不学习建立新的人际关系，学习与民警、其他戒毒人员相处，又因对人际关系敏感、情绪稳定性差，容易在交往中发生摩擦，造成心理危机。

(2)环境适应不良。对于初次经历强制隔离戒毒生活的戒毒人员来说，场所封闭的环境、半军事化的管理、规范性的要求，都会让原本习惯自由散漫的他们感觉孤独不安、焦虑，引发适应不良，导致心理危机。

(3)家庭支持系统不完善。良好的社会支持系统可以在个体遭遇较大压力或应激事件时，提供物质和精神上的双重支持。社会支持系统越完善，个体可调动的资源越多，所能感受的爱、尊重、理解也越多，就能更好地应对危机。很多戒毒人员存在家庭支持系统薄弱的问题，在遭遇危机时往往需要咨询师主动地介入。民警一方面要提供支持和帮助，另一方面要对其家庭系统进行干预，促进家庭系统对戒毒人员的支持。

(三)戒毒人员心理危机的特点

本书前文已经从心理危机危险的一面阐述了潜伏性、隐藏性、突发性、紧急性和复杂性五个特点，此处不再赘述。但事物发展都有其两面性，对戒毒人员来说，心理危机并不总是意味着危险，它还具有如下特点：

1. 危险与机遇并存

正如危机字面上可拆解成“危险”和“机遇”两个词，心理危机也是一把“双刃剑”，如果戒毒人员无法应对心理危机，可能会陷入严重的病态；但如果能自己应对或是在咨询师协的助下应对，则心理方面能得到成长。

2. 普遍性与特殊性

心理危机是普遍的，戒毒人员在场所的封闭生活中也会伴随各种意外和失衡。心理危机又是特殊的，即使面对同样的应激事件，由于个体差异，也会引发不同的反应和结果。比如同样遇到家人病故，有的戒毒人员是自暴自弃、破罐子破摔，觉得戒毒没有意义；有的戒毒人员却能奋发图强更加向上，以慰藉亲人的在天之灵。

（四）戒毒人员心理危机的发展过程

卡普兰（Caplan，1964）将心理危机的发展分为四个阶段。

1. 冲击期

这个心理反应发生在应激事件爆发当时或不久之后，个体感到压力，产生焦虑、震惊、沮丧、暴力倾向或假适应等。危机的影响程度取决于戒毒人员自身、身边的重要他人及社会环境对该事件赋予什么意义，是威胁、损失还是挑战。

2. 防御期

戒毒人员会先运用习惯的应对方法或资源解决问题，效果不理想则可能再转向寻求家庭、他人或社会的支持，也可能逃避面对。此阶段的特点包括：（1）持较开放的态度，愿意听取别人的意见，并愿意尝试新的解决方法；（2）可能会否认问题的存在，否认或压抑负面情绪，曲解事实或等奇迹出现，或逃避责任而埋怨他人；（3）个人可能会做出较极端的行为，如自残或企图自杀等。（2）和（3）行为可能帮助戒毒人员暂时保持平衡，但如果该行为变成长期的应对方法，则会造成适应不良，这可能会加深个体日后的情绪困扰，渐渐形成狭隘的看法及固执的态度，甚至演变成身心障碍。

3. 危机解决期

戒毒人员能以积极的想法和感受面对危机，旧有的或是新习得的方法能协助降低或消除压力和威胁，个体可恢复平衡、掌握及控制处境、对危机重新定义、对事件有较客观和实际的看法、发展新的应对能力、适当地运用资源、避免运用失效或逃避的处理方法，在过程中学习和成长，顺利度过危机。

4. 适应期

恢复平衡后，戒毒人员的个体功能可能维持不变、稍增或稍减，而适应的历程会内化成性格及个人特质，对日后的个体功能及应变能力造成一定程度的影响。

二、戒毒人员心理危机干预的对象与目标

（一）戒毒人员心理危机干预的对象

戒毒人员心理危机干预，是指咨询师采取紧急应对的心理咨询与治疗方法，使处于心理危机状态的戒毒人员恢复心理平衡，安全度过了危机的过程。戒毒场所的心理矫治中心应当对处于心理危机中的戒毒人员进行心理危机干预，帮助其缓解心理矛盾和冲突，恢复心理平衡，减少及避免极端事件和危及场所安全的事故发生。

在危机面前，戒毒人员会有不同的应对，有的能够成功应对，从而获得经验，完善自我；有的虽然度过了危机，但留下负性的记忆和体验，会对以后的生活造成不良影响；有的应对失败、心理崩溃，需要立即的强有力帮助。后两者都是心理危机干预的服务对象。

具体到戒毒场所心理矫治工作中，危机干预对象主要有以下几种：

1. 面临重大挫折，如家庭、婚姻变故，或者其他重大突发事件而导致情绪严重波动、行为明显反常；

2. 性格过于孤僻、长期不与他人交往或与集体不融洽，缺乏支持；

3. 长期紧张、焦虑、压抑，对场所环境严重适应不良，对生活缺乏信心；

4. 身患治疗周期长的疾病，个人觉得医治无效或医治无望而痛苦；

5. 经医疗机构诊断为严重心理疾病（如抑郁症、恐惧症、强迫症、癔症、焦虑症、精神分裂症等）且出现心理或行为异常；

6. 有自伤、自残、自杀、逃跑等危险倾向或者行为；

7. 存在明显的攻击性行为或暴力倾向；

8. 由于身边的人出现个体危机状况而受到影响，产生恐慌、担心、焦虑、困扰；

9. 在心理测试或者心理咨询中发现心理状态严重异常的戒毒人员。

对上述多种特征并存的戒毒人员，应予以重点关注。一般而言，危机干预对象会出现一些异常的情绪行为，如无故哭泣，外向的人突然变得沉默寡言、回避与人接触，平时遵规守纪的人突然违纪行为增多、与人频繁发生冲突，无来由地送东西给相处好的戒毒人员或室友，连续几天食欲、睡眠状况不佳等。民警在日常管理教育中应细心观察，搜集分析相关信息，第一时间作出预警。

(二)戒毒人员心理危机干预的时限

危机干预一般在危机发生后的数个小时、数天或是 8 周内进行,黄金时间就是在危机事件发生后的 24 ~ 72 小时。

(三)戒毒人员心理危机干预的目标

1. 一级目标

这阶段主要是帮助戒毒人员找出解决危机的方法,恢复平衡和功能,重新掌握应变的能力。内容包括:(1)先缓解危机,缓和症状;(2)使戒毒人员恢复其应变功能;(3)协助戒毒人员了解形成危机的原因;(4)协助建立社会支持系统。

2. 二级目标

协助戒毒人员将经历和过程中学到的处理方法,运用于处理人生之前阶段中未完成的问题,建立新的应变能力。内容包括:(1)协助戒毒人员了解现在与过去危机间的冲突与联系;(2)开始新的思考与处理方式。

(四)戒毒人员心理危机干预的原则

戒毒人员心理危机干预的原则包括:(1)保证安全。心理危机干预的首要任务是保证戒毒人员的安全。(2)聚焦问题。干预应当聚焦于戒毒人员的情绪冲突和情绪调节问题。戒毒人员的人格问题和其他深层问题不是干预的主要目标,可以留待之后的个体咨询处理。(3)激活资源。心理危机干预的主要途径是发掘和激活戒毒人员的内在资源,以应对突如其来的危机和困境。

(五)戒毒人员心理危机干预的模式

贝尔金等(Belkin)提出了经典危机干预模式,由平衡模式、认知模式和心理转变模式组成,这些模式为不同的危机干预策略和方法提供了基础。鉴于三种模式在适用范围上的局限性,因此吉利兰和詹姆斯(Gilliland & James,1988)将其整合,提出了折中模式。

1. 平衡模式

该模式认为危机中的个体通常处于一种心理或情绪失衡的状态,自身原有的应对机制和解决问题的方法不能满足需求。干预的目的在于帮助个体重新获得以前的平衡状态。此模式主要适用于早期干预。

2. 认知模式

该模式认为心理危机主要来源于对灾难和创伤的错误思维和信念，通过校正错误的思维方式，尤其是改变非理性的认知和自我否定，个体能够获得对危机的理性认识。此模式适合于个体情绪缓解后的干预。

3. 心理转变模式

该模式认为人是遗传和环境学习相互作用的产物，危机是由心理、社会、环境因素引起的，此模式的主要目的是评估与危机有关的内外部因素，帮助个体利用环境资源、寻求社会支持、调整自己的应对方式从而获得对自己生活的自主控制。

4. 折中模式

这种模式是从所有危机干预方法中，有意识地、系统地选择和整合各种有效的概念和策略来帮助干预对象。其理论是任务指向的，内容包括：(1)确定所有系统中有效的成分，并将其整合，使之适合于需要阐释的行为资料；(2)根据对事件和环境的最大程度的了解，考虑所有相关理论、方法和标准以评价和操作临床资料；(3)保持开放心态，不被教条束缚，对得到成功结果的方法和策略进行不断尝试。

三、心理危机干预工作者的素质

(一)专业技巧

咨询师从事心理危机干预工作，首先要有心理咨询师的基本素养、心理治疗经验的积累，具备下列助人技能：首先，专注，即准确地倾听并做出合适的反应，掌握稳定和支持的技巧，在治疗中思维、情感和行动方面保持一致，具备分析、综合和诊断的基本能力，基本的评估和转诊技巧，探索多种途径解决问题的能力；其次，咨询师在日常生活中还需积极主动地积累心理危机干预的相关工作经验，参与所内外的心理救助热线等，持续接受督导和专业培训。

(二)生活经验

咨询师能否处理危机事件，除了专业技巧外，还取决于他在日常生活和危机情境中是否都能够有效配置自己的心理资源，保持稳定、一致和完整。具有丰富多样的生活经验，经历过相似的危机情境的咨询师，能更好地共情，并以自己的经验背景为资源，与戒毒人员进行更好的沟通，减少阻抗。但生活经验有时也会成为干预的阻碍。咨询师如果出现反移情，将自己的问题和戒毒人员的问题混为一谈，不但不能帮助戒毒人员，反而会加重戒毒人员的痛苦。咨询师只有成功解决了自己的问题，将这些生活经验整合进自己的人生，才能更好地帮助戒毒人员。

（三）冷静沉着

危机中的人往往会失去区分重要和次要的能力，但咨询师需要保持思路清晰，协助戒毒人员制定优先事项清单。当戒毒人员的情绪极不稳定时，咨询师最有效的帮助就是自己保持沉着冷静，为戒毒人员创造稳定理性的氛围，避免冲动性的思想和行为导致心理危机干预失败。

（四）灵活变通

咨询师在处理危机事件时，不要固守于事前制订的预案，要依据形势，针对不断出现、不断变化的问题做出灵活的反应和处理。根据当时的场所、时间、材料和资源即兴发挥。在危机干预的“框架”中保持灵活性，将自己的经验和技巧结合现有的资源，为戒毒人员提供有效的支持和帮助。

（五）精力

心理危机干预工作的模式同咨询的预约制完全不同，工作任务重、工作强度大，特别是在需要干预的戒毒人员数量庞大的情况下，需要咨询师高强度运转。如果戒毒人员是被动求助，那么咨询师还需要承受戒毒人员的误解、抵触和敌对情绪。因此咨询师要照顾好自己的身心，要以旺盛的工作精力和工作热情投入工作中。

（六）快速的心理反应

咨询师应当具备快速的心理反应能力，在有限时间、有限信息的压力下作出正确处理。不要纠结于一定要作出完美决定，咨询师要能够承受挫折，吸取经验教训。

第二节　戒毒人员心理危机的评估

面对危机，每个戒毒人员的反应会具有个体差异性，并不是每个人都需要心理危机干预，也不是每个人都需要相同的心理危机干预。心理危机干预的每一步都伴随评估，评估的准确性是有效干预的前提条件。准确的评估需要咨询师综合采用多种方法，在有限的条件下尽可能作出一个相对准确的评价，并在干预过程中不断完善。

一、心理危机评估的步骤及原则

（一）心理危机评估的步骤

1. 筛查

通过简明的量表或调查问卷筛查出需要进行心理干预的高危人群，一般是对教育适应期的戒毒人员、需要期区流转的戒毒人员，共同遭遇重大危机事件的戒毒人员开展评估。

2. 分类

通过查阅档案、访谈管理民警搜集筛查危机程度、社会支持、需求状况等信息，对筛查出的高危人群进一步分类，便于有效利用场所资源。

3. 判定

通过特定量表测试、一对一访谈等方法综合评估确定个体问题的性质和程度，以便制定有针对性的干预措施。

4. 追踪

在干预的不同时间点上进行阶段性心理评估，了解前期干预的效果，为下一阶段的干预或是结束干预提供依据。

（二）心理危机评估的原则

1. 即时性原则

心理危机是一个动态的过程，因此对处在心理危机中的戒毒人员要即时评估，便于后续的工作跟进。

2. 尊重原则

不对戒毒人员强制进行评估，要征得对方的自愿和知情同意。如被拒绝，可通过观察该戒毒人员，访谈本人、熟悉该戒毒人员的民警和其他戒毒人员等方法搜集信息。

3. 有条件保密原则

咨询师应当恪守职业道德，承诺对评估过程中获得的戒毒人员的个人资料予以保密,不随便向无关人员透露,但是有可能造成安全风险的评估对象除外。例如,在评估中得知戒毒人员有逃跑、自残、自杀或是报复的意向时,咨询师应当及时报告心理矫治中心主任和戒毒人员所在大队领导。

4. 针对性原则

要根据不同的人群、不同的评估目的,选择更加有效的评估方法。如使用简明的调查表辅助将戒毒人员分类,调查内容包括戒毒人员是否有过自伤自杀行为,是否有抑郁、幻觉、妄想等精神障碍,是否患有病程长、慢性疼痛、影响生活质量的严重身体疾病,最近半年内是否遭遇亲人去世、家庭经济困难、家庭不和或解体,所内是否人际关系紧张、抗拒集体活动,应将戒毒人员分为风险行为类、精神障碍类、身体疾病类、家庭变故类、缺乏支持类。在此基础上使用特定的心理健康筛查工具(MMPI、SAS、SDS 等)筛查高危人员,进一步采用精神障碍诊断标准对可能出现精神障碍的人员作出确诊。

5. 与干预相结合的原则

实施心理评估的目的是更有针对性地实施干预,仅仅实施心理评估,可能会对处于应激反应中的个体造成二次伤害,所以心理评估一定要与心理干预相结合,必须在保证能进行心理危机干预的前提下进行心理评估。

二、心理危机评估的内容

(一)认知状态

在急性情绪创伤或自杀准备阶段,戒毒人员的注意力往往过分集中在悲伤反应或想"一死了之"之中,从而出现记忆和认知能力方面的狭窄,判断、分辨和做决定的能力下降,部分戒毒人员会有记忆力减退、注意力不集中等表现。

咨询师可围绕以下问题进行评估:(1)戒毒人员对危机认识的真实性和一致性如何;(2)如果存在危机,范围如何;(3)是合理的解释还是夸大解释;(4)部分事实触发危机了吗;(5)这种危机的想法有多长时间了;(6)戒毒人员想改变危机处境的意愿强烈与否。总之,咨询师需要帮助戒毒人员改变不合理的或扭曲的想法,建立更加积极的、现实的思维方式面对危机。

(二)情绪情感状态

对戒毒人员情绪情感状态的评估一般从两方面展开,一是识别戒毒人员目前的情绪状态,二是评估其情绪的稳定性。

1. 情绪类别

心理危机中戒毒人员常见的情绪主要包括:(1)焦虑。焦虑是应激反应中最常出现的情绪反应,是个体对即将来临、可能会造成的危险或威胁所产生的紧张、不安、忧虑、烦恼等负面的复杂情绪状态。过度焦虑会使戒毒人员应对环境变化的能力下降,并且焦虑会有泛化的危险。(2)恐惧。恐惧是极度的焦虑反应,此时个体的意识和行为均会发生极大改变,同时伴随强烈的自主神经功能紊乱,行为的有效性几乎完全丧失。(3)抑郁。抑郁常常是个体面临无法应对的困境和严重后果时的情绪反应,个体会出现无助感和绝望感,对环境和自身的认知评价趋向消极,反过来又加重抑郁,由此形成恶性循环。抑郁的个体往往情绪低落、兴趣减退、活动减少,可能流露出自杀的念头,甚至已经有过自杀的行为。(4)愤怒。愤怒由感到不公平和无法接受的挫折引发,并多伴有攻击性行为。场所内戒毒人员多是因压抑愤怒而变得更敏感易怒,进而引发身心障碍。

咨询师可以围绕以下问题进行评估:(1)戒毒人员的情感反应是否提示他否认这种境遇或试图回避卷入其中?(2)对环境危机的情绪反应是正常的或协调一致的吗?(3)进行干预时,可向戒毒人员提问:你的感受如何?你是如何表达这种感受的?

2. 情绪稳定性

对戒毒人员情绪稳定性进行评估有两个主要因素:(1)危机的持续时间。持续时间涉及的是危机的时间框架。这是一个持续时间相对较短的、一次性的危机,还是一个长时间的、反复发作的危机?对一次性危机和慢性危机的评估和治疗方法是完全不同的。一次性危机干预的目标是恢复到危机前的平衡状态,以直接干预克服导致危机发生的单一事件或情境为主。慢性危机的干预目标是寻求社会支持资源,建立新的应对策略,通常需要长程治疗。(2)戒毒人员的情绪承受力。对戒毒人员情绪承受力的评估是要确定戒毒人员还剩余多少情绪应对能力,绝望感和无助感是情绪应对能力的重要指标。下列这些问题可以用于评估戒毒人员的情绪应对能力:(1)请告诉我你对目前状况的看法和感受;(2)你希望现在有怎样的感受?(3)在事情变得如此糟糕之前,你的感受是什么样的?(4)能否描述一下,这次危机过后,你的状况会是如何?

（三）行为表现

确认戒毒人员是否有行为退缩，孤立封闭自己，漠视他人关心和帮助，是否出现暴力倾向，责怪、恐吓或攻击他人、破坏物品、自伤自残等。还有的戒毒人员可能出现假适应现象，即表面上未受危机影响，提及危机时也表现出理性的态度，但实际是将悲伤、害怕、内疚、愤怒和受伤害的感觉压抑，这往往蕴含着更大危机，需要高度关注。咨询师还需关注戒毒人员是否出现心悸、失眠、多梦、早醒、食欲不振、头痛、呼吸困难等躯体反应。

（四）自杀风险

戒毒人员的自杀风险是评估的重要内容，评估应尽量在短时间内迅速作出，以便及时干预或抢救。一般可从危险因素和自杀线索两个方面收集、评价自杀的警示信号。

1. 危险因素

危险因素主要包括：(1)自杀意念和行为相关的病史。一个人，如果有过自杀的意念，或者甚至有自杀的行为，而没有成功，这个没有成功的行为，在很大程度上会降低他对自杀或死亡的恐惧。(2)心理创伤。个体曾有心理创伤，在特定的情况下，心理创伤有可能被触发。创伤会诱发个体的惊恐感，使个体无法冷静评估行为后果，进而导致冲动的行为；还有的个体会因创伤产生退缩行为，如果该创伤与人际交往有关会导致人际退缩和孤立。(3)长期的疾患。如个体有长期的抑郁，或者焦虑，或者精神病性症状，或者患有病程迁延、久治不愈的躯体疾病，就会造成高强度的痛苦或者绝望，自杀就成了个体结束痛苦的一个方式。(4)长期的自恨式形态。个体认为自己是他人的负担，可以通过自杀去帮助其他人。(5)关系丧失。对戒毒人员来说，如果面临人际关系丧失的危险，或面临亲密关系的丧失和破坏，都会提高自杀风险。

2. 自杀线索

自杀线索可以分为言语线索和行为线索。言语线索是指口头或书面的、直接或间接地表达自杀意图，如“为什么只剩下我一个人？”“如果我死了就好了”“活着真没有意思”等。行为线索是有关自杀的各种行为方式，如写遗书、将自己的东西分送他人，或近期风险行为变多等。咨询师和管理民警应尽可能捕捉和识别这些信号，当发现戒毒人员有自杀意图时，一定要进行正面询问，并对其想法表示理解和接纳，不要急于说服戒毒人员改变自己内心的感受。

（五）可利用资源

咨询师需要评估，戒毒人员过往是否有过成功应对类似危机的经历？当时是如何做的？他在康复过程中会面临哪些障碍？现在有哪些团体或个人能给予他支持？谁愿意关心和帮助他？

三、心理危机评估的常用方法

（一）访谈法

访谈法是咨询师通过面对面与戒毒人员交谈来了解其心理和行为的方法。

咨询师开展危机干预前，与戒毒人员面对面直接接触是极为必要的，这个初次访谈对之后工作同盟的建立也影响重大。访谈前，一般应事先通过访谈管组民警和熟悉访谈对象的其他戒毒人员、查阅戒毒人员档案，对访谈对象的情况进行了解。访谈伊始，民警应以戒毒人员当前的状态为切入点，调整自己的方法和谈话风格来适应戒毒人员。建立关系的同时，还要评估戒毒人员的认知状态、情绪情感状态，留心观察戒毒人员的动作、表情等非言语行为，看是否和戒毒人员的表达一致。怀疑戒毒人员有自杀风险时，应当直接询问其个人的自杀意向，但要避免批评、评价、指责。

面对不合作的戒毒人员，不要急于交谈，可以采取适当行动，让戒毒人员感受到咨询师的真诚和尊重。例如，在征得其同意的情况下，给他递水、提供食物，可以在操场上边散步边聊天。在他不愿交谈时，可以先处理情绪问题，介绍呼吸、冥想等方法，陪伴并指导其一起进行放松训练。

（二）心理测量法

咨询师使用标准化量表，对戒毒人员的认知、行为、情感等心理活动予以量化，依据量化的结果进行分析评价。施测时应尽量减少主观因素造成的误差，同时对量表特别是自陈式量表的解释应当谨慎，牢记量表只是辅助工具，不可盲目迷信。

常见的可用于心理危机干预评估的量表有：（1）迈尔（Myer）和威廉姆斯（Williams）的危机干预三维评估表（TAF）（见附录1），通过个体认知、情感和行为三个维度的功能水平，综合评估心理危机对个体的影响程度，有助于咨询师确定最为迫切的问题，并形成相应干预方案；（2）针对可能的症状使用对应的量表，如抑郁可采用抑郁自评量表（SDS）和汉密尔顿抑郁量表（HAMD），焦虑可使用焦虑自评量表（SAS）和汉密尔顿焦虑量表（HAMA），睡眠质量可使用匹兹堡睡眠质量指数量表（PSQI）；（3）还可以使用明尼苏达多相人格测验（MMPI），对个体的心理成熟性、多种适应障碍、人际关系等问题进行测查，为干预方案的制订提供依据；（4）应对方式问卷（CSQ）、特质应对方式问卷（TCSQ）可用于推测戒毒人员面对危机时的态度和行为特征；（5）社会支持评定量表（SSRS）可用于推测戒毒人员的社会支持系统。

四、团体评估

（一）行为量化法

行为量化法要求接受干预的团体成员观察自身某些不良行为出现的频率并作出记录，或者请与团体成员有关的戒毒人员或民警观察及记录，以评估不良行为是否有所改善。这种方法可以用于记录外显行为，也可以记录成员的情绪表现。

（二）标准化心理测量

使用信效度较高的心理测试量表对团体成员开展前后测、阶段性测量或跟踪性测量，比较成员测量得分的差异。

（三）自编调查问卷

由咨询师设计一系列有针对性的问题，供团体成员填写。问题可以是开放式的，也可以是封闭式的。

（四）主观报告法

通过团体成员的自我报告、领导者的工作日志、观察记录等主观报告评估团体的发展和效果。实践中，团体危机干预准备和初期多采用标准化心理测量和调查问卷来搜集信息、确定成员、设计目标和干预方案。

对团体危机干预的效果评估则是综合运用这四种方法。

第三节　戒毒人员心理危机干预的主要方法

戒毒场所心理危机干预工作应当把握“预防为先、预警及时、干预到位”的原则，通过心理危机干预组织体系的建立、心理危机干预知识的普及教育、三级预警及报告制度的建立、避免或减少所内戒毒人员出现心理危机，并及时、有效、稳妥地处置所内可能发生的各种心理危机事件，避免恶性事故发生，保障场所安全。

一、戒毒场所心理危机干预工作机制

（一）心理危机干预组织体系

戒毒场所应设立专门的心理危机干预小组负责心理危机干预工作的组织和实施。心理危机干预小组包括领导团队和执行团队。

1. 领导团队及功能

领导团队由分管管教工作的所领导担任组长，成员由办公室、管理科、教育科、生活卫生科、戒毒医疗中心、后勤保障大队、各管理大队等部门主要领导及心理矫治中心主任组成。领导团队负责指导和协调全所心理危机干预工作的开展，及时解决工作中的困难和问题，组织相关部门制订危机干预方案，协调场所内外各方面的关系，在危机事件来临时能协调各方面的力量实施干预方案等。

2. 执行团队及功能

心理危机干预工作小组的执行团队，其成员应该以心理矫治中心成员和大队心理辅导员为主，主要功能是对处于危机状态下的戒毒人员提供及时的帮助和干预。另外，执行团体中应该吸纳大量的非专业人员（戒毒医疗中心医生、大队民警等）参与，因为非专业人员可能是危机现场的第一时间发现人、报告人，也是管理者甚至是干预者。

（二）心理危机干预四级网络

为及早发现心理危机征兆，戒毒场所应建立戒毒人员心理互助员—大队—心理矫治中心—所部四级网络。(1)心理互助员或大队民警须密切关注所在大队戒毒人员的心理健康,发现可能出现心理危机的戒毒人员应当及时报告大队领导;(2)大队定期将早期预警对象和重点监测对象的心理状况报告心理矫治中心,发现有重大变化的人员和已经出现心理危机情形的人员即时报告;(3)心理矫治中心接到报告后,即时安排咨询师完成对戒毒人员的前期资料搜集、面谈和心理评估,经过会诊确认需开展危机干预后,心理矫治中心通知大队实施监管并向所部上报;(4)所部审批后,心理矫治中心根据大队汇报的情况,制定干预对策,向分管所领导报告,并协调相关部门落实干预措施。

(三)心理危机干预三级预警

1. 早期预警对象

应当将在心理测试和现实工作中筛查出有严重心理问题和心理缺陷的戒毒人员列为早期预警对象,予以重点关注。

2. 重点监测对象

应当将有严重心理问题和心理缺陷,且发生重大生活事件,可能诱发心理危机的戒毒人员列为重点监测对象,予以重点管控。

3. 即时干预对象

应当将已经出现心理危机情形的戒毒人员列为即时干预对象,予以心理干预。

(四)心理危机前的预防教育

心理矫治中心应当针对不同的对象安排不同的教育形式和内容。

1. 戒毒人员

通过心理健康教育课程、团体辅导、心理电影赏析等多种形式的活动,让戒毒人员了解心理危机、正确看待危机事件并掌握应对的基本技能、增强心理素质。这有助于他们在面临压力事件时更好地调整自己的心态,从而避免或是顺利度过心理危机,将心理危机的伤害降到最低。

2. 执行团队成员

执行团队中的非专业成员应当接受心理危机干预基本常识的培训,如危机发生的原因、预防措施、应对策略,心理危机干预对象的特征和监护措施等,便于他们在日常工作中及早发现可能的心理危机干预对象,并参与到心理危机干预工作中。专业成员应当接受心理危机干预的技术培训和演练。

二、戒毒场所心理危机干预的基本流程

咨询师必须在很短的时间内进行心理危机干预，包括防范自杀自伤风险、与戒毒人员建立信任的关系、共同找出合适有效的应对方法等，因此需要灵活使用不同的步骤及技巧，除了保证戒毒人员的安全是绝对优先事项以外，其他步骤的顺序都可以随机应变。本流程主要参考了吉利兰和詹姆斯（Gilliland & James，1988）提出的危机干预六步法。

（一）明确问题

咨询师应在24小时内完成与戒毒人员的第一次面对面接触。心理矫治的效果很大程度上取决于咨询师与戒毒人员是否建立起工作同盟。即使在危机的状态中，咨询师还是要控制自己的节奏，沉下心来倾听、共情，以真诚、接纳、尊重的态度建立良好的咨询关系。在建立关系的过程中，咨询师应当从戒毒人员的立场出发，不能在问题不明确的情况下就开始实施干预。咨询师需要全面了解戒毒人员遭遇的诱因或事件，迅速评估戒毒人员躯体和心理安全的致死性、危险程度、失去能动性的情况或严重性。

需要明确的问题包括：事情的经过如何？当前存在的主要问题是什么？必须首先解决什么问题？之后再处理的问题是什么？有无严重的躯体疾病或损伤？自杀或自伤的危险性有多高？是否需要家属或其他危机干预执行团队成员参与？这些信息可通过体检、访谈、心理测量或与戒毒人员有关的其他重要知情者接触来综合收集。

（二）保证戒毒人员的安全

处于心理危机之中的戒毒人员的核心需要是安全感。咨询师在危机干预过程中，要将保证戒毒人员的安全作为首要目标，将其对自己和对他人的生理和心理危险性降到最低。

咨询师需要通知大队，对危机干预的戒毒人员迅速进行布控，安排人员进行24小时陪伴，同时安排值班人员重点进行视频监控，还需对其寝室进行拉网式排查，查找安全隐患并及时予以纠正和消除。除了保障戒毒人员的生命安全之外，还需要让其具备基本的心理自我平衡。因此，在必要的情况下，对有精神

病性障碍急性症状、严重焦虑或抑郁的戒毒人员，需要通知医院介入，诊断是否使用药物。

咨询师在干预中应当及时提供关于危机事件、如何正确应对应激反应等的信息。例如，对遭遇配偶死亡的戒毒人员，咨询师在条件允许的情况下要主动提供戒毒人员所关心的准确信息，包括家中是谁主持葬礼等事宜，戒毒人员的子女目前由谁照顾，经济上、生活上还有谁能提供援助等。

在初次访谈时，咨询师要保证戒毒人员知道代替冲动和自我毁灭行动的解决方法和随时求助的渠道。例如，提供一个 24 小时接听的电话，告诉其冲动或无助的时候可以打电话联络。

（三）提供支持

咨询师要通过沟通与交流，尽可能地解决戒毒人员当前面临的情绪危机，使其情绪得到稳定。要通过语言、声调和躯体语言向戒毒人员表达，自己是其可靠的支持者，让他相信“无论如何，这里有一个人确实关心我”。不评判戒毒人员的行为，以关心的、积极的、接受的、不偏不倚的态度协助戒毒人员处理危机事件。采取鼓励和包容的态度引导戒毒人员宣泄情绪，适当通过轻拍身体、拥抱等方式增加其安全感。

（四）明确应对方案

危机干预的关键是要调动戒毒人员的积极性，挖掘戒毒人员的内在资源，鼓励他进行自我探索和改变。咨询师要站在戒毒人员的角度启发引导，帮助他认识、领悟自身的问题还有很多应对方式，运用开放式提问，鼓励他探索可以利用的解决方法、可以获得的社会支持、可以采取的应对机制、挖掘积极的思维方式。例如，可以与戒毒人员讨论：危机发生后，你做了什么来应对？你身边有哪些人愿意陪伴你、帮助你？过往你是否遇到过类似情境，那时采取了什么有效的办法？

需要注意的是，咨询师应当与戒毒人员合作，分析并制订应对方案，由戒毒人员选择自己能接受的、切实可行的、可操作的应对方案。咨询师不能将自己的选择强加于戒毒人员。

（五）制订计划

咨询师与戒毒人员需要共同参与制订计划，制订时要综合考虑当时的具体问题、戒毒人员的心理功能水平及需要、有关文化背景、社会生活习惯和家庭环境等多种因素。计划应切实可行，有助于解决问题。既要有清晰可行的短期计划，以帮助戒毒人员走出当前的危机；又要有一个长期的计划，促进其掌握更积极恰当的应对方式和长远发展。

（六）获得承诺

咨询师要引导戒毒人员保证自己会明确按照计划行事。咨询师可以让戒毒人员复述制订的计划，通过他的口头概述，咨询师可以把握他对计划的理解程度，也有利于强化他的承诺。如果戒毒人员对计划有些误解，咨询师需要进一步澄清。

（七）干预结束及随访

干预进行一段时间且基本实现干预目标后，就可以考虑进入干预结束阶段了。干预结束的时机，一般应在基本达到干预目标后，由双方商定，均认为可以结束为宜。在最后一次干预中，咨询师应为戒毒人员作一次全面的分析与总结，强调干预的要点，总结干预效果，充分肯定戒毒人员取得的进步及变化，帮助当事人内化所学的方法和经验，接受离别。干预工作结束一段时间后，咨询师还应面对面地向戒毒人员了解情况，检验干预效果，督促其积极成长，这是心理危机干预的一个重要步骤。

第四节　戒毒人员自杀的干预策略

自杀是典型的心理危机事件，也是一种复杂的社会现象。咨询师需要牢记心理危机干预的重点不是塑造人格，而是在短时期内帮助戒毒人员解除危机，保障场所安全。

自杀（suicide）是个体有意识地采用各种方法故意或自愿结束自己生命的行为。自杀是各类心理危机中后果最为严重的一类，一旦自杀成功，生命不可挽回，给场所其他戒毒人员也会造成极坏的影响。戒毒人员因为情绪控制和调节存在问题,容易因生活事件诱发过度情绪反应,甚至把微小的冲突看作严重事件。因此自杀危机的干预关键在于提早识别、及早干预。

一、自杀评估

准确的自杀评估是进行有效干预的前提。如果戒毒人员虽然表现出抑郁状态,但还没有自杀的想法,咨询师如果兴师动众地贸然干预容易引发他的反感。如果戒毒人员有了自杀的倾向,咨询师却没能及早发现、干预到位,会导致不可挽回的后果。评估一般采取心理测量和封闭式问题访谈方式,但因为常用量表多为自陈式量表,结果只能作为部分参考,实践中建议以访谈评估为主,这有助于增进咨访关系,发掘戒毒人员的资源及需要。咨询师应当保持中立的态度,使用共情的、非攻击性的陈述和询问开始评估。

知识链接 16－1①

自杀评估常用量表有自杀意念量表(Scale for Suicide Ideation,SSI)、贝克无望感问卷(Beck Hopelessness Scale,BHS)等。

访谈式评估可参考自杀风险评估工具(TASR),面询中存在下列因素与自杀风险有着最大的相关性:

最近的物质使用:最近一次吸毒是什么时候?是什么情况引发了这次吸毒?(针对新入所需要危机干预的戒毒人员询问)

1. 自杀意念:你曾经感觉到生活没有意义吗?你想过不再继续活下去吗?你曾经希望死去吗?你最近考虑过死亡的事情吗?(从一般性问题入手,慢慢深入,确认自杀意念出现的强度、频率、持续时间和持久性)

2. 自杀意图:你有没有产生了自杀的想法?(一旦戒毒人员表达了自杀意念,可以直接并详尽地询问其自杀意图和计划,自杀意图越强,风险越高)

3. 自杀计划:你有没有自杀或者自伤的计划?是否有具体的时间和地点?(戒毒人员计划越详细,风险越高)

4. 自杀方式:你有没有想到具体的自杀方法?(自杀的方法越详细具体,风险

---

① [加]Stan Kutcher,[加]Sonia Chehil:《自杀风险管理手册》,西英俊译,人民卫生出版社 2011 年版,第 51～72 页。

越高）

5. 过去的自杀行为：之前有没有尝试过自杀，有过这样的念头，或者有过这样的一个实际的行为？（曾经有过自杀的行动，现在实施自杀的可能性相对更高）

6. 支持系统：有没有社会支持系统？你的社会支持系统如何？（社会支持越薄弱的戒毒人员，风险相对更高）

二、自杀干预的策略

（一）耐心倾听

咨询师在面谈开始时必须马上建立起一种能够沟通及可信赖的关系，以真诚、耐心、温暖、理解、设身处地的态度倾听戒毒人员的叙述，引导他说出内心的感受、宣泄情绪，对他不评判不指责，积极探寻他的闪光点和生命中支持他活下去的力量，为后续的干预找到突破口。

（二）建立契约

自杀企图容易反复，为了保证戒毒人员的安全，咨询师有必要要求他签订一份书面的生存契约。在契约中戒毒人员要承诺不自杀，并写下自己出现自杀意图时的可实施的具体应对措施（如联系咨询师，寻求老乡的陪伴等）。咨询师同时给出一个联系方式，保证戒毒人员随时可以联系到自己，还应要求大队，确保戒毒人员 24 小时有人陪伴，不能单独一人。

（三）明确问题

一般来说，企图自杀的人在认知上存在一些非理性信念，即我无法逃避、我无法忍受、我无法终止这种状态。咨询师应当在戒毒人员情绪较为平静后，共同讨论，深入分析其自杀的根本原因，让他明白任何一种危机的影响都是有限的，学会用更为理性的信念对待危机。

（四）探索解决之道

戒毒人员如果把自杀当作一种解决问题的方法，咨询师应引导其把注意力转向对问题的讨论和解决上，帮助他认识到自杀不是唯一的方式，还有许多变通的应对方式可供选择。

（五）制订计划

协助戒毒人员选择最可取的方法并制订具体的未来计划，包括问题解决的先后顺序、解决方式、具体的时间安排、可利用的资源。在制订过程中，确保戒毒人员的参与性和自主性，让他有受到尊重和自我控制感。咨询师要对计划进行检查并评价。

三、自杀干预流程

（一）有自杀倾向的戒毒人员

干预流程包括：(1)及时上报。咨询师在筛查中发现戒毒人员异常后，第一时间通知所在大队心理辅导员或管理民警，告知可能存在的安全隐患，请他们协助了解戒毒人员当前的情绪状态、想法、行为表现等，并向心理矫治中心主任和大队主要领导汇报情况。(2)初步评估。咨询师查阅档案，结合大队搜集的信息，通过访谈、心理测量，对戒毒人员进行初步评估。在确认其有自杀倾向后，告知大队主要领导立即做好监护，排查可能的安全隐患并安排人员 24 小时看护；继而向分管所领导汇报。(3)心理干预。咨询师根据自杀干预的策略对戒毒人员进行干预。(4)持续关怀。咨询师在危机处理过程中和危机解除之后，都应积极主动关心戒毒人员的动态，与他保持联系。

（二）正在实施自杀行为的戒毒人员

干预流程包括：(1)及时汇报，有序处理。第一时间向相关领导汇报情况，迅速作出决策，依据预案安排危机处理事宜。(2)多方协助，终止危机。场所相关领导、大队民警、咨询师赶往危机现场，直接采取有效的干预措施，终止危机行为，抢救生命。(3)了解情况，通知家属。通过大队民警、其他戒毒人员收集戒毒人员自杀的信息资料。向家属语气平静地交代清楚戒毒人员的危机情况，给予适当心理安抚，保持联系。

（三）自杀未遂的戒毒人员

干预流程包括：(1)建立关系，心理评估。咨询师向大队民警了解情况，通过面谈与戒毒人员建立初步信任的关系，完成心理评估工作。(2)心理干预，持续关怀。咨询师指导大队民警、其他戒毒人员关注该戒毒人员的动态，根据自杀干预的策略开展干预工作。

(四)已发生的自杀事件

干预流程包括：(1)舆论引导，哀伤辅导。对与自杀戒毒人员有密切联系的室友、朋友，目睹过自杀现场或救援的戒毒人员、民警，迅速开展评估，依据评估结果展开团体哀伤辅导，对反应过激的戒毒人员进行个体咨询。关注自杀戒毒人员所在大队的其他人员，筛查出易感性高的人员，开展情绪调节团体训练。(2)认清职责，协助处理。咨询师应当配合场所危机干预执行团队对家属进行安抚工作。

四、自伤自残

自伤自残是个体企图用身体上的痛苦来应对内心痛苦的行为方式。因为自伤自残有可能导致自杀的结果，所以"自伤自残"一般按照自杀来对待。根据场所实践及部分已发表的研究(吴健平等，2007；闫立刚等，2016)成果来看，戒毒人员自伤自残的行为目的以逃避惩罚、引起场所重视和注意为主，方式以吞食异物为主。干预之初的首要任务是做好监护，确保戒毒人员的生命安全，开展医学治疗，以便进行有针对性的心理干预。

知识链接16－2①

紧急事件应激晤谈(Critical Incident Stress Debriefing，CISD)是一种系统的、通过交谈减轻压力的方法，是危机干预中经常采用的技术，常在灾难发生后24～48小时进行。通过公开讨论内心感受，提供支持和安慰，帮助当事人在心理上(认知上和感情上)消化创伤体验。在操作过程中，CISD一般分为六个阶段：介绍期、事实期、感受期、症状期、辅导期、恢复期，整个过程需2～3小时。如果是严重事件，要在数周内进行随访。

---

① 李功迎、张作记、戚厚兴、冯学泉：《紧急事件应激晤谈与危机干预》，载《中华行为医学与脑科学杂志》2009年第3期。

案例介绍

带着指南针和愿景前行——对一例离异诱发心理危机的个案干预

一、基本情况介绍

（一）一般资料

1. 基本情况

戒毒人员欧某，男，41 岁，某师范学校毕业，于 2015 年开始吸食麻果，2017 年 3 月被处强制隔离戒毒 2 年。

2. 家庭背景与社会关系

家中父亲去世，有母亲、一个弟弟、一个妹妹。母亲在省城打工，弟弟继承父亲衣钵在家乡当医生，妹妹在外省做生意，目前家庭成员关系淡薄。欧某在强制隔离戒毒前与妻子分居，10 岁的女儿目前由妻子抚养。社会主要关系以同事和社会朋友为主，另有两名女友保持联系。

3. 生活经历

自幼在县城长大。父母为人老实，父亲对其要求较严格。2000 年在某部队服役两年。退伍后，一段时间处于无业状态。因不满意当时的经济状况，决定去做长途运输司机。因与妻子感情不和，急迫想改变家庭经济状况挽回感情，多次在极度疲惫的状况下跑车，2008 ~ 2009 年非法参与运赃，服刑 7 个月，并结识了一批社会闲散人员。迫于生活压力和感情纠葛，开始吸食毒品以保持开车的精神状态，创造更多的经济收益，以此证明自己，缓解经济和家庭压力。

（二）求助理由

入所后，态度消极，情绪低落，对外界非常敏感，有偏激言行。易冲动、缺乏自制力。高血压偶发。注意力不集中，总是提不起精神。白天无精打采，晚上思维繁杂，因此常常失眠。对同寝室的戒毒人员都抱有怀疑态度，缺乏安全感。妻子来所提出离异时，用头撞墙并大喊不同意。

1. 主诉：从小父亲对其要求严格，父母对其心理上的关心较少。父亲去世后，对母亲和弟弟没有照顾好父亲有怨恨情绪。对自己存在严重的自责和悔恨心理。对父亲把衣钵传给弟弟这件事开始有埋怨和仇视心理。对妻子在戒毒期间提起离婚感到极度痛苦，现在感情复杂，思维混乱，情绪不稳定，经常失眠，影响正常生活。

2. 评估:MMPI 测试显示,欧某自我强度水平偏低,有轻微思维障碍,非常显著的神经质倾向,思想固执。SAS 标准分 52 分,SDS 标准分 60 分。综合说明欧某不稳定,外向,抑制能力差。自信好动,但有焦虑和抑郁状态。

3. 诊断:查阅医疗档案并向戒毒医疗中心和大队确认,未发现来访者有器质性病变导致的躯体疾病,排除精神病。过于自尊敏感,认知主观偏激。同时,根据欧某自述和现实表现,诊断欧某可能有人格偏执倾向。

二、操作步骤

根据欧某的现实表现和评估结果,欧某被迅速定位为大队重点人员进行布控,安排 3 人互监组进行 24 小时监督,同时安排夜间值班人进行员重点视频监控。大队民警对寝室内进行拉网式排查,发现安全隐患 12 处并及时予以纠正和消除,防止欧某继续出现自伤自残行为。

心理咨询师随即对欧某进行心理危机干预,根据其诉求确定了危机干预的目标。

1. 具体目标。找出产生情绪障碍的原因,消除抵触敌对情绪,改善人际关系,恢复正常生活。

2. 近期目标。提高认识能力,正确对待事物,将一些不理性认知调整为与现实相适应的理性认知。

3. 长期目标。在达到上述目标的基础上,重新自我定位,增强心理承受力,增强社会适应能力,提高应对挫折能力,促进心理健康和发展,达到人格完善。

(一)具体干预过程

1. 诊断评估与关系建立阶段

第 1、2 次干预

目的:了解基本情况,收集资料;建立咨访关系;进行评估与诊断,明确主要问题;了解本人的改变意愿,商定干预目标。

方法:摄入性会谈、心理测验法。

过程:

(1)了解欧某的基本情况;介绍咨询的有关事项与规定,双方的权利与义务等。在第 1 次咨询时约定如果来访者出现自伤自杀的冲动时,报告管组民警,电话联系咨询师。

(2)运用倾听、共情等技术建立关系,并保持真诚、尊重、热情、积极关注和温暖的咨询态度,营造温暖、接纳、安全的咨询氛围,促进来访者自我开放。

(3)进行摄入性会谈,收集相关资料,探询来访者的求助动机和改变意愿。

(4)进行心理测验,将心理测验结果反馈给来访者,并结合相关信息作出初步的评估和诊断。

(5)发现欧某的主要问题,与其协商制定咨询目标。

(6)针对欧某的紧张不安情绪和睡眠问题,教授简单的呼吸式放松训练的方法,帮助其缓解烦躁不安的情绪,改善睡眠。

(7)布置作业:让来访者按时练习放松训练的方法,并在烦躁不安时采用该方法进行自我放松,并定时运动。

2. 心理帮助阶段

第3~6次干预

目的:加深咨询关系;协助来访者宣泄负性情绪;介绍合理情绪疗法的ABC理论;寻找和确认求助者的不合理信念。

方法:空椅技术、合理情绪疗法、沙盘游戏治疗。

过程:

(1)反馈家庭作业,了解欧某的情绪状态和睡眠状况,欧某反应睡眠状况有所改善,烦闷不安的情绪稍有减少,但还是觉得自己状态不好。

(2)了解欧某近期状况,进一步通过倾听、共情等技术以及真诚、尊重、热情、积极关注的态度,巩固良好的咨询关系。

(3)在建立良好咨询关系的基础上,运用倾诉宣泄式的空椅技术,让来访者想象前妻坐在空椅上,协助来访者宣泄婚姻失败所带来的消极情绪。

(4)运用合理情绪疗法的基本理论模型(ABC理论),引导欧某认识到,他的不良情绪体验和躯体反应,源于他的不合理信念。欧某回忆过去半个月来,自己在什么情况下会出现不良情绪状态和不良躯体反应,写下有关离婚的各种想法,分别写出诱发事件A,不良情绪和行为症状C和二者之间的不合理信念B,并尝试解释为何自己有如此的观点,让欧某找出自己的一些不合理信念,如"妻子选择现在和我离婚,都怪我弟弟把我送进了戒毒所""那些看我笑话的人,我真想把他打个半死""我的婚姻失败都是戒毒所的原因""我父亲过世是我妈和我弟合谋的结果""弟弟把我送来戒毒所,我出去要找他算账"等。

(5)用沙盘游戏治疗,欧某与咨询师的语言交流很少,咨询师更多的是通过沙盘来感受他的情绪以及其内在的创伤,透过欧某摆沙盘的动作、过程和关键沙具的象征意象,与欧某找到他的心理创伤的关键所在:与家人关系上的矛盾以及婚姻失败的打击。在借由沙盘以及咨询师的陪伴与积极关注构建出的这一接纳、包容、安全的空间内，欧某内心的痛苦情绪得到了有效的表达和释放。

第7～9次干预

目的：引导来访者与不合理信念进行辩论，帮助其修正或放弃原本的不合理信念；协助来访者建立新的合理信念，促使来访者不良情绪和行为症状的减轻或消除。

方法：合理情绪疗法、沙盘游戏治疗。

过程：

（1）欧某在沙盘游戏治疗中情绪得到表达和释放的同时，也有了转变，并在后几次沙盘游戏治疗中有很好的展现，虽然还有枯树枝、骷髅头、棺材（沙盘的右下角）等沙具，但出现了具有生命力象征的鲜花、绿树以及水晶，这些象征生命力的新元素出现在沙盘的左上角。茹思·安曼认为，沙盘的左上角代表了更为内在的、无意识的方向与力量。并且，欧某把自己的沙盘命名为“倒塌和重建”，欧某在治疗中的积极力量出现，也可以看作固有的内在转化力量。

（2）引导欧某与不合理信念进行辩论。首先帮助他认识到自己的信念中存在以偏概全、糟糕至极和绝对化等特点，然后启发他思考自己该如何改变才能改善现状，逐步引导其以合理信念修正或代替不合理信念，如“妻子和我离婚，主要是我和妻子之间的问题”“其实有些事情都是我以为的”“弟弟和我一样，都为爸爸的去世很伤心”等，进而缓解他的不良情绪状态和行为后果。

（3）布置家庭作业：继续思考自己的不合理信念，并与之辩论，逐步建立新的合理信念；关注自己积极的一面，回忆自己做得成功的事情，记下自己的优点，每天赞赏自己的优点。

3.结束与巩固阶段

第10～12次干预

目的：进一步摆脱不合理信念，巩固效果；结束危机干预。

方法：合理情绪疗法、沙盘游戏治疗、心理测验法。

过程：

（1）家庭作业反馈，肯定欧某所做的努力。

（2）回顾咨询过程，让欧某看到自己的积极变化，鼓励他将咨询中习得的认知调整法迁移到生活的其他方面。

（3）教授欧某一些情绪调节和人际交往上的技巧指导。

(4)后期欧某把沙盘命名为“宇宙”。这三次沙盘的区别仅在于,第一次使用的是干沙,后两次是湿沙,前两次使用黑白石子做装饰,最后一次使用彩色水晶做装饰。但这三次沙盘的整体感觉是相同的:平静、安宁、完整、和谐。根据 ARAS 在《象征之书》中的描述,螺旋形意象上有很强的动感,是一种动态的意象,是活力、生命力和宇宙的一种象征(螺旋形意象的几个典型意象包括海螺、DNA 模型及宇宙星云)。欧某的“宇宙”沙盘完全符合 ARAS 一书中提到的螺旋形意象。可以说这是一个治愈的信号,也是典型的自性原型的表达。沙画所呈现出来的意象和沙盘的整体氛围,展示了欧某平和的内心、对自我的探索和成长的力量。可以说,治愈并非只有创伤心理得以疗愈这一种形式,如果他的心理活力增加且能从创伤性体验中出离,也可看作治愈的一种表现。

(5)SAS 和 SDS 心理测验再测:标准分分别为 45 和 42。

(6)评估咨询效果,结束咨询。

(二)干预效果评估

1. 求助者的评估

经过咨询,欧某的睡眠质量有所改善,烦躁不安的情绪得到缓解,心情放松较愉悦;欧某的生产、生活状态恢复正常;对自己婚姻失败问题的看法合理,自我评价有所改变。

欧某自述“心情好很多呢,同伴都觉得我不再紧绷着脸了,即使有时候情绪不好,也能自己调节过来……”“不会天天想前妻的事情了,我想慢慢地,我能放下……”“感觉睡眠状况好很多了,入睡也快些了,白天也精神许多,也不怎么烦躁了……”“我看同伴每天积极上进,我也要努力了……”“我有信心戒毒了”。

2. 心理测验评估

SAS 测验所得标准分从 52 分降到了 45 分,SDS 测验所得标准分从 60 分降到了 42 分,说明抑郁、焦虑情绪基本消失或减轻。

3. 咨询师的评估

经过咨询过程中的观察和回访,发现欧某能够恢复稳定情绪的状态,食欲和睡眠有所改善;言谈间的不合理信念减少,认知偏差有所调整;可以积极地投入生活中,咨询的近期目标基本已经达到。

三、案例小结与反思

在本案例中,咨询师一直保持真诚、尊重、热情、积极关注和温暖的咨询态度,努力营造温暖、接纳、安全的咨询氛围,与来访者建立了良好的咨询关系,获取了有力的信息,较全面地了解了欧某的情况,也为成功干预奠定了基础。咨询师在进行干预之初,并没有确定使用哪些方法和技术,在与欧某的交流中,根据情绪问题制订计划,以沙盘、空椅、合理情绪疗法等的组合拳开展干预。

本案例中欧某的主动性和求助意愿强,有较好的理解和领悟力,善于自省。干预初期,开展放松训练和运动有效地帮助欧某稳定了自身情绪。咨询师利用空椅技术帮助其宣泄不良情绪,利用沙盘游戏协助打破欧某的心理防御,温柔地探索、整合内心的创伤。在稳定情绪的基础上,找出来访者的不合理信念,通过合理情绪疗法改变了欧某的不合理信念,最终实现了咨询的近期目标。

■ 复习思考题

1. 举例说明戒毒人员心理危机的影响因素和特点。
2. 简述场所心理危机干预的原则和基本流程。
3. 简述心理危机干预评估的原则、内容和方法。
4. 简述如何对有自杀风险的戒毒人员进行识别、评估和干预。
5. 简述戒毒人员心理危机干预工作的组织与四级网络。
6. 简述戒毒人员心理危机的不同状态及干预流程和干预结束后的处理。

■ 本章主要参考文献

1. 孟青姝:《严重事件应激晤谈在伤医事件心理干预的应用》,载《医学信息:医学与计算机应用》2016 年第 25 期。
2. 张波、季鑫:《基于支持性心理治疗理论的学生疫情心理干预》,载《中学政治教学参考》2020 年第 12 期。
3. 颜农秋:《当事人中心疗法本土化之可行性研究》,载《佛山科学技术学院学报(社会科学版)》2001 年第 3 期。
4. 孙来花、杨爱君:《放松疗法在焦虑症护理中的观察研究》,载《健康之友》2021 年第 18 期。
5. 杨丹丹、于晓宇、邓伟、宋玉英:《绘画疗法在大学生心理干预中的应用探析》,载《现代交际》2016 年第 8 期。
6. 邹方勤:《国内近十年焦点解决短期治疗研究文献综述》,载《科教导刊:电子版》2021 年第 3 期。

第十七章　戒毒人员心理矫治效果评估

本章摘要

戒毒人员心理矫治效果评估不仅有利于维护戒毒场所的安全稳定，而且有利于戒毒人员的心理健康，促进提升心理矫治效果。通过本章学习，了解戒毒人员心理矫治效果评估的概念，理解戒毒人员心理矫治效果评估的意义和特点，领会其评估的原则、标准等相关要素；能够掌握个体与团体心理矫治效果评估的基本程序与方法，并能综合应用各种手段进行戒毒人员心理矫治效果的评估。

重点问题

本章的重点是戒毒人员心理矫治效果评估的特点、原则、标准，应用评估方法进行评估，掌握个体与团体心理矫治效果评估的基本程序与方法，综合应用各种手段进行戒毒人员心理矫治效果的评估。

第一节　戒毒人员心理矫治效果评估概述

戒毒人员心理矫治的一个基本理念是戒毒人员通过与戒毒场所咨询师的互动后会在某些方面发生变化，且期望这种变化是积极有利的。但问题在于如何反映这种变化，并加以分析，从而判断心理矫治的效果，这就是心理矫治的效果评价问题。

一、心理矫治效果评估的概念

戒毒人员心理矫治效果评估就是根据戒毒场所开展心理矫治工作的目标和要求，按照一定的评估标准，采用一定的评估方法，对经过一定阶段心理矫治的戒毒人员是否达到预期的矫治目标和要求所作的鉴定与判断。

戒毒人员心理矫治效果评估的对象是戒毒场所里接受心理矫治的戒毒人员。

从戒毒人员的角度来看,通常是因为各种心理问题来寻求心理矫治。场所内的戒毒人员主要是因为吸食毒品以及生活中造成的一些心理问题前来求助,就心理矫治而言,经过一段时间的矫治,他感到对毒品有了新的更客观、更理性的认识,对毒品的渴求度明显降低了,这说明矫治有了效果;假如该戒毒人员可能同时还有些其他的问题,如人际关系不好,在矫治的过程中,咨询师会关注此问题,通过一定的手段或方法,进行心理咨询与治疗,戒毒人员的人际关系越来越和谐了;或者他身边的人感觉他脾气越来越好了、情绪渐渐稳定了、说话通情达理了;咨询师还会观察到其他内容,如通过矫治,这个人控制自我行为的自我效能感提高了,正能量提升了或者对生活的自我满意度提高了等,这些都是心理矫治效果的范畴。

二、心理矫治效果评估的作用与局限

(一)心理矫治效果评估的作用

1. 有利于戒毒场所的安全稳定

戒毒人员有一定比例的人存在心理障碍或心理问题,在戒治活动中可能存在这样或那样的行为问题,有的人行为可能存在一定的危险性。在对其进行心理矫治时,准确有效地评估心理矫治的效果,有利于做好各项工作并对其行为有一定的预测,消除危险隐患,有利于场所的安全稳定。

2. 有利于戒毒人员的心理健康

戒毒场所开展所有工作的出发点,是以建设和谐社会为目标,以人为本,注重人的全面发展,若能够准确有效地评估心理矫治开展的效果,将有利于逐步完成戒毒人员人格社会化,尽快融入社会、提升其心理健康,更好地发展自我。

3. 有利于当地社会的健康发展

一个吸毒人员影响一个家庭,每个家庭的情况会涉及当地一个社区的健康发展。戒毒人员在戒毒之前,往往对家庭的亲情、经济、子女教育、当地的违法犯罪等情况都有或多或少的影响。心理矫治又是戒治戒毒人员的主要方法之一,如果我们能够整合利用各种社会资源,对戒毒人员开展心理矫治并有效准确地评估心理矫治的效果,将有利于推动戒毒工作健康深入的发展,为保障当地经济社会的全面发展和稳定做出积极的贡献。

（二）心理矫治效果评估的局限

根据前面心理矫治效果评估的含义，如果某个戒毒人员经过一段时间的心理矫治，用 SCL－90 量表再次测验，发现其情绪方面情况，如焦虑水平从 3.7 降为 2.3、敌对因子分从 3.1 降为 2.0，我们可以说心理矫治有了效果。但问题是心理矫治效果评估的项目不是所有的都可以用量表测量进行量化的，因此就必然存在评估的局限。

1. 心理矫治效果评估全面量化有局限

就心理矫治咨询的效果而言，其评估的价值很高，但是由于科学方法的局限，不能把咨询效果的各方面都量化到，故很难全面地了解其效果。作为研究者常常受研究方法的局限，需要通过标准化的测量评估效果，就目前的情况来说这些工作的完整性还有待进一步提高；作为在戒毒行业的咨询师，都会有自己的观察，对某一戒毒人员的进步以及他的心理健康水平的提高等有一些衡量办法，这些在经验层面上存在量化的不足等。所以作为咨询师，要有很好的观察角度，多让自己去思考、反思，记录来访戒毒人员在哪些方面有进步。

2. 心理矫治效果的准确表述有局限

从理想的角度来说，心理矫治的效果很难表述清楚。然而，至今所积累的研究证据还是能说明心理矫治的有效性的。Luborsky 等人在 1975 年回顾了大量已发表的文献，研究出包括行为疗法、心理动力学疗法等，试图从另外一个角度评价心理咨询。结果发现，所有的疗法均能起作用，但它们对不同的心理问题所起的作用不同。例如，行为主义疗法比中心疗法更适用于治疗恐惧症，对心身疾病最有效的方法则是心理动力学疗法加药物。为此，寻求某种矫治方法所对应的适应证或某种问题的最佳解决方法，是许多心理咨询师努力的目标，也是提高矫治效果的重要保证。但目前还没有发现哪一种方法总是优于其他的方法，即使所有的心理矫治方法加起来，再配以一流的心理矫治专家，也总会有些问题难以解决。

英国的 Brook 曾指出，通常决定咨询效果的主要是各种原理和方法的共同功能，而不是它们不同的内容。这些共同功能使来访者摆脱孤立感，重新燃起希望之火，所以，如果一个咨询师的方法不能使来访者获益，不一定是理论、方法的过错，有可能是来访者不能适应咨询师所采取的方法或咨询师应用的方法不当所致。不同的咨询方法有其适应证，寻求某种方法所对应的适应证或某种问题的最佳解决方法才是努力的目标,只有根据具体的来访者和问题,慎重地选用最适合的方法,心理矫治才能发挥最大作用。

3. 心理矫治效果的评估受诸多因素影响

心理矫治效果的评估,受咨询师自身的能力、方法以及其当时的心态、与被评估者关系等因素的影响。对戒毒人员来说,经过咨询师一段时间的矫治后,该戒毒人员在情绪、睡眠、饮食等方面有了一定程度的改善。此时对其评估,如果该戒毒人员与咨询师建立了很好的关系,他可能对心理矫治效果有一定程度的夸大,描述各项症状改善可能会大于实际的效果;如果双方关系不理想,戒毒人员在描述各项症状的改善可能会低于实际的效果,而被矫治者的主观感受又是很重要的指标,这就难免给心理矫治效果评估造成误差。

此外,在进行评估时,双方各自的心理状态(是否有干扰因素等)、评估场所的环境(如温度、安静、嘈杂等)、效果评估工作者的水平、对评估工具选择的喜好、沟通能力、对数据的处理能力等,这些都有可能影响评估的结论。

为了尽可能地减少对心理矫治效果评估的不利影响,正确反映心理矫治的真正效果,常常通过以下机制起作用:宣泄疏导来访者的情感,缓解情绪压力;鼓励来访者倾诉内心痛苦并进行针对性的指导;探寻来访者的潜意识并使来访者领悟;协助来访者改进认知结构,学会合理思维;通过学习与训练建立积极、合理、有效的行为模式等。

(1)咨询师与来访者之间建立和谐、信任的咨询关系,这是最基本的共同特点。Storr 把这种关系称为人际交往的专业关系。

(2)来访者求助动机的强烈态度,自己探索改变的信心和自觉性。Bergin 和 Lambert 指出,来访者的咨询动机,是影响咨询效果的最大变量。

(3)有一套双方都相信的理论和方法。Beitman 认为,最重要的并不在于如何精确无误地发现来访者的问题,而是如何对问题做合乎逻辑的解释。

(4)咨询师本身的特征。准确的共情、不求报偿的热情以及诚恳的态度、丰富的理论基础、娴熟的咨询技巧对取得积极的咨询效果是很重要的。对来访者的调查表明,他们强调咨询师应该是善于理解人、接纳人的朋友,是乐于助人、令人信赖的人,同慈祥、善良的形象相比,技术手段就显得次要了。

(5)促进来访者的认知改变、情绪调节和行为改善。一切咨询的最终目的都在于启发来访者的自我意识改变和激发应变能力,大多数学派承认这是一个基本要领。虽然各种学派、方法在理论上存在较大分歧,立足于自己的某一点,然而实践中所有产生良好效果的方法,从广义上讲,都是注重行为,以来访者为中心,有心理分析,又合乎人性,并把来访者视为一个整体。

三、心理矫治效果评估的注意事项

(一)戒毒人员的感觉影响

在评价心理矫治效果时,会遇到许多不同的条件和复杂情况,由此造成对矫治效果的误差。比如,有的戒毒人员在矫治之前,常认为自己的问题很严重,希望得到帮助。随着矫治的进行,当他感知到咨询师的方法已经使用得差不多或者对咨询师的能力产生怀疑,不愿再进行心理矫治时,他就可能说自己感觉好多了,道别再见,这很难反映出真实的矫治效果。

(二)戒毒人员选择的方法影响

在咨询师方面,也可能存在一些影响因素,因为矫治效果标准取决于各矫治流派的不同理论。精神分析学派将疗效部分地定义为:能够在意识领域内体验到原先是潜意识的感受和思想。行为主义学派则是:设法克服由特定境遇引起的状态,他们感兴趣的不是潜意识与意识体验的关系。

(三)受外界因素的影响

在心理矫治过程中双方的交互作用是不停顿的,他们之间的关系对心理矫治产生的后果也是连续的,戒毒人员在接受心理矫治的同时,也可能接受其他人的帮助,这就给评定矫治效果带来了另一个难题。矫治进程中的进步,或许是受益于其他人的帮助,或者是因为生活处境的改善,这种改善,也可能是心理矫治转变了戒毒人员的态度和行为的结果。因此,确定矫治效果产生的原因就变得很复杂了。

四、心理矫治效果评估的标准

(一)评估标准的含义

评估标准,又称评判标准,是指人们在评价活动中应用于对象的价值尺度和界限。评价的客观性因素是评价标准具有科学性的重要依据,是指相对于评价准则所规定的方面,所确定的优良程度的要求,它是事物质变过程中量的规定性。

评估标准是评估活动方案的核心部分，是人们价值认识的反映，它表明人们重视什么、忽视什么，具有引导被评估者向何处努力的作用。

（二）评估的原则

为了使指标体系科学化、规范化，在构建指标体系时应遵循以下原则。

1. 系统性原则

各指标之间要有一定的逻辑关系，不但要从不同的侧面反映各子系统的主要特征和状态，而且还要反映各子系统之间的内在联系。每一个子系统由一组指标构成，各指标之间相互独立，又彼此联系，共同构成一个有机统一体。指标体系的构建具有层次性，自上而下，从宏观到微观层层深入，形成一个不可分割的评价体系。

2. 真实性原则

评估的结果依赖收集的信息，收集的信息应尽可能准确反映某方面变化的综合特征，即信息来源的真实性。

3. 动态性原则

矫治效果需要通过一定时间尺度的指标才能反映出来。因此，指标的选择要充分考虑到动态的变化特点，应该收集若干方面的变化数值。

4. 科学性原则

在各指标选择上，特别注意目标的一致性，指标体系的构建是为最终效果服务的，指标选取的计算量度和计算方法必须一致，各指标尽量简单明了、微观性强、便于收集，各指标应该具有很强的现实可操作性和可比性。而且，选择指标时也要考虑能否进行定量处理，以便进行数学计算和分析。

（三）心理矫治效果评估标准的分类

衡量戒毒人员心理矫治效果的标准，可以从共同标准与分类标准两个方面进行。

1. 共同标准

戒毒人员对毒品依赖的心理结构是否发生了良性转化，拒毒的心理结构是否已经建立；戒毒人员的心理问题、人格障碍、性心理障碍及其他精神疾患是否得到有效的矫治，是否恢复了心理平衡；戒毒人员是否具备适应社会的心理素质与知识技能。

2. 分类标准

这是衡量不同戒治阶段(类型、性别、年龄、疾病等)的戒毒人员心理矫治质量的具体标准。其主要是针对在不同区(期)戒毒人员心理矫治效果评估标准。

第二节　戒毒人员心理矫治效果评估的方法

20世纪90年代后,多元评价开始占主导地位,效果评价的特点是咨询师、当事人、家属、亲友、同事等都可以作为评价者,评价当事人各方面的具体变化;认为变化是双向的(变好或变坏)、多维的和不稳定的,评价方法与实际症状有密切联系。但问题在于研究者使用不同的量表,评价标准并不相同。

一、心理矫治效果评估的方法

"心理评估是以心理学的技术、方法和工具为主获得信息,对个体的心理状态、行为等心理现象作全面、系统和深入的客观描述、分类、鉴别与诊断的过程。"通过分析确定问题的性质、名称和严重程度;通过假设和验证,确定影响戒毒人员心理健康的相关因素,是评估问题的主要目的。所以,评估问题既影响着心理矫治目标的最终确立,也影响着矫治策略的选择与实施。

心理评估的基本方法是各门学科都常用的方法,包括观察法、访谈法、测量法、情境实验法、跟踪调查法等。

(一)观察法

观察是一种有目的、有计划、比较持久的知觉活动。观察法是咨询师通过感官或借助科学的观察仪器与装置,对戒毒人员的行为和活动进行系统的观察,以取得第一手资料的实践活动。观察常与思考紧密联系。观察的内容包括外表、行为、语言特点、思维内容、认知功能、情绪等。

观察时必须尊重人性,遵守法律和道德原则,不能伤害到被观察者。应注意客观地观察,不干预被观察对象,让事件自然而然地发生(危机事件则应警惕,谨防不良后果发生)。应尽量从多方面、多角度、不同层次进行观察,搜集翔实可靠的第一手资料。密切注意各种细节,不遗漏偶然事件,详细做好观察记录;积极开动脑筋思考,加强与理论的联系,用理论指导观察。

通过观察获得的资料比较客观、真实,能够真实地反映戒毒人员个体及群体的心理现象。资料越多越翔实,供分析、推理、验证的功能越强大,如果利用大数据进行分析就越能由表及里、由感性到理性,结论就越科学。

实施观察法应注意的几点。

1. 明确观察主题,选择观察对象

戒毒人员心理矫治的效果如何,就要根据不同区(期)的戒毒人员心理矫治开展的目的,确定观察此时此阶段的戒毒人员的心理、行为、习艺劳动、康复等评估内容。在选定观察主题的同时,也基本上确定了观察对象。因为问题的选择和确立必须考虑到在某一特定的情境下观察者能否进行自然观察。从观察者和观察对象的数量关系角度可以分为多对一观察、一对一观察、一对多观察和多对多观察等。无论哪一种观察方式观察者都应该确保收集到观察对象的某些特征,能把他从背景人群中有效地分离出来而不至于迷失目标。在多对多观察时更应该提前将观察对象分配给观察者,以免对象遗漏或者被忽略,从而影响评估。

2. 制订观察计划

在观察计划中要根据观察主题明确观察内容、重点、范围,收集的材料,观察的次数,观察的时间,所用器材;选择合适的途径和方法,制定哪些表格以及填写的要求等。

3. 做好观察准备

观察准备是否充分,往往影响观察的成效,只有充分的观察准备,才有可能准确地收集观察材料。

4. 按照计划进入现场实施观察并做好记录

进入现场要注意两点,第一是选好观察位置,有较好的角度和光线以保证观察有效、全面、精确;第二是不惊扰观察对象,以免使被观察者产生戒备心理。实施观察要注意看、听、问、思、记等互相配合,达到最佳效果。

5. 整理与分析观察资料

对观察记录的材料要加以整理和分析,准备下一步撰写研究报告。检查材料是否充分,特别核实是否有遗漏或错误,以便及时补充和修正。

6. 提出观点并撰写研究报告

根据对观察资料的分析研究,提出自己的认识,并加以理论的论证,最后撰写成研究报告。

（二）访谈法

访谈法，是指通过咨询师和戒毒人员面对面的交谈来了解戒毒人员的心理和行为的心理学基本工作方法。因研究问题的性质、目的或对象的不同，访谈法具有不同的形式。摄入性会谈是收集资料常用的方法，通过以问题为中心的会谈，了解背景资料、健康状况、戒毒状况和家庭状况，以及来访者当前的感受、状态、戒治动机和期望等。

访谈的注意事项如下。

1. 建立良好关系

如果咨询师与被访谈的戒毒人员建立了良好的关系会使戒毒人员感到安全、温暖，值得信赖，有利于提高其开放程度，戒毒人员才能放下防御，敞开心扉，将内心真实的想法和感受表达出来，因而访谈者应尊重、真诚、积极关注戒毒人员。

2. 确定谈话主题

访谈的主题应根据心理矫治的目的不同而不同，以收集资料为中心。往往需要了解其家族史、戒治动机、人格水平、社会支持系统（家人、亲戚、朋友）等，以及从第一次心理矫治到现在，心理与行为的变化与发展等。心理矫治后期重点了解其不良行为矫正情况、不合理认知观念并构建合理的认知观念情况等。

3. 认真仔细倾听

倾听是指在接纳戒毒人员现状的基础上积极关注、认真倾听、及时回应。倾听时我们应注意应用澄清、释义、情感反应、总结等技术。通过一次或几次访谈的总结可以从单个信息源到对事件的综合解读、再到对被访谈戒毒人员人格特征、行为模式、防御机制甚至关系模式的把握，对其进行更深入更本质的认识。

4. 态度保持中立

咨询师与戒毒人员在谈话时注意持非评判性态度，尊重并接纳被访谈戒毒人员当下的人格状况、认知水平、价值观念、行为模式等，而不是去批判、改变，让其拥有自主的探索和自由的行动。

（三）测量法

1. 生理指标的测量

生理是心理的物质基础，心理又影响生理的反应。内在心理一般通过外在情绪、行为或体征表达。身体方面生理指标的采集，能够获取戒毒人员目前的生理的相关信息，对戒毒人员的生理状况作出评估和诊断。不敢表达的东西被压抑下来后并没有消失，会寻求转换表达，这就是躯体化。情感是人们对所接触的事物生理反应的自然流露。人的情感一旦产生，它将唤起各种生理反应，如呼吸、心脏、血管、肠胃、内分泌等都开始工作，并通过皮肤电压、血压、心跳、腺体分泌等生理指标表现出来，它们是最原始、最简单、最直接的，因而可以通过对生理指标的测查推断心理状况。如对戒毒人员脑电、肌电等生理信息的前后对比，可以在一定程度上了解戒毒人员机体或脑功能等的康复情况，可以从另一个角度反映心理矫治的效果。

2. 心理测量法

开展心理矫治工作，无疑需要通过心理测量的前后对比情况了解心理矫治的效果，心理测量包括相关的情绪、戒毒动机、戒毒信心、人格测验、心理健康水平和拒毒能力测验等。

（四）情境实验法

该方法即针对不同区（期）戒毒人员的戒毒动机、拒毒心理，在自然状态下设置一定的实验情境，根据戒毒人员对情境刺激的反应，评估其对实验情境的反应表现以及反应的程度，从而了解其心理矫治的效果与程度。

（五）跟踪调查法

该方法是针对出所回归的戒毒人员进行定期的跟踪回访，根据他们出所后的表现和复吸率的高低等心理健康、生活状况等方面的表现来评估矫治质量。

二、心理矫治效果评估的工具

一般来说，每个戒毒人员心理矫治的问题是不一样的，有的可能主要通过我们前面讲到的观察法、访谈法等，从不同的角度进行前后对比即可，不需要采用什么评估工具也可以评估其大致的矫治效果。当然精确的、量化的评估效果更好，因此采用一些评估工具是必要的。

（一）评估工具的来源

目前而言，我们研究发现，心理矫治效果评估主要还是以引用国外的测试量表为主，如常用的 SCL－90、SAS、SDS、16PF、EPQ 等，但近年来我们本土化的自编量表也越来越多了,如某某(毒品名)渴求问卷、戒毒意愿量表等。

知识链接 17-1

戒毒人员渴求感强度评估表

姓名:______,年龄:____岁,性别:□男　□女,婚姻:□未婚　□已婚　□离异
初次吸毒年龄:____岁,吸毒年限:____年,戒毒次数:____次,文化程度:______

【指导语】请仔细阅读每一条内容,然后根据最近一个月以内的实际感觉,选择最合适的答案,在方格内画一个钩,如"√",请不要漏掉问题(多数不符合=有点符合)。

状　况	没有或几乎没有	有时	经常	总是或几乎总是
你平时是否储备一些毒品以备用?				
你是否在早晨醒来以后2小时内就要吸毒?				
你是否通过吸毒来缓解周身的不适?				
你是否每天在一定时间内吸毒?				
醒后的第一件事情是否就是吸毒?				
你是否总想着吸毒这件事情?				
你是否把吸毒视为第一需要?				
你吸毒的想法是否十分强烈,无法控制?				
你每天的活动是否总是围绕如何得到毒品?				

(二)评估工具的分类

根据评估工具的功能分有:(1)心理健康水平测试,如症状自评量表SCL-90等;(2)情绪评定量表,如焦虑自评量表(SAS)、抑郁自评量表(SDS)等;(3)人格特征测试,如艾森克个性测验量表(EPQ)、卡特尔16项人格因素评定量表(16PF)、明尼苏达多项人格问卷(MMPI)或其他量表等;(4)拒毒能力测试,如《某

某(毒品名)渴求问卷》等;(5)生物反馈测试,如"心理应激反应反馈测试"等;(6)常用应激源量表,如生活事件量表(LES)、社会支持评定量表(SSRS)、婚姻质量量表、应对方式问卷(CSQ)等;(7)戒毒动机测试,如戒毒动机问卷等;(8)体能康复测试,如体能康复检测问卷(分期分区)等;(9)行为矫治及习艺康复测试,如行为矫治及习艺康复训练考核(分期分区)等;(10)其他测试,如自尊量表(SES)、成瘾自评量表、强迫量表等。如果涉精神科的问题,咨询师还可能会用到简明精神病评定量表(BPRS)、贝克—拉范森躁狂量表(BRMS)等(或与专业人员会诊)。

从现实中的使用率来看,相对使用较多的量表有:《症状自评量表(SCL-90)》《焦虑自评量表(SAS)》《抑郁自评量表(SDS)》《汉密尔顿抑郁量表(HAMD)》《汉密尔顿焦虑量表(HAMA)》《家庭亲密度量表》《艾森克人格量表(EPQ)》《自尊量表(SES)》《状态—特质焦虑量表》《社交回避与痛苦量表》《耶鲁布朗强迫症状量表 Y-BOCS》《生活质量核心问卷 QLQ-C30(2.0)》等。

以上所述的心理矫治效果评估的工具,并未包含全部,只是我们列出的众多工具中的冰山一角,并且随着社会的发展,新的评估工具还会大量出现,而且层出不穷。

当今科技的发展日新月异,互联网让大千世界变成了"地球村",科技改变了生活,也影响了各行各业。在心理矫治效果评估的手段方面,人工智能、大数据等也渗入其中。

目前人工智能、大数据可以为心理矫治效果评估提供以下方面的服务:(1)通过构建心理咨询效果评估模型,从咨询时长、咨询师与来访者的对话内容、咨询师与来访者的情感状况、咨询师与来访者的咨询体验等维度对每一次咨询过程进行分析,评估咨询效果,分析咨询不足,提出改进建议,为后续改进咨询方式,提升咨询效果提供帮助;(2)基于大数据技术为来访者进行画像,让咨询师能够更加全面直观地掌握来访者的基本信息,为制订心理矫治目标和方案提供帮助;(3)心理矫治过程中获取的相关数据可以通过技术手段将其转化为有价值的信息,并将信息在不同的咨询师间共享,通过信息共享,咨询师可以参考其他同行的矫治案例,提升自己的咨询水平;(4)通过构建心理矫治信息共享库,可以获取当前社会心理问题产生的主要原因,然后评估影响范围与程度,预测心理问题的发展趋势等;(5)通过积累大量的矫治案例,结合心理咨询与治疗的专业知识,构建属于司法行政心理矫治机构的知识库,辅助心理矫治工作。同时基于知识库,咨询师能够快速查找对应的历史案例,获取案例的背景、过程、结果、总结等信息,然后基于案例设计针对新的矫治对象的解决方案,可以更加高效地完成矫治工作,帮助来访者。

从最近几年各行各业的发展来看,凡是与云计算、大数据、人工智能等新技术结合的行业都得到了快速发展。心理咨询与矫治行业本身也需要与时俱进,实现与新技术的融合,才能加快自身的发展。

当前戒毒所的大数据呈现数据量大、数据类型多、结构形式多样、更迭速度快、价值密度低等特点,需要努力实现对大量结构化、非结构化数据的自动抓取以及动态分析评估(包括对戒毒人员基本数据信息库的自动抓取;对所政管理数据、习艺劳动数据、教育指导数据、心理测评数据、康复训练数据、医疗健康数据等毒瘾戒治数据库的抓取;个别谈话数据、亲属会见时的异常表情与生理特征、敏感词数据等部分非结构化数据的实时抓取)。当今创新出“多源信息融合的戒毒人员心理健康风险测评与智能矫治评估模式”借助智能化信息技术手段,破解传统心理矫治工作的弊端,从而构建戒毒人员心理健康风险评估与矫治的新模式。

该模式一是基于多源信息融合系统、科学地开展戒毒人员的心理健康风险测评;二是根据量化评估结果,实现戒毒人员个体“画像”和心理健康风险类别的精确判别;三是构建循证矫正数据库与矫治策略模型,智能推送矫治策略;四是构建智能化个性化矫治系统,借助VR/AR、AI等信息化技术手段,从心理健康与干预、职业能力评估与习艺劳动岗位分配、再就业职业技能训练等多个层面开展全方位的矫治工作。

三、个体心理矫治效果评估的程序

尽管准确地评价心理矫治效果不是一件容易的事,但是仍然可以依据戒毒人员自己的叙述、判断以及根据他人的观察或者咨询师自己的判断进行衡量。

(一)戒毒人员的自评

个体心理矫治效果的评估可以从以下途径进行分析:(1)戒毒人员对矫治效果的自我评估,也就是自评。尽管这一指标是主观的,但却是最直接、最有效的指标之一。就像病人原来胃痛,现在说自己胃不痛一样,有自我良好的感受。(2)戒毒人员的社会功能恢复情况。原有的心理问题影响了社会功能,经过矫治后现在恢复了。例如,某戒毒人员一开始不愿意参加康复训练,借口身体不好没有力量训练,经过矫治后现在不但能够正常按照计划去训练室,而且认真训练每个安排的项目,体能也渐渐提高了。(3)戒毒人员周围的人特别是了解其情况的人,如同组同室特别是"三连号包夹"、责任民警、关系较好的家人的评定。例如,"三连号包夹"报告反映某戒毒人员不再发脾气,摔东西,与其他戒毒人员的关系相处融洽等。(4)戒毒人员心理矫治前后心理测量结果的比较。例如,通过心理矫治,戒毒人员某些心理症状的量表分数得到改变,表明心理矫治取得了某些效果。(5)戒毒人员某些症状的改善程度。原来困扰戒毒人员心理、生理症状的改善情况,也可以作为评估效果的指标之一。例如,戒毒人员因为离不离婚的问题心理上很焦虑,出现失眠、食欲不佳等症状,通过心理矫治解决了内心的冲突,不仅睡眠好了,吃饭也吃得香了,这也能作为评估效果的维度或指标。这里既有症状、心理状态、行为方式,又有适应机制、人格成熟等。一般来说,只有在综合分析所有材料的基础上,才能作出比较全面、客观、准确的评价。

戒毒人员自己根据心理矫治前后的感受来谈体会。自评包含戒毒人员的个人心理与行为前后变化的情况说明其情绪感受、人际关系、社会功能等详情。戒毒人员心理矫治效果自评,可以在每次的心理矫治活动后进行,也可以在某个阶段后进行。

知识链接 17－2

心理矫治效果评估表

×××:您好!

感谢您对我们心理矫治工作的信任和支持。为了了解心理矫治的效果提升我们的工作,耽误您几分钟的时间填写下面的调查问卷,调查问卷的题目本身没有对错之分,请您根据个人直观感受进行评分。您的评分将采用匿名,并会受到严格保密。衷心感谢您的合作!

序号	下列各题请凭直观感觉在右侧五个空格内画√ (他或她指的是您的心理矫治师)	0 从不	1 很少	2 有时	3 多数	4 总是
1	和他/她相处我很自在					
2	和我相处时他/她很自在					
3	他/她比较随兴,不拘小节,不会拘泥形式、不知变通					
4	他/她不把我当病人看,对我很有信心					

续表

序号	下列各题请凭直观感觉在右侧五个空格内画√ （他或她指的是您的心理矫治师）	0 从不	1 很少	2 有时	3 多数	4 总是
5	他/她很有弹性，很包容不同的意见和想法，不特别坚持某种观点					
6	他/她很幽默，看起来很愉快					
7	他/她很愿意和我沟通他/她对我的想法和感觉					
8	他/她对自己不擅长的领域很诚实，不会装出一副什么都懂的样子					
9	他/她愿意承认自己的错误，也为犯错或不够体贴而道歉，不会狡辩					
10	他/她会直接而明确地回答我的问题，而不会只是反问我怎么想					
11	他/她会谈有关他/她自己的事，但不自夸和喋喋不休					
12	他/她鼓励我，希望我能感觉到我跟他/她一样正常、一样好					
13	他/她表现得像个顾问，不会自以为是想管理和左右我的生活					
14	他/她鼓励我提出不同意见，而非一旦意见相左就说我“拒绝改变”					
15	他/她想要了解和我生活有关的重要的人，至少表现出愿意如此					
16	我觉得这位咨询师说的话很有道理					
17	大体来说，接触他/她后，我更能接受自己，也比较乐观了					
	下列各题是关于我们整体矫治环境和矫治服务流程的， 请根据您的直观感受在右侧五个空格内画√	0 很差	1 凑合	2 一般	3 较好	4 很好
18	办公区的整体环境					
19	计时、计费和结算过程的服务流程部分（可不填）					

如果您还有话要说，请写在下面：

____

____

____

(二)对熟悉戒毒人员情况的人员访谈

这是他评的范畴。他评的对象主要是与被矫治戒毒人员生活、工作或关系密切、对其情况非常熟悉的身边人员，主要是指戒毒人员同小组(特别是“三连号包夹”)的戒毒人员、被矫治戒毒人员的责任民警、家庭主要成员(一起生活的父母、配偶、成年子女等)对该戒毒人员接受心理矫治前后的变化谈谈其主观感受等。

与被矫治戒毒人员同小组同宿舍(特别是“三连号包夹”)的戒毒人员与该求助戒毒人员在戒毒所里朝夕相处，他们身份相同，对其心理矫治前后的感受了解得比较详细，他们的评价是对自评的有效补充。

对责任民警的他评就是询问该被矫治戒毒人员的责任民警和管教副大队长等，因为他们的工作对象就是该戒毒人员，他们的工作内容就是戒治戒毒人员的毒瘾，需要从其戒毒动机、行为变化、拒毒能力、身体康复等各项指标上考核戒毒人员，他们对戒毒人员各方面的情况非常关注，同时也会了解该戒毒人员在矫治期间和之后的变化等情况，故采用他们的他评价值较大。

戒毒人员家庭主要成员(一起生活的父母、配偶、成年子女等)对该戒毒人员来戒毒所以前的情况比较了解，但在戒毒所期间只是在会见、亲情电话等渠道方面了解一些近期的情况，对他接受心理矫治前后的变化也会有所感知，虽然信息不一定非常准确，但是仍有一定的参考价值。

(三)咨询师谈感受

咨询师谈感受主要是咨询师的评价，在每次心理矫治结束后都会在咨询单的评估一栏写明咨询师当天矫治的主观感觉和效果评定，在咨询小结完成或全部完成咨询工作后整理个案，再写总体评价。

咨询师是心理专业人员，开展的就是心理矫治工作。自接受某戒毒人员的心理矫治工作以来，咨询师对该戒毒人员的问题、状态、矫治目标都有了清晰的了解，无论是每次的心理矫治还是某个阶段的心理矫治，咨询师都能够深刻地感受到戒毒人员动机、认知、行为、情绪、人际等方面在矫治前后的差异，故咨询师对其自身开展的心理矫治工作很有发言权，其信息具有重要的参考价值。

(四)评价工具的测验

评价工具在前面的内容中我们进行了介绍。评价工具的测试，首先需要明确我们矫治的内容和目标，之后再选择适合的评价工具进行测试。此测试的形式可以是量表测试、问卷调查、投射记录，也可能是戒毒人员的作品分析。总之，该戒毒人员有什么问题，我们就测什么，以掌握其当下的基本情况或进行前后的对比研究。

（五）产品分析

产品分析法又称活动产品分析，它是通过分析戒毒人员的活动产品，如日记、文章、书信、自传、绘画、工艺作品等，了解该戒毒人员的心理状态、认知、倾向、技能、熟练程度、情感状态和知识范围等情况。

（六）其他方面

其他方面包括戒毒人员的社会功能恢复情况，设置的实验情境，根据戒毒人员对情境刺激的反应等。

（七）综合分析

对上述资料进行整理、分析、比较后再进行整合考虑，同时还要结合戒毒场所开展心理矫治的长期目标确定矫治效果，内容如下：(1)戒毒人员对毒品的依赖心理是否发生了良性转化，拒毒的心理内容是否已经建立；(2)戒毒人员的心理问题、人格障碍、性心理障碍及其他精神疾患是否得到有效的矫治，是否恢复了常态心理；(3)戒毒人员是否具备适应社会的心理素质与知识技能等；(4)结合戒毒场所为戒治心理问题开展心理矫治的具体目标确定矫治效果，这是衡量不同戒治阶段的戒毒人员心理矫治质量的具体标准，主要是针对在不同区（期）戒毒人员戒毒动机、拒毒能力等的心理矫治效果评估。

需要说明的是，评价的内容应以心理矫治目的为主，只有目标内容的改善，才是心理矫治的直接成效。比如，一个有社交恐怖症的戒毒人员，矫治后自信心增强，焦虑情绪减轻，习艺劳动（或康复训练）时的紧张心理缓解了，但仍然存在社交恐惧，不敢与人交往。一方面，虽然矫治对戒毒人员产生了积极的影响，有一定的矫治成效，但没有达到预期的目标；另一方面，虽然没有解决社交恐惧症，但是改善了心理状态，心理矫治产生了间接的效果。

四、团体心理矫治效果评估概述

心理矫治目前在司法行政戒毒行业应用得非常普遍。前面我们介绍了个体心理矫治效果的评估,应该说个体心理矫治效果的评估基本上能应用于团体,但毕竟又不是同一概念,自然有所区别,下面我们就团体心理矫治效果的评估进行探讨。

(一)团体心理矫治效果评估的目的与作用

团体心理矫治效果评估最基本和普遍的功能是通过对团体参与的戒毒人员前后资料的评估,度量参与团体的戒毒人员在完成团体心理矫治后的转变情况。

团体心理矫治效果评估的作用包括以下几点:(1)指引实务工作。指引实务工作是指让团体咨询师掌握每个参与团体戒毒人员的进度,反映团体心理矫治策略的有效程度,从而立即改善介入方法和技巧,使团体心理矫治更能帮助每个参与团体的戒毒人员达到个人目标。(2)增进互信关系。团体咨询师与参与团体心理矫治的戒毒人员建立互信关系,寻求共同期待,让他们感到团体咨询师明白他们的问题和需要,团体心理矫治是根据他们的毒瘾戒治目标设计的,有了这个互信关系,便能增强团体心理矫治的矫治元素。

(二)团体心理矫治效果评估的类型

1. 团体心理矫治计划的评估

内容包括:(1)计划获得相关资料的;(2)团体心理矫治需求的评估;(3)团体心理矫治目标的重要性等。

2. 团体心理矫治过程的评估

内容包括:(1)过程评估与结果评估;(2)定性评估、定量评估及定性与定量相结合的评估;(3)事前评估、事中评估、事后评估和跟踪评估等。

(三)团体心理矫治效果评估的执行者

1. 团体心理矫治的督导者

心理督导是协助从事心理相关职业人员提升工作能力与心理素质的一种工作模式。心理督导也是心理行业的同行们分享临床知识、明确思路、提升技巧的学习过程。由于心理督导在所有与心理学工作有关的活动中是最复杂的一环,督导的总目的是连接科学与实务,心理督导者不仅要具备心理学的相关知识,还要具备相当的实践能力和操作技巧。

团体督导是指在团体心理矫治工作过程中，团体心理矫治活动在有经验督导者的指导与帮助下完成团体心理矫治工作、提高心理矫治工作者自身专业水平的过程。由于整个活动是在团体督导者的掌控下完成的，故对该活动的情况十分熟悉，他对该团体心理矫治效果的评估很有发言权。

2. 团体心理矫治活动的领导者

团体心理矫治活动的领导者是指在团体心理活动的运作中负责带领和指引团体走向的人。他对整个团体心理矫治活动有全局性的了解，如计划的制订、活动的开展与整个心理矫治活动的掌控，故他对提供的团体心理矫治效果评估的信息有关键性的作用。此类信息主要包括领导者自评、评估领导过程与团体成员等方面。

3. 团体心理矫治活动的观察员

团体心理矫治活动的观察员目睹了整个活动过程并有相关重要情况发生的记录，从局外人的角度来说，有“当事者迷、旁观者清”的效应，针对团体成员的行为表现有其不同的视角。他在团体心理矫治效果评估中能够针对领导者的领导技巧与过程、针对团体效能的观察提供一些有益的信息。

4. 团体心理矫治活动的成员

团体心理矫治活动是针对团体活动参与的戒毒人员的心理问题设计的，无论是在活动的过程中还是活动后的分享，他们的心理变化自己是直接和最早的感受者，故参与团体的戒毒人员对团体心理矫治效果评估提供的信息都具有重要的作用。

5. 团体成员相关的重要他人

参与团体心理矫治活动者的相关情况知悉者，主要指对心理矫治活动参与者在活动前后的心理与行为等方面的情况都有一定程度了解的人员（如戒毒人员的责任民警、家庭主要成员、同室的戒毒人员，特别是“三连号包夹”等）。通过了解参与的团体成员相关重要他人提供的信息，可以从不同的侧面使治疗师对团体心理矫治效果的评估更加全面与准确，可以减少误差。

（四）团体心理矫治效果评估的方法

1. 选择评估方法的原则

选择团体心理矫治效果评估方法的原则，主要从以下几个方面考虑：(1)方法须适合团体心理矫治方案目标；(2)团体咨询师熟悉并掌握的方法；(3)适用于团体心理矫治参与者（被评估的戒毒人员）等条件；(4)简易、适用、客观等。

2. 评估方法选择的注意事项

选择团体心理矫治效果评估方法，要注意以下几点：(1)对团体整个过程的客观评估；(2)对团体整个过程的主观自陈评估；(3)对个别戒毒人员在团体心理矫治过程中的行为表现进行客观评估；(4)对个别戒毒人员在团体心理矫治过程中的主观自陈评估；(5)对团体心理矫治的整体成效进行客观评估；(6)对团体心理矫治的整体成效进行主观自陈评估；(7)对个别戒毒人员参加团体后的改变进行客观评估；(8)对个别戒毒人员参加团体心理矫治后的主观自陈的成效进行评估等。

3. 适用于团体心理矫治效果的评估方法

(1)行为量化法。要求参与团体心理矫治活动的戒毒人员自己观察某些行为出现的次数并做记录，或参考参与团体活动的成员或与成员有关人的观察记录，以评估成员的行为是否有改善。

(2)标准化的心理测验。标准化是指心理测验的编制、实施、记分以及测验分数解释的程序的一致性，而且要有较高的效度和信度及常模资料。标准化的心理测验是一个系统化、科学化、规范化的实测和评定过程，包括全过程的标准化。因此只有心理测验中各个环节都实现了标准化，测验才被称作标准化的心理测验。心理测验的标准化具体体现在运用标准化的测验材料、统一指导语、统一时限、统一评分和建立常模等方面。故治疗师要进行团体心理矫治效果的评估，在使用心理测量时要注意心理测验的标准化问题。

(3)自编调查问卷。团体心理矫治活动的领导者设计编制一系列有针对性的问题，让参与团体心理矫治活动的戒毒人员填写，收集团体中每个戒毒人员对团体心理矫治过程、内容、成员关系、团体氛围、目标达成、领导者的态度以及工作方式等方面的意见。

(4)主观报告法。通过参与团体心理矫治活动戒毒人员的日记、自我报告、领导者的工作日志、观察记录等方法评估矫治的发展和效果。

(五)团体心理矫治效果评估应注意的事项

团体心理矫治效果的评估需要注意的事项有：(1)评估需得到有关单位的同意；(2)应以可观察的行为作为评估依据；(3)目的在于促进专业效能和自我成长，不应作为考试的替代；(4)即使是失败的结果同样具有参考价值；(5)心理矫治活动的参与者有权参与评估体系的设计；(6)评估系统需要持续接受评估和修正改进等。

知识链接 17－3

各种评估表

附件 1:小组成员自我参与评估表

使用下面的叙述对你自己在这次团体活动中的参与给予评分

1　　　2　　　3　　　4　　　5

大部分从不————————————几乎总是

1. 我是这个小组的一个主动和有贡献的成员。
2. 我愿意与其他成员有相似的个人参与程度。
3. 我希望在小组里尝试新的行为。
4. 当感觉出现的时候,我努力去表达我的感觉。
5. 我认真地倾听他人,并且对他们直接作反应。
6. 我把我对他们的感觉告诉他们,以分享我对他人的看法。
7. 我要参加小组的聚会。
8. 我提供支持其他成员而不是解救他们。
9. 我以没有防卫的态度接受回馈。
10. 我注意我对小组领导者的反应,并分享我的反应。
11. 对于我这个小组,我采取负责任的态度。
12. 我将我从小组所学的应用到小组外的生活中。

附件 2:小组成员满意度评估表

下面是十个有关你对小组的满意度的叙述。使用这个量表,在 1(极不符合)~10(极符合)之间选择一个数字,来表达你对于下列问题的感受与评价。

1. 我能在这次小组活动中向别人表达我的看法。
2. 我喜欢这次小组活动。
3. 我觉得我在这次小组活动中学会了要去关怀别人。
4. 我对自己越来越了解了。
5. 参加小组活动使我对自己越来越有信心。
6. 在这次小组活动中我乐意和其他人分享我的经验。
7. 我觉得这次的小组活动很有意义。
8. 我觉得这次团体活动大家互相信任而且坦诚。

9. 我喜欢领导者的带领方式。

10. 我认为下一次可以改进的是:

附件3:团体气氛评估表

1. 回想你同组成员对待你的情形,在每一项目前的括号内写下适当的字母来表达你的感受和理解。

A. 他们总是这样;

B. 他们时常这样;

C. 他们偶尔这样;

D. 他们极少这样;

E. 他们绝不会这样。

我觉得和我同组的人:

1.( )诚实对待我。

2.( )抓到我说话的重点。

3.( )打断或不理会我提出的意见。

4.( )接受我。

5.( )当我干扰他们的时候,他们很自然地让我知道。

6.( )误解我所说的和所做的。

7.( )对我感兴趣。

8.( )提供一种气氛使我能表达真实的我。

9.( )有时有事情藏在心里不让我知道。

10.( )能洞悉我是怎么样的一个人。

11.( )无论什么事都能考虑我一份。

12.( )对我采取判定式的反应。

13.( )对我完全坦白。

14.( )能觉察我的困扰。

15.( )不论我的技术能力或地位如何,都能充分尊重我。

16.( )如果我表现特异的话,就嘲笑我或不表示赞同。

附件4:团体领导者个人评估表

请就下列每一项目,根据小组最初的情形与现在的情形分别给予1至7分。7分表示最接近事实,1分表示与事实最不接近。

气氛

最初　现在

——　——1. 小组把我当一个真正的人看待。

——　——2. 我觉得我和这个小组的每一个人都很亲密。

——　——3. 这个小组表现出分工合作和团队的精神。

——　——4. 小组其他人协助我个人的成长。

——　——5. 我相信小组里的其他人。

——　——6. 小组中的每个人都互相帮助。

——　——7. 作为小组里的一分子,我觉得很满意。

——　——8. 我在心理上觉得和这个小组很接近。

——　——9. 在小组中我觉得有成就感。

——　——10. 在这个评估量表上我很认真作答。

——　——11. 我愿意与小组里的其他人分享资料。

——　——12. 我能自然地与小组里的人讨论我私人的事。

——　——13. 我以个人目标为主,而不是以小组目标为主。

——　——14. 这个小组使用整合而有组织的方法解决问题,而不是用竞争的方法。

——　——15. 我能迅速而完善地处理小组的重要问题。

——　——16. 小组的活动能反映出全体成员的需要和期待。

——　——17. 小组的活动能满足我的需要和期待。

——　——18. 全体成员对工作的完成很有责任感。

——　——19. 我觉得被小组里的其他人操纵。

——　——20. 我觉得我在操纵这个小组。

第三节　戒毒人员心理矫治效果评估应用

通过学习掌握了心理矫治效果评估的基本知识,理解心理矫治效果评估的分类。掌握心理矫治效果评估的原则、标准及其程序等。咨询师通过具体案例的评估,熟练应用心理矫治效果评估的方法。

一、心理矫治案例

（一）一般资料

1. 人口学资料及成长史

【案例】

姚某，男，现年 25 岁，浙江台州人，未婚，初中文化，第一次接受强制隔离戒毒。8 岁时父母离异，由母亲抚养长大，20 岁开始吸毒，4 年时间花光了母亲 5 万元积蓄。2018 年 12 月入所，2019 年 5 月转为半开放式管理级别。

精神状态：意识清，定向全，仪表整洁，思维通畅，注意力不集中，自卑自责，情绪低落。

躯体状况：近两个月来（母亲因病去世）睡眠障碍，食欲差，头痛、心慌、出汗，精神状态低迷。

社会功能：与其他戒毒人员交往少，不能参加正常的教育戒治活动，习艺劳动效率明显偏差。

2. 心理测验

症状自评量表（SCL－90）：人际关系敏感 2.5，焦虑 2.4，抑郁 3.2；焦虑自评量表（SAS）：58 分；抑郁自评量表（SDS）：67 分。

（二）观察与他人的反映

1. 咨询师观察

来访戒毒人员衣着整洁，面容消瘦、面色暗淡、憔悴，一直低着头，目光有些呆滞，不正视别人的目光。

2. 大队民警的反映

大队民警认为，来访戒毒人员做事认真，业余爱好较少，极少主动参加大队组织的文体活动。从两个多月前得知母亲去世的消息后，他一直处于痛苦、后悔自责、焦虑不安之中，对生活失去了信心。

（三）摄入性谈话（摘要）

……

姚：母亲从小对我很好，自己舍不得吃、穿，都要给我最好的关爱。而我却去吸毒,花光了母亲的钱,母亲无钱治病去世了,对母亲来说,我没有资格做她的儿子,我对不起母亲,我有罪,母亲生病我没有照顾她一天,现在想尽点孝心的机会都没有了,我真没用。

咨:作为一个女人要将儿子抚养长大,确实不容易,可以看出你母亲是一位称职的母亲。

姚:嗯!(点头)

咨:作为一个称职的母亲,是否应该将儿女抚养长大!

姚:嗯……是的。(点头)

咨:你母亲得了胃癌,这与你吸毒用光了家里的钱有多大关系呢?

姚:我也看过相关的书籍,癌症不是一天两天形成的,早期诊断也很困难,也可能是在我被送到强戒所之初就形成了。

咨:既然受目前医疗水平的限制,癌症的早期诊断很困难,母亲的生病与你个人的行为没有太多直接的联系吧。

姚:我母亲得病估计不能怪我,但她一个人把我养大,本来我可以帮她了,让她歇歇了,可我却吸毒,用光了家里的所有积蓄;而且在她生病期间既没有钱治病,我又不能照顾她,还让她为我担心……(抽泣)

咨:(递上纸巾,等他稍平静后)你能认识到这些,说明你真正长大了,懂事了,能替他人考虑了,我很为你高兴。

姚:这有什么用呢?妈妈已经不在了,我也不能报答她了……

咨:是啊!这是个遗憾!你吸毒、母亲过世对你来说,都是遗憾;但你有没有想过,今后怎样做才能尽量去弥补一些以前的遗憾,减少以后的遗憾呢?

姚:这有什么用呢?妈妈已经不在了,我也不知道我能做些什么……

咨:你现在可以想想啊。

姚:我现在戒毒所里,只有好好去戒毒了,其他的就不知道能做什么……

咨:这样想就很好啊!比如戒毒出所以后呢?

姚:我现在心情很不好,不知道以后出去了能干什么……

咨:你好好想想,妈妈这么辛苦把你养大为了什么?以后你怎样活着才能使妈妈在天堂里安息呢?

姚:妈妈应该希望我不要再吸毒了,生活过得好,出所后能有个工作、成家之类的吧……

咨:这样想就很好嘛!你前面讲到吸毒浪费了母亲的钱,吸毒被抓没能尽孝等，你要学会吸取教训，一个人错了不是最重要的，关键是不能一错再错、要知错能改。现在你真的要化悲痛为力量，想想母亲对你的期待，尽快戒掉毒瘾、学会一个技能，出去后与原来毒友断绝联系，好好工作和生活，力争建立个家庭，通过自己的能力过上理想的生活，我想你母亲知道了也会安息、也会在九泉之下祝福你的……

姚：是啊！你这样开导我，我好像自信多了，心理开朗多了，我知道以后该注意什么了，就是为了母亲，也是为了自己，我也要积极戒毒，出去后远离毒品，让母亲在九泉之下高高兴兴……

咨：你作为一个称职的儿子应该怎么做？将来作为一个称职的丈夫、父亲应该怎么做，我想你应该慢慢地会明白的……

姚：好的，我会记住你的话的！

……

（四）评估与诊断

1. 心理状态的评估

来访者主动要求咨询，意识清，定向全，自知力完整，但意识水平降低，心理自控力下陷，自信心过低，社会交往降低，总体心理健康状态偏差。

2. 初步诊断

根据正常心理与异常心理三原则，来访戒毒人员知、情、意是统一、一致的，对自己心理问题有自知力，能主动求医；无逻辑思维混乱，无感知觉异常，无幻觉妄想等精神病症状；人格相对稳定可以排除精神病。

与神经症相鉴别。来访戒毒人员的心理冲突有两个特点；一是与现实处境直接相联系，遭遇重大生活事件；二是带有明显的道德性质，即心理冲突没有变形可以排除神经症。

结合其病程时间有两个多月，有一定的痛苦程度但尚可忍受，社会功能有一定程度的影响但程度有限，综合考虑其为严重心理问题或可疑神经症（抑郁状态）。

（五）心理矫治目标的制定

根据诊断分析，咨询师与来访戒毒人员姚某协商，确定了咨询目标。

1. 近期目标

包括：（1）改善情绪低落、焦虑不安、自责等不适情绪，改善睡眠；（2）改变错误认知，纠正错误评价。

2. 长远目标

最终改变其错误认知，重建正确的认知模式，树立自信，促进来访戒毒人员心理健康和发展，达到人格完善。

（六）咨询过程

1. 再次咨询——真诚沟通，赢得互信

填写咨询登记表，了解基本情况：介绍咨询中的有关事项，介绍双方的责任、权利、义务；做 90 项症状自评量表（SCL－90）、焦虑自评量表（SAS）、抑郁自评量表（SDS）。向大队民警了解来访者的基本情况以及该戒毒人员的异常表现情况；本着尊重、热情、真诚的态度使来访戒毒人员感到被理解、被接纳。采用会谈法与来访戒毒人员交谈，收集资料。在这个过程中，咨询师成功地获得了来访戒毒人员的信任。

2. 第 3～4 次咨询——强化积极感受，重建自信

咨询作业反馈过程中，来访戒毒人员自己找出不合理的思维方式：是一个无用的人，是个有罪的人；现在很后悔怎么去吸毒啊：如果不吸毒，母亲有钱治病，母亲就不会这么早去世。不能找出足够的证据否定这一信念。咨询师肯定了来访者的这一不合理信念。

咨询师告诉来访戒毒人员，吸毒对个人和家庭的危害是肯定的，因吸毒导致母亲无钱看病的后悔情绪是适当的、合理的；但是如果姚某不吸毒，母亲就不会生病，不会去世，自己就是无用之人，是有罪之人，这是不合理的观念。让来访戒毒人员陷入情绪困扰，产生自罪自责，焦虑不安等不适情绪及头痛失眠心慌等躯体症状，让姚某领悟到他的情绪问题是由自己现在的不合理信念造成的，而不是诱发事件本身。他对自己的情绪和行为反应有责任，只有改变了不合理信念，建立了合理的思维方式，才能减轻或消除症状。咨询师为了检验来访戒毒人员是否真正达到领悟的目的，要求姚某分析他自己问题，让他举例说明问题的根源，作为家庭作业给来访者回队完成。

3. 第 5 次咨询——有效转变认知，合理疏导情绪

在咨询作业反馈的过程中，姚某自述通过寻找问题发生的根源，进行了反复的自我审查，觉得心情轻松了许多，与同组戒毒人员的交流明显增多，现在睡眠改善了很多，尤其是自罪自责心理明显减轻，但还是为母亲生病去世而遗憾惋惜。他认为自己不是一个好儿子，是一个无用的人，有罪的人。咨询师针对这一不合

理的信念,告诉姚某这属于过分化概括,是一种以偏概全、以一概十的不合理思维方式的表现。这是对自身的不合理的评价,以自己做的某一件事的结果评价自己整个人,评价自己作为人的价值,其结果就会导致自卑、自责和焦虑、抑郁情绪。

4. 第6次咨询——克服反复,巩固疗效

这次来访戒毒人员前来咨询时,表情轻松、自然,自述通过上次与不合理的思维方式辩论以及家庭作业的实践反思后,收获很大,认为自己以前有很多对不起母亲的地方,但事已至此,后悔也解决不了问题。他认为,只有今后与毒品断绝,好好生活,做事情交朋友都要慎重,争取让母亲在另一个世界里好好安息,想到这里心里感觉轻松了许多,现在与同组戒毒人员基本能够正常交往,睡眠基本恢复到以前正常状态,感觉生活还是很有希望的,已经正常参加学习、习艺劳动、康复活动一周了。为了进一步帮助姚某摆脱旧有思维方式和非理性观念,继续探索与本症状无关的其非理性信念,使来访戒毒人员学习并逐渐养成与非理性信念进行辩论,用理性方式进行思维的习惯。

二、心理矫治的效果评估

【操作步骤】

依据被评估戒毒人员的问题性质、矫治目标,采取每次、阶段与最终评估相结合的策略。

(一)收集信息

1. 来自戒毒人员方面的信息

重视戒毒人员在每次心理咨询及矫治后的主观感受、中期的作业及后期的作业与自传报告。主要收集其消极负面心理的减少与正面积极心理的增加情况;行为(人际交流、劳动及康复训练等)的改变情况。

2. 来自被矫治戒毒人员周围的信息

通过访谈,收集戒毒人员责任民警及同组戒毒人员对该评估戒毒人员的观察情况,主要收集其前后情绪、行为及日常生活态度等方面的变化情况。

3. 来自咨询师的信息

咨询师自己在矫治活动中观察和体会到的该戒毒人员的各方面改变情况。

4. 心理测试的信息

根据咨询开始设定的测试项目,在咨询后进行重测,症状自评量表(SCL-

90)：人际关系敏感 1.7，焦虑 1.4，抑郁 1.8。焦虑自评量表（SAS）：标准分 49 分；抑郁自评量表（SDS）：标准分 56 分。

（二）信息的整理与分析

对前期收集的信息进行整理、分析，结合其诊断与矫治时的目标设定，综观其全过程的表现，结合心理测试值进行全面统筹考虑。

（三）心理矫治效果评定

【结论】近远期目标基本实现，心理矫治效果优良。

【依据】

1. 近期目标达到

情绪良性改善，睡眠恢复正常；不合理的思维方式得到改变，认识到后悔也解决不了问题，只有彻底戒毒好好生活。

2. 长远目标基本达到

通过该戒毒人员自己的话“我知道以后该注意什么了，就是为了母亲，也是为了自己，我也要积极戒毒，出去后远离毒品，让母亲在九泉之下高高兴兴……”证明该戒毒人员当前的心理问题基本解决，“感觉生活还是很有希望的，已经正常参加学习、习艺劳动、康复活动一周了”。当然，他今后的路还很长，遇到的问题也可能不少，但只要他记住这次教训，不断回顾这次心理矫治的经历，必要时及时寻求帮助，治疗师有理由相信他的生活会越来越好。

【案例小结与反思】

一个比较理想的矫治过程，其效果表现为从外到里、由浅入深，初期矫治效果表现为自觉状态的改善，中期效果表现为行为表层的好转，后期效果表现为人格趋于成熟等。

需要注意的是，在评估心理矫治效果时，来访者症状改善与问题的解决，也可能经由矫治以外的诸多因素发生，最明显的就是所谓的“自然复愈”。大凡个体都有自己恢复原状的能力，只要有足够时间，自己就可以利用本身的能力恢复健康的状态。有许多人没有经历矫治的过程仍可复愈，是实际生活环境中产生的外来因素影响了人们的心理状态。如跟父母关系闹僵的又重新和好了；原来被医生怀疑的严重躯体疾病现在确诊被排除了，得到这个好消息以后心情平复了很多。这些都会直接或间接地帮助来访戒毒人员改善状态。若戒毒人员得知自己感染了性病、艾滋病、配偶要求离婚、家人去世、戒毒期限延长等，这些生活上的打击，都会严重地影响戒毒人员的心理，即使矫治进行得很顺畅，仍会使心理问题恶化。因此在评估心理矫治效果时，只有动态地、全面地分析各种有关因素，考虑社会文化背景，才能作出最为合理的分析。

知识链接 17－4

国际通用的耶鲁布朗强迫症严重程度标准量表

耶鲁布朗强迫量表是美国 GOODMAN 等人根据 DSM－Ⅲ－R 诊断标准制定的专门测定强迫症状严重程度的量表；是临床上使用的评定强迫症的主要量表之一；量表的测试题共 10 题，简明、易用。

指导语：1～5 题是强迫思维，6～10 题是强迫行为，请依照你主要的强迫症状作答，并在题目上圈选适当的数目。

主诉的强迫思维：

1. 您每天花多少时间在强迫思维上？每天强迫思维出现的频率有多高？

0＝完全无强迫思维（回答此项，则第 2、3、4、5 题也会选 0；所以请直接作答第 6 题）。

1＝轻微（少于 1 小时），或偶尔有（一天不超过 8 次）。

2＝中度（1～3 小时），或常常有（一天超过 8 次，但一天大部分时间没有强迫思维）。

3＝重度（多于 3 小时但不超过 8 小时），或频率非常高（一天超过 8 次，且一天大部分时间有强迫思维）。

4＝极重（多于 8 小时），或几乎无时无刻都有（次数多到无法计算，且 1 小时内很少没有多种强迫思维）。

2. 您的强迫思维对社交、学业成就或工作能力有多大妨碍？（假如目前没有工作，则强迫思维对每天日常活动的妨碍有多大？回答此题时，请想是否有任何事情因为强迫思维而不去做或较少做）

0＝不受妨碍。

1＝轻微。稍微妨碍社交或工作活动，但整体表现并无大碍。

2＝中度。确实妨碍社交或工作活动，但仍可应付。

3 = 重度。导致社交或工作表现的障碍。

4 = 极度。无能力应付社交或工作。

3. 您的强迫思维给您带来多大的苦恼或困扰?

0 = 没有。

1 = 轻微。不会太烦人。

2 = 中度。觉得很烦,但尚可应付。

3 = 重度。非常烦人。

4 = 极重。几乎一直持续且令人丧志地苦恼。

4. 您有多少努力对抗强迫思维? 您是否尝试转移注意力或不去想它呢? (重点不在于是否成功转移,而在于你有多努力对抗或尝试频率有多高)

0 = 一直不断地努力与之对抗(或症状很轻微,不需要积极地对抗)。

1 = 大部分时间都试图与之对抗(超过一半的时间我都试图与之对抗)。

2 = 用些许努力去对抗。

3 = 屈服于所有的强迫思维,未试图控制,但仍有些不甘心。

4 = 完全愿意屈服于强迫思维。

5. 您控制强迫思维的能力有多大? 您停止或转移强迫思维的效果如何? (不包括通过强迫行为来停止强迫思维)

0 = 完全控制。我可以完全控制。

1 = 大多能控制。只要花些力气与注意力,即能停止或转移强迫思维。

2 = 中等程度控制。"有时"能停止或转移强迫思维。

3 = 控制力弱。很少能成功地停止或消除强迫思维,只能转移。

4 = 无法控制。完全不能自主,连转移一下强迫思维的能力都没有。

主诉的强迫行为:

6. 您每天花多少时间在强迫行为上? 每天做出强迫行为的频率有多高?

0 = 完全无强迫行为(回答此项,则第 7、8、9、10 题也会选 0)。

1 = 轻微(少于 1 小时),或偶尔有(一天不超过 8 次)。

2 = 中度(1 ~ 3 小时),或常常有(一天超过 8 次,但一天大部分时间没有强迫行为)。

3 = 重度(多于 3 小时但不超过 8 小时),或频率非常高(一天超过 8 次,且一天大部分时间有强迫行为)。

4 = 极重(多于 8 小时),或几乎每时每刻都有(次数多到无法计算,且 1 小时内很少没有多种强迫思维)。

7. 您的强迫行为对社交、学业成就或工作能力有多大妨碍?(假如目前没有工作,则强迫行为对每天日常活动的妨碍有多大?)

0 = 不受妨碍。

1 = 轻微。稍微妨碍社交或工作活动,但整体表现并无大碍。

2 = 中度。确实妨碍社交或工作活动,但仍可应付。

3 = 重度。导致社交或工作表现的障碍。

4 = 极度。无能力应付社交或工作。

8. 假如被制止从事强迫行为时,您有什么感觉? 您会多焦虑?

0 = 没有焦虑。

1 = 轻微。假如强迫行为被阻止,只是稍微焦虑。

2 = 中度。假如强迫行为被阻止,会有中等程度的焦虑,但是仍可以应付。

3 = 严重。假如强迫行为被阻止,会明显增加焦虑。

4 = 极度。假如有任何需要改变强迫行为时,会导致极度的焦虑。

9. 您有多努力对抗强迫行为? 或尝试停止强迫行为的频率?(仅评估您有多努力对抗强迫行为或尝试频率有多高,而不在于评估您停止强迫行为的效果有多好)

0 = 一直不断地努力与之对抗(或症状很轻微,不需要积极地对抗)。

1 = 大部分时间都试图与之对抗(超过一半的时间都试图与之对抗)。

2 = 用些许努力去对抗。

3 = 屈服于所有的强迫行为,未试图控制,但仍有些不甘心。

4 = 完全愿意屈服于强迫行为。

10. 您控制强迫行为的能力如何? 您停止强迫(仪式)行为的效果如何?(假如你很少去对抗,那就回想那些少数对抗的情境,以便回答此题。)

0 = 完全控制。可以完全控制。

1 = 大多能控制。只要花些力气与注意力,就能停止强迫行为。

2 = 中等程度控制。"有时"控制强迫行为,有些困难。

3 = 控制力弱。只能忍耐耽搁一下时间,但最终还是必须完成强迫行为。

4 = 完全无法控制。连耽搁一下的能力都没有。

选择完毕请将回答的每道题目前边的数字相加得出分数,说明如下:

轻度严重 6~15 分(单纯的强迫思维或强迫行为,仅需要 6~9 分)

处于轻度严重的强迫症患者,其症状已经对患者的生活、学习或职业开始造成一定的影响，患者的症状会随着环境和情绪的变化不断的波动，如果不能尽早地解决，很容易会朝着严重的程度发展、泛化，此时是治疗效果最理想的时期，建议尽早治疗。

中度严重 16～25 分（单纯的强迫思维或强迫行为，仅需要 10～14 分）

这属于中等的强迫症状，表示症状的频率或严重程度已经对生活、学习或职业造成明显的障碍，导致患者可能无法有效发挥其原有的角色功能，甚至在没有出现有效的改善前，可能导致抑郁症状，甚至出现自杀念头，必须接受心理治疗或者药物治疗。

重度严重 25 分以上（单纯的强迫思维或强迫行为，仅需要 15 分以上）

此时，患者的强迫症状已经非常严重，完全无法发挥原有的角色功能，甚至连衣食住行等都无法进行。通常患者已经无法出门，将自己禁锢家中，每时每刻都会强迫思考，每时每刻都在执行强迫行为。重度严重的患者极易出现抑郁症状，通常需要强制治疗。

■ 复习思考题

1. 简述心理矫治效果评估的含义。
2. 简述戒毒人员心理矫治效果评估的作用与局限。
3. 简述戒毒人员心理矫治效果评估的基本程序与方法。
4. 简述戒毒人员心理矫治效果评估的原则。
5. 简述戒毒人员心理矫治效果评估的评判标准。
6. 试述团体心理矫治效果评估的基本程序与方法。
7. 试述进行心理矫治效果评估时应该注意的问题。

■ 本章主要参考文献

1. 马立骥主编：《戒毒人员心理咨询与矫治》，中国政法大学出版社 2019 年版。
2. 马立骥等：《监狱团体心理辅导操作实务》，上海交通大学出版社 2015 年版。
3. 郝伟主编：《精神病学》（第 4 版），人民卫生出版社 2001 年版。
4. 马立骥等编著：《心理技能训练》，武汉大学出版社 2015 年版。
5. 沈渔邨主编：《精神病学》（第 4 版），人民卫生出版社 2005 年版。
6. 马立骥主编：《罪犯心理与矫正》（第 3 版），中国政法大学出版社 2018 年版。